国家卫生健康委员会"十三五"规划教材

全国高等学校教材

供健康服务与管理专业及相关专业用

健康旅游学

Health Tourism Science

主　审　刘庭芳

主　编　黑启明　向月应

副主编　金荣疆　林增学　吴海波　陈小勇

编　委（以姓氏笔画为序）

王　锦（华录健康养老发展有限公司）　　吴海波（江西中医药大学）

王　燕（广东药科大学）　　　　　　　　张　宁（海南医学院）

文小青（广西师范大学）　　　　　　　　陈小勇（三亚学院）

白科阳（广西师范大学）　　　　　　　　林增学（桂林旅游学院）

向月应（深圳大学）　　　　　　　　　　金荣疆（成都中医药大学）

庄润森（暨南大学研究生培养基地）　　　侯胜田（北京中医药大学）

刘牧樵（上海和窗医院管理咨询有限公司）　莫颖宁（山东中医药大学）

李　钧（赣南医学院）　　　　　　　　　韩铁光（深圳市卫健委健康教育与促进中心）

李　锋（海南师范大学）　　　　　　　　黑启明（海南医学院医药卫生政策与管理
　　　　　　　　　　　　　　　　　　　　　　　　研究中心）

杨　风（桂林医学院）

学术秘书　陈银平（海南医学院医药卫生政策与管理研究中心）

人民卫生出版社

图书在版编目（CIP）数据

健康旅游学 / 黑启明，向月应主编. —北京：人
民卫生出版社，2020

全国高等学校健康服务与管理专业第一轮规划教材

ISBN 978-7-117-29613-7

Ⅰ. ①健⋯ Ⅱ. ①黑⋯②向⋯ Ⅲ. ①旅游保健－高
等学校－教材 Ⅳ. ①R161

中国版本图书馆 CIP 数据核字（2020）第 075048 号

人卫智网	www.ipmph.com	医学教育、学术、考试、健康，
		购书智慧智能综合服务平台
人卫官网	www.pmph.com	人卫官方资讯发布平台

健康旅游学

主　　编：黑启明　向月应
出版发行：人民卫生出版社（中继线 010-59780011）
地　　址：北京市朝阳区潘家园南里 19 号
邮　　编：100021
E - mail：pmph @ pmph.com
购书热线：010-59787592　010-59787584　010-65264830
印　　刷：北京盛通数码印刷有限公司
经　　销：新华书店
开　　本：850×1168　1/16　印张：19
字　　数：536 千字
版　　次：2020 年 6 月第 1 版　2024 年 2 月第 1 版第 3 次印刷
标准书号：ISBN 978-7-117-29613-7
定　　价：68.00 元

打击盗版举报电话：010-59787491　E-mail：WQ @ pmph.com
质量问题联系电话：010-59787234　E-mail：zhiliang @ pmph.com

全国高等学校健康服务与管理专业
第一轮规划教材编写说明

《"健康中国2030"规划纲要》中指出,健康是促进人的全面发展的必然要求,是经济社会发展的基础条件。实现国民健康长寿,是国家富强、民族振兴的重要标志,也是全国各族人民的共同愿望。推进健康中国建设,是全面建成小康社会、基本实现社会主义现代化的重要基础,是全面提升中华民族健康素质、实现人民健康与经济社会协调发展的国家战略。

要推进落实健康中国战略,大力促进健康服务业发展需要大量专门人才。2016年,教育部在本科专业目录调整中设立了"健康服务与管理"专业(专业代码120410T);本专业毕业授予管理学学位,修业年限为四年;目前逐步形成了以医学类院校为主、综合性大学和理工管理类院校为辅、包括不同层次院校共同参与的本科教育体系,各院校分别在不同领域的专业比如中医、老年、运动、管理、旅游等发挥优势,为本专业适应社会发展和市场需求提供了多样化选择的发展模式,充分体现了健康服务业业态发展充满活力和朝阳产业的特色。

我国"健康服务与管理"专业理论和实践教学还处于起步阶段,具有中国特色的健康服务与管理理论体系和实践服务模式还在逐渐完善中。为此,2016年4月和8月,人民卫生出版社分别参与"健康服务与管理"专业人才培养模式专家研讨会和"健康服务与管理"专业教材建设会议;2017年1月,人民卫生出版社组织召开了"健康服务与管理"专业规划教材编写论证会议;2018年2月,人民卫生出版社组织召开了"健康服务与管理"专业规划教材评审委员会一届一次会议。在充分调研论证的基础上,根据培养目标、课程设置确定了第一轮规划教材的编写品种,部分编写品种也与《"健康中国2030"规划纲要》中"要积极促进健康与养老、旅游、互联网、健身休闲、食品融合,催生健康新产业、新业态、新模式,发展基于互联网的健康服务,鼓励发展健康体检、咨询等健康服务,促进个性化健康管理服务发展,培育一批有特色的健康管理服务产业;培育健康文化产业和体育医疗康复产业;制定健康医疗旅游行业标准、规范,打造具有国际竞争力的健康医疗旅游目的地;大力发展中医药健康旅游"相对应。

本套教材编写特点如下:

1. 服务健康中国战略　本套教材的编撰进一步贯彻党的十九大精神,将"健康中国"战略贯穿教材编写全过程,为学科发展与教学改革、专业人才培养提供有力抓手和契机,为健康中国作出贡献。

2. 紧密围绕培养目标　健康服务与管理专业人才培养定位是为健康服务业培养既懂业务又懂管理的实用性管理型人才。人才培养应围绕实际操作技能和解决健康服务问题的能力要求,用医学和管理学手段为健康服务业健康、有序、科学发展提供专业支持。本套教材的编撰紧密围绕培养目标,力求在各部教材中得以体现。

3. 作者团队多样　本套教材的编者不仅包括开设"健康服务与管理"专业院校一线教学专

家,还包括本学科领域行业协会和企业的权威学者,希望能够凝聚全国专家的智慧,充分发挥院校、行业协会及企业合作的优势,打造具有时代特色、体现学科特点、符合教学需要的精品教材。

4. 编写模式创新　为满足教学资源的多样化,教材采用了"融合教材"的编写模式,将纸质教材内容与数字资源内容相结合,教材使用者可以通过移动设备扫描纸质教材中的"二维码"获取更多的教材相关富媒体资料,包括教学课件、思考题解题思路、高清彩图以及视频等。

本套教材共 16 种,均为国家卫生健康委员会"十三五"规划教材,预计 2019 年秋季陆续出版发行,数字内容也将同步上线。希望全国广大院校在使用过程中能够多提供宝贵意见,反馈使用信息,为下一轮教材的修订工作建言献策。

全国高等学校健康服务与管理专业
第一届教材评审委员会

主任委员

郭　姣　广东药科大学

副主任委员

郭　清　浙江中医药大学　　　　杨　磊　杭州师范大学
曾　渝　海南医学院　　　　　　杨　晋　人民卫生出版社

委员（按姓氏笔画排序）

于恩彦　浙江省人民医院　　　　李卫东　广东药科大学
王　锦　华录健康养老发展有限公司　李浴峰　武警后勤学院
王中男　东北师范大学　　　　　杨　华　浙江中医药大学
王彦杰　新乡医学院三全学院　　张会君　锦州医科大学
毛　瑛　西安交通大学　　　　　张志勇　山东体育学院
毛振华　武汉大学　　　　　　　张智勇　武汉科技大学
孔军辉　北京中医药大学　　　　范艳存　内蒙古医科大学
冯毅翀　成都医学院　　　　　　金荣疆　成都中医药大学
朱卫丰　江西中医药大学　　　　周尚成　广州中医药大学
向月应　广西师范大学　　　　　俞　熔　美年大健康产业集团股份有限公司
邬　洁　人民卫生出版社　　　　钱芝网　上海健康医学院
刘世征　中国健康管理协会　　　倪达常　湖南医药学院
刘忠民　吉林大学　　　　　　　曹　熠　贵州医科大学
江启成　安徽医科大学　　　　　曾　强　中国人民解放军总医院
孙宏伟　潍坊医学院　　　　　　魏　来　遵义医科大学
杜　清　滨州医学院

秘书

关向东　广东药科大学　　　　　曹维明　浙江中医药大学
黑启明　海南医学院　　　　　　肖宛凝　人民卫生出版社

全国高等学校健康服务与管理专业
第一轮教材目录

序号	书名	主编		副主编			
1	健康服务与管理导论	郭清		景汇泉	刘永贵		
2	健康管理学	郭姣		王培玉	金浪	郑国华	杜清
3	健康经济学	毛振华		江启成	杨练		
4	健康保障	毛瑛		高广颖	周尚成		
5	健康信息管理	梅挺		时松和	牟忠林	曾柱	蔡永铭
6	健康心理学	孙宏伟	黄雪薇	于恩彦	孔军辉	朱唤清	
7	健康运动学	张志勇	刘忠民	翁锡全	骆红斌	吴霜	徐峻华
8	健康营养学	李增宁		夏敏	潘洪志	焦广宇	叶蔚云
9	健康养生学	傅南琳		谢甦	夏丽娜	程绍民	
10	健康教育与健康促进	李浴峰	马海燕	马莉	曹春霞	闵连秋	钱国强
11	职业健康服务与管理	杨磊	李卫东	姚华	汤乃军	刘静	
12	老年健康服务与管理	曾强	陈垦	李敏	武强	谢朝辉	张会君
13	社区健康服务与管理	曾渝	王中男	李伟	丁宏	任建萍	
14	健康服务与管理技能	许亮文	关向东	王淑霞	王毅	许才明	
15	健康企业管理	杨大光	曹煜	何强	曹维明	邱超	
16	健康旅游学	黑启明	向月应	金荣疆	林增学	吴海波	陈小勇

主 编 简 介

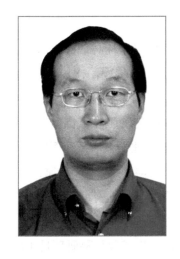

黑启明

　　法学博士、经济学博士后，管理学教授、博士生导师，香港中文大学中国研究服务中心（USC）、美国旧金山大学中国问题研究中心和犹他大学全球健康研究中心访问学者，武汉大学、中南财经政法大学、福建中医药大学、海南大学和三亚学院等高校客座教授。曾任海南医学院管理学院常务副院长，现任海南医学院医药卫生政策与管理研究中心主任，海南产业经济研究院健康产业研究中心主任。海南省省级特色专业劳动与社会保障学科负责人，海南医学院公共卫生管理专业学位硕士点负责人，海南省省级特色重点学科公共卫生与健康管理专业方向负责人，国家重点学科劳动经济学海南研究基地主任，民盟海南省委教育科技专委会副主任委员，海南省教育厅医疗健康类专业教指委委员，海南省社会保障研究会副会长，海南省博士协会管理学专业委员会主任。

　　全国高等学校规划教材健康服务与管理专业教材评审委员会秘书长兼《健康旅游学》主编。中国健康促进与教育协会健康产业专业委员会常委，中华预防医学会健康保险专业委员会常委，中国医师协会健康管理专业委员会委员，中华中医药学会人文与管理科学分会委员，《劳动经济评论》杂志副主编，《中国农村卫生事业管理》杂志编委，中国人力资源开发研究会常务理事、适度劳动研究分会副会长、劳动关系研究分会副秘书长，教育部学位中心研究生论文通讯评审专家。

　　主持国家级、省部级科研项目 19 项，发表学术论文 35 篇（其中 CSSCI 和中文核心 13 篇），出版著作、译作和教材 20 部，代表作《劳资关系》（2008）、《健康保险法律制度》（2016）、《健康管理职业导论》（2019）和《健康学导论》（2020）。

　　科研成果获得中国人力资源开发研究会劳动关系分会论文优秀奖，省级优秀科研成果二等奖，全国第四届和第五届"人卫杯"医药卫生管理专业本科毕业论文竞赛分别获得三等奖、二等奖，中国人力资源开发研究会国家级年度先进个人会员，2019 年海南省优秀硕士学位论文奖。培养硕、博研究生 22 名。

　　教学科研领域：医疗保险与健康保障；健康旅游与健康管理。

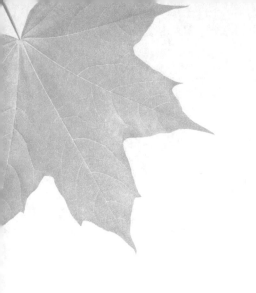

主 编 简 介

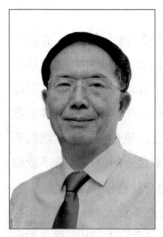

向月应

  主任医师、博士生导师、深圳大学特聘教授，桂林国家健康旅游示范基地专家咨询委员会执行主任，曾任解放军第 181 医院院长、全军健康管理专业委员会第一届主任委员、军队健康管理医学研究中心主任、广西师范大学健康管理学院创院院长。国家职业标准《健康管理师》专家组成员，《中华健康管理学》《解放军医院管理》《中国医院管理》《中国医学伦理学》等杂志编委及审稿专家。

  先后发表论文 100 多篇，主编《现代医院整体医疗管理》《现代医院整体理论与实践》《健康旅游学》《健康管理学概论》等 10 部专著，任《军队医院管理学》杂志常务编委。主持或参与科研项目 19 项，并获得科技进步奖和医疗成果奖，先后完成"整体医疗体系的建立与临床应用""中南六省慢性肾脏病、高血压、糖尿病、心脏病早期筛查与综合干预""军队医院建立为部队全程服务新模式""军队区域一体化卫勤保障模式""南战区师以上干部健康早期筛查综合与干预"等重点科研课题，全军医院管理先进个人、全国优秀院长、全国医院管理突出贡献奖获得者。

  主要研究方向：医院管理和整体医疗理论与实践；健康管理教育与创新；健康旅游产业研究；军队医院区域一体化卫勤保障。

副主编简介

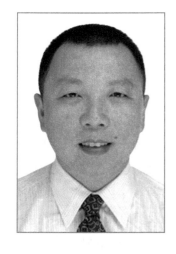

金荣疆

博士生导师、教授，四川省中医药管理局学术技术带头人，中国康复医学会理事、教育专业委员会常务委员、中西医结合康复专业委员会常务委员、中国针灸学会针灸康复专业委员会副主任委员、中国医师协会康复医师分会理事、四川省针灸学会理事、康复专业委员会主任委员、四川省医学会物理医学与康复专业委员会副主任委员、四川省康复医学会理事、教育专业委员会副主任委员、四川省医师协会康复医师专业委员会副主任委员、四川省老年医学会常务理事、世界中医药联合会健康管理专业委员会常务理事。长期从事针灸、康复研究。

先后主持国家自然基金项目、国家中医药管理局项目、四川省科技厅项目等各级科研项目10项（其中国家自然基金2项），在针灸康复防治脑血管疾病的基础与临床研究方面，开展了卓有成效的工作，先后发表论文30余篇，主编国家级规划教材3部、译著2部。主持四川省优秀教学团队（康复医学）、四川省精品课程《康复疗法学》。培养研究生30名。

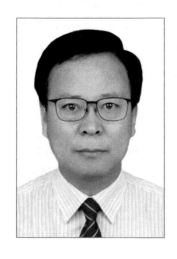

林增学

教授，桂林旅游学院旅游休闲与管理学院院长、书记，桂林桂旅旅游规划设计研究院院长，教育部旅游管理类教学指导委员会休闲委员会委员，教育部民航职业教育教学指导委员会委员，广西全域旅游示范区专家库成员，长期从事一线教学与管理工作。主要研究方向：旅游管理；休闲管理。

主编和参编教材8部，专著2部，主持和参与各类研究课题30多项，主持和参与各类规划课题20多项，公开发表学术论文30多篇。

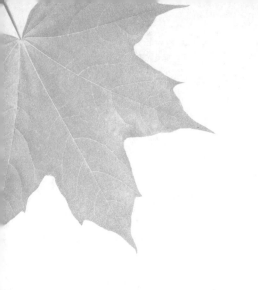

副主编简介

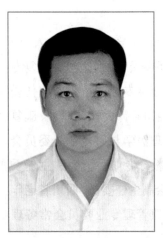

吴海波

硕士生导师、教授，新世纪江西省"百千万人才工程"人选，江西省高等学校中青年骨干教师。现任江西中医药大学科研处副处长。中国保险学会理事、中国卫生经济学会理事；江西省卫生经济学会副会长、江西省政府发展研究中心特邀研究员、南昌市仲裁委员会仲裁员、教育部学位中心研究生论文匿名评审专家；《卫生经济研究》杂志学术委员会委员。主要从事健康理论与实务方面的教学与研究工作。

近10年来，先后主持国家级、省部级及横向课题30余项；参与国家及省部级课题10余项；出版学术专著2部，主编教材1部；获省级教学成果二等奖2项，省级科研成果二等奖3项、三等奖1项、优秀奖1项；在国内外不同的学术报刊上以独著或第一作者身份发表专业论文140余篇（其中人大复印资料全文转载5篇）。

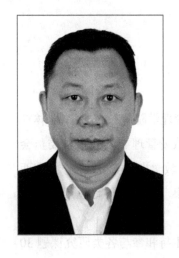

陈小勇

硕士生导师、教授、主任医师。三亚学院健康产业管理学院院长。师从国医大师王琦、刘柏龄以及吴以岭院士。担任中国中医药研究促进会健康旅游分会会长，广西壮瑶医药与医养结合人才小高地专家，中华中医药学会骨科分会常委，海南省骨科微创专业委员会主任委员。成功启动了国内名医三亚工作站，积极传播中医药文化，多次为来访三亚的外国政要提供疗效显著的中医特色服务。

先后荣获省部级国际科技合作一等奖1项、科技进步三等奖1项。发明国家专利2项。出版专著《中医药健康旅游实践与思考》1部。

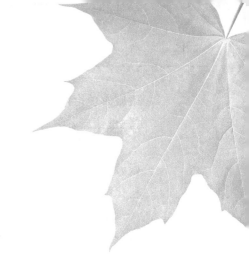

前　言

　　对于国家和社会而言，健康的国民素质是一个国家和民族兴旺发达的基石。健康是幸福的源泉，有了健康的体质、健全的心智和良好的社会适应力，才有助于人们追求更高的生活品质，才有追求更美好人生的资本。追求健康也是 21 世纪人类的主题，在旅游业不断发展的情况下，健康旅游成为一种时代的新潮流。

　　为满足居民的健康旅游需求，国家各部门也出台了相关政策以促进健康旅游产业的发展。如 2013 年，国务院《关于促进健康服务业发展的若干意见》要求多措并举发展健康服务业，并明确提出到 2020 年我国健康产业总规模达到 8 万亿元以上。鼓励有条件的地区面向国际和国内市场，整合当地优势医疗资源、中医药等特色养生保健资源、绿色生态旅游资源，发展养生、体育和医疗健康旅游。2016 年，《中医药发展战略规划纲要（2016—2030）》提出切实提高中医药服务能力，大力发展中医养生保健服务，扎实推进中医药继承，全面提升中医药产业发展水平，大力弘扬中医药文化，积极推动中医药海外发展，开展中医药健康旅游年活动。在《"健康中国 2030"规划纲要》中，以普及健康生活、优化健康服务、完善健康保障、建设健康环境、发展健康产业为重点，把健康融入所有政策。习近平总书记在庆祝海南建省办经济特区 30 周年大会上的讲话中更是强调，要大力发展健康事业，做身体健康的民族。为健康旅游的发展以及学科体系的建立提供了政策基础。

　　健康旅游学是健康学、旅游学、管理学和环境卫生学等多学科交叉渗透而产生的新领域，是一门应用性极强的学科，是高等院校健康服务与管理、老年服务与管理、运动与健康、康复保健和旅游管理等专业培养人才的专业基础课，也是健康旅行从业人员以及爱好健康旅游人士学习与参考的重要科目。《健康旅游学》能够让学生更好地掌握专业基础理论知识，对实践能力、创新意识和知识结构的理解等方面有重要的教化作用。本书是国内第一次探索性的系统研究和集大成，在理论上和实践上具有深远的现实意义和重要的社会应用价值。

　　健康旅游的核心目的是达到身心健康。改善、保持和提升身体和心理健康，需要相关的技术、科学和服务支撑与保障。而这种技术、科学和服务支撑也需要传统养生保健、疾病预防、急救护理、中医养生、康复、美容、心理保健等理论和方法。

　　健康旅游的基本原理是以自然环境和历史文化为背景，将传统养生保健、现代医学、中医养生、心理保健等理论和方法以及各种有益于身心的文化、运动、赛事等方式和旅游业有机结合，实现改善、增进和保持旅游者身体和心理健康的目的。在研究过程中主要采用文献资料法、实地调查法和实际案例相结合、比较研究法、定性和定量相结合的分析方法。

　　健康旅游学是一门多学科交叉渗透，但缺乏健康旅游科学理论的指引和管理依据的学科。实践往往先于理论，目前国内外尚无可资参照的理论体系和教学体系。因此必须开创全新的健康旅游理论体系,创造一种新的健康旅游研究理论和方法。这更加确定了开拓性地首次系统编写《健康旅游学》的必要性。

本书将在系统梳理健康旅游产品、服务与产业的基础上,更深度地挖掘健康旅游知识的理论根源,形成较为系统、专业、先进和全面的健康旅游理论与实践知识体系,使健康旅游学更加学科化和体系化。

本书共分十九章内容,其中第一章到第九章是健康旅游的理论基础,第十章和第十一章是康复型旅游,第十二章和第十三章是依托于资源的健康旅游专项,第十四章到第十七章是拓训与旅游急救,第十八章是国际健康旅游产业的新发展趋势,附录是健康旅游人才培养模式与探索。

衷心感谢刘庭芳教授对本书进行审阅并提出修改意见;黑启明教授和向月应教授对健康旅游学团队的组建和引领,为本书奠定了研究基础。同时,非常感谢各位参加编写的专家、学者对本书专业知识的奉献;陈银平、李鹏和王润奇等研究生协助主编做了大量整理、校对和联络工作。本书的研究探索建立在前人的研究基础上,在此致以诚挚的谢意!

健康旅游学是一个新的学科领域,本书的出版是我们努力研究和探索的一个初步成果。本书存在的不足之处,期待各界同仁和广大读者不吝赐教。

黑启明 向月应

2019年10月25日

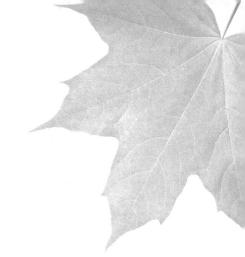

目　　录

|第一章| 绪　论

第一节　健康旅游的概念和特点

一、健康旅游的定义

全球旅游业的飞速发展，使越来越多的国家认识到旅游业的重要性，从而将旅游视为推动国家经济发展的重要因素之一。随着社会的快速发展和生活节奏的加快，亚健康、老龄化等社会问题逐渐加重。同时，伴随着经济的持续增长、人们消费能力的提高、消费观念的改变、健康理念的增强，人们对健康的需求越来越高，对健康越发重视。由于旅游具有放松和愉悦身心的功能，在改善身体健康方面具有重要作用，因此，越来越多的群体加入旅游活动，寻求改善健康，健康旅游由此成为人民群众满足旅游和健康需求的新方式，也成为21世纪人们新的生活主题，形成了健康服务和旅游融合发展的新业态，发展健康旅游对扩内需、稳增长、促就业、惠民生、保健康，提升我国国际竞争力等具有重要意义。因此，如何促进健康旅游的可持续发展，成为旅游学研究的一个重要领域。

关于健康旅游，学术界没有具体统一的定义，比如医疗旅游、养生旅游、疗养旅游、康体旅游等概念，有很多的异同之处。以下在前人的研究基础上对健康旅游做了初步的界定。

（一）国外学者的观点

过去对于"健康旅游"（health tourism）的定义，常与"医疗旅游（medical tourism）""健康照护旅游（healthcare tourism）""康养旅游（wellness tourism）"等名词混合使用。最早提出类似概念者为国际观光组织联合会（International Union of Travel Official，IUOTO），该组织在1973年将健康旅游（health tourism）定义为"在具有自然资源的乡村地区，特别是拥有温泉和独特气候的地区，提供有益健康的设施"（Hall 1922；Henderson，2004）。

美国医生Dunn（1959）认为健康包含整体的幸福感，由个体的身（body）、心（mind）、灵（spirit）及其所生存的环境所组成。所谓康养旅游（wellness tourism）是人们为了保持或促进健康而进行的旅程，强调身体、心理及精神和谐的健康状态。

世界卫生组织（WHO）（1989）提出四维健康观，认为"健康不仅是没有疾病，而且包括躯体健康、心理健康、社会适应良好和道德健康"。

Goodrich（1994）将健康旅游定义为旅游设施或旅游目的地充分设计和利用除常规的旅游活动之外的保健设施与服务来吸引游客。这些保健服务包括在饭店或度假区里接受有资质的医生和护士进行医疗检查、特别的饮食设计、多种维生素治疗、针灸、瑜伽、水疗、针对各种疾病的特殊治疗、草药治疗和放松技巧培训、美容服务等。

Jonathan（1994）和 Borman（2004）定义健康旅游是常规旅游与医疗保健服务设施相结合的旅游产品。

Finnicum 和 Zeiger（1996）从健康旅游的五个层面（身体、智力、社会、精神、环境）来解释健康旅游的含义。

A. Eleni 和 Th.Pangiotis（2003）指出健康旅游是介于医疗（系统的医疗设施设备）和旅游（多元化的休闲导向的）之间的产品。用来描述一系列以健康为目的的度假活动。

Nahrstedt（2004）认为保健旅游包含四个部分：第一部分为：身体（body）——运动（健身）、饮食（营养）、肌肤（美容）；第二部分为：精神（soul）——放松（压力管理）、冥想；第三部分为：心理（mind）——文化、健康教育及咨询，社交沟通（社交、活动）；第四部分为：环境（environment）——介绍健康与环境，讲授生态与环境，天然步道。

Smith 和 Puczko（2009）RobynBushell 和 Pauline J Sheldon（2010）界定健康旅游是可以使旅游者生命、生活质量提高的一种旅游方式，涵盖医疗、卫生、美容、体育 / 健身、冒险等。

加拿大旅游委员会提出把消费者对保健和养生的需求与旅行、休闲和娱乐这些旅游产品结合起来就是健康旅游。

（二）国内学者的观点

对于健康旅游的概念，很多国内学者都有不同的观点。薛群慧（2014）提出其是指以维持和促进健康为目的，以生态环境为背景，以健康休闲养生活动为主题的专项旅游，也是利用中医养生、现代医学、心理疏导，以及各种有益于身心的艺术、运动、学习等的方式开展旅游健身、益智、宁神的活动。

欧阳儒彬、李学坤（2010）认为健康旅游是指一种融休闲观光与运动健身于一体的旅游方式，更富有趣味性，让人在旅游中增强身体抵抗力、获取身心健康。这里一方面指出了健康旅游的特性之一，即休闲娱乐性；另一方面明确了健康旅游的目的是帮助实现旅游者的身心健康。

刘勋（2010）提出了健康促进旅游的观点：景区所有成员共同参与，改变自身行为，并因此影响决策者，形成健康旅游的社会环境，为旅游者、从业人员和旅游业提供整体性和积极性的健康经验和组织。这一观点详细地阐明了健康和旅游的密切关系，特别是健康推动旅游的重要作用。

陈静、李健（2009）提出当旅游形式由传统的观光旅游、文化旅游演进到健康旅游时，旅游者在旅游过程中的身心健康受到的关注超过了旅游发展史上的任何时期，从单纯重视经济效益到兼顾社会效益、生态效益，再到关注人的健康和全面和谐，这是旅游业与时俱进的表现。

王艳、高元衡（2007）则指出，所谓健康旅游是旅游过程中能够提高和改善旅游者身体健康状况的旅游活动。分为求医疗养型、休闲调整型、增强体质型、自我实现型四种。这一理论从人们进行健康旅游的目的出发将其分为疗养、休闲、健身、自我实现四个方面，这对健康旅游市场、旅游人群的研究及健康旅游项目设计等方面有很强的借鉴、参考意义。

朱韬（2006）认为健康旅游是健康产品或资源与休闲度假旅游相结合的产物。他以云南省腾冲市为研究对象，利用旅游学理论和方法，对云南省腾冲市健康旅游开发进行定性与定量分析研究。

郑利（2005）从旅游活动的特殊性出发，结合健康学、环境卫生学、管理学等多学科知识，明确提出旅游健康、旅游健康风险、旅游健康资源、旅游健康管理等概念，并初步提出了旅游健康学的概念，提倡构建此类学科，将健康旅游学科化和体系化。

目前，对健康旅游概念的研究缺乏全面、准确的定义，大多数的研究仅是从旅游发展的某一角度来论述健康旅游,这些定义的视角各不相同,所提出的健康旅游的范围和相关旅游产品的类型也不同,健康旅游研究领域的边界也不够清晰,还有待于学术界、旅游行业和相关部门对这一问题进行系统、深入的研究。但是学术界对于健康旅游者具有健康、保健动机的看法是一致的,如健康旅游是介于医疗(系统的医疗设施设备)和旅游(多元化的休闲导向的)之间的产品,用来描述一系列以健康为目的的度假活动。

(三)健康旅游的定义

上述关于健康旅游的概念大部分是从旅游者的角度来诠释健康旅游的定义,即认为有利于提高和改善旅游者身体健康状况的旅游活动均可被称为健康旅游。现将上述概念划分为以下三类。

1. **过程说** 认为只要是在旅游过程中能够提高和改善旅游者身体健康状况的活动均是健康旅游,但强调提高和改善旅游者身体健康状况,只是旅游活动的结果。因此,过程说只是有助于人们认识旅游活动有促进身体健康状况的改善的作用,有利于旅游企业的宣传和促销。

2. **目的说** 认为只有以提高和改善身体健康状况为目的而进行的旅游活动才是健康旅游,强调进行具有健康目的的旅游活动才是健康旅游。这说法有较强的针对性,因而,有助于旅游企业开发健康旅游产品、活动和项目。

3. **要素说** 认为健康旅游涉及以下几种要素:一是自然健康旅游资源,如森林、温泉、滨海、山地、草原等良好的生态环境,为健康旅游的开展提供了"场景";二是人文健康旅游资源,如养生传统、健康文化、民俗等元素的利用和开发,为健康旅游产品和服务的开发提供了丰富的素材;三是健身、保健、运动等活动在旅游、休闲中的应用;四是将健康生活价值观和生活方式等要素在旅游活动中推广和示范,让旅游者改变不良生活方式和习惯,体验科学、健康的生活方式,上述几种都属于健康旅游的范畴。

综上所述,健康旅游的定义表述如下:从广义而言,健康旅游是指以维持和促进健康为目的,以生态环境为背景、健康休闲活动为主题、倡导健康生活价值观和生活方式的专项旅游产品;从狭义而言,健康旅游是指旅游者在旅游和休闲中,利用传统医学或现代医学,心理疏导等保健、养生技术,以及各种有益于身心的艺术、运动、学习手段,达到全面提高身心健康和工作生活质量的目的,追求原生态高品位服务与科技结合的综合效益最大化的一种休闲、度假旅游活动。

二、健康旅游的特点

与传统的旅游相比,健康旅游具体表现在生态性、地域性、康复性、复合性、文化性、技术性和高附加性等七大基本特征。

(一)生态性

环境是人体健康的保证,良好的生态环境,是人们进行健康旅游活动的基础。无论是恢复健康类,还是延续、丰富健康类,各类健康旅游目的地的健康旅游产品都拥有优良的自然环境。良好的生态旅游环境使患者放松心情、利于患者的恢复,所以,医疗旅游目的地的选址会倾向周边环境良好的区域。具有代表性的如新加坡中央医院,它采用社区模式,给患者带来一种关怀与温馨。同样在保健旅游和养生旅游中,生态性占据首要地位。优质的森林资源和泉水资源是森林旅游类产品、水体海滨类旅游产品、温泉类旅游产品、山地类旅游产品开发的重要前提条件。

(二)地域性

不同的国家和地区的健康旅游发展状况与当地的自然条件、人文条件以及社会条件紧密相关,如温泉大国——日本,每年都会吸引大量的游客前去养生、观光度假。日本温泉旅游业的发展,除了特殊的地质条件能够提供优质的温泉水以外,日本村民习惯温泉洗浴并且举办洗浴节的传统习俗,和日本独有的温泉旅馆和温泉酒店,对其发展都起到助推的作用。中国的中医药旅游因传统的中医医术和 5 000 余种的动植物中药药材以及中药治疗的缓和性,使其成为健康旅游的重要类型。随着近几年的不断发展，中医药疗养逐渐得到广大消费者的认可，2016年里约奥运会期间，以美国游泳名将菲尔普斯为代表的诸多运动员，选择拔火罐以提升技能状态。印度的瑜伽、冥想、按摩，泰国的泰式精油传统按摩，韩国的整容旅游业，美国的CCRC社会养老模式都受本土的自然条件和人文条件的共同影响。

（三）康复性

健康旅游在改善旅游者亚健康状态和治疗部分慢性疾病的效果方面，早已得到医学界的证明。据日本森林综合研究所对森林浴的研究表明，吸入杉树、柏树的香味，可降低血压，起到稳定情绪的作用。科学验证，在森林中散步可以降低血压和抑制荷尔蒙分泌，实践案例有德国的克奈普治疗法。温泉健康旅游运用相似的原理，进行产品开发。中国传统的武术、气功、四季饮食等养生方法，在增强人的体质、提高免疫力方面已经得到医学界的认可。医学实验表明，中医药旅游通过实行整套的健康管理方式可以治疗包括糖尿病在内的部分初发慢性病。

（四）复合性

健康旅游概念认知和实践表明，健康旅游的具体操作必须结合餐厅、酒店、景区、休闲农业和林业等机构设施，因此健康旅游具有产品复合性、资源复合性和管理复合性。产品的复合性是指将健康产品添加到旅游过程中，如Spa旅游；资源的复合性是指健康旅游项目需要融合多方面资源、多方面服务，如养生旅游，它是旅游业与养老服务业、中西医医疗业、体育产业、文化产业等多产业相融合的结果；管理的复合性是指健康旅游的管理受到政府、安全管理局、医药管理局、消费者、投资者、景区等多方交叉管理，正因如此，健康旅游在管理方面需要兼备健康服务和旅游服务专业知识与技能的综合性人才。

（五）文化性

健康旅游产品的设计、形象主题的确定、宣传策划的方式和工作人员的培训内容等都与养生文化、健康理念密切相关。从养生文化、健康理念角度来看，尽管研究的对象都是人的健康和长寿问题，但是健康和长寿问题的研究不仅只针对个体，而是与整个社会的经济、政治、哲学、艺术等大环境密切相关。健康旅游的文化性还体现在旅游过程中旅游者健康意识、健康观念、健康习惯的改变。从思想层面唤起公众对健康的重视，影响和改变行为方式，达到增强公众健康意识、加快建立良性社会健康环境的目的。健康旅游产品和项目向公众传达着健康生活方式和健康意识，通过健康旅游，旅游者对生态环境、生活方式和生命周期方面的态度和认知水平得到提升，实现教育意义。

（六）技术性

健康旅游是一种人才密集、知识密集、技术密集、资金密集、风险密集、信息密集、产业密集竞争性和跨越一产、二产、三产的行业；是医药制造业、现代信息技术、公共软件服务与旅游业结合的产业。例如，医疗旅游，可以让旅游者获得医疗、保健服务，改善健康状况；尖端的体检旅游，可以让旅游者预先知晓身体的现实情况，及时发现身体未来可能发生的问题，找到正确的、预防性的诊疗方法，从而提高自身的健康水平；中医养生旅游，通过中医的望闻问切等诊疗技术，可以调理旅游者的身体；森林浴、温泉健康旅游、户外游憩等保健方法，也可以让旅游者达到身心健康的目的。

总之，健康旅游不是一种营销手段和口号，而是要通过健康技术来解决旅游者的身心健康问题，具有一定的健康效益，是一项技术含量高、健康效益明显的旅游活动。

（七）高附加值

健康旅游作为高附加值产品，是"投入产出"比较高的旅游产品。通过加入健康技术含量、养生文化价值、高品质服务等，健康旅游产品往往比一般旅游产品附加值要高，所创造的附加值就是满足旅游者的更多、更高的健康旅游消费需求，往往给旅游者物超所值的体验，使旅游者愿意付出更高的价格，从而为旅游企业带来高回报和高收益。

三、健康旅游的作用

休闲是健康很重要的组成部分，一份针对美国人的旅游调查统计显示：到国外旅行过的学生，大学学业完成率几乎是不出远门学生的 2 倍，并且毕业后收入更高，平均高 40% 左右；休假后的工作者，更富有创造力，斗志更高，并且较少在工作时分心。同时，他们也较少因压力大和精神崩溃而影响工作。此外，旅游产业也是一个经济动力，提供了大量就业机会和税收收入。

健康旅游作用主要有以下几点：

（一）开拓视野和丰富思想

在习惯于特定生活方式后，人们的思想容易变得封闭、保守和僵化。健康旅游能让人们以不同的新视角看待世界。

（二）帮助思想变得更灵活

无论健康旅游计划制订得多死板，总会在旅行过程中遇到意想不到的事情。对大多数旅行者来说，这意味着需要随时更改行程，被迫变得更灵活。

（三）学会正确看待事物

我们都非常容易把个人的问题想象成全世界最糟糕的事情，但是在看到其他人的遭遇以后，会改变这一看法，并学会以正确方式看待事情。在看到有类似或更差经历的其他人时，我们就不会继续被以前的想法困扰。因此健康旅游能帮助人们减轻压力或抑郁。

（四）尝试新的健康食物

健康旅游给我们提供离开舒适区和尝试当地美食的机会，这意味着身体能得到不同的营养，这也是旅游对身体的好处之一。

（五）增加运动量

大多数旅游都包括观光游览、步行、徒步或水上运动。这意味着人们在到一个新地方的同时可以多活动。

（六）建立团队协同精神

如果与另外的人，甚至一个小组一起旅行，通过分享各自的经历能让人们变得更亲密，更能促进大家的团队精神和团队意识。

（七）调整耐心

旅行时往往会遇到语言障碍和文化差异等各种各样的问题，这将逼迫人们变得更有耐心。

第二节　健康旅游的研究对象和方法

一、健康旅游者

（一）健康旅游者的定义

从旅游者的定义——"旅游者就是暂时离开常住地，通过游览、消遣等活动，以获得精神上的愉快感受为主要目的的人"出发，根据健康旅游的本质，提出以下健康旅游者的定义：健康旅游者是指以维持和促进健康为目的，暂时离开居住地到旅游目的地，通过体检、医疗、康复休闲和度假等活动以获得和促进生理、心理、与社会适应和道德健康的人们。

（二）健康旅游者的分类

1. 从年龄上划分　从年龄上划分，健康旅游者可以分为以下几种类型：

（1）中青年健康旅游者：主要指大都市、经济发达地区的中青年人，特别是都市白领阶层，年龄在 25～59 岁，受教育程度在大专以上，主要为 IT、金融、外贸、保险等行业的中高级管理人员或部分高层技术人员。这一群体工作压力大，部分人处于亚健康状态，推崇走出办公室、享受大自然,对健康休闲、度假的需求很高,将会成为生态健康旅游的主力军。

(2)老年养生度假健康旅游者:主要指年龄在 60 岁以上的老年人,也称为"银发市场",老年人身体大多出现劳损、慢性疾病,他们对健康问题很重视,也是对养生、健康需求最强烈的群体。

(3)学生健康旅游者:主要指年龄在 13~24 岁的学生群体,尤其以都市在校大学生为代表。这一群体是开展青少年科普教育、探险、户外运动、游赏观光旅游的目标人群,这一群体还是未来健康休闲、度假的潜力群体,是不可忽视的健康旅游客源市场。

(4)时尚美丽年轻族:年轻一族具有勇于创新、敢于尝试、乐于接受新事物的共性。面对新兴发展的健康旅游,他们追求时尚,成为背包族、成为乐活族、成为文化传播族等。他们追求美丽,远赴异国,享受按摩、微整、美体、温泉带来的快乐和自信,他们将不断为健康旅游市场注入新的活力和血液,引领健康旅游的发展。

2. 从消费层次上划分

(1)追求品质的高端健康旅游者:中国国内高端消费人群拥有相当财富、身份和地位,是处于财富金字塔上层的那部分人群,他们或拥有雄厚的经济资源,或占据独特的优势资源,不断创造更多的物质财富。他们拥有特质化的价值取向,主要体现在对健康、人文内涵、生态环境、私密性、服务等方面的特别关注。《安邸 AD》专项调研发现:"中国高消费人群重视家人,希望时刻保持年轻的心,并积极进取,努力完成自己设定的目标。"此部分人群还包括台商、港商、驻华使节及众多外籍高收入人员,他们工作压力大,对健康需求强烈,是高端、豪华型健康旅游产品的消费人群。

(2)注重身份的中端健康旅游者:这是一个新的"中产"阶层,刚脱离为生存而奔走的状态,但还没有达到富裕阶层那样随心所欲的消费水平,所以有些年长的人可能对过去"求生存"的日子记忆犹新,尽管手头有富余的可支配收入,还是比较节俭;有些年长的人则可能相反,尽情消费,以弥补年轻时没有享受到的生活乐趣。年轻人则多向欧美、日韩等地的风气看齐,对自己的生活品质很重视。由于部分人身体出现了亚健康的状况,越来越多的中产阶级愿意为身心健康消费,他们是中端健康旅游产品的重要消费群体。

(3)被压抑的低端健康旅游者:中国正在形成一种"新底层阶层",包括农民、农民工、下岗工人组成的庞大而复杂的底层社会。但从某种意义上而言,他们才是中国的主流消费群体。他们也有健康旅游的需求和期待,也想通过健康旅游项目调整失衡的身心,但是,他们往往对高昂的健康旅游消费望而却步,只能选择价格低廉的农家乐旅游或不需要买门票的景区、景点进行休闲、娱乐。但是,他们想要得到更多来保持健康,太多的旅游企业只是简单地抓住了他们的需求,提供粗糙但有效的服务,就得到了丰厚回报。

可见,他们是健康旅游不可小觑的潜在消费大军,一旦机遇到来,他们的健康旅游消费需要将会像火山一样爆发。

3. 从健康旅游目的上划分　从健康旅游在提高和改善旅游者身体健康状况中发挥作用的差异和目的入手,可划分为以下几种健康旅游者类型:

(1)休闲度假型健康旅游者:由于不健康的生活方式导致很多人都处在亚健康状态,休闲度假旅游成为人们进行自我调节的重要手段,并逐渐成为健康旅游活动的主要形式。通过森林浴、温泉健康旅游、户外游憩、滨湖旅游、养生文化休闲、健康度假来达到缓解或消除亚健康状态,已经成为旅游者的一种生活方式。例如:"滨海养生之都"墨西哥坎昆,依托气候优势,发展海滨养生度假业,集气候养生、水疗养生、运动养生、静心养生于一体。

(2)康复型健康旅游者:旅游者以治疗、康复、体检、医疗养生养老为目的的旅游活动,这种治疗或康复可以是生理上的,也可以是心理上的。例如,瑞士蒙特勒在健康旅游方面有非常大的贡献——借助羊胎素这样一个契机和资源,开展高端人群的养生:有完备的医疗机构、度假酒店 Spa,为医疗养生提供高端服务;印度"心灵静修之都"普纳,为游客提供一些心灵静修的课程,包括长期居住研究的学习班、治疗或成长团体课程等，经营核心内涵是以印度瑜伽文化为根基的心灵静修；韩国的美容养颜风气十分流行，在"首尔一条街"，大概有 200 家美容养颜机构为来自世界各地的人们提供专业、优质的服务。

发展康复型健康旅游不仅能够为旅游者治疗疾病，还能够带来巨额收入，促进医疗卫生、疗休养机构、老年机构等的发展。考虑到医疗旅游、康复旅游与传统旅游的差别，在医疗旅游中应对旅游者进行多元化护理，加强护理人员的素质培养和医院机制改革、体制创新，开展个性化护理、多样化护理和全程护理，使旅游者的治疗、护理、生活、学习、休息被充分关怀照顾，利益和人格得到充分尊重。

（3）自我实现型健康旅游者：因日常生活和工作环境所产生的压迫感和非自由状态，使人们心理压力增大，长期处于紧张状态，无法缓解，导致生活质量下降。因此人们渴望一种能够把握自身命运的自由状态，寻求心理压力的释放。旅游者把健康旅游作为一种心理宣泄的理想出口和方式，和调节身体状况的理想旅游活动。他们以探索未知世界、挑战身体极限、最大限度地发挥身体的潜能、追求惊险刺激为目的进行探索旅游。自我实现是人们最高的需求层次，而探险旅游则是人们自我实现的一种有效形式。按照探险对象的不同，探险旅游包括登山探险、洞穴探险、峡谷探险、沙漠探险等旅游项目。

二、健康旅游吸引物

健康旅游吸引物是指自然界和人类客体。凡能对旅游者产生健康旅游吸引力的各种事物和因素。它是健康旅游活动的客体。健康旅游吸引物有广义和狭义之分。狭义的健康旅游吸引物一般是指有形的健康旅游资源，包括健康自然旅游资源和人文旅游资源；广义的健康旅游吸引物除指有形的健康旅游资源外，还包括健康旅游服务、养生、文化、保健方式等无形的健康旅游资源。这里所指的健康旅游吸引物是广义的。

（一）基于地文景观、水体城市、生物资源的健康旅游吸引物

1. 森林 森林对人体的健康功能逐渐被人们所认识，已成为重要的健康旅游资源，因此，在森林旅游中，一种以卫生、保健、疗养为目的的旅游形式正悄然兴起，主要表现为森林休闲、度假、森林疗养院等。21 世纪初，从日本兴起的森林医学较为深入地研究了森林对人体的保健作用，用严谨的科学研究方法证明了森林对人的健康有积极的促进作用。

在日本，具有放松和减压功能的"森林浴"被越来越多的人关注。人们根据经验认为和自然接触就会有一种舒适的感觉。"森林浴"被认为是走进自然、降低压力、使身心合一最有效的方法之一。"森林浴"这个术语及概念是在 1982 年被日本森林局引进的。之后，生活在现代社会的人对压力控制或者消遣的兴趣增加了。另外，在医学和护理领域出现了循证医学的趋势，强调以科学依据为基础，即将科研结论与临床经验结合。基于这个背景，在 2005 年，日本森林局制订了强调调查重要性和科学性的"森林治疗作用计划"。

在进行关于"森林浴"的调查中，日本学者假设了舒适感背后的原因是与人类进化过程有密切关系的"自然"或"自然因子"。弗鲁姆金支持从这一观点来考虑，并且指出从进化观点来考虑自然环境和人类的密切关系就不会觉得惊奇了。在此基础上，他还认为通过进化，人的生理功能可以适应自然环境，而生活在"人造"的社会是产生压力的主要原因。基于这个原因，人们在自然环境中感到自然和舒适是很自然的事情。

2. 温泉 我国利用温泉治病由来已久。东汉时期张衡在《温泉赋》中曾提到："有病厉兮，温泉泊焉。"明朝著名药物学家李时珍在《本草纲目》中，比较系统地介绍了温泉的性质、种类和应用。可以说温泉的药用价值是驱使不少旅游度假者前往温泉度假地的直接动因。温泉浴能对人体心血管系统、神经系统、免疫系统及新陈代谢等产生明显影响，适宜于健康疗养、亚健康康复，以及多种系统性疾病和职业病、皮肤病的辅助治疗与康复疗养。

3. **滨海**　滨海健康旅游资源是指在滨海地带，凡是能激发旅游者健康动机，具备一定健康旅游功能和价值，有益于改善旅游者的身心健康的事物因素。滨海负氧离子、阳光、蓝天、沙滩、美丽的景色，会让人豁然开朗，还可以充分享受滨海运动、休闲、观景活动给人带来的健康促进效应，会让人从纷繁的都市生活中、工作的高压中解脱出来。

4. **山地**　指海拔在500m以上的高地，起伏很大，坡度陡峻，沟谷幽深，一般多呈脉状分布。山地是开展户外运动、游憩等健康旅游活动的重要资源。

5. **草原与草地**　草原主要包括两大类型：热带草原（热带稀树草原）和温带草原。辽阔无边的大草原绚丽的风光，纵横交错的河流，九曲回环，构成了独特的绚丽画卷。草地是主要生长草本和灌木植物并适宜发展畜牧业生产的土地。它具有独特的生态系统，是一种可更新的自然资源。世界草地面积约占陆地总面积的1/5，是发展草地畜牧业的最基本的生产资料和基地。草原与草地由于有着良好的生态环境，都是健康旅游赖以开展的资源。

6. **花卉地**　指在空地、草原或灌木林、乔木林中丛生的花卉群体。利用花卉地可以开展多项园艺疗法、健康休闲活动。日本东洋大学教授矶村英一（1969）提出了"都市第三空间理论"，认为现代都市除了提供居住（第一空间），以及各项产业活动（第二空间）的土地外，还必须提供户外休闲场所，即第三空间，供市民自由使用。空地大量开发成为居住与产业活动用地的结果，将使个人的生活空间局限于"住宅—汽车—办公楼"内，而使人与自然隔绝开来。因此，都市必须规划第三空间，让市民自由使用，享受阳光与绿地。这一理论强调了市民与自然和谐关系的重要性，说明了都市中的人们也能脚踏泥土、仰望蓝天、享受阳光和鸟语花香已经成为健康生活的必要条件。

（二）基于建筑与设施的健康旅游吸引物

1. **康体游乐休闲度假地**　指具有康乐、健身、休闲、疗养、度假条件的地方。它可以满足人们追求舒适、体验、享受、健康的愿望，因而在一些宁静祥和、空气清新、环境优美之地，具有保健、疗养、游乐、休闲设施的度假功能，是健康旅游活动赖以开展的条件。

2. **休闲农业**　是利用农业景观资源和农业生产条件，发展健康休闲、旅游的一种新型农业生产经营形态；可以深度开发农业资源潜力，调整农业结构，改善农业环境，丰富农民生活，享受乡土情趣，而且可以住宿、度假、游乐。

3. **疗休养院与体检中心等医疗资源**　中国各地在环境优美的地方建有很多疗养院和体检中心、医院等资源，这是健康旅游开展的有利条件，很多地方只要在软件或硬件上稍加改造就可以接待健康旅游者，可以达到资源的综合利用。所以，疗休养院与体检中心等医疗资源属于健康旅游资源吸引物。

4. **宗教与祭祀活动场所**　指进行宗教、祭祀、礼仪活动的地方。佛教、道教、伊斯兰教和基督教是中国四大宗教，均具有丰富的宗教内涵、历史渊源和艺术遗存。在某种程度上，宗教具有调整人的心态、重塑道德价值、减压养心、益智健身的功能。因此，宗教与祭祀活动场所也是健康旅游吸引物。

5. **园林游憩区域**　运用工程技术和艺术手段，通过改造地形、种植树木花草、营造建筑和布置园路等途径形成的适宜游憩的地方，也是健康旅游活动开展的区域。

6. **文化活动场所**　文化活动具有丰富人们的文化精神生活、提升文化修养和素质的功能，文化活动场所是开展各种文化、娱乐、知识传播的重要资源和设施，也是艺术疗法开展的重要场所，因此，也属于健康旅游吸引物。

7. **动物与植物展示地**　专门饲养动物或栽培植物的场所，对身心健康有积极促进作用，也属于健康旅游吸引物。

（三）中国养生文化资源

中国的人文养生旅游资源，主要是人们对健体、延年益寿等养生的经验、方法、技能的总结，包括古代养生术、武术、文化、医学四类资源。

1. 中国古代养生术历史悠久，是一种涉及很广的保持身体健康、延缓人体衰老、延长人类寿命的方法。从先秦到明清各代都有很好的养生术总结，如彭祖养生术、儒道佛教养生术。

2. 中国武术的上乘功法则以健身为宗旨。例如，太极拳是种活络肌肉的运动；气功是一种自我身心锻炼的摄生保健方法，通过调心（控制意识、松弛身心）、调息（均匀和缓、深长地呼吸）、调身（调整身体姿势、轻松自然地运动肢体），使身心融为一体、营卫气血周流、百脉通畅、脏腑调和，达到强身保健的目的。

3. 文化养生旅游资源，主要是以琴棋书画为主体的中国传统文化。古人将琴、棋、书、画称为"四大雅趣"，既是一种艺术，也是一种娱乐身心的形式。中国传统的琴、棋、书、画将艺术与感情交融在一起，人在艺术创作之中活动筋骨、舒畅情志、疏通百脉、调和气血、怡养心神、养神健形、益寿延年。

4. 医学，即中医养生旅游资源，提出的形神共养、协调阴阳、顺应自然、饮食调养、谨慎起居、调和脏腑、通畅经络等一系列的医疗原则，是中国养生学的理论基础和指导原则，使食养、食节、食忌、食禁的饮食养生和利用药养、药剂等药物保健养生，以及针灸、按摩、推拿等养生旅游活动具有科学的依据。

在人们越来越关注健康的今天，无论是从饮食、运动，还是从医药方面来说，养生文化都是值得借鉴的。养生文化是人文关怀和促进人身心健康的一种途径，也是可不断挖掘的宝贵资源和重要的健康旅游吸引物。

（四）健康旅游商品

1. **健康餐饮** 旅游六大要素"食、宿、行、游、购、娱"之首就是食，健康餐饮对维持机体正常的生理功能、促进人体身心发展、改善人们生活质量具有重要意义。

2. **中草药材及制品** 中药主要由植物药（根、茎、叶、果）、动物药（内脏、皮、骨、器官等）和矿物药组成。因植物药占中药的大多数，所以中药也称中草药。中国各地使用的中药已达 5 000 种左右，把各种药材相配伍而形成的方剂，更是数不胜数。已成为旅游者偏爱的旅游商品。

3. **健身用品** 人们运动、娱乐时使用的强身健体、具有保健功能的商品。

三、健康旅游产品

（一）依托温泉、森林等资源，开辟活动游乐旅游产品

1. **开辟摄生休闲旅游** 以健康引领旅游发展，用新的健康旅游概念，来开拓创新，在旅游产品中导入健康管理模式、医疗旅游模式、健身俱乐部模式、健康旅游目的地模式、健康旅游景区模式。同时，借助温泉疗养旅游、森林摄生旅游、体育旅游、宗教旅游、湖泊旅游等健康旅游载体，进行健康旅游的游憩方式设计、产品模式创新、计划布局、商业模式策划，借此推动健康旅游业的发展和实现。

2. **温泉旅游产品** 温泉是一种普遍存在的资源，因具有特殊的物理性质和化学成分而区别于其他水体。人们对温泉的开发利用历史悠久，温泉旅游地从单一的疗养功能发展演化成集度假、观光、康体、休闲、娱乐、健身、商务、会议多功能于一体的旅游目的地。比如日本的温泉旅游，日本大约有 2 600 多座温泉，有 7.5 万家温泉旅馆。日本温泉游已从单纯的洗浴观光功能，演进到具有医疗功能，进而演变为一种休闲方式。温泉保养地有许多不同的类型。日本各地区的每一处温泉都没有雷同之处，做到了"唯一性"和"独特型"，温泉差异化明显。

3. **森林旅游产品** 森林具有固碳释氧、增湿降温、滞尘降噪、释放负氧离子等作用。其中负氧离子有降尘、灭菌、抑制病毒的功能，并能调节人的生理机能，对人体有保健作用而被称为"空气维生素和生长素"，其浓度高低已成为评价一个地区空气清洁度的指标，而树木所释放出的植物芳香气则具有极强的杀菌和医疗作用。

（二）依托于其他行业资源、康复型的健康旅游产品

旅游健康产业的无边界特性决定了其产业融合的必然趋势。从产业资源的供给看，健康旅游业的边界可以无限延伸。整合医疗、养生、休闲农业、老年机构等资源，培育出了新型的健康旅游产品。

1. 医疗旅游产品 依托医院构建高端医疗机构，为健康旅游群体提供集医疗、保健、预防、康复、养生于一体的个性化服务，同时利用专业的医学资源为旅游制订适合的旅游项目和健身方式。例如，瑞士的"抗老养生青春之旅"；韩国的"整形美容旅游"，包括整形美容手术、全身肌肤管理、美体营养餐配置等；还有日本的"体检旅游"等。

2. 疗休养院旅游康复产品 与疗休养院合作进行产品开发，可以推出疗休养院旅游康复产品。这样的产品是和现代医学、中医、营养、运动等结合的基础上，形成康复、疗养方案；也可适时推出休养旅游、康复旅游、中医中药旅游、医学学术交流培训等健康旅游项目，将健康旅游与游览风景名胜相结合，使旅游者在休养、康复过程中又能轻松自如、兴趣盎然地旅游。还可依托名牌中医养生堂打造一批中医养生旅游系列产品，为旅游者开展中医养生堂健康旅游咨询、看诊活动，带动这一健康旅游专项产品的开发。

3. 健康休闲农业旅游 凭借乡村优越的自然环境、休闲农业资源，可以在有条件的乡村中开展健康、养老旅游度假产品。在山清水秀的乡村地区，已经自发地形成了养生旅游目的地。

4. 心理康复旅游产品 依托心理咨询机构，开展心理疏导型休闲旅游活动，把旅游作为一种减压、调节心情的治疗手段和方式，让更多的人达到心理疏导的目的，这对于那些讳疾忌医的人不失为一种比医院、心理门诊更容易接受的康复方式。让心理康复旅游产品为个人身心和谐、家庭和谐、社会和谐发挥应有的作用。

5. 老年养生、保健旅游产品 依托老年健康机构，整合相关资源，设立一个适于开展医疗、康复、养生的老年健康旅游机构，为老年人特别是特殊病和慢性病患者群提供治疗和健康旅游服务。即通过优质生态环境的要素，针对各种疾病进行康复治疗，从而达到养生保健的目的。

（三）综合型的健康旅游产品

综合型的健康旅游产品是在上述两种健康旅游产品的基础上构建的，具有多重产品和多种产业的特质，是其与旅游业内部产品融合和多个产业结合的健康旅游产品。这需用统一整合和协同发展的系统手段，在健康旅游产品研发和打造、产业投资和空间分布、市场战略与营销、健康旅游品牌与控制、产业内部管理等方面，形成一个有机构成与和谐互动的发展系统，打破传统的旅游产品体系、投资体系、功能体系、空间体系、市场营销体系中存在的诸多制约和束缚，使健康旅游发展在产品复合、空间复合、投资复合、功能复合、市场及营销复合、品牌复合等方面实现高度一体化和系统化，并依靠这样一个复合型系统实现创新型发展。

四、健康旅游研究方法

健康旅游是一门应用性极强的学科，它研究的对象是旅游活动中的人。健康旅游活动表现出空间上的流动性、时间上的短暂性与构成上的复杂性等特点。因此，在研究方法上它综合运用了心理学、社会学、旅游环境学、统计学、经济学、医学、资源学等学科研究方法；此外还表现出很强的应用性，着眼于解决旅游实践活动中亟待解决的问题。

健康旅游研究方法的种类：健康旅游的研究方法是综合了社会学、旅游学、心理学等学科的研究方法，将其形成一套研究体系。

健康旅游研究方法是研究健康旅游问题所采用的各种具体途径和手段，包括仪器和工具的利用。健康旅游的研究方法很多，如观察法、调查法、个案研究法、心理测验法、档案法等。

1. 观察法 观察法是研究人员凭借自己的观察能力而非与被观察者直接交流而获取信息的一种研究方法。通过观察、记录和分析，可以了解被观察者的行为反应特点，用以分析被观察者

心理活动的规律,并且还可以直接为刺激观察者的反应提供策略选择的依据。一般有四种观察方法可供研究人员选择。

(1)直接观察法与间接观察法:直接观察法是指观察那些正在发生的行为;间接观察法是指对一些隐蔽行为(如过去行为)的观察,在采用间接观察法时研究人员注意某一行为造成的影响或结果多于注意行为本身。

(2)隐蔽观察与非隐蔽观察:在隐蔽观察中,免使被观察者意识到自己正被观察的情况,则被称为非隐蔽观察。

(3)结构观察与非结构观察:结构观察将事先确定观察的范围;而非结构观察对观察范围不加任何限制。

(4)人工观察与机器观察:在人工观察中,观察者是研究人员雇用的人员或其本人;用非人工的形式,如自动记录仪器进行观察,就是机器观察。

2. **调查法** 调查法的基本做法是研究者拟定一系列问题,向被调查者提出,要求他们做出回答,然后整理所得的资料,从中得出结论。它分为问卷法和访谈法两种形式。

(1)问卷法:问卷法指在通过对一组具有代表性的样本采取问卷调查的形式收集研究所需的资料。根据调查所需资料和条件的不同,可以区分出人工操作调查(由调查者提出问题并记录答案)、计算机操作调查(计算机技术在整个调查中发挥重要作用)和自我管理调查(由被调查者阅读问卷并直接将答案写在问卷上)三种基本的调查法。在实际调查时,研究人员还可以采用拦截访问、办公室访问、传统意义上的电话访问、集中电话访问、计算机辅助电话访问、全电脑化访问、小组自我管理调查、留置问卷调查、邮寄调查等具体调查技术来获得第一手的资料。

(2)访谈法:访谈是通过一个经过训练的访问者。针对某一论点以一对一的方式提出一系列探究性问题。它有可能在被访问者家中或在一个集中的访问地点进行,目的是获得不受限制的评论或意见,并进行提问,帮助研究者更好地理解这些想法的不同方面和原因。访谈在理解个人如何做出决定,对旅游产品的评价,以及旅游者生活中的情绪和个人倾向等方面尤为有用。新的概念、新的产品设计、广告和促销信息往往由这种方法形成。在进行访谈时,一般由训练有素的访问者携带一张有话题的清单或提问一些开放式的问题,如"您能详细阐述您的观点吗""您能给我们些特别的理由吗""为什么是那样呢"等。这些问题的提出是为了帮助研究人员了解被访问者的真实想法。

3. **案例研究法** 研究者深入旅游业,对旅游企业、旅游者及旅游工作人员进行全面的、较长时间的、连续的观察、调查、了解,研究其心理发展的全过程,在掌握各方面情况的基础上进行分析整理,这种方法称为案例研究法。使用案例研究法得到的结果对教学、科研及指导旅游实际工作都有很大意义,它可以使人们通过典型的案例了解旅游活动中人的心理、行为及其发展规律。

4. **实验法** 实验法是有目的地严格控制或创造一定条件引起某种现象以进行研究的方法。实验研究的目的是可控制的条件下检验因果关系。它分为实验室实验法和自然实验法两种。

实验室实验法通常是在实验室内借助各种仪器进行的,它较多地运用于对生理、心理过程的研究。例如,在实验室中模拟各种自然环境条件和各种工作环境条件,然后研究人在这些条件下与技术条件相互作用过程中的心理活动的各种成分,包括运动的、感觉的、知觉的、记忆的、智力的、意志的和性格的成分。

自然实验法是由实验者有目的地创造一些条件在比较自然的情况下进行的。它既可以用于一些比较简单的健康旅游现象,又可以用于研究旅游者和旅游工作者的个性特征。自然实验法的特点是把科学研究与旅游工作结合起来,其研究结果具有直接的实践指导意义。自然实验法在真实的环境中进行,研究者在旅游活动中有目的、有计划地适当控制某些条件,在被试没有觉察的情况下,记录他们的行动并分析其心理状态。

使用实验法研究旅游者的心理和行为时,应该注意三个方面的问题。第一实验必须设立对照组。实验结果如何最终取决于实验组与对照组的被试反应的比较。两组被试的有关实验条件应完全相同或相似，所不同的是实验组接受了特殊的实验处理，而对照组没有接受。如果两组被试的反应之间出现了差别，就可以归因为特殊的实验处理所致。第二，需要对被试进行精确的事前测验和事后测验。研究者要在对被试实施实验处理之前，就研究的指标对他们进行测验，然后在实施实验处理之后再就相同的指标进行测验，比较两次测验的结果，这样就可以确认研究指标与实验处理之间是否存在因果关系。第三，被试取样随机化。研究者不能主观任意地挑选被试，而应该使在某个范围内的每个人都具有均等的机会成为被试，这就是被试取样随机化。随机取样可以减少实验结果的偶然性和特殊性，增加其可靠性和普遍性。

5. 测试法

（1）心理测试法：心理学的研究成果表明，通过一些心理测试量表，可以测试出被试有关的心理品质，这种方法被称为心理测试法。这一方法往往用在对旅游工作者的心理测试上，用以研究其心理品质（能力、人格等方面）与服务行为的关系，对研究旅游管理心理具有积极作用。测量是根据一定的法则用数字对客观事物进行确定，或者说是把数字分配到客观事物上。

在健康旅游应用领域，使用心理测试法时研究者通常是以"拿来主义"的态度，使用那些标准化的测验量表来测量旅游者或旅游工作者的心理和行为特征。例如，要了解旅游者的智力，可以使用韦克斯勒（Wechsler）的儿童与成人的智力量表进行测量。要了解旅游者的各项人格因素，可以使用美国明尼苏达大学的明尼苏达多项人格调查表（Minnesota multiphasic personality inventory，MMPI），也可以采用 R.U. 卡特尔（R.U. Cattell）的 16 项人格因素问卷。除此之外，还有许多其他的人格测验量表可供使用。如果想了解旅游者的价值观，不妨采用 C. 莫里斯（C. Morris）的 13 种生活方式量表。当然也可以使用 G. 奥尔伯特（G. Allport）等人的价值研究价值量表。在心理测量领域，用来测量人的心理现象的量表越来越多，举凡态度、兴趣、偏爱、需要、动机、能力情绪、记忆气质性格等等方面，都有相应的测量表。

心理测试法的优点：能够对定性变量进行定量测量，使研究结果更加科学、直观、实用；进行团体测验，提高研究工作的效率；心理测量的结果既可以描述现象，又可以对现象的发展进行预测。

它的缺点：对测量结果进行统计的方法不完善，可能存在因为统计处理的问题导致错误结论的现象；对测量环境和实施测量人员提出了很高要求，在实施测量的过程中难以保证满足那些要求；任何量表都有其适用的人群，对其他人群使用时必须进行修订，如果没有修订就使用，测量结果可能不真实，不可靠。

（2）亚健康状态检测法：由于亚健康状态是人体多种疾病的重要起源和基础，又是介于健康与疾病连续过程的中间阶段，具有不稳定性，易于转化，可因干预调理得当而恢复到健康状态，也可因疏于调护或处置不当而发展成为各种疾病。因此，定期监测、单期发现、早期干预亚健康状态，对于提高人群整体健康质量和水平具有重要意义。

近年来，量表日益成为医学科研和临床工作各领域的重要工具，借助量表可对主观感受等"软指标"进行测评。亚健康状态是机体在无器质性病变情况下的一些功能性改变，大多以个人主观感受为主，实验室指标检测多为阴性，故诊断存在一定难度，因其主诉症状多样且不固定，又称为不定陈述综合征。由于亚健康多表现为主观感受上的各种不适，非常适合通过量表进行测评。

五、健康旅游效益检测与评价

（一）健康旅游效益检测

1989 年世界卫生组织提出健康包括躯体健康、心理健康、社会适应能力良好和道德健康。

躯体健康标准：各器官系统发育良好，功能正常，体质健壮，具有良好劳动效率，即在现代医学的各种检查和测试中均无异常。

心理健康标准：心理平衡，情绪健康，能够正确认识自己和他人，能体现自己的价值存在和责任，积极接受和处理各种问题和挑战，愉快工作、学习、生活，能够了解和控制自己，能够应付紧张情绪，不采取消极方法去寻求解脱。

社会健康标准：也称社会适应性，指个体与他人及社会环境相互作用并具有良好的人际关系和实现社会角色的能力。

道德健康标准：是不以损害他人利益来满足自己的需要，有辨别真伪、善恶、荣辱、美丑等是非观念，能按社会认为规范的准则约束、支配自己的行为，能为人的幸福作贡献。

上述健康标准是人们所追求的状态，但亚健康状态存在于大多数都市人群中，是人们挥之不去的阴影。

亚健康即指非病非健康状态，这是一类次等健康状态，是介于健康与疾病之间的状态，故又有"次健康""第三状态""中间状态""游移状态""灰色状态"等称谓。世界卫生组织将机体无器质性病变，但是有一些功能改变的状态称为"第三状态"，我国称为"亚健康状态"。亚健康是一种临界状态，处于亚健康状态的人，虽没有明确的疾病，但却出现精神活力和适应能力的下降，若这种状态不能得到及时的纠正，易引起心身疾病。健康旅游能给人带来什么样的健康效益，这不仅是游客，更是学者们所关心的问题。

（二）健康旅游效益评价

健康旅游效益评价主要通过两种方法，即定性评价和定量评价。定性评价主要针对社会效益、文化效益、生态效益等。定量效益在评估项目中所能带来的经济利益更为常见。

第三节 健康旅游的理论框架和研究内容

一、研究的理论框架

（一）健康旅游概念的兴起

对健康的追求是人类永恒的目标，人类开展旅游活动的最主要的动机之一是身体的健康及由此带来的心灵愉悦，追求健康、享受健康也成为现代旅游发展所追求的核心价值。大力发展健康旅游，是出于人民群众对健康和旅游的需求，这不仅是"以人为本"的科学发展观的体现，更是构建和谐社会和实现经济社会可持续发展的必然要求。

目前旅游与健康的新理念相携共进，健康旅游正成为旅游业发展的新亮点。国内外健康旅游发展迅速，推出了种类各异的健康旅游产品，从而也打造了一批健康旅游胜地。国内是从2003 年 SARS（非典型性肺炎）发生以后，逐渐关注健康旅游的发展，如黑龙江省以"强身健体"为主题，推出了一系列"绿色健康游"路线；福建武夷山推出的健康旅游则以"享受健康呼吸、享受健康饮食、享受健康运动、享受健康文化"为主要内容；四川省以九寨沟等旅游景点为依托，大力发展健康旅游；而湖南也推出了"十大健康旅游主题活动"；各地都在打"健康旅游"牌，并且收到了很好的效果。越来越多的健康旅游产品随之应运而出：太极养生之旅、长寿村感悟之旅、食疗滋养之旅、宗教寺庙静修之旅等健康旅游项目深受游人喜爱。

健康的旅游方式需要旅游经营者健康的经营与管理，也需要游客健康的旅游行为。然而，纵观目前旅游行业现状还有很多不健康的因素，包括旅游景区不科学的规划与开发建设，一些旅游经营者为了达到短期利益而采取的恶性竞争手段，以及一些游客的不健康旅游行为等，这些都会给健康旅游的发展带来很大的负面影响。因为健康旅游不仅仅强调和重视对旅游者自身健康的追求，同时也强调生态环境的维护和改善，促进旅游的健康发展，减少旅游发展的负面影响，它是一种新兴的良性互动旅游方式。

（二）国内研究现状

国内对健康旅游理论的研究，是从 2003 年 SARS 暴发后逐渐兴起的，主要的研究成果有：刘春玲（2004）等人在《突发性危机事件的影响及旅游业应急机制研究》中，运用旅游危机管理相关理论，在分析了危机事件的特性和规律的基础上，提出了危机事件处理机制即建立应急机制，以此最大限度地减少危机造成的损失。卢丹梅（2004）在《健康旅游规划之初探》中，首次提出健康旅游规划的新概念，并且对其内涵及措施进行了初步的探讨和研究。王华（2004）和彭华（2004）研究了温泉旅游开发的主要因素，并且对国内外的温泉旅游度假区发展演化模式进行了探讨和分析。朱跃东（2005）从旅游文化的角度，以珠海御温泉的旅游文化特色为例，对温泉旅游开发的新模式进行了探讨。陈斌（2006）在《对旅游健康安全的反思》中，分析了健康安全问题对旅游业发展的影响，并且提出了应对危机事件的三条对策。郭鲁芳和虞丹丹（2010）撰写的《健康旅游探析》提出健康旅游是消解人体第三状态的良方，也是现代人缓解压力的理性选择。王冠贤（2011）以广东从化新旧温泉为例，分析和探讨了旅游开发中的空间竞争问题。冯威（2016）对温泉旅游地的发展态势进行了研究和探讨。张建忠（2017）对旅游度假区康体休闲与康复养生项目的开发模式进行了探讨和分析。

值得一提的是，由于国内对健康旅游的研究起步较晚，真正意义上的健康旅游发展的研究还比较少，目前的研究还是多集中于传统温泉旅游发展上，很多问题都还有待深入的研究。

（三）国外研究现状

自 20 世纪 80 年代以来，国外许多学者开始了健康旅游开发的研究，尤其是针对许多传统健康旅游，如温泉旅游的开发方面做了大量研究。Crelll（1994）和 Anthony Gonzales（1994）在对加勒比海地区健康旅游开发的可行性进行了相应完备的研究后，提出了较为完善的建议；Deborah Wightma（1985）、HirakBehari Routh（1996）和 Bacon W（1998）分别从外在的宏观层面探讨并阐释了政治体制、医疗制度、替代旅游产品（如海滨度假旅游产品）及交通条件对传统健康旅游中温泉旅游开发的影响。Blue Cross of Jamaica（1999）探讨了牙买加健康旅游发展潜力及相关对策。山村顺次（2001）提出了日本的温泉旅游发展主流应转向观光型温泉旅游。Loverseed H.（2001年）对北美温泉旅游的消费特点、消费目的以及旅游市场进行了探讨和研究。

除此之外，一些学者研究通过旅游规划的手段促进旅游业健康发展，如：克莱尔·A. 冈恩的《旅游规划：理论和案例》，从旅游规划理论方面入手研究了如何通过规划手段促进健康旅游发展；Murphy 于 1985 年出版了《旅游：社区方法》，详细地阐述了旅游业对社区的影响和社区对旅游业的响应，以及如何从社区角度去开发和规划旅游；世界旅游组织出版了《可持续旅游开发：地方规划师指南》和《旅游度假区的综合模式》；Sung-kown Hong 等（2003）以韩国 Yangpyeong 县为例对绿色旅游地规划进行了探讨和研究；Abby Liu 和 Geoffrey Wall（2006）提出了"政策 - 产业 - 地区"规划框架。随着对健康旅游发展研究的逐渐深入，也出现了大量关于新的意义上的健康旅游的研究。Brian Hay（2007 年）初步研究了健康和康体旅游这一新兴旅游市场的发展。Hansruedi Mueller（2009 年）对马来西亚健康旅游中的康体旅游市场进行了大量的研究，为马来西亚健康旅游的发展提供了很好的指导作用。Joan C. Henderson（2014）结合新加坡健康旅游发展的实际情况，探讨了国家旅游组织职能及其对健康旅游的发展影响。

特别值得一提的是，新西兰 Massey 大学旅游管理学教授 Stephen J. Page 等对旅游健康的研究工作卓有成效并且影响深远。他于 1995 年出版专著《旅游者健康：国际旅游者与健康的医学展望》，2003 年又出版了《新世纪旅游者健康和安全管理》一书，书中对传统的旅游健康和安全问题、旅游法规、健康建议等都做出了全面的剖析，对健康旅游相关研究具有一定的现实指导意义。Pernille Kernel（2010）在充分考虑利益相关者的基础上建立了一种旅游企业可持续发展的模型。Kun Lai 等（2015）以中国牯牛江观音堂旅游发展总体规划（2001—2020）和三年的实施情况为例分析了旅游规划和实施脱节这一普遍性问题及产生这一现象的原因及对策，近年来也有一些学者就某些城市的健康旅游产业具体规划进行了研究。

（四）健康旅游的定义

20 世纪 80 年代早期出现了健康旅游的概念。Goodrich 于 1987 年正式发表该概念，1994 年他将健康旅游定义为旅游景区除了一般旅游设施和功能以外，增加医疗保健设施与服务来吸引游客。但是，目前在国际上对健康旅游的界定仍然存在争议，主要原因是健康旅游是介于医疗（系统的医疗设施设备）和旅游（多元化的休闲导向的）之间的产品，对什么是健康旅游做出一个明确的定义存在一些困难。这个术语在很多情况下是用来描述一系列以健康为目的的度假机会。

在中国，健康旅游主要与养生这一概念发生关系。养生以《辞源》释义，一般理解为调养个人的衣食住行，以达到健康长寿的目的。但实际上，中国养生学的涵义之广，几乎涉及文化的所有领域，包括了优化人类生存环境、善化人类生命质量的一切内容。养生的方法很多，单靠某一方面的调养恐怕难以达到养生的目的。中国目前对健康旅游定义表述虽有不同，但核心内容是一样的，即用旅游来调节心态，解郁强身。国内的旅游养生以《黄帝内经》理论为指导，根据《易经》阴阳、五行原理，将旅游分为动游、静游、怒游、思游、悲游、险游等六类；而健康旅游则是旅游活动中的一种，它是以养生为目的来选择景点，安排内容和进展，考虑节奏快慢的一种旅游活动。旅游活动可以从休息、运动、疗疾和益智四个方面来达到养生的目的。

（五）研究展望

健康旅游研究从 20 世纪 80 年代早期就已经在西方开始了，经过近 30 年探索，健康旅游的概念和内涵、产品形态、消费动机、市场营销以及健康旅游最佳实践都得到了发展，但仍然缺乏整个行业的基础数据。西方对于健康旅游的研究成果，对于处在健康旅游研究和实践初期的中国来说，都有着很好的借鉴作用。

中国未来的健康旅游研究，还有很多领域值得进一步探索，其中包括：①中国和欧洲或美洲健康旅游产业的对比；②健康旅游细分市场的调研；③选择健康旅游产品的消费者需求趋势预测；④健康旅游设施或目的地研究；⑤健康旅游的经济价值；⑥健康旅游产品的开发与设计。

直到今天，健康旅游仍然是个全新的理念，而且内涵和层次正在不断地丰富。虽然健康旅游的研究有着广阔的空间，但是也面临一些挑战，例如对健康旅游经济价值的研究，经济影响的数据搜集会有一定的困难，健康旅游的概念边界不清晰，也同样会影响数据的搜集。

总的来说，目前关于健康旅游的研究已经取得了相当的成就，但还存在一定的缺陷，或是对某地的旅游风险进行分析，或只是某旅游健康问题的分析，到目前为止，研究工作还没有科学、系统地展开，没有形成一种学科构建。

二、研究的主要内容

健康旅游的研究内容主要有健康旅游的内涵、健康旅游的类型、健康旅游市场与健康旅游产业等。

（一）健康旅游的内涵

目前，国内学者多从功能、系统、资源等角度论述健康旅游，对健康旅游的概念的内涵没有统一的认识。归纳起来，主要有：①产物说，认为健康旅游是旅游活动与医疗、养生、运动、休闲、自然环境等相结合的产物；②系统说，从系统的角度出发，以身体和心理健康为目的，综合考虑环境、资源、设施、服务等一切与健康旅游有关的因素；③功能说，从政府、企业、旅游者等不同旅游利益相关群体的角度，分析健康旅游带来的对人身体和心理的健康功能，以及所产生的经济效益、社会效益与生态效益；④前景说，从健康旅游的需求和人类经济社会的发展方向，分析健康旅游的前景。

健康旅游是一个综合性概念,这种综合性体现在以下几个方面。

1. 健康旅游历史久远　健康旅游在我国的产生和发展历史久远,既是对传统养生、保健等理念和活动的传承,又有现代医学、心理学、健康学、运动学等新科学的运用,是历史经验和现代需求结合、传承、创新的产物。

2. 健康旅游是一种文化体验　健康旅游资源不仅包括自然资源,还包括人文资源。良好的自然生态环境,如气候、森林、温泉、湖泊等为健康旅游提供了条件,产生了日光浴、鲜花浴、气候浴、森林浴等自然疗养旅游项目。与此同时,传统的熏蒸、拔罐、针灸、药膳、推拿等中医理论,太极、武术、气功等功夫,儒释道三家的修身养性理念,现代医学等,成为健康旅游发展的科学支撑,获得新的文化积累。因此,健康旅游更多是一种文化体验方面的旅游活动。

3. 健康旅游是一门科学活动　健康旅游的核心目的是达到身心健康。改善、保持、提升身体和心理健康,需要相关的技术、科学和服务支持与保障。而这种技术、科学和服务支撑需要传统养生保健、疾病预防、急救护理、中医养生、康复、美容、心理介入等理论和方法。

4. 健康旅游的表现形式多样　为了达到身体和心理健康的目的,各种有益于身心和心理健康的文化、运动、赛事等活动和理念皆可成为健康旅游产品的资源,这为健康旅游产品的设计提供了广阔的空间和舞台,表现为融观光、休闲、度假、疗养、文化、运动、健身于一体,形式多样,内容丰富。

5. 健康旅游具有广阔的市场前景　健康旅游由于从关心和关注经济效益,回归至关注旅游者身体和心理健康本身,体现以人为本,更加注重人的全面发展和可持续发展,表现形式多样,文化性、体验性、趣味性强,适合各类群体参与,能够满足人们个性化、多样化的旅游需求,是未来旅游业发展的主要方向之一。

综上所述,健康旅游是以自然环境和历史文化为背景,将传统养生保健、现代医学、中医养生、心理介入等理论和方法以及各种有益于身心的文化、运动、赛事等方式和旅游业有机结合,实现改善、增进和保持旅游者身体和心理健康的旅游活动,它融观光、休闲、度假、疗养、文化、运动、健身于一体,具有很强的历史性、趣味性、娱乐性、文化性、体验性。

（二）健康旅游的类型

国内学者对健康旅游的分类研究较多,有的将其分为户外运动、体育旅游、森林旅游、温泉旅游等项目,有的分为保健旅游、医疗旅游、养生旅游等项目。

从旅游者需求的角度,将健康旅游分为两种类型。

1. 主动追求型　"主动追求型"旅游者的旅游动机复杂多样,是在旅游过程中,通过休闲度假、运动锻炼、养生疗养、放松身心、文化体验等,达到提高和改善自身的身体和心理健康、培养爱好、结交朋友、自我实现等多种目的。

（1）追求美:爱美之心人皆有之,对美的追求一直是人类不变、不懈的追求和努力。此类健康旅游活动和产品深受女性旅游者喜爱和追捧,她们出于对美的追求、保养、呵护,积极主动寻求健身、运动以及诸如温泉Spa、水疗、香薰、美容、整形,保持体形完美,达到心理舒适。

（2）追求时尚:"旅游"一词,自产生至今,就与"时尚"有着不解之缘,特别是随着旅游者旅游需求日益个性化、多样化,对健康的追求,为旅游注入了新的内涵和活力,衍生出诸如定向运动、探险、滑雪、高尔夫等时尚旅游产品。这类旅游产品成为年轻旅游者和富有阶层追逐的对象,满足了他们健康和时尚等多重旅游需求。

（3）文化体验:中华五千年灿烂文化,先辈们在追求"天人合一""强身健体""延年养生"的过程中,不断实践和探索,总结和形成了武术、太极、针灸、拔罐、踏青、登山等文化活动,和龙舟、骑马、射箭、摔跤等传统体育项目,寓娱乐、健身、休闲于旅游,寓文化、旅游于一体,数千年来源远流长,经久不衰,甚至不断被发扬光大,走出国门,深受人们喜欢和追捧。因此,出于对这些文化现象和传统活动的好奇、喜爱、研究、学习等目的,人们通过旅游活动,亲自体验和参与其中,既达到强身健体的目的，又体验、传承和弘扬了优秀文化，增长了知识，扩大了视野，成为人们增进健康和丰富业余文化生活的重要手段。

（4）宗教信仰：追溯我国悠久历史，人与自然、人与人、人与社会矛盾、统一的过程中，形成了儒、道、释等既独立又统一的处事、出世、修身、养性等理念和方法，如素食、晨钟暮鼓、打坐参禅，成为人们修身养性、强身健体的不二法门。人们暂时放下工作生活，离开尘世纷杂，寻访宗教圣地，吃斋、参禅、聆听、打坐，得以内心平静，有助于达到心理康复和身心放松。

（5）培养兴趣爱好：培养一门兴趣爱好，积极主动参与到旅游活动中，是人类不断发展和完善的需要。健康旅游与运动、文化紧密相连，有助于人们形成和培养一门体育爱好和文化乐趣，这对于人们延年益寿、休养生息、强身健体具有重要意义。

（6）结交朋友：人作为社会人，广交朋友、深交朋友，融入集体，沟通交流，享受生活，是一种生存和发展需要。人们出于兴趣爱好、文化追求、强身健体等原因，参加旅游活动，在旅游中既锻炼身体，又结交朋友，这种价值追求也是健康旅游深受人们喜爱的一个原因。

2. 被动追求型　所谓"被动追求型"是指由于环境污染、"5+2""白+黑"的工作和生活方式、生活节奏加快、工作压力加大等，身体和心理不堪重负，身体和心理出现"亚健康"，或者被疾病困扰。特别随着健康理念的广泛宣扬，居民的旅游取向更加重视健康与安全。在此情况下，为了治疗甚至治愈疾病、逃避现实、解除紧张、释放压力、放松身心、达到身体和心理的调适和康复，在采取到医疗机构检查、治疗等常规途径之外，有人还不得不放下工作，重新审视生活、工作和家庭，参加寓运动、保健、治疗等于一体的旅游活动，达到身体康复的目的。这是一种被动而行之有效的方式，其动机和需要比较单一。

（三）健康旅游市场

1. 老年市场　人口老龄化现象成为一种不可阻挡的趋势。关注老年人的生活、娱乐、健康、稳定成为社会的热点和焦点。对于老年人，最重要的是如何安度晚年，不孤单、不寂寞、不生病。培养一种或多种运动健身的兴趣爱好、结交新老朋友，既能满足"生理需求"，又能满足"心理需求"；既能满足"发展需求"，又能满足"享受需求"。同时，城市老年人享受国家的养老金制度，享受一定的福利，有一定的支付能力和充裕的闲暇时间，并且随着人均寿命的增长，老年人成为健康旅游稳定的基础旅游市场。

2. 中年市场　随着家庭结构的分化，典型的"421"中国家庭使处在"夹心层"的中年夫妇面临巨大的生存和生活考验，他们"上有老下有小"，是家庭和事业的"顶梁柱"，赡养双方老人，培养孩子成长成才，解决家庭、事业、房子、车子、贷款等诸多事宜，使他们在日常生活和工作中倍感身心压力巨大。"亚健康"在他们身上反映尤为突出。面对生活和工作责任，促使他们从被动"要我运动"转向主动"我要运动"，花钱买健康的观念从而深入人心。中年人成为健康旅游的中坚旅游市场。

3. 青少年市场　他们自我意识强、个性自信、敢于挑战，较之父辈懂得享受、敢于冒险、喜欢新鲜事物、富有活力，不再像父辈一样一心忙于养家糊口、奔于生计，对休闲、度假、运动、休闲、娱乐、刺激等旅游产品有着特别偏好。青少年成为健康旅游极具创新力的旅游市场。

健康旅游作为一种"积极的生活方式"，由于适应了全球最新的发展趋势，代表人类经济社会的发展方向，不仅在青年中流行，而且超越了年龄和性别界限，深受不同家庭结构和年龄的人群喜爱，将成为生活的主流和旅游业的重要组成部分，影响人们的出游选择，具有巨大的市场潜力。

（四）健康旅游产业

健康旅游产业研究的内容包括以下几个方面。

1. 对景区的健康旅游提出规划建议　该部分内容包括对目前旅游景区规划现状进行分析，并从包括区位条件、环境资源评价、功能分区、基础设施、旅游产品及服务等各个方面对旅游景区如何健康发展进行研究和总结。

2. 对健康旅游中的相关企业定位提出要求　对旅游业三大支柱：旅行社、旅游饭店和旅游交通部门的健康发展进行分析和研究，分别指出目前这些部门经营和管理中的不健康现象，然后对于如何健康发展提出建议。

3. 对旅游者健康旅游行为进行研究　旅游业的整体健康要求旅游者在进行健康旅游、享受健康服务的同时，自己也做出健康的回应，旅游者在如何能在健康旅游的同时得到旅游的健康。

4. 构建健康旅游的评价指标体系　构建一套衡量旅游是否健康的评价指标体系，包括健康的经济指标、社会指标、环境指标、服务指标、旅游产品指标等各项指标对健康旅游进行评价，旨在为健康旅游的评价和衡量提供依据。

三、基本原理、操作模式与应用

（一）健康旅游的基本原理

根据健康旅游的定义，健康旅游的基本原理是以自然环境和历史文化为背景，将传统养生保健、现代医学、中医养生、心理介入等理论和方法以及各种有益于身心的文化、运动、赛事等方式和旅游业有机结合，实现改善、增进和保持旅游者身体和心理健康的目的。

在研究过程中主要采用文献资料法、实地调查法和实际案例相结合、比较研究法、定性和定量相结合的分析方法。在掌握相关的理论基础和借鉴众多学者研究成果的基础上，进行大量实地调查；将室内资料和野外调查资料结合起来进行综合分析，对健康旅游发展对景区的要求和目前景区开发现状进行比较，力求寻找出健康旅游产业的具体操作方式，并对其进行评价。

（二）健康旅游的操作模式

健康旅游的操作模式一般分三种：保健旅游、美容旅游和医疗旅游。保健旅游的概念兴起于西方，在中国也可联系到养生的内涵，包括了身、心两方面。身体方面，需要的是饮食营养、阳光空气、适量运动；心灵方面，需要的是愉快和安宁。旅游中安排和增加登山、漂流、滑雪、野营以及日光浴、空气浴、森林浴、温泉浴等健身活动的旅游方式，通过旅游达到运动健身的效果。美容旅游是利用"爱美"的普遍心理而诞生的旅游概念，它使得不少国家的旅游产品得以另辟蹊径，以美容为卖点，吸引其他地区的人们前来。根据世界旅游组织的定义，医疗旅游是以医疗护理、疾病与健康、康复与休养为主题的旅游服务。医疗旅游已经有几千年的历史了。到了 21 世纪，越来越多的人，特别是发达国家的居民，由于所在国家的医疗服务太昂贵或不太完善，到国外寻求适宜的医疗服务，并与休闲旅游相结合。具体操作是由旅游服务行业与医疗机构共同合作，根据旅游者的身体情况及病情进行科学的分析，做出科学的旅游治疗安排。有导游、医疗人员和服务人员共同带领，一边旅游一边对他们进行科学的治疗。

（三）健康旅游的应用

保健旅游，国内一般也称为养生旅游，它可以提供的是：在自然清新的环境中，倾听体会营养师或医师的饮食养生讲座，享用营养价值极高的养生膳食；也有气功、引导术等养生技艺的熏陶，同时享受山林和海岸的阳光与空气，使游客在正面积极的情绪中，提高免疫自愈的能力。在西欧和日本，保健旅游已在不同国家和地区得到广泛的应用。比如盛产温泉而出名的日本，更是利用了有利的自然环境优势，积极打出"健康、健身、医疗"的口号来招徕国际游客。

美容旅游的应用范围较为明确。在整容术非常出名的韩国，旅行社以"塑美"兼带旅游的方式吸引国际游客。这种美容旅游，一般是在赴韩几天的行程中，选择最后一两天为有特殊要求的顾客安排美容整形。除此之外，南非因其高超的整形外科技术和低廉的收费，美容旅游产品十分具有竞争优势。

医疗旅游的应用更是广泛。在美国，当地高额的医疗费用让越来越多的美国人开始把眼光投向国外，享受第三世界国家的收费低廉的医疗服务和设施体验是他们在感受异域文化之余最实际的目的。印度、泰国、马来西亚、新加坡和菲律宾等亚洲国家成为医疗旅游的主要目的地国，牙科、器官移植和变性手术是主要的医疗项目。根据泰国的统计数据，有大量欧美游客在泰国的医院接受治疗。通常情况下，这些国家的医院和旅游运营商以及航空公司都达成了合作上的畅通，以医疗旅游为盈利手段的体系日趋完善。

第四节　健康旅游的历史演进和研究进展

一、国外健康旅游的历史演进与研究概述

（一）国外健康旅游的历史演进

在国际上，健康旅游普遍被称为 health tourism、wellness tourism 等。早期的健康旅游主要与河流和温泉相关。

古代，人们会在崇拜的河流（如埃及的尼罗河、印度的恒河、中国的长江、约旦的约旦河）中沐浴，以洗涤和净化身体与心灵。同时，人们也会去附近的河流和温泉享受治疗和放松。例如，约公元前 25 年，埃及女王 Cleopatra 在死海海岸建立了世界上第一个温泉疗养所；公元前 54 年到公元 450 年间，罗马人在欧洲、北非、中东等地区修建了许多浴房等温泉洗浴设施。

中世纪，欧洲的很多城镇都是在温泉附近发展起来的，那时的人们就已经认识到温泉洗浴对健康有利，特别是对风湿、皮肤感染和消化不良等疾病的治疗作用，同时还在温泉周边兴建了不少配套的保健设备，直至今日依然大受欢迎。例如，英国的巴斯，瑞士的洛桑、圣莫里斯、因特拉肯，德国的巴登巴登、威斯巴登，奥地利的维也纳，匈牙利的布达佩斯，加勒比海地区的牙买加、巴哈马等地区。

16 世纪，当 Ponce de Leon 游历佛罗里达寻找年轻的源泉时，把健康旅游的观念带入北美洲。各种形式的温泉小镇和温泉浴在大西洋两岸都非常流行。同时，美国还从国外空运泉水（如匈牙利的 Hunyadi Janos 和法国的 Vichy）进行相关保健、疾病治疗活动。

19 世纪后期，城市中产阶级兴起，为了减少工业化带来的污染和拥挤对他们健康的不利影响，他们开始寻求海边或者山区的新鲜空气。1939 年，美国 RanchoLaPuerta 健康中心前身"175 美元一周，给你 Spa 和健康的隐居生活"的创立，标志着健康旅游新时代的开始。后来，还有像 Golden Door（金门）、Tucson's Canyon Ranch 等以 Spa 为主的旅游目的地相继出现。20 世纪早期，出现了强调塑形和健康饮食的健康农场（health farms）。

20 世纪早期，健康农场出现，塑形和健康饮食逐渐被重视。随着经济和出境旅游的发展，人们意识到锻炼、健康饮食和休闲放松对获得健康生活的价值，健康旅游度假开始盛行，越来越多的国家建设有健康旅游设施和度假区。

健康旅游的真正兴起要追溯到"婴儿潮"一代的老龄化时期。人口老龄化使得人们对健康旅游的兴趣不断增长，除传统的温泉疗养旅游形式外，保健旅游、医疗旅游也成为健康旅游的新形式。

（二）国外健康旅游的相关研究

健康旅游最初的研究范围主要集中在 SPA 旅游，相关产品在世界各地都有分布，并且相关产业也一直都比较兴旺。后来，随着人们对健康旅游的认识不断加深，健康旅游的研究范围也在不断扩大，依据 Mueller 与 Kaufimann（2001）的观点，健康旅游主要分为两大类：一类是提供医疗行为的旅游，可以称之为医疗观光旅游（spa/convalescence tourism）；另一类则是以保健预防为主的旅游，可以称之为疾病预防旅游（illness prevention tourism），这一类旅游又可分为以特定疾病预防保健为主的旅游（specific illness prevention）及一般康养导向旅游（wellness tourism），简而

言之,康养旅游是 health tourism 的一个特定市场区隔,未涉及医疗行为,纯粹只是在旅程中安排有益健康或健康促进的套装行程。例如安排适切的运动休闲、泡汤、健身、养生膳食或其他康养(wellness)活动,借由各种不同类型的养生服务、保健设施和活动,来改善和维持旅客身体健康和心灵安适。

1. **康养旅游**　康养旅游是从健康旅游延伸出来的概念(图 1-1),有研究指出,康养旅游的蓬勃发展缘于二战后婴儿潮(baby boomers)一代的旅客对旅游与健康并行及对健康需求的增加,积极寻求能促进健康的新养生保健方法,并追寻兼具教育性与体验性的旅游(Barre, Barre & Taaggert, 2005)。Anderson(2007)认为康养旅游起源于人类对促进健康的需求。

Pollock 与 Wlliams(2000)认为"康养旅游"不应该只是传统的温泉水疗或海水浴,还应包括利用其他自然资源,如森林、农业、矿业、气候、沙子等自然环境中的因子。Gibert 与 Vam De Weendt(1991)提到,意大利与德国的康养旅游产品以 Spa 和健康度假中心(health resort)为主,瑞士及奥地利善用当地独特气候作为有利条件,发展健康度假中心;M. Smith 和 L. Puczko(2009)对健康旅游的定义和类型进行了界定,探讨了推动健康旅游的动机和需要,描述了健康旅游的发展历史,并对健康旅游的管理和营销进行了分析,对其未来发展做出了预测。同时,研究了很多相关的实际案例,内容涵盖了温泉、医疗健康、生活教练、冥想、节日、朝圣和瑜伽等多个方面。

Carrera 与 Bridges(2006)认为"康养旅游"是指人们为了维持或促进健康,而离开居住地点,并期待在旅游过程中,享受自然资源或另类疗法对身心带来的解放与改善。康养旅游的内涵,应以健康促进或预防为主要目的,包括离开日常生活圈从事旅游、停留在特定旅馆,接受适用个人的照护与专业知识指导,诸如保健、美容护理,营养、减肥知识,放松身心的冥想、心灵活动、心灵教育等(Muller & Kaufmann, 2001)。中国台湾 wellness 的相关文献,有的将 wellness 译为"健康""保健""健康保健""养生保健"等,有的则译为"安康旅游"(余嫔,2010),尚没有统一的名词。

加拿大观光委员会(Canadian Tourism Commission, CTC, 2004)指出康养旅游的游客必须具备基本的健康基础,能透过旅游体验提升或改善个人的身体与心理健康。此类旅游有:健康饮食,营养补充品的使用和一连串促进身、心、灵健康的个人化活动(萧淑慧,2008)。RobynBushell 和 Pauline J. Sheldon(2010)从健康与旅游之间的理论联系、健康与旅游之间的矛盾及健康旅游者的动机与经历三个方面通过案例分析对健康旅游进行了分析。目前中国台湾以及亚洲其他地区都在推动医疗(旅游)观光(medical tourism),较缺乏康养旅游的实质内涵。

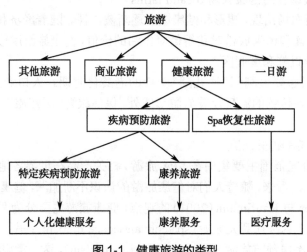

图 1-1　健康旅游的类型

2. 医疗旅游

（1）医疗旅游的发展概况：医疗旅游（medical tourism）的历史可以追溯到英国的殖民地时代，最早的医疗旅游研究是从健康旅游（health tourism）的研究中派生出来的，指"任何可以让自己或家人出行更健康的方式"，如海水浴、温泉浴、美容、按摩都属于此范围，后来发展为医疗旅游。自1997年起于欧美地区逐渐发展，近年亚洲地区也开始盛行，但真正兴起却在近二三十年。20世纪90年代以来，有利的汇率变动、"婴儿潮"一代经济支付能力的增强、运输成本的降低、互联网营销的发展推动了医疗旅游特别是美容旅游的迅速发展，许多国家都在制订各种计划来提高相关服务水平。根据调查，目前全世界已经有超过300万的患者到国外就医，其中包含了整形外科、牙科、美容整形外科及癌症治疗等。根据 *Patients Beyond Borders* 2014年的回顾发现，医疗旅游市场有高达400亿美元规模，并且每年以25%的幅度向上攀升！

（2）医疗旅游的研究现状：世界旅游组织将医疗旅游定义为：是以医疗护理、疾病与健康、康复与休养为主题的旅游服务。具体来说，是指人们由于常住地的医疗服务不够完善或者价格过高，在异地（尤其是异国）实惠、特色的医疗、保健、旅游等服务或活动的吸引下，到异地接受医疗护理、疾病治疗、保健等医疗服务与度假、娱乐等旅游服务的过程。Srivastava（2006）着眼于医疗旅游服务者的微观角度，认为医疗旅游机构是私人医疗中心，为患者提供他们所需要的医疗手术或其他专门的治疗方式，将旅游业与私人医疗中心有机结合，为患者提供特殊的、全面的服务，更加准确、真实地反映医疗旅游的实际发展状况；Connell（2006）着眼于专业医疗的角度，认为医疗旅游可让用户在旅游度假过程中享受到医疗等服务，但是这治疗服务之中还需要精湛的外科手术技能、专业的医疗知识、配套的医疗服务设施等，即医疗旅游首先需要消费者依据自己真实的病情及相关医生给予的建议，选择合适的观光旅游区，在整个舒适的旅游过程中享受到疗养、健身等服务，达到有效的健康管理。Béland D., Zarzeczny A.（2018）着眼于医疗旅游与国家医疗体系的制度特征之间的多方面关系。一方面，这些特征塑造了每个国家对医疗旅游的需求。另一方面，每个国家医疗旅游的影响，本质也是受其国家医疗保健系统所塑造。提出医疗旅游，健康关怀系统关系的这两个相关方面。

Jones（2005）将医疗观光分成三种类型：

1）直接治疗：指其行为或活动直接与治疗或康复相关。例如：经由旅行到他处进行外科手术等。

2）特别治疗：指其治疗行为活动仅针对特定种类的疾病或对象。例如：针对患有相同疾病的孩童进行疾病治疗。

3）间接治疗：指其行为或活动间接与治疗或复健相关。例如：经由医疗诊断，让癌症病患更了解其自身状况。

（3）医疗旅游的作用：Ramirez de Arellano（2007）指出，医疗旅游的投资不仅可以增加收入，而且可以产生外汇收益，使国际贸易更加平衡，且能促进旅游业的发展。Bookman（2007）曾经指出，医疗旅游将在全球经济发展过程中发挥巨大的作用，其发展潜力巨大，当前第三世界国家中有很多国家和地区为国外医疗旅游者提供了许多专门的医疗保健设施和基础医疗服务，对当地经济具有较大的推动力。David Reisman（2010）提出医疗旅游以较低的成本、较短的等待时间，不同的服务方式把休闲旅游和医疗手术结合起来，不仅能够创造更多的就业机会和财富，同时能够使病患在可负担的成本下获得高质量的治疗。John JO Mogaka（2017）等利用数据库、学术搜索的方法总结，提出医疗旅游推动医疗保健服务领域的尖端医疗技术，和最佳实践，为加强卫生系统建设做出贡献。

（4）医疗旅游的客源市场分析：医疗旅游协会发布的医疗旅游患者调查研究报告中，主要对出城治疗者如何获取医疗信息、寻求的医疗项目是否需要医疗旅游中介服务等进行了多方调查。《医疗旅游趋势——2007年报告》（*TRENDS IN MEDICALTRAVEL——2007 REPORT*, Neilesh

Patel，Eliot Steven Mendelsohn，Ravi Raghavan，2007）依据医疗旅游网站的访问统计数据进行分析，指出亚洲，尤其印度是时下较为热门的医疗旅游目的地，消费者较多关注的治疗项目是牙科手术，从客源国来看，美国是出境医疗旅游人数最多的国家。Haiyan Song（2011）对影响中国香港医疗旅游业发展的因素进行了研究，主要采用定性研究方法收集有代表性的公共医院、私人医院和政府机构等数据，分析出医疗旅游主要动力因素包括政策法规、政府支持、成本、容量问题和当地社区的医疗需求等，并提出推动发展的策略建议，如新的促销活动政策、政府对投资医疗旅游市场的鼓励活动、接待部门和医疗机构合作开发医疗旅游产品等。Fottler MD（2014）使用来自美国东南部大型城市医疗保健系统的数据来量化其医疗旅游的潜在市场机会。分析数据提供初步的市场评估，评估其特定地理区域的相对市场潜力以及它们为吸引入境和国内医疗游客提供的诊断服务，对医疗保健管理人员的影响以及他们应如何关注指导营销工作提出建议。

　　健康旅游研究从 20 世纪 80 年代开始出现，经过 30 多年的探索，健康旅游的概念、内涵、产品形态、消费动机、市场营销等都得到了发展，但对健康旅游的概念和产品边界还没有形成统一，研究的内容长久以来主要集中于 Spa 旅游，近年来才出现了一些新的研究内容，使健康旅游涉及保健、养生、医疗和旅游等多个行业。其中，以医疗护理、疾病与健康、康复与休养为主题的医疗旅游产品越来越受到欢迎，相关的研究也开始丰富起来。但就整体而言，整个健康旅游行业理论和实践研究的广度、深度都还处于起步阶段，还有很多方面值得深入研究。

二、中国健康旅游的历史演进与研究概述

（一）中国健康旅游的历史演进

　　历史最悠久、内容最丰富、最具特色的思想体系是中国古代传统养生思想。"养生"一词，最早出现于《庄子》："吾闻庖丁之言，得养生焉。"中国养生又称摄生、养性、保生，是以中华传统文化为背景，探索研究人类延年益寿规律。中国古代养生思想经过历代演变和发展，已经形成了独特的、系统的理论和方法，这是中华民族对世界养生乃至疾病的防治做出的巨大贡献，至今仍具有独特的魅力和利用价值。

　　从中国古代养生学的发展过程，可以看出养生方法经历了由简单到复杂、由低级到高级、由实践到理论升华的复杂历程。其主张动静结合、内外兼修、张弛有度、上下贯通、刚柔相济，养形、养神、养心、养气、养德兼备，形成多维立体养生思想构架，以此为出发点演绎出众多的具体养生方法，如书画、音乐、饮食、芳香、导引等，正所谓："流水之声可以养耳，青禾绿草可以养目，观书绎理可以养心，弹琴学字可以养指，逍遥杖履可以养足，静坐调息可以养筋骸。"《素问·宜明五气篇》说："久视劳血，久卧伤气，久坐伤肉，久立伤骨，久行伤筋，是谓五劳所伤。"这都说明养生更应该注意动静结合、动静兼修、动静适宜。人在运动时应该顺应自然，动于外而静于内，动主练而静主养神。《吕氏春秋》谓"流水不腐，户枢不蠹"，最早提出"动以养形"思想。战国时期哲学家庄子提出的"法于自然"的养生原则，就是人作为万物的一分子，从出生到老皆依赖天地阴阳之气同于自然的阴阳变化规律，阴阳失调则是一切疾病发生的基本病机，而养生最根本的就是善于调摄阴阳。

　　汉末医学家华佗创编了导引套路五禽戏，从理论和实践上发展了导引术（即把呼吸运动与肢体运动和谐结合在一起的一种健身术）。他把养生原理概括为著名的"人体欲得劳动，但不当使极耳"等观点流传于后世。《黄帝内经》谓"恬淡虚无，真气从之，精神内守，病安从来"。唐初医学家孙思邈终生致力于研究医道，他的养生术造诣更是登峰造极。但他的养生术的原理很简单，是以医理为基础，注重引导行气，强调能够获得一种规律性。

　　传统养生学强调"形神统一"的理论。所谓的"形"即形体，指人的机体，而"神"则有广义与狭义之分。广义之神，是指整个人体生命活动的外在表现，包括全部的生理性或病理性的外露征象。狭义之神，是指人的精神意识、思维活动。形神统一，是指形体与精神相统一。形是神的物

质基础,神是形的生命表现,只有形神统一,才能达到健康长寿的目的。

历代经史子集、医书、文学著作、笔记、史书、诗赋等都对养生有不同程度的论述,有的言简意赅,有的古朴深奥。中国古代养生学虽然强调个人的实践,但没有建立在科学理论的基础上,这也使许多养生典籍充满了神秘色彩。

在中国,养生是指调养个人的衣食住行,以达到健康长寿的目的。但实际上,中国养生学的内涵之广,几乎涉及文化的所有领域,包括了优化人类生存环境、善化人类生命质量的一切内容。养生的方法很多,单靠某一方面的调养恐怕难以达到养生的目的。中国对健康旅游定义表述虽有不同,但核心内容是一样的,即用旅游来调节身心,解郁强身。以中医理论为指导,根据阴阳五行原理,可将旅游分为动游、静游、怒游、思游、悲游、险游六类。我国古代就将丰富的养生与旅游思想和人的道德规范与精神追求联系在一起。例如,《周易·旅卦》中提到"旅贞吉",意思是只要旅行者在旅行时谦柔守正,就能获得旅途顺利。南朝宋宗炳提出"畅神说",即山水风光怡情寄情等旅游伦理观念,都是我国传统旅游伦理思想的宝贵财富。中国古代旅游伦理思想的主要类型:一是具有强烈的道德修身倾向的旅游伦理思想;二是返璞归真、独抒性灵的旅游伦理思想;三是尊重自然、保护旅游资源、人与自然和谐发展的旅游伦理思想。

当今,随着人口结构的老龄化与"亚健康"的日渐普遍,以及全球化整体健康理念的革命性影响,养生旅游逐渐成为人们健康旅游的首选。健康旅游是一种建立在自然生态环境、人文环境、文化环境基础上,结合观赏、休闲、避暑、康体、游乐等形式,将养生之道寓于休闲中,在休闲中遵从养生宗旨,对旅游者的身体和心理进行系统调控,以达到延年益寿、强身健体、修身养性、医疗康复等目的的休闲旅游项目。

总之,健康与旅游的结合是必然的,健康旅游是以养生为目的来选择景点,安排内容和进展,考虑节奏快慢的一种旅游活动。旅游活动可以通过休息、运动、疗疾和益智四个方面来达到健康的目的,两者相辅相成。

（二）中国健康旅游研究概述

在 2000 年前后,中国学术界开始了对健康旅游研究的关注。例如,张维梅、黄垂为(2008)《国内老年健康旅游市场的开发》;温波能,牟建军(2009)《论发展北京、西安国际健康医疗旅游目的地》;唐建兵(2009)《开发森林养生旅游,打造阳光健康产业》;罗明义,罗冬晖(2017)《关于发展"大健康旅游"之我见》认为积极发展大健康旅游,是顺应时代进步的举措,对推动旅游产业转型升级和提质增效等具有十分重要的意义。李慧芳,杨效忠,刘惠(2017)《健康旅游的基本特征和开发模式研究》认为将健康旅游分为恢复健康、延续健康和丰富健康三大类,梳理出健康旅游产品体系,并总结出健康旅游的生态性、区域性、康复性、复合性和文化性五大基本特征以及"原生态化""一区一品""互联网＋健康＋旅游""资源深度融合"四种开发模式;李娜,陈雪琼(2018)《基于健康管理网络关注度的健康旅游发展研究》利用百度指数平台分析健康管理网络关注度的时空特征,为健康旅游发展提出建议。

总之,现代中国对健康旅游的研究始于 20 世纪末 21 世纪初,经过这么多年的发展,中国在这一领域的研究已经取得了一定成就,但存在的问题也较多。例如,虽对健康旅游的研究范围很广泛,但缺少深层次探讨及本质性规律、整体性和系统性的研究,研究大多停留在国外健康旅游的现状描述和介绍、概念界定、作用归纳等浅表层面;理论研究也是散见于老年旅游、医疗旅游、森林旅游、温泉旅游、海滨旅游、体育旅游、出游健康知识普及等,仅是针对某一个领域研究;此外,对健康旅游地管理及利益分配机制、创新与国际合作、人才培养、国内相关法律法规的制定与调整、健康旅游的发展机制、宣传与推广等也缺少研究。

但是,随着研究的发展,中国学术界对健康旅游的研究将会从量化的外在表述转为对其本质的探究,以及对新的健康旅游方式的研究;从零散的、浅表的研究阶段上升到一个更加全面和系统的阶段;从资源调查向产品开发设计研究转化;从粗放的开发、营销研究转向精细化、科学化的健康旅游标准转化,可以预见,健康旅游研究在未来定会得到迅速的发展。

　　综上所述,健康旅游研究经过近 30 年探索,虽取得了很大的进步和发展,但仍然缺乏整个健康旅游行业技术的集成、升华和行业数据,并且行业的发展还不够成熟。而中国的健康旅游研究才刚刚起步,无论是实践或是理论,都存在很多空白地带,需要学术界对这一领域进行深入探讨,引领和推动健康旅游的快速发展。

思考题

　　1. 健康旅游的概念?

　　解题思路:结合国内外学者对健康旅游的研究,从广义和狭义来掌握健康旅游的概念。

　　2. 健康旅游的特点有哪些?

　　解题思路:结合传统旅游的特点,不同人群的需求,旅游相关产业融合,了解健康旅游的特点。

　　3. 健康旅游有哪些作用?

　　解题思路:主要有以下几点作用:开拓视野和丰富思想、思想变得更灵活、正确看待事物、尝试新的健康食物、增加运动量、建立团队协同精神和调整游客耐心。

　　4. 健康旅游的应用?

　　解题思路:保健旅游,国内一般也称为养生旅游,美容旅游和医疗旅游的应用比较广泛。主要在以上应用方面分析解答。

(黑启明　向月应)

第二章 健康旅游及其产业

本章要点

1. **掌握** 健康旅游产业的概念及其发展现状、发展特点等。
2. **熟悉** 健康旅游产业的类别、中医药健康旅游产业的概念和国际健康旅游的发展概况。
3. **了解** 健康旅游产业的基本原理、商业模式、运营特点、营销特点以及产业融资模式。

第一节 健康旅游产业的概念

一、健康旅游产业总概念

（一）健康旅游的概念

1. 出国健康旅游 我国高速增长的出国旅游（2018 年达到 1.5 亿人次）推动了出国健康旅游产业的发展。我国有近千家海外健康旅游服务机构，按照服务特点可分为"陪诊服务""转诊服务"和"深度服务"机构。"陪诊服务"机构一般提供预约、翻译服务；"转诊服务"机构具有海外医院转诊合作协议，常常与"陪诊服务"机构合作，为客户提供服务；"深度服务"机构往往直接在海外设置服务机构，直接与医疗机构 / 临床专家对接，最大限度满足患者医疗需求。出国健康旅游目的地主要有美国、日本、韩国、泰国、瑞士、德国等，服务项目包括抗衰老、辅助生殖、高端体检、癌症治疗等。

2. 三亚推出"中医疗养游" 2003 年，三亚市中医院在全国率先推出"中医疗养游"。他们借海南开放全球落地签证以及航权开放的契机，接待哈萨克斯坦副总理一行 25 人来三亚市中医院接受中医疗养项目服务并获得赞赏。第二年，三亚市中医院专门成立旅行社，与阿拉木图航空公司签订中医疗养包机合同，115 名哈萨克斯坦客人乘坐包机抵达三亚，在三亚市中医院接受了为期 10 天的中医疗养服务。与此同时，俄罗斯国家石油天然气集团公司也与三亚市中医院签订了一份 5 年旅游合同，每年将数千名员工送来体验"中医疗养游"。由于俄罗斯冬季气候酷寒，很多俄罗斯人都患有肥胖症、风湿、关节炎、高脂血症等慢性疾病，他们非常喜爱在温暖如春的三亚进行"天人合一"的中医理疗。从此，"中医疗养游"成为三亚的一张健康旅游名片。

3. 海南博鳌乐城国际医疗旅游先行区成立 真正引爆我国"健康旅游"产业的，是 2013 年 2 月 28 日经国务院批准的海南博鳌乐城国际医疗旅游先行区的成立。先行区位于海南省琼海市博鳌镇，面积 20.14km²，由博鳌大乐城和小乐岛组成，规划打造成世界先进的医疗旅游产业集聚区，将医疗护理、疾病与健康、康复与休养以及旅游观光相结合，推动海南发展成为医疗旅游目的地。

国家为海南博鳌乐城国际医疗旅游先行区，特批的 9 项优先政策包括：加快先行区医疗器械和药品进口注册审批；先行区可根据自身的技术能力，申报开展干细胞临床研究等前沿医疗技术研究项目；卫生部门在审批先行区非公立医院机构及其开设的诊疗项目时，对其执业范围内需配备且符合配备标准要求的大型医用设备可一并审批；境外医师在先行区内执业时间试行放宽至3年；允许境外资本在先行区内举办医疗机构；可适当降低先行区部分医疗器械和药品的进口关税；适当增加先行区建设用地计划指标；支持并指导先行区引入生态、医疗、新能源等相关国际组织，承办国际会议；鼓励先行区利用多种渠道融资，吸引社会投资等。

（二）健康旅游产业特点

1. 全球唯一国家推动的新兴产业   从全球来看，中国是唯一一个将"健康旅游"作为国家战略产业推动的国家。《"健康中国2030"规划》将推行健康优先策略，把健康摆在优先发展的战略地位，并将健康融入所有政策。国家旅游局、国家中医药管理局2015年印发的《关于促进中医药健康旅游发展的指导意见》明确要求，到2020年，中医药健康旅游人数达到旅游总人数的3%，中医药健康旅游收入达3 000亿元；到2025年，中医药健康旅游人数达到旅游总人数的5%，中医药健康旅游收入达5 000亿元。国家卫生计生委、发展改革委、财政部、旅游局、中医药局等5个部门在2017年联合印发的《关于促进健康旅游发展的指导意见》认为，健康旅游是健康服务和旅游融合发展的新业态，发展健康旅游对扩内需、稳增长、促就业、惠民生、保健康，提升我国国际竞争力具有重要意义。

2. 全面融合的新业态   健康旅游产业，是一种前所未有的新兴幸福产业。它包含了人们对未来健康生活模式的憧憬，不是简单的"健康＋旅游"，而是"健康"与"旅游"产业的融合，早期阶段其产业主体是旅游，医疗健康产业为辅。健康旅游产业，作为一种新业态，需要整合跨界的产业人才，需要对健康产业和旅游产业有深刻的理解认识和足够的实践经验，才能在顶层对未来产业发展做出切实可行的产业规划。需要利用相对成熟的旅游产业人才、资本、管理等优势，联合健康产业成熟的医疗健康管理专家，从健康旅游产业的点进行突破，达到产业线的链接，以及面的普及。我们可以充分利用5G时代到来以及我国互联网支付应用等优势，采用颠覆性创新模式，依靠现有产业进行健康旅游产业新突破。

3. 全民健康的生活方式   随着我国成为全球第二大经济体，人们的生活方式发生了天翻地覆的变化。人们的旅游模式也在发生变化，旅游由"高档奢侈品"变成"中档消费品"到今天的"生活必需品"。在旅游还是"高档奢侈品"的10多年前，旅游对于大多数人来说是一件奢侈的事。随着人们可自由支配收入的提高、消费心理的转变以及国家休假制度的改变，旅游慢慢地由"高档奢侈品"逐步地变成"中档消费品"，人们喜欢上了旅游。今天，超过30%的人可以每年安排7～20d旅游时间。旅游已经成为部分人生活中不可或缺的一部分了，属于生活的必需品。2018年我国国内旅游人数55.39亿人次，旅游总收入达到5.97万亿元。

在传统旅游六要素"吃、住、行、游、购、娱"基础上，时任国家旅游局局长李金早在2015年全国旅游工作会议上提出了新的旅游六要素："商、养、学、闲、情、奇"。其中"养"，是指养生旅游，包括养生、养老、养心、体育健身等健康旅游新需求、新要素。当旅游成为"健康入口"，健康旅游必将成为人们一种不可或缺的生活方式，特别是对于已经步入老年社会的我国来说，将会成为"健康中国"的重要推手之一。

二、医疗旅游产业的发展

（一）现代医疗旅游发展

1. 寻找更好的医疗技术   随着技术的进步，医学发展开始突飞猛进。19世纪后半期，由于药理学的进步，在治疗上虽有了一些改进，但对多数疾病仍无能为力，尤其对一些已知道病原的传染性疾病。20世纪化学治疗和抗生素的发明，才改变了这种局面。化验诊断方法也得到发展，各种电子仪器在临床各科室也广为应用。在医学快速发展过程中，因为发达国家拥有先进的医疗技术和设备,吸引了医疗落后的其他国家的富豪去发达国家寻医问药。与此同时,发达国家完善的旅游目的地也成为富豪们的选择,这也是早期的现代医疗旅游起源。法国由于医疗水平相对较高,成为欧洲最早以医疗治病为目的的旅游目的地。仅1989年就有2.5万~3万名的意大利人、英国人、西班牙人到法国治病旅游。

2. 商业健康保险推动 事实上,医疗旅游的核心在医疗本身。美国"管理式医疗"模式,推动了全球医疗技术及管理模式的标准化。JCI是国际医疗卫生机构认证联合委员会(Joint Commission on Accreditation of Healthcare Organizations, JCAHO)对于美国以外的医疗机构进行认证的附属机构。目前,JCI已经给世界40多个国家的公立、私立医疗卫生机构和政府部门进行了指导和评审,13个国家(包括中国)的89个医疗机构通过了国际JCI认证。

一些亚洲国家如新加坡、泰国、印度等的一些医院,在通过JCI国际认证的同时,医生的国际化程度也非常高,医疗技术水平和西方发达国家不相上下,加之医疗价格比大多数西方国家和中东国家便宜40%~70%。美国一些商业健康保险公司,安排患者到亚洲国家看病的同时,也提供旅游服务,加起来的费用往往比美国本土还低得多。

3. 国家推动医疗健康旅游 医疗健康旅游发展最快的亚洲,都在国家层面推动医疗旅游。泰国政府积极推动医疗服务相关产业国际化,并提出"亚洲医疗旅游中心"与"亚洲健康之都(wellness capital of Asia)",以及"泰国草药有益健康(Thai herbs for health)"等系列宣传口号与定位。早在2010年,泰国就宣传将打造成为"东南亚医疗服务中心"的医疗旅游目的地。

韩国政府为了推动医疗健康旅游,允许174家医院为方便医疗旅游游客就医,建设观光酒店,为了防止医院的医疗服务机能减退,规定观光酒店的面积要低于病床总面积的50%,同时采取医疗观光游客与普通患者分别治疗的措施。

日本政府于2011年1月,开始发放"医疗居留签证",该签证面向以接受治疗为目的的外国人和其家属发放,除治疗外,包括根据日本医疗机构指示进行的综合性体检、齿科治疗和90天以内的温泉疗养在内,最长滞留时间可达6个月。

(二)自然医学探索

1. 人们探索自然医学模式 我国中医具有完整的自然理论体系,包括"天人合一""天人相应"的整体观及辨证论治。中医认为,人是自然界的一个组成部分,由阴阳两大类物质构成,阴阳二气相互对立而又相互依存,并时刻都在运动与变化之中。在正常状态下,两者处于动态的平衡之中,一旦这种动态平衡受到破坏,即呈现为病理状态。人的生命活动规律以及疾病的发生等都与自然界的各种变化(如季节气候、地区方域、昼夜晨昏等)息息相关,人们所处的自然环境不同及人对自然环境的适应程度不同,其体质特征和发病规律亦有所区别。人们按照"天人合一"理念,选择更加合适的居住地居住。

以古希腊医学为代表的古代西方医学,认为有机体的生命由四种体液:血、黏液、黄胆汁和黑胆汁决定。体液各不相同,每一种体液又与一定的"气质"相适应,每一个人的气质决定于他体内占优势的那种体液,如血来自心,血占优势,则属多血质。四体液平衡,则身体健康;失调则多病。

2. 温泉Spa疗养 在罗马时期,欧洲人便开始使用矿泉水及温泉来治疗疾病、恢复健康及维持身材。Spa的名字来源于靠近比利时的列日市的一个叫作Spau的小山谷,这个山谷是一个有着非常丰富矿物质的热温泉。在15世纪,当地的居民发现通过泡温泉浴可以治疗各种疾病与疼痛,温泉浴疗养由此远近闻名。18世纪之后,温泉Spa开始在欧洲贵族中流行,成为贵族们休闲度假、强身健体的首选。人们在Spa疗养的发展过程中,将水疗美容与养生联系在一起。包括冷水浴、热水浴、冷热水交替浴、海水浴、温泉浴、自来水浴,每一种浴都能在一定程度上松弛紧张的肌肉和神经,排出体内毒素,预防和治疗疾病,人们往往在旅游中享受Spa。近年来,人们将各种芳香精油配合Spa按摩,加速身体脂肪燃烧,具有瘦身的效果。

3. 我国养生旅游的传统 我国古人有到避暑胜地或温泉地区疗养度假的习惯。唐代风行避暑养生之旅,皇室建立了避暑山庄,许多达官显贵们也建立了自己的私家避暑之地。承德的避暑山庄始建于 1703 年,历经清康熙、雍正、乾隆三朝,耗时 89 年建成。分宫殿区、湖泊区、平原区、山峦区四大部分,面积 564 万平方米。为清朝最大的皇家园林,疗养度假基地。我国温泉养生,在秦汉时便极为普遍,当时的温泉旅游地的建设已具有一定规模,如河南汝州温泉、安徽和州(今和县)香淋泉在宋代就开始营建,后香淋泉经过多次修建,成为当时众多游人游观养生之地;除此之外,我国古人还有很多祈福还愿、修身养性的养生旅游活动。

(三)现代医疗技术变革

1. 医学技术变革　现代医学技术的革命,对生命科学产生巨大影响,继而影响人类的生活品质。20 世纪医学界三大革命性科技成果是抗生素、疫苗和 DNA 的发现。抗生素的发现改变了整个医疗行业,许多人类历史上的致命疾病现在都可以被抗生素治愈。疫苗的发现是医学领域里最伟大的发明之一,每一种新疫苗的诞生,都是人类战胜一种传染病的伟大胜利!至今没有任何一种医疗措施能像疫苗一样对人类的健康产生如此重要、持久和深远的影响;也没有任何一种治疗药品能像疫苗一样以极其低廉的代价把某一种疾病从地球上消灭。《细胞生命的礼赞》作者刘易斯·托马斯在书中将医疗技术分为非技术、半拉子技术和技术。疫苗技术,就被刘易斯·托马斯称之为真正的医疗技术。

当然,20 世纪科学技术最具革命性的成就之一,就是 DNA 技术,开创了人类认识自然、改造自然的新纪元。随着"人类基因组计划"的初步完成,及其 DNA 操作技术的不断完善,基因编辑技术有了突飞猛进,基因技术革命是继工业革命、信息革命之后对人类社会产生深远影响的一场革命。

2. 医学模式变革　医学模式又叫医学观,是人们研究医学问题时所遵循的总原则,人们从总体上认识健康和疾病以及相互转化的哲学观点,包括健康观、疾病观、诊断观、治疗观等,影响着某一时期整个医学工作的思维及行为方式。医学模式经历了神灵主义医学模式、自然哲学的医学模式、机械论的医学模式、生物医学模式,发展到今天的生物 - 心理 - 社会医学模式。过去认为疾病是单纯躯体发生病理转变的一种表现。今天的生物 - 心理 - 社会医学模式理论则认为:疾病是人在社会中生存,受到社会各种因素变化的影响,人的心理也会发生改变,二者共同作用于人体后机体产生一系列复杂变化后的一种整体表现。

哈佛医学院的专家宣称,在未来 50 年里,医学将会飞速进步,在这 50 年里能完成的飞跃甚至堪比过去 1 000 年的发展程度。

3. 中医传统医学模式的特点　我国是世界上唯一一个传统中医学、少数民族医学(如:蒙古医药、西藏西药)与现代医学共存的国家。在医学科学突飞猛进的今天,中医传统医学面临空前挑战。一方面,中国医学必须接受循证医学并迈向现代创新;而另一方面,保护传统智慧结晶,延续中华传统文化的诉求也日益高涨。我国《中医药发展战略规划纲要(2016—2030 年)》明确指出,深化医药卫生体制改革,加快推进健康中国建设,迫切需要在构建中国特色基本医疗制度中发挥中医药独特作用。适应未来医学从疾病医学向健康医学转变、医学模式从生物医学向生物 - 心理 - 社会模式转变的发展趋势,迫切需要继承和发展中医药的绿色健康理念、天人合一的整体观念、辨证施治和综合施治的诊疗模式、运用自然的防治手段和全生命周期的健康服务。

三、中医药健康旅游产业的概念

(一)中医药健康旅游概念

1. 中医药健康旅游概念　陈小勇(2016)在《中医药健康旅游实践与思考:三亚中医健康旅游纪实》一书中,对中医药健康旅游这样定义:以中医药治疗、保健、养生特色为核心,为游客提供疾病治疗、养生保健、健康体检、健康管理、休闲养生等"全生命周期健康管理"的健康旅游服务。我国有着丰富的中医药旅游资源,市场空间和需求潜力巨大,发展前景良好。中医药健康服务与旅游业深度融合,可以使旅游者在旅行过程中享受中医药特色治疗,获取养生保健知识,体验中医药文化内涵,从而达到防治疾患、修身养性、健身康体、延年益寿的目的。中医药健康旅游理念独特,文化底蕴深厚:寓休闲于治病,寓治病于休闲。人们在旅游的同时,享受中医院传统文化熏陶,享受独特的中医技术疗养。

2. 中医药健康旅游示范区建设　国家旅游局、国家中医药管理局印发《关于开展国家中医药健康旅游示范区(基地、项目)创建工作的通知》(2016)明确指出,将用3年左右时间,在全国建成10个国家中医药健康旅游示范区,100个国家中医药健康旅游示范基地,1 000个国家中医药健康旅游示范项目。通过中医药健康旅游示范项目建设,探索中医药健康旅游发展的新理念和新模式,创新发展体制机制,推广应用互联网技术,在产业化改革创新等方面先行先试,推动旅游业与养老相结合,与中医药健康服务业深度融合,成为特点鲜明、优势明显、综合实力强、具有示范辐射作用的健康旅游目的地,全面推动中医药健康旅游快速发展。

3. 中医药健康旅游实践　目前来看,受吸引到中国就医的外籍患者主要来自我国西北部邻近的俄罗斯、蒙古国、哈萨克斯坦。紧邻的新疆、内蒙古、黑龙江、吉林等边境地区,其传统中医药、少数民族医药更应发挥优势。三亚中医院自2003年以来,为来自俄罗斯、瑞典等国家的3万多游客提供了中医疗养服务;黑龙江珲春市中医院从2008年开始推出了针对俄罗斯人的中医保健项目,2012年有2 000多名俄罗斯人来医院寻求中医治疗;位于中俄边境城市绥芬河的绥芬河市人民医院,2014年医院医疗旅游中心累计接待俄罗斯患者3 700余人;据内蒙古自治区卫生厅提供的数据显示,每年有5万～6万名蒙古国公民到内蒙古就医,其中有1.5万人(次)寻求蒙医药服务,很多蒙古国医师还前来进修学习蒙医药。

（二）中医药产业融入旅游产业

1. 促进中医药健康旅游产品开发　我国中医药优势明显,与旅游资源有效结合,形成体验性强、参与度广、具有产业特点的中医药健康旅游产品体系。2011年,北京市开始构建中医药健康旅游产品体系,评选出35家中医药文化旅游示范基地、设计出13条中医药养生旅游线路。在2017年北京国际服务贸易交易会上,推出了涵盖失眠中医综合治疗、头痛针灸综合治疗等内容的首批30个北京中医药国际医疗旅游服务包项目。

2. 打造中医药健康旅游品牌　在国家中医药健康旅游政策推动下,整合各级医疗机构、中医养生保健机构、养生保健产品生产企业等资源,引入社会资本力量,打造一批以中医养生保健服务为核心,融中药材种植、中医医疗服务、中医药健康养老服务为一体的国家级中医药健康旅游示范区,形成产业聚集区。

3. 壮大中医药健康旅游产业　利用中医药文化元素突出的中医医疗机构、中医养生保健机构、养生保健产品生产企业、中药材种植基地、药用植物园、中华老字号名店以及名胜古迹、温矿泉、博物馆等,打造一批特色鲜明、优势明显的中医药健康旅游企业(基地)、中医药健康旅游综合体。

4. 开拓中医药健康旅游市场　通过加强中医药健康旅游市场宣传推广,旅游部门发挥市场推广优势,将反映我国中医药健康旅游特色的产品纳入国内外旅游项目推广计划,积极拓展国内外旅游市场。

第二节　国际健康旅游产业

一、发展概况

（一）健康生活方式推动健康旅游

1. 罗马时期贵族的温泉 Spa　世界医疗旅游起源于欧洲的温泉 Spa。Spa 一词源于拉丁文"Solus Par Agula"(health by water)的字首:solus(健康),par(在),agula(水中),意指用水来达到健康。方法是充分运用水的物理特性、温度及冲击，来达到保养、健身的效果。满足人体视觉、味觉、触觉、嗅觉和思考，达到一种身心畅快的享受。

2. 欧洲城市化驱动健康旅游　18世纪，西欧各国的贵族或艺术家，掀起了旅游热潮。或为了增加见闻，或为了回归自然，或为领略异国风情，使当时的旅游成为一种时尚。19世纪中叶旅游业的产生与发展，正是在这种旅游时尚的影响下出现的。由于欧洲产业革命加快了城市化进程，增加了生产劳动和经营管理的强度，加深了资本主义社会的基本矛盾。这就使得人们特别是工业资产阶级重视假日休息，追求到自然环境中去调适。欧洲产业革命带来了生产和科学技术的巨大进步，蒸汽机的发明及其在交通中的运用，使较大规模的旅游活动成为可能。人们越来越喜欢去大自然中，呼吸清新空气，享受阳光和沙滩。

3. 现代慢性病驱动健康旅游　世界卫生组织统计，2015年，全球估计有4 000万人死于非传染性疾病，占据总死亡人数（5 600万）的70%。主要为四大疾病所致：心血管疾病死亡人数为1 770万；癌症死亡人数为880万；慢性呼吸系统疾病死亡人数为390万；糖尿病死亡人数为160万。世界卫生组织认为，慢病往往是不健康饮食、不锻炼身体、使用烟草等的后果。我国一位旅游专家认为，旅游是行之有效的慢病管理。因为，人们在旅游活动中，将进行更多的运动，呼吸更好的空气，沐浴更好的阳光，吃更好的美食。

（二）以健康为主题的旅游

1. 温泉健康旅游　早期的温泉旅游，强调疗养作用，大部分温泉打造成为疗养目的地。随着旅游产业快速发展，传统的温泉疗养正在向新型的保健旅游转变。新型温泉旅游地所包含的内容，包括温泉地周围优美的休闲娱乐环境、现代化的疗养设备、诊所、疗养院和治疗设施、便捷的交通条件、专业化的疗养医生、舒适的住宿条件、一流的饮食服务等。在1980年，日本的温泉旅游地逐渐由疗养型目的地转变为观光游憩型目的地，观光型温泉地成为温泉旅游发展的主流，吸引了更多游客。日本从北到南约有2 600多座温泉，有7.5万家温泉旅馆。因疗养效果显著而出名的有：别名"药出汤"的草津温泉，明眼护目的佐渡温泉，驻颜美容的月冈泉，改善女性体质的伊香保温泉等。日本对温泉的定义和分类，往往以对人体有保健作用的矿物质含量等为依据。日本有《温泉法》，制定出一系列的标准，符合这些标准的才能称作温泉。

2. 瑜伽健康旅游　瑜伽源于古印度，是古印度六大哲学派别中的一系，探寻"梵我合一"的道理与方法。而现代人所称的瑜伽则主要是一系列的修身养心方法。瑜伽姿势运用古老而易于掌握的技巧，具有改善人们生理、心理、情感和精神方面的能力，是一种达到身体、心灵与精神和谐统一的运动方式，包括调身的体位法、调息的呼吸法、调心的冥想法等，以达至身心的合一。瑜伽发展到了今天，已经风靡全球，成为世界广泛传播的一项身心锻炼修习法，因为它对心理的减压以及对生理的保健等明显作用而备受推崇。印度一公司推出一个新型健康旅游套餐——"行路革命（Travolution）"，希望以此来弘扬瑜伽精神。该公司计划通过瑜伽和健康体验活动，将假期转变成为一种变革型的健康旅行。

3. 功能医学健康旅游　功能医学是一门以综合治疗手段为核心的预防医学体系，它起源于20世纪中期，以分子矫正医学、医学生物化学作为理论基础。2010年，功能医学作为美国白宫保健医学被纳入美国奥巴马政府的医保范畴，自此引领世界范围内的第二次医学革命。功能医学从遗传、环境、生理、心理和生活方式的关系着手，研究人体功能下降到病理改变的发病过程。从而在保健、慢性病以及抗衰老等方面提供诊断和干预治疗方案。功能医学是以系统、循证医学为基础的个性化医学方法，它专注于个性化病因，而不是简单地治疗症状。健康是器官功能的最佳状态，不仅仅是不得病，而且是有活力的健康状态。在健康旅游过程中，应用功能医学可以调理人体各个生理系统的网络关联，以独具特色的诊断和治疗方法使人达到最具活力的生命状态。

二、产业特点

（一）医疗旅游目的地

1. 去美国治疗癌症　中央电视台知名主持人李咏因癌症在美国去世的消息引起了广泛关注，中国人赴美治疗癌症，正在成为一种愈加普遍的现象。据不完全估计，中国 2017 年海外就医人数突破 60 万人次，其中 80% 是癌症患者。据了解，目前，中国、日本和美国的整体癌症 5 年生存率分别为 36.0%、57.4% 和 64.0%，中国与日本、美国等发达国家比较，差距较大。这是我国癌症患者赴美就医的主要原因之一。美国的抗癌药物，往往早于我国 3～10 年。2018 年，免疫药物 PD-1 终于在我国上市，它的到来比美国晚了整整 4 年，此时第二代 PD-1 已经开始临床试验，有效率大幅提高。据国家药品监督管理局统计：过去 10 年间，美欧日上市的新药有 415 个，在中国上市的只有 76 个，占比不到 20%。2018 中国肿瘤学大会上发布，我国每年新发恶性肿瘤病例达到 392.9 万例，患者数居世界第一，十多年来，我国恶性肿瘤发病率每年保持约 3.9% 的增幅，死亡率每年保持 2.5% 的增幅。随着我国癌症人数的增加，未来赴美治疗的人数也将会持续增加。

2. 去韩国整形美容　2015 年，全球整容市场规模最大的国家为美国，韩国继巴西之后，排名全球第三。当时，韩国在全球整容市场中所占的比重高达 25%。韩国整形外科学从 1960 年底开始兴起，在很短时间内得到飞速发展。在韩国首尔江南区狎鸥亭洞街头上，几乎所有大楼都有整形外科医院，之后成为重要的旅游目的地，美容整形业也成为韩国翘首全球的独特品牌。据韩国《中央日报》报道，韩国保健福利部统计，2013 年到韩国整形外科就诊的中国人达 1.6 万人，而当年外国患者的总数为 2.4 万人。2014 年中国赴韩做整形手术的人数已达 5.6 万，几乎每 10 名到韩国进行医疗整形的外国人中就有 7 名中国人。目前来韩国整容的外国人占总顾客的 30%，其中亚洲人最多，而在亚洲人当中，中国人又占了大约 90%。随着中国医美市场快速发展，2017 年中国医美市场增速超 40%，总量超 1 000 万例。这标志着中国超过巴西，正式成为仅次于美国的全球医美第二大国。并预计，2019 年，中国医美市场将突破万亿元；整形美容业也成为居房地产、汽车、旅游之后的第四大服务行业。这样一来，我国去韩国医疗整形美容的人员将会逐渐减少。

3. 去印度治疗心脏病　印度已经是全球第一大"医生出口国"。早在 19 世纪，英国人将现代医学传入印度，从 20 世纪下半叶开始，由于印度以英语为国语，大量印度医生远渡重洋到达美国、英国、加拿大和澳大利亚等国进行医疗进修和培训。目前，在美国行医的印度裔医生达到 4 万～7 万人，在美国从业医生人数中超过了 5%；英国有 2 万～5 万人，达到了 10.9%；在加拿大和澳大利亚行医的印度裔医生也超过 1 万人。

以国际背景的医生资源为基础，印度的医院，特别是私立医院的整体医疗技术水平都达到了国际先进水平。在此基础上，由于医疗价格远远低于西方发达国家，每年 30 万外国人赴印治病，创造产值近 20 亿美元。有着"印度医疗旅游之都"的印度南部城市钦奈，目前拥有印度最集中的医疗专家队伍以及国际一流医疗设备。据统计，每年赴印治疗的近 30 万外国患者中，有超过 80% 都会先抵达钦奈。在印度医院每年接收的外国患者中，有相当比例是欧美国家的工薪阶层，他们的医保比例不高，选择来印度治疗，可大大节省经费和等待时间。

（二）健康旅游目的地

1. 瑞士抗衰老　在中国，最早推动"瑞士羊胎素抗衰老之旅"的一家旅游公司，在一段时期内，飞机上常见他们的广告。后来，在旅游中介的炒作下，瑞士羊胎素抗衰老治疗的宣传被迅速放大，被认为是当时世界上最安全有效的抗衰老治疗方法。尽管羊胎素注射价格被炒到几十万人民币一针，中国土豪却盲目跟风，根据瑞士联邦卫生局医药产品处的统计，仅 2011 年，瑞士就向 913 名中国游客发放了以医疗为主要目的的入境签证，其中约 80% 接受了羊胎素疗法。2015 年 3 月 26 日，瑞士医药管理局和联邦公共健康局联合发表声明，称未发现羊胎素有任何抗衰老作用。要求所有生产、进口、销售或使用羊胎素产品的诊所及从业人员立即停止此类活动。

2. 日本高端体检　日本有高水平的医疗技术和服务，且国内往返日本交通十分便利，因此去日本进行高端体检旅游，成为部分中国高端人士的追求。

2010年，日本还成立了专门的国际观光医学学会，负责协调和引导日本所有位于观光地的大学及医疗机构、观光设施，将观光旅游与医疗服务紧密结合，为外国游客提供"观光＋医疗"全套服务，他们还呼吁对日本的医疗体制进行改革，以便吸引更多的中国富裕层游客。

3. 乌克兰注射干细胞　2018年5月，一篇《穷人才买学区房，富人都开始花钱续命了》的文章报道，4名中国富豪组团到乌克兰接受所谓的"干细胞治疗"，"一针价格近60万元人民币""2天豪掷400万元欲年轻30岁'回春'"的消息一度刷屏。在乌克兰首都基辅，成立于1994年的一家干细胞治疗中心，其官网声称，已给93个国家，共9 400多人做了胚胎干细胞移植手术。通过其干细胞治疗，不仅可以延长寿命，还可修复器官组织，有效控制绝症。治疗的疾病包括孤独症（自闭症）、糖尿病、男性健康、高血压、心脏疾病等，甚至阿尔茨海默病（老年痴呆症）和恶性肿瘤等。由于中国目前无商业化干细胞治疗。越来越多的中国富人，跋山涉水来到乌克兰，开展干细胞抗衰老之旅。有机构专门为中国人设立VIP服务，培养会说中文的医疗团队。

（三）健康旅游酒店产业

1. 养生酒店集团　为了传播健康理念以及养生概念，一些酒店集团将身心医学、传统医学以及功能医学引入酒店空间，希望帮助客人从忙碌和压力中回归自我，达到身体、情绪、大脑、心灵上的幸福与健康。酒店专门为客人提供养生和疗愈相关知识的普及，使客人离开酒店之后依然保持平衡和愉悦的生活状态。与此同时，酒店还让客人、员工和所有参与者都能够从身、心、灵全方位完全释放，享受生命的丰足和神圣。在专门设置的酒店养生空间，为客户定制养生服务，通过健康检测、理疗Spa、温泉水疗、瑜伽健身、课程工坊和健康美食，提供排毒、舒压、纤体、睡眠、抗衰老等健康解决方案。并引入全球的卓越的健康专家以及理疗师，为客人提供定制化的健康养生服务项目、独一无二的会员计划和身心调理套餐。

2. 酒店推出健康项目　随着人们的商务活动越来越多，酒店空间往往成为商务人士的第二个家。为了提升酒店服务体验，全球一些高端酒店，推出以健康为主题的健康计划，帮助游客摆脱旅途疲惫、舒畅身心、焕发活力的各种各样的健康活动。酒店围绕包括舒畅身心、高效工作、活力运动、营养美味、酣然好梦和妙趣玩乐等六大健康要素，推出了全年不间断健康潮活动。甚至有酒店推出健康酒店品牌，围绕"正确饮食、锻炼、效率、休息"这四个健康概念进行品牌定位。首先是随心运动，酒店为宾客提供随处可及的运动设备，酒店总经理就是"首席健康官"，有些总经理还会带领大家晨跑；其次是健康饮食，为每一位宾客提供新鲜、天然、健康的缤纷美食；第三是舒心睡眠，酒店一切细节设计都是为了确保宾客酣睡好梦，焕活身心，床品都非常讲究；第四是成就更多，酒店提供舒适高效的工作空间，帮助宾客保持高效的工作节奏，轻松地达到差旅目标。还有酒店将前台设计成了"养生岛"；近大堂处设立健身活动中心，每个客房内配有"锻炼区"和水疗淋浴，提供健康、免费的食品，酒店内到处贴满"健康和正念"宣传讯息等。

三、发展趋势

（一）各国政府推动医疗健康旅游

1. 德国　随着全球健康旅游的兴起，德国政府越来越重视医疗健康旅游。德国拥有出色的医疗设施，以及系统预防保健和康复措施作为补充。2011年，德国旅游年主题为：德国健康与健美之旅。希望吸引更多的外国人来德国医疗旅游，患者在治疗的同时，也会在商场、酒店消费，享受医疗健康服务。德国健康与健美之旅包括三个类别的项目：健康旅游类别的项目，包括一系列高水准的健身美体机构、健康膳食与有机酒店；温泉疗养项目，德国境内300多个高级疗养温泉与疗养胜地；医疗旅游项目，包括法兰克福、柏林、慕尼黑等大城市的医疗集团和大学附属医院,宣传介绍德国境内为国外患者提供特别治疗的著名诊所与医生信息。柏林的游客中心宣传影片中,有四分之一都是介绍德国医疗机构的相关服务。德国医疗健康旅游模式是欧洲最具代表性的模式,包括"疗 + 游"和"医 + 游",覆盖更为广大的医疗旅游的对象。在"医 + 游"方面,主推综合性医院 + 专科医院 + 明星诊所 + 旅游;在"疗 + 游"方面,主推康疗中心 + 度假酒店 + 疗养。

2. **新加坡**　新加坡曾经被世界卫生组织评为亚洲最佳医疗系统国家,并且拥有在亚洲排名第一、世界排名第六的医疗基础设施。新加坡有 18 家医院和医疗中心通过了国际联合委员会的认证。每年吸引外国患者 50 余万人,其传统医疗旅客以印尼和马来西亚为主。近几年来,俄罗斯、孟加拉国、中东、越南、中国大陆与缅甸的医疗旅客都有上升的趋势。2003 年,新加坡卫生部发起"新加坡国际医疗"计划,目的在于加强新加坡作为亚洲领先国际医疗保健枢纽,以及世界顶尖先进护理中心的地位。2006 年,吸引了 41 万名海外患者前来新加坡寻求治疗。2007 年和 2008 年,新加坡连续两年在《旅行周刊(亚洲)》行业奖评选中荣获"最佳医疗 / 保健旅游目的地"奖。从 2012 年起,新加坡每年能够吸引 100 万名海外患者前来求医。新加坡医疗在肝癌、前列腺癌、糖尿病、角膜移植、心脏病等治疗方面优势明显,提出的口号是"亚洲最优质医疗保健系统"。在新加坡,患者不但可以获得由高度熟练的专业人员所提供的一流的医疗和及时而天衣无缝的服务体验,还可以受益于在这里展开的临床研究,选择最新的治疗方法。

3. **韩国**　韩国医疗旅游就像韩剧一样,是在国家推动下发展起来的。2009 年,在韩国政府推动的第 17 代新兴动力产业中,环球健康管理产业属于高附加值服务产业的五个领域之一。从那之后,韩国医疗界对医疗健康旅游的关注度急速上升。韩国政府特别积极地推动医疗旅游产业,为此专门修订了医疗法,修订内容包括,导入以海外患者为对象的医疗签证制度,开始发放"医疗观光签证",规定了接待外国患者的医疗机构、中介的登记条件。之后,韩国的各地方自治体也试图通过激活医疗旅游产业,达到复兴区域经济的目的,并制定了医疗旅游相关的地方条例。济州特别自治道和江原道以及仁川、大田、釜山、大邱广域等城市,建立了医疗旅游支援中心及医疗旅游财团等,还制定了相关条例。

2011 年,韩国政府允许新建从事医疗旅游的医疗机构,可以增加旅游住宿设施的容积率20%;2012 年,允许以外国患者为对象的院内售药,并设立医疗纠纷调解院处理外国人的医疗纠纷仲裁以及代理支付制度;2013 年 5 月,放宽对医疗签证的发放条件,可以对患者的同行人员(保姆等)发放医疗签证。此外,为了提高医疗旅游相关业务的专业性,医疗旅游行业导入了"医疗旅游协调员"的国家执业资格认证。

(二)特色健康旅游项目受青睐

1. **匈牙利牙科小镇**　匈牙利牙科旅游,已经成为匈牙利特色旅游的一张名片。匈牙利首都布达佩斯成立了专门的牙科旅游医疗中心,服务于来自奥地利、德国、荷兰、瑞士、意大利、比利时、法国的每年 300 万牙科医疗旅游者,其中大多数患者是来做义齿、烤瓷冠、种植牙或牙齿美容的。随着牙科医疗旅游品牌的提升,近年来,欧洲牙科的患者超过 40% 选择到匈牙利就诊看牙。

匈牙利牙科旅游的兴起,原因是多方面的。首先,匈牙利的牙科医学教育的水平位于世界前列,拥有一大批技术精湛、经验丰富的牙科医生,在欧洲名气很大。其二,在牙科水平一流的同时,牙科医疗和服务的费用比西欧国家低 50% 至 75%。前来匈牙利就诊的各类患者中有 90% 是为看牙而来。一个在奥地利或者法国需要花费 1 500 欧元的牙科手术,在布达佩斯只要约 465 欧元就可以完成。许多法国人利用假期到布达佩斯"修复残齿""种植新牙"。

匈牙利边境上的只有 5 万人的肖普朗小镇,却拥有 200 多家牙科诊所,几乎每隔几步就有一家。十多年来,"牙齿观光业"已经使其焕然一新了。每到周末,很多外国人来小镇看牙,诊所的牙医忙个不停。

2. 英国医疗街　英国伦敦有一条百年历史的"世界名医街"——哈利街,是目前世界上最集中的一条医疗街,外表低调但有特别奢华内涵。1853 年,南丁格尔曾经在这里工作过。从维多利亚时代后期起,英国许多著名的医生将诊所开设在哈利街上,至今,这条街上很多地方都有蓝色的"名人故居"挂牌。在英国,基本上全国所有的医生都希望能在哈利街上有一家自己的诊所,业内人士形容这感觉就像拿到了奥斯卡小金人一样。哈利街从此一直是名人、皇室、名流的医疗首选。

3. 美国生子　在我国二胎政策开放之前,中国人赴美生子的"生育之旅"曾如火如荼。美国在出生公民权问题上实行出生地原则,即凡在美国领土上出生的婴儿都自动成为美国公民,享受美国的福利。

从 2007 年到 2014 年,中国赴美生子的孕妇数量从数百人陡增到两三万人,在 2015 年达到 5 万～6 万人。特别是 2012 年赴港生子的大门关闭,以及 2013 年农历龙年的到来,赴美生子人数井喷式增长。按照平均每个孕妇花费 4 万～5 万美金计算,每年可为美国带来 25 亿～30 亿美元的收益。

（三）健康与旅游产业融合

1. 医疗旅游产业特点　由于"医疗旅游"是以治疗某种疾病为目的,医疗变成了核心要素,旅游自然成为了非核心要素。从产业角度来看,作为核心要素的医疗体系,是支撑医疗旅游产业的重心。全球来看,现代医疗服务机构通常建立在城市中心,需要相当的人口基数支持。医疗旅游,其地域往往以国家为单位,以医疗为主,旅游元素往往可以忽略不计。早期医疗旅游的兴起,是由于有钱人可以在全球范围内,寻找最好的医疗技术,治疗那些疑难杂症。后来,是由于欧美保险公司需要选择一些按照欧美标准建立起来的低价位亚洲医院进行体检或某些单一基本的治疗,既节省医疗费用又可顺便旅游观光。总的来说,从产业角度看,医疗旅游范围小,随着全球医学技术趋同以及各个国家医疗保障的完善,加之各个国家医疗保障体系不同,出国看病难以成为趋势。

2. 健康旅游的产业特点　"健康旅游"（养生旅游）相对就容易理解多了,就是以健康为主题的旅游或者在旅游过程中加入健康元素,旅游是核心,健康为辅助。旅游的本质其实就是"健康快乐"。我国是全球唯一一个把"健康旅游"产业发展作为国家战略的国家,产业空间巨大。中国"健康旅游"（养生旅游）,同样必须满足三个基本条件:最美的环境、特色的服务、合理的价格。

在很多情况下,养生旅游和医疗旅游被替换使用,实质上医疗旅游和养生旅游基本上是两个不同的活动,客源也有很大的区别:养生旅游客源中大多数为健康和亚健康人群,寻求生活方式的改变和最佳健康状态;而医疗旅游客源中大多数患有不同程度的疾病,并寻求治疗。

有时"健康旅游"和"医疗旅游"的界限并没有那么清晰,甚至在某些项目和疗法上有很多重叠的部分,一方面传统医学也开始接受预防性疗法和替代疗法;另一方面养生的很多方式也必须依靠医疗设备和方式进行。因此很多项目,比如温泉浴、DNA 测试、中医草药等,既可以是预防性的,也可以是治疗性的。

3. 国际健康旅游产业发展趋势　《世界养生旅游白皮书》资料显示,根据世界养生协会调查数据,全球养生旅游产业 2013 年总收入约为 4 940 亿美元,养生旅游消费比 2012 年增加了 12.7%;比 2012—2013 年整个旅游消费 7.3% 的增长率要快 50% 左右。2013 年,全球养生旅游占全球旅游数量的 6.2% 左右,产生的旅游消费占了整个旅游消费的 14.6%。在目前的养生旅游市场份额中,主要养生客源,即将养生作为旅行唯一目的的客源数量,占整个养生旅游数量的 13%,而消费占整个养生旅游消费的 16%。大多数养生游客将养生作为旅行的目的之一。国际养生客源旅游次数占总数的 16%,而消费占 32%。

第三节　我国健康旅游产业

一、发展概况

（一）历史悠久未成产业

1. 我国养生旅游历史　尽管我国养生历史悠久，现代养生旅游则仍处于发展的初级阶段，大多沿用了古时养生的方式，融入了现代人的基本养生诉求。我国目前比较流行的养生旅游项目包括森林浴、雾浴、日光浴、温泉浴、食疗、民俗养生等，人们在养生旅游中的诉求也比较宽泛，既包括延年益寿、强身健体、康复理疗、修复保健，也包括观光、修身养性、生活方式体验以及养生文化体验，另外，随着人们对精神世界的不断追求，很多以灵修、禅修活动为特色的旅游形式也在不断兴起。

2. 中医药特点养生　中医药养生的特点是"治未病"，即通过养精神、调饮食、练形体、慎房事、适寒温等各种方法去实现的，是一种综合性的强身益寿活动。中医认为，天地是个大宇宙，人身是个小宇宙，天人是相通的，人无时无刻不受天地的影响，天地的所有变化都会影响到人。中医养生强调天人一体，养生的方法随着四时的气候变化、寒热温凉，做适当的调整。中医认为，阴阳平衡的人就是最健康的人，养生的目标就是求得身心阴阳的平衡。养生注重的是身心两方面，不但注意有形身体的锻炼保养，更注意心灵的修炼调养，身体会影响心理，心理也会影响身体，两者是一体的两面，缺一不可。

3. 中医健康旅游的实践　据原国家旅游局、国家中医药管理局一项24个省（市、区）中医药健康旅游服务情况调查显示，共有454个景区点、度假村、宾馆等机构正在从事中医药健康旅游服务，普遍开展的项目有足部保健、按摩、温泉、药浴、药膳、中医美容、理疗等。服务产品主要有：体验中药传统膏方、药膳、药酒、养生茶制作，品药膳、中药保健茶，传授中医康体养生方法、健身操训练、辨识真伪劣珍稀中药材等服务。服务商品主要有中药材、中草药配方、中医保健食品、中医药保健用品等。

（二）政府推动全球创新

1. 健康中国 2030 规划　以普及健康生活、优化健康服务、完善健康保障、建设健康环境、发展健康产业为重点，把健康融入所有政策，加快转变健康领域发展方式，全方位、全周期维护和保障人民健康，大幅提高健康水平，显著改善健康公平。"共建共享、全民健康"，是建设健康中国的战略主题。共建共享是建设健康中国的基本路径。到 2020 年，建立覆盖城乡居民的中国特色基本医疗卫生制度，健康素养水平持续提高，健康服务体系完善高效，人人享有基本医疗卫生服务和基本体育健身服务，基本形成内涵丰富、结构合理的健康产业体系，主要健康指标居于中高收入国家前列。到 2030 年，促进全民健康的制度体系更加完善，健康领域发展更加协调，健康生活方式得到普及，健康服务质量和健康保障水平不断提高，健康产业繁荣发展，基本实现健康公平，主要健康指标进入高收入国家行列。到 2050 年，建成与社会主义现代化国家相适应的健康国家。

2. 健康旅游国家战略　2015 年 11 月，原国家旅游局和国家中医药管理局联合下发了《关于促进中医药健康旅游发展的指导意见》，2017 年 5 月，国家卫生计生委、国家发展改革委、财政部、原国家旅游局、国家中医药局五个部办委局联合发布《关于促进健康旅游发展的指导意见》，认为健康旅游是健康服务和旅游融合发展的新业态，发展健康旅游对扩内需、稳增长、促就业、惠民生、保健康，提升我国国际竞争力具有重要意义。

（三）全面铺开产业早期

1. 健康旅游产业孵化期　2017 年 9 月、2018 年 3 月国家相继公布了健康旅游示范基地 13 个

（表 2-1）、中医药健康旅游示范区 15 个（表 2-2）、国家中医药健康旅游示范基地创建单位 73 个（表 2-3）。这些已经公布的示范区、示范基地或项目，大多处在建设初期。

表 2-1　首批健康旅游示范基地名单

序号	省份	示范基地名称
1	天津	天津健康产业园
2	河北	河北秦皇岛市北戴河区
3	上海	上海新虹桥国际医学中心
4	江苏	江苏泰州市姜堰区
5	浙江	浙江舟山群岛新区
6	安徽	安徽池州市九华山风景区
7	福建	福建平潭综合实验区
8	山东	山东青岛市崂山湾国际生态健康城
9	广东	中国（广东）自由贸易试验区广州南沙新区
10	广西	广西桂林市
11	海南	海南三亚市
12	海南	海南博鳌乐城国际医疗旅游先行区
13	贵州	贵州遵义市桃花江

表 2-2　首批中医药健康旅游示范区创建单位名单

序号	省份	示范区名称
1	北京	北京东城国家中医药健康旅游示范区
2	河北	河北安国国家中医药健康旅游示范区
3	山西	山西平顺国家中医药健康旅游示范区
4	吉林	吉林通化国家中医药健康旅游示范区
5	上海	上海浦东国家中医药健康旅游示范区
6	江苏	江苏泰州国家中医药健康旅游示范区
7	安徽	安徽亳州国家中医药健康旅游示范区
8	江西	江西上饶国家中医药健康旅游示范区
9	山东	山东日照国家中医药健康旅游示范区
10	湖北	湖北蕲春国家中医药健康旅游示范区
11	广西	广西南宁国家中医药健康旅游示范区
12	重庆	重庆南川国家中医药健康旅游示范区
13	四川	四川都江堰国家中医药健康旅游示范区
14	贵州	贵州黔东南国家中医药健康旅游示范区
15	陕西	陕西铜川国家中医药健康旅游示范区

表 2-3　第一批国家中医药健康旅游示范基地创建单位

序号	地区	名称	申报单位
1	北京	北京昌平中医药文化博览园	北京国开园卧虎山庄健康管理有限公司
2	北京	北京潭柘寺中医药健康旅游产业园	北京鸿博华康中医药科技有限公司
3	北京	中国医学科学院药用植物园	中国医学科学院药用植物研究所
4	天津	天津天士力大健康城	天士力控股集团有限公司
5	天津	天津乐家老铺沽上药酒工坊	天津市达仁堂京万红药业有限公司
6	河北	河北金木国际产业园	金木集团有限公司

续表

序号	地区	名称	申报单位
7	河北	河北以岭健康城	以岭健康城科技有限公司
8	河北	河北新绛七修酒店	新绛七修酒店管理有限公司
9	山西	山西红杉药业有限公司	山西红杉药业有限责任公司
10	山西	山西广誉远国药有限公司	山西广誉远国药有限公司
11	内蒙古	内蒙古鄂托克前旗阿吉泰健康养生园	鄂尔多斯鄂托克前旗阿吉泰健康养生园
12	内蒙古	内蒙古呼伦贝尔蒙医医院	呼伦贝尔市蒙医医院
13	内蒙古	内蒙古呼伦贝尔蒙古之源蒙医药原生态旅游景区	呼伦贝尔蒙古之源旅游开发有限公司
14	辽宁	辽宁大连普兰店区博元聚中医药产业基地	博元聚中医药产业（大连）有限公司
15	辽宁	辽宁天桥沟森林公园	参仙源参业股份有限公司
16	吉林	吉林长白山一山一蓝康养旅游基地	长白山保护开发区一山一蓝天然健康品有限公司
17	吉林	吉林盛世华鑫林下参旅游基地	吉林省盛世华鑫生物科技有限公司
18	黑龙江	黑龙江中国北药园	黑龙江中医药大学
19	黑龙江	黑龙江伊春桃山玉温泉森林康养基地	伊春桃盛温泉酒店有限责任公司
20	上海	上海益大中医药健康服务创意园	上海康桥中药饮片有限公司
21	上海	上海中医药博物馆	上海中医药博物馆
22	江苏	江苏句容茅山康缘中华养生谷	江苏康缘健康管理有限公司
23	江苏	江苏苏州李良济中医药体验中心	苏州市天灵中药饮片有限公司
24	浙江	浙江佐力郡安里中医药养生体验园	浙江佐力药业股份有限公司
25	浙江	浙江龙泉灵芝产业基地	浙江龙泉正大生物科技有限公司
26	安徽	安徽霍山大别山药库	天下泽雨生物科技发展有限公司
27	安徽	安徽潜口太极养生小镇	黄山太极文化有限公司
28	安徽	安徽亳州华佗故里文化旅游基地	亳州文化旅游发展有限责任公司
29	安徽	安徽丫山风景区	丫山花海石林旅游股份有限公司
30	福建	福建厦门青礁慈济宫景区	厦门海沧旅游投资集团有限公司
31	福建	福建漳州片仔癀产业博览园	漳州片仔癀药业股份有限公司
32	江西	江西新余悦新养老产业示范基地	江西青春康源集团有限公司
33	江西	江西德兴国际中医药健康旅游产业基地	江西天海科技发展集团有限公司
34	江西	江西黎川国医研中医药健康旅游示范基地	北京国医研医药技术开发有限公司
35	江西	江西婺源文化与生态旅游区	婺源文化与生态旅游区管委会
36	山东	山东东阿阿胶世界	东阿阿胶股份有限公司
37	山东	山东庆云养生基地	山东沃森农业科技有限公司
38	山东	山东台儿庄古城	山东省台儿庄古城旅游集团有限公司
39	山东	山东华茂集团	山东华茂集团有限公司临朐县中医院
40	河南	河南焦作保和堂瑞祥现代农业科技园	保和堂（焦作）制药有限公司
41	河南	河南开封大宋中医药文化养生园	开封市中医院
42	湖北	湖北咸丰县中医院	咸丰县中医院
43	湖北	湖北浩宇康宁康复休闲颐养产业基地	浩宇康宁健康科技（湖北）有限公司
44	湖南	湖南龙山康养基地	湖南涟源龙山国家森林公园管理处
45	湖南	湖南永州异蛇生态文化产业园	永州市异蛇科技实业有限公司
46	湖南	湖南九芝堂中医药养生及文化科普基地	九芝堂股份有限公司
47	广东	广州神农草堂中医药博物馆	广州白云山和记黄埔中药有限公司
48	广东	广东罗浮山风景名胜区	广东省罗浮山风景名胜区管理委员会

续表

序号	地区	名称	申报单位
49	广西	广西药用植物园	广西壮族自治区药用植物园
50	广西	广西信和信桂林国际智慧产业园	桂林信和信健康养老产业投资有限公司
51	海南	海南三亚市中医院	三亚市中医院
52	海南	海南海口文山沉香文化产业园	海南耀江沉香文化产业园有限公司
53	重庆	重庆药物种植研究所	重庆市药物种植研究所
54	重庆	重庆金阳映像中医药健康旅游城	重庆金阳房地产开发有限公司
55	四川	四川千草康养文化产业园	四川千草生物技术股份有限公司
56	四川	四川成都龙泉健康科技旅游示范中心	成都经开科技产业孵化有限公司；四川省中医药科学院
57	四川	四川花城本草健康产业国际博览园	四川德鑫源现代中药技术开发有限公司
58	贵州	贵州大健康中国行普定孵化基地	贵州雍氏置业有限公司
59	贵州	贵州百鸟河中医药旅游度假养生谷	贵州云康投资管理有限公司
60	云南	云南白药大健康产业园	云南白药集团股份有限公司
61	云南	云南杏林大观园	昆明杏林大观园旅游开发有限公司
62	西藏	西藏白玛曲秘藏医外治诊疗康复度假村	西藏宇妥文化发展有限公司
63	西藏	西藏拉萨净土健康产业观光园	曲水秀色才纳净土文化旅游有限公司
64	陕西	陕西秦岭药王茶文化产业园	宝鸡市陕西太白山天然植物开发有限公司
65	陕西	中国秦岭乾坤抗衰老中医药养生小镇	西咸新区陕西大秦岭实业有限公司
66	甘肃	甘肃灵台县皇甫谧文化园	灵台县卫生和计划生育局
67	甘肃	甘肃庆阳岐黄中医药文化博物馆	庆阳岐黄中医药文化博物馆
68	青海	青海祁连鹿场	祁连县祁连山半野生鹿业基地有限公司
69	青海	青海省藏医院	青海省藏医院
70	宁夏	宁夏朝天雀枸杞茶博园	宁夏杞芽食品科技有限公司
71	宁夏	宁夏银川闽宁镇覆盆子健康养生产业基地	宁夏青禾农牧科技开发有限公司
72	新疆	新疆昭苏县中医院	昭苏县中医医院
73	新疆	新疆裕民宏展红花种植基地	新疆宏展特色农业科技开发有限公司

2. **跨界融合，创新领先**　首先，健康旅游产业发展需要优质旅游及医疗健康资源，要实现优化整合，按照市场规律配置这些优质资源，打造健康旅游产业生态圈，壮大整个健康旅游的规模。其次，健康旅游产业需要跨界融合发展，开发多元化旅游健康系列产品，在融合发展的过程中，形成珠联璧合。第三，需要政府各有关参与部门精诚合作。国家文化和旅游局和中医药管理局合作已经形成成果，在健康旅游产业发展过程中，需要更多的部门参与。第四，旅游和健康产业等行业人才之间也需要跨界融合。由高等院校带头，高等职业学校积极参与，基于健康旅游市场需要开设专业人才培养课程。

3. **以点带面进行突破**　石家庄的康养主题酒店涵盖各个不同健康业态。包括健管中心、健康养生中心、健康商城、康岭国旅、电商平台等。在吴以岭院士带领下，以络病理论为基础，首次提出通络养生八字经——"通络—养精—动形—静神"，对健康人群预防慢性病可以起到全方位系统指导作用。充分挖掘传统健康养生精髓，并融合现代健康新技术，实现医药健养一体化，线上线下相结合，吃住购游一站式，为消费者提供全方位的健康服务，构建了大健康产业架构——再融入投入巨资建立的实体以岭健康养生中心、以岭连锁药堂、以岭健康电商、以岭健康商城、以岭养生主题酒店、以岭康养旅游等板块，针对健康人群、亚健康人群和慢患者群提供国际化、智能化、全生命周期健康管理服务，实现医药健养完整服务链条，成为大健康产业的标杆和标准的制定者。以岭康养游创建了独特的"医 - 药 - 健 - 养"一站式健康管理新模式，可以起到很好的示范作用，由此，以岭健康城成为国家以及河北省示范建设单位。

二、产业类别

（一）健康旅游地产

健康旅游地产，是引入医疗、健管家服务等而开发建设的房地产项目，往往建立在旅游目的地或城市周边环境比较好的区域，在为居民或旅居人员提供优质住宅的同时，也为业主提供优良的医疗保障、健管家服务。

1. **度假型健康地产**　此类地产项目，大多建立在旅游目的地风景优美环境中，配套建设新型高端国际医院、社区健康管理服务、全龄化健康服务养生空间。为旅居者创建全方位全龄化健康养生新生活，提供高精准多维度健康管理会员服务，会员以租、购、旅多方式购买服务。度假型健康地产规模比较大，一些项目占地达到 500 多万平方米，投资上百亿人民币。

2. **养老型健康地产**　此类地产项目，往往由国内保险集团直接投资建设，并提供养老运营服务。保险集团创新保险金融服务模式，采用客户会员制模式，客户会员无年龄限制，需购买财富卡会籍，最高会员费达到 200 万人民币，或者购买分红型养老年金保险，每年缴纳一定保费，达到指定金额，就可获得入住资格。保险公司将医疗、养老、理财、地产融合，建立创新的商业模式。此类地产投入巨大，采用全国连锁模式，特别适合旅居养老。这种利用长线的保险资金，采用重资产投资模式，显然可以通过地产收益的增值覆盖资金沉淀成本，这也是其他非险资企业投资养老产业望尘莫及的。

3. **医疗型健康地产**　在医疗健康旅游政策推动下，随着我国人均 GDP 过万美金，医疗健康消费需求增加。一些地方政府或企业，引进全球全国最先进的医疗服务机构打造医学城，将最好的医疗技术和服务集成，形成强大的医疗健康服务辐射能力，吸引全球或全国高端客户。

（二）健康旅游目的地

1. **以城市为代表**　广西桂林市，是我国第一个从政府层面正式规划的健康旅游目的地，该市计划用 8 年时间，将桂林市打造成健康旅游目的地的城市。2017 年 6 月，桂林市被国家五部委批复建设国家健康旅游示范基地（全国共 13 个创建单位之一），是广西唯一的创建单位。2018 年 3 月，桂林市政府就发布了《桂林市健康旅游产业发展规划（2017—2025 年）》，到 2025 年，桂林市将基本建立起高端医疗、中医药服务、康复疗养、休闲养生、智慧健康、国际学术交流为核心的健康旅游服务体系，培育 15 家以上具有核心竞争力和影响力的大型企业，健康旅游及紧密关联产业增加值达到 1 000 亿元，占服务业增加值的比重达 20% 左右，成为桂林市服务业发展的主导产业之一，全面形成"医、康、养、健、智、学"六位一体的健康旅游产业创新发展格局，桂林成为具有较大国际影响力、国内一流的健康旅游目的地。在空间上，桂林市重点打造"一核两线多点"，一核指的是以主城区为核心；两线指的是以永福、龙胜为主体的西线和以灵川、兴安、阳朔、平乐、恭城为主体的南线；多点指的是以健康旅游集聚区和健康特色小镇的方式进行的多点布局。

2. **以区域为代表**　海南博鳌乐城国际医疗旅游先行区，于 2013 年 2 月 28 日由国务院正式批复，并获得了为其"量身定做"的加快医疗器械和药品进口注册审批、允许外资举办医疗机构等 9 大优惠政策。2015 年，海南发布了《海南博鳌乐城国际医疗旅游先行区医疗产业发展规划（2015—2024 年）》。先行区将依托海南当地生态环境资源，突出特色，聚焦高端，走医疗机构集群化、医疗产业规模化的发展路子，形成先行区良好的集聚规模效益，支撑国际旅游岛医疗旅游产业发展。其总体目标是，力争用 10 年左右的时间，将先行区打造成世界一流的医疗旅游目的地和医疗高端人才聚集区，打造成健康领域国际交流平台。产业规模 500 亿元以上。

（三）健康旅游酒店

1. **康养连锁酒店**　在健康旅游过程中，为游客提供系统康养服务，需要在酒店空间完成，面对未来巨大的需求，一些大型地产集团公司开始布局康养连锁酒店。他们通过大规模连锁康养酒店建设，支撑"康养居"主打产品，将依托地产集团遍布世界的地产主业优势，以社群为纽带，以"医、康、养、娱、游、学"六大主题内容为特色，借助互联网、人工智能、物联网等先进信息技术和行业领先的高品质服务标准，构建一站式康养旅居服务系统，为客户提供更好的旅居体验。

2. **中医养生酒店**　将传统中医学与现代医学科技、养生理念相结合，融合建设中医康养酒店；酒店的室内外设计和装饰也主要体现了五千年中医药文化传承，提炼出形神共养、协调阴阳、饮食调养、和调脏腑、通畅经络、节欲保精、益气调息、动静适宜等符号，充分体现中医药养生理念。打造"排毒""睡眠"等各种健康主题客房，以及"素问三疗"素食餐厅、养生中医等主题餐厅，同时设立各种疗愈瑜伽室、游泳池、养生酒窖及健身房等设施。以中国传统养生理论为本，结合现代生命科学体系实证，通过德、功、食、书、香、乐、花七大类修习方式，达到蓄精、理气、养神，修复与提升自体自愈力的健康养生目的。

（四）健康旅游移动平台

1. **新行业需要在线平台支撑**　健康旅游新业态，是伴随着移动互联网时代诞生的，今天，人已经成为信息的一部分，信息变得更加透明化，消费者比以前有更多的自主权选择产品。随着5G时代到来，在线旅游市场将会出现爆发式增长，对于健康旅游新业态，可以更加快速利用移动互联网平台，打开市场，形成焦点，获得千载难逢的发展好机会。基于健康旅游自身特点，更适合在产业早期就充分利用移动互联网时代的优势，让用户随时随地参与、主导，开发出让用户满意的健康旅游产品，有好的健康旅游产品才有好健康旅游体验，有好体验才有好口碑，有口碑又能激发更多用户参与到健康旅游产品设计中。专业的健康旅游移动互联网平台，是健康旅游产业的整合者。

2. **健康旅游平台的作用**　首先，互联网健康领域平台将起到行业的链接作用：将各自为政的健康旅游实体服务机构聚集到一个平台，发挥聚集作用，起到宣传展示、游客导流、学习交流、资源共享等作用。其次，充分利用互联网移动平台的特点，以及在医疗健康领域资源整合的优势，在平台上交流医疗健康保健养生服务体系，为医院、酒店民宿、养生机构、康养小镇等提供管理及商业服务。第三，在移动互联网平台完成线下难以解决的痛点的同时，平台将支持协助建设线下服务体系，包括提供医疗健康保健养生服务的医生集团的建立，以及健康旅游实体创新运行。

（五）健康旅游医院

1. **综合旅游医院**　我国第一家旅游综合医院——桂林旅游综合医院，占地面积为20多万平方米，总建筑面积为20多万平方米，建设床位数为1 300张，总投资9.8亿元，地下不仅有能提供1 000多个停车位的停车场，还有一个战地医院。在《桂林市健康旅游产业发展规划（2017—2025年）》中，将桂林旅游综合医院列为"面向游客的多元化办医重点项目"，建设市级综合性区域医疗中心，集医疗、科研、预防、保健、康复、培训于一体，成为立足桂林、辐射周边半径200km的区域性医疗中心、国际化的旅游医疗服务保障中心和养生康复保健中心。

2. **医疗旅游医院**　海南博鳌国际医疗旅游先行区的医院，是我国真正的医疗旅游医院聚集地，已开业的医院有海南超级医院、博鳌银丰康养国际医院、慈铭博鳌国际医院、博鳌恒大国际医院、博鳌一龄生命养护中心等9家医疗机构。

3. **国际健康旅游医院**　在我国周边的泰国、日本、新加坡等国，建立有可以专门接待外国人看病的国际医院。这些医院基本上是都通过国际联合委员会（JCI）医疗质量认证的综合医院。由国际专家带领的国际医疗管理团队管理，医生都是受过欧美培训并获得国际认证的执业医师，医院为外国患者提供诊断、治疗和护理等一站式服务。有的医院外国患者每年超过110万，接待包括来自190多个国家和地区的52万国际患者人次，美国、日本、阿联酋患者位居前三名。为了满足特殊国际性医疗服务，这些医院在中国、澳大利亚、巴林岛、孟加拉国、柬埔寨、埃塞俄比亚、印尼、哈萨克斯坦、老挝、蒙古、缅甸、阿曼、俄罗斯、阿联酋、越南设立了国际办事处。

医院配备了大量口译员，可以为患者提供国际化/机场礼宾服务、大使馆协助、VIP机场接送、签证延期等服务，还有电子邮件联络中心、国际保险协调和国际医疗协调员等。

（六）旅游健康保险

1. 旅游健康保险概念　旅游健康保险指的是，购买旅游健康保险的游客，在旅游途中因意外事故造成身故、残疾以及产生医疗费用的时候，保险公司给付相应的赔偿金。目前，在国内游的人都不购买旅游健康保险，认为不出国，没必要。出国旅游的人，很多人都会选择购买一份旅游健康保险作为保障，以防万一。由于目的地国家有不同的医疗体制，有的国家医疗费用特别高。因为旅游的风险程度高，前往的是陌生的地方，充满了未知因素，旅行途中发生意外事故的概率很大。而通过购买旅游健康保险，可以获得及时的帮助，还可以弥补经济损失。还有，旅游健康保险作为一种短期性的消费型保险，往往保费低廉，保障额度高，能够为旅客提供足够的保障。有些境外国家要求入境游客必须购买保险产品，并对保险产品有一定的规定。比如申根国家要求游客必须办理旅游健康保险才可以获得签证。去到不同地区，医疗险的保额是不同的。如果旅游目的地是申根协议的国家，医疗保险金额不得低于30万元人民币；美国、新加坡、日本等国家，签证健康保险的医疗险保额不能低于20万元；泰国、马来西亚等亚洲国家，尽管并没有规定必须投保签证健康保险，为了防范未知的风险，建议投保保额在10万元左右的医疗险较妥。

2. 旅游健康保险一般保障　投保旅游健康保险后，在旅游期间遇到特殊情况，如需要紧急住院的大病，保险人可以拨打救援电话，救援公司会在第一时间对保险人进行救助；对于小病，像发烧、感冒等，被保险人只要保留收据和诊断证明，可以事后到保险公司理赔。在保险有效期间内，如果被保者在境外旅行因意外事故导致身故或残疾，保险公司将根据合同的基本保额向保险受益人给付意外身故保险金或者按照《人身保险伤残评定标准》给付意外残疾保险金。

3. 意外伤害医疗保障　在旅游健康保险有效期间内，如果被保者在境外旅行时因意外伤害或突发疾病，经救援机构的授权医生允许，可以接受紧急医疗会诊及必要的医疗检查和治疗，保险公司将通过救援机构承担由此产生的门诊费用。

如果被保险人在境外旅行时因意外伤害而造成牙损伤，经救援机构的授权医生确认并由保险公司通过救援机构安排牙科门诊（含急诊）治疗的，保险将通过救援机构承担由此产生的牙科门诊费用。

旅游者由于意外伤害或突发急性病需要紧急救援，保险公司将提供24h救援热线电话服务，并通过授权的救援机构承担下列保险责任：住院费用补偿、安排就医、转院服务、转运回国、儿童住院陪护、安排子女返回国、遗体转送回国、火葬、就地安葬、行政援助、法律援助、亲属探访、护照丢失援助。

（七）健康旅游线路

1. 浙江省第一条健康旅游示范线路　2018年7月，浙江省旅游集团、浙江省医疗健康集团联合开化县政府，推出了浙江省第一条健康旅游示范线路——"杭州—衢州—开化健康旅游示范线路"，第一批百人团游客进入开化体验。

健康旅游示范线路的特色在于"健康"融入"旅游"，全程有专业的健康顾问随行，可以随时为游客提供健康咨询，妥善解决旅途中可能发生的感冒发热、胃肠功能不好、中暑、跌打损伤、蚊虫叮咬等不愉快现象；与此同时，提供健康体检、中医诊疗等健康服务，在浙江省医疗健康集团分布各地的医疗机构和健康产业基地，可以为游客开展健康体检、抗衰老中医诊疗、推拿理疗等医疗健康服务，并根据游客体质，订制健康营养餐饮，赠送药膳礼包；开展了"旅游一次健康一家"健康旅游活动，为游客提供常年健康咨询服务，为体检客户建立健康档案，在浙江省健康产业集团旗下不同城市的医疗机构实现共享共用，旅游之后，更加方便客人就近就医。

2. 北京13条健康旅游线路　在颐和园听鹂馆尝药膳，钟鼓楼胡同游访名医馆，长城脚下品养生茶道。北京特色中医药旅游资源特别丰富，由此，北京是我国最早推出健康旅游线路的城市，2014年8月，北京市旅游发展委员会联合北京市中医管理局，首次向广大海内外游客推出了7条中医养生旅游线路产品。一年后，北京国旅、中旅、中青旅、携程、环亚风景、世界中医药学会联合会6家单位推出针对德语、俄语、英语、中医药专业市场等八大市场共13条中医养生文化旅游线路。在北京市在13条线路中，还推出四条国际买家考察线路，包括国子监、首都博物馆等博物馆资源，东直门中医院、同仁堂等中医资源，以及古北水镇等新兴会奖资源，向国际买家及媒体推介北京特色的会奖旅游资源，宣传北京国际旅游目的地形象。

（八）健康旅游产品

健康旅游服务企业，依托旅游目的地自然、人文、生态、区位等特色资源，以医疗机构、健康管理机构、康复护理机构和休闲疗养机构等为载体，开发高端医疗、特色专科、中医保健、康复疗养等系列产品，打造健康旅游产业链。

1. **高端医疗服务产品**　充分利用国内外先进医疗资源，为国内外高端人士定制打造基因检测、干细胞治疗、癌症靶向治疗、辅助生殖等医疗检测、精准治疗预防保健、养生康复服务产品。

2. **中医药特色服务产品**　发挥中医药特色优势，使旅游资源与中医药资源有效结合，形成体验性强、参与度广的中医药健康旅游产品体系。包括中医药观光旅游、中医药文化体验旅游、中医药特色医疗旅游、中医药疗养康复旅游等旅游、中医药健康旅游主题线路等服务产品，还可以利用中医药传统养生特点开发食药同源的具有地方特色的产品。

3. **康复疗养服务产品**　结合本地特色优势，融合治疗、康复与旅游观光，开发日光、水疗、地热、海滨、森林、温泉等特色健康旅游线路，通过气功、针灸、按摩、理疗、矿泉浴、日光浴、森林浴、中草药药疗等多种服务形式，提供健康疗养、慢性病疗养、老年病疗养、骨伤康复和职业病疗养等特色服务产品。

4. **休闲养生服务产品**　观光旅游正在升级到休闲度假旅游，将休闲度假和养生保健、修身养性有机结合，拓展传统养生保健服务模式，针对不同的旅游人群需求特点，打造居住型养生、环境养生、文化养生、调补养生、美食养生、美容养生、运动养生、生态养生以及抗衰老服务和健康养老等一系列旅游产品。

三、优势与机遇

（一）市场需求巨大

1. **经济增长的自然需求**　全球来看，任何国家健康产业发展，都是以国家经济发展为基础的。我国成为世界第二大经济体。2008年，我国卫生总费用达14 535.4亿元，卫生总费用占GDP百分比为4.83%。2017年，我国全国卫生总费用达到51 598.8亿元，卫生总费用占GDP百分比为6.2%。和美国比较，2013年，美国人均医疗费用9 255美元，是经济合作与发展组织（OECD）国家平均水平的2.7倍。2014年，卫生总费用占GDP百分比达到17.3%。6.2%和17.3%近3倍的差距，将是未来我国健康产业增长的空间。

2. **人口老龄化需求增加**　医疗健康服务需求是人类的基本需求之一，在一国居民收入增长的过程中，医疗服务需求通常会优先得到满足，从而使其具有明显的刚性消费特征。我国已进入老龄化社会，老人对健康需求、关注、迫切度高，将会引起医疗卫生费用的快速增长，这也是健康产业飞速发展的一个原因。2014年，我国人口超过千万的北京、上海、重庆、广州、天津、深圳6个城市，其户籍人口总量中60岁以上人口比例分别为22.6%、28.8%、19.4%、16.7%、21.2%和6%。国家统计局数据显示，截至2014年年底，中国60周岁以上的人口已经达到2.12亿人，占总人口的15.5%。当前，中国80岁以上的高龄老年人口已经达到2 500万人，失能老年人口规模突破4 000万人。报告称，患有慢性病的老年人持续增多，这些老年人口内部变动将进一步加剧老龄化的严峻性。《中国城市发展报告（2015）》预测，到2050年，中国老年人口将达到4.83亿人，占总人口的34.1%，即每三个人中就有一个老年人。

3. 人们对生活品质提升的需求增加 《世界旅游经济趋势报告（2018）》分析，2017年全球旅游经济的强劲增长，旅游已然成为全球民众的重要消费方式，全球旅游总人次达到全球人口总规模的1.6倍，实现了快速增长。旅游对于推动全球经济增长的作用越来越明显，全球旅游总收入超过5万亿美元，相当于全球GDP的6.7%。全球旅游总人次增长6.8%，旅游总收入增长达到4.3%，超过2016年的增速，高于GDP增速。

（二）健康旅游新业态

1. 旅游产业升级的新机会 相比西方旅游产业已经走过150～180年的发展历程，我国现代旅游产业的历史只有40年。旅游产业基本上停留在建景点景区、建五星级酒店等。现实情况是，消费者已不满足于住五星级酒店，而是去景点景区要住民宿、要自助游、要体验更具特色的健康主题旅游。由于我国传统旅游以观光旅游为主，缺乏创新旅游IP，之前的抄袭模式使得旅游IP泛滥，也造成了市场上同质化现象严重，景区风格千篇一律，且很多旅游景区没有底蕴，旅游产品的附加值较低。随着我国经济社会快速发展，满足多元化、多层次、复合型的旅游需求，成为未来发展趋势。在国家健康、旅游战略推动下，健康旅游产业的快速发展，将会成为推动旅游业升级转型的重要力量之一。健康旅游产业，将是未来旅游业的"蓝海"市场。

2. 健康产业升级的新机会 将健康产业融入美丽乡村建设，将会更快推动产业形成。2018年，浙江发布浙江省健康产业"四个一批"监测报告显示，2017年浙江各健康小镇特色产业投资达74.6亿元，占当年投资比重的79.8%，浙江省10家健康产业重点企业累计完成投资9.1亿元。健康产业是浙江着力培育的八大万亿产业之一。2017年，浙江全省健康产业发展成效显著，健康产业总产出为6 483亿元，增加值达2 597亿元，分别较2016年增长10.31%和14.76%，增加值占GDP比重上升到5%，健康产业成为支撑浙江省经济转型升级的支柱产业。

3. 新业态产业推动社会前行 当健康产业成为国家战略，医疗服务只是健康产业中的一个部分，大健康将成为产业的主导。影响人均寿命的影响因素中生物学占15%，行为与生活方式占60%，环境占17%，卫生服务占8%。目前，我国不重视健康的生活方式的行为随处可见。全国吸烟人数超过3亿；15岁以上人群经常饮酒率达到9.5%；居民每天烹调用盐达10.5g；15岁以上人群不主动体育锻炼率达72%；18岁及以上成人超重率达30%，肥胖率近12%等。健康中国建设的主要目标就是普及健康生活，优化健康服务，强化覆盖全民的公共卫生服务，提供优质高效的医疗服务；健全医疗保障体系，完善药品供应保障体系；建设健康环境，发展健康服务的新业态。健康旅游产业新业态，将推动社会健康变革。

四、问题与不足

（一）缺乏战略性顶层设计

1. 对于健康旅游产业研究不充分 无论是国家层面还是行业层面，对我国健康旅游产业的认识十分有限。甚至，一些概念存在巨大认识差距。比如，一些观点认为，我国每年有60万人出国就医，只要留下10%或者5%就足够在短时期建设一个国际高端医疗旅游目的地。全球来看，所有国家的医疗旅游目的地，都是经历长时期积累而成。医疗旅游的核心是医疗技术、服务水平、价格和环境。要实现医疗技术对患者的最佳服务，是需要一个复杂的医疗服务体系来支撑，包括国家政策、人才队伍、支付模式、管理模式、设备条件、医疗技术等。有专家认为，引进全球最好设备，再引进全球最佳医疗团队合作，就能够提供在美国一样的医疗服务了。其实不然，目前，我国暂时没有与国际接轨的医疗旅游服务体系。从服务贸易角度来看，医疗服务是全球服务贸易中最难的，这也是为什么国际医院到现在还没有进入我国的根本原因。目前，美国几乎所有行业都进入我国，美国年收入曾经达到500亿美元的最大私立医疗集团HCA，却没有在我国开设医院。

2. 政策制定缺乏调研 在2017年、2018年两年内，国家已经公布了近百个国家级健康旅游、中医药健康旅游示范区、示范基地、示范项目建设等（表2-1～表2-3）。经实地考察了国家级健康旅游示范一些项目后发现，一些项目评选基本上没有进行实地考察，仅仅是通过汇报材料评比上的，这些单位的负责人，甚至根本就不了解"健康旅游"到底要做什么。因为缺乏深入调研，无法制定健康旅游示范项目评选标准，一些健康旅游项目牵强附会，甚至夸大健康旅游元素，使得项目公布后，大多数没有什么动静。一些国家级健康旅游示范区，基本上颁发给地方政府，至今，绝大多数项目，连个基本规划也没有，让人难以理解。

3. 产业试错风险大 由于缺乏对产业的深入了解，战略规划失误，往往对项目影响是致命的。一些项目忽视国际医疗旅游目的地形成的底层原因，缺乏对于医疗服务贸易的正确理解，其市场需求分析往往由拍脑袋盲目决策，使得一些医疗健康旅游服务机构，开业之日就面临战略失误的危机，巨额投入无法获得预期收益。一些中医药健康旅游项目，因为对健康旅游新兴产业理解不到位，不了解任何一个新兴产业的形成都具有四个阶段，产业的形成期、成长期、成熟期和衰退期。将产业形成期的业务形态定位为成长期或成熟期业态，使得非常华丽的项目开业后，门可罗雀。

（二）融合跨界人才稀缺

1. 政策引导人才队伍建设 旅游行业的市场化程度较高，相对专业的市场化人才比较多。医疗健康行业，由于行业行政垄断的特性，市场化专业人才奇缺。健康旅游产业，需要进行深度融合。这就需要由专业度更高的医疗健康行业的专业人才，发挥更多的责任，主动对接融合。

在《关于促进中医药健康旅游发展的指导意见》中，强调培养中医药健康旅游人才队伍的重要性，今后要大力加强中医药健康旅游专业人才的培育，鼓励旅游院校与中医药院校之间的合作，联合办学，设立相关专业。同时，需要建立中医药健康旅游专业人才激励机制，培育良好的中医药健康旅游专业人才成长环境。要求利用现有的中医机构和旅游人才培训中心，对相关专业实用人才进行培养，包括中医药健康旅游管理、营销、策划、创意人才，培育高素质、专业化的中医药健康旅游人才队伍。在《关于促进健康旅游发展的指导意见》中，认为应该健全人力资源保障机制。加强复合型人才培养。鼓励社会资本举办职业院校，加快培养护士、护理员、康复治疗师、健康管理师、医学英语、营销运营等从业人员。加强针对健康旅游机构人员的培训。

2. 建立健康旅游人才培养基地 2017年4月，三亚学院健康产业管理学院与我国第一个中医健康旅游协会、三亚中医健康旅游协会合作，建立三亚中医健康旅游人才培养基地，开展深度合作，以期共同培养一批中医健康旅游人才。三亚学院健康产业管理学院，是三亚学院新兴的二级学院，以促进健康产业与旅游休闲产业融合发展为重要目标建立的，旨在开展健康产业人才培养、科学研究、行业培训、产教融合、国际合作等相关内容。2019年，增设《健康服务与管理》专业，其中，健康旅游学相关知识的传播，弥补了行业人才奇缺的短板。

3. 市场推动跨界人才建设 在市场需求的推动下，全国各地以不同方式对健康旅游跨界人才进行培训。2017年，4月，大连市旅游培训中心与大连神谷中医医院联合举办的"中医药健康＋旅游"系列培训班在神谷中医医院正式启动，大连市百余家旅行社共百余人参加了首期培训班。2018年底，在中医药资源特别丰富的安徽省亳州市，由亳州市文化旅游局主办、安徽省旅游培训中心承办的2018年亳州市文化旅游产业暨中医药健康旅游专题培训班开班。四十多位来自亳州文化旅游系统、相关部门、旅游乡镇的分管领导和工作人员及中医药企业相关人员参加了此次培训。采用"现场教学＋实地学习＋现场讨论"为主的培训模式，理论培训后，学员还前往了无锡、南京、合肥一带的田园综合体、休闲康养旅游示范点实地教学、座谈交流。2018年5月，为加快推进桂林国家健康旅游示范基地建设，提升健康旅游产业从业人员整体水平，落实2018年桂林国家健康旅游示范基地建设推进会会议精神，桂林市健康旅游办公室举办2018年桂林市健康旅游产业发展培训班。培训班安排的课程，涵盖了健康旅游方方面面，全面解读了健康旅游的来龙去脉、2018年示范基地建设重点任务、健康桂林2030规划、示范基地建设规划、融资助力示范基地建设和如何加强健康＋旅游等。

（三）产业路径面临的挑战

1. 缺少有价值示范项目　我国健康旅游产业面临的根本挑战，是大家对新兴业态认识存在偏差，何况是一多产业融合的跨界健康旅游产业。首先是对健康旅游产业概念认识非常重要，旅游行业不知道怎样将健康融入进来，健康行业因为其特殊性，强调以健康为主导，认为健康是刚需，健康在前，旅游在后，所以，要以健康为中心。其他行业的人更加不了解健康旅游新业态的复杂性，有时过于轻信，盲目投入。对于投资巨大的健康旅游项目，如果缺乏对行业未来的理解，其失误可能是灾难性的。在全国100多个健康旅游示范区、示范基地以及示范项目中，难以找到可以真正起到示范作用的健康旅游产业项目。

2. 缺少面对客户的产品　市场上缺乏接地气的健康旅游产品，包括一些地方政府推出的健康旅游线路，国家或一些协会评选健康旅游基地推出的健康旅游服务产品，基本上还是停留在概念或者示范层面，没有办法形成真正市场化的产品，无法实现真正的销售。真正的健康旅游产品，像其他任何主题游产品一样，可以实现重复销售，即使量不大也没有关系。

3. 缺少资本化整合路径　健康旅游行业的资本化，需要借助健康或旅游两个行业成熟模式来嫁接融合，通过其现有成熟的产业体现，实现快速持续盈利，以获得资本市场青睐。在期望升级的旅游行业，可以借助酒店、民宿行业规模、资产、现金流等优势，快速植入健康养生元素，以及成熟的健康管理、健康保险等成熟项目，形成健康旅游新理念，快速占领市场，形成规模效益，实现资本化。

还有，比如像健康保险项目等，也可以和有健康养生资源的旅游目的地的旅游资源等，通过健康旅游互联网平台进行全面融合，实现规模效应，在此基础上，快速实现资本化，通过资本化推动健康旅游产业快速成长。

 思考题

1. 健康旅游产业的特点是什么？

解题思路：我们可以分析健康产业和旅游产业的特点，了解健康旅游融合后的新业态，以及未来发展趋势的特点。

2. 健康旅游产业的应用场景有哪些？

解题思路：我们可以根据旅游"吃、住、行、游、购、娱"六要素，将健康概念植入，或许可以找到健康旅游的应用场景。

3. 健康旅游产业的发展趋势分析？

解题思路：对于健康旅游新业态，了解产业发展趋势，判断未来发展趋势。

（刘牧樵）

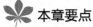 **本章要点**

1. **掌握** 健康、亚健康、疾病、健康促进的概念，影响健康的因素，亚健康的病因及发病机制。
2. **熟悉** 健康的标准，健康的基本理论，零级预防的概念，亚健康的常见临床表现与分类，健康中国战略。
3. **了解** 健康促进基本内容和基本策略，健康中国2030规划的基本框架。

第一节 健康与亚健康

一、健康的概念

关于健康（health）的定义，不同时期有不同的观点，并且随着医学模式的转变，健康观也在不断发生着变化。1947年，WHO提出的健康的定义为："健康不仅是没有疾病或虚弱，而且是身体、心理和社会上的完好状态"。该定义有三个特点：①改变了定义的指向，由疾病转向健康；②定义涉及生理、心理和社会三个层面，第一次从"人"的角度以整体的观点来定义健康，扩大了医学的视野；③定义从群体考虑问题，因为健康与否离不开人所处的特定社会环境的影响。WHO提出的健康定义中的健康可被理解为生物学、心理学和社会学三个维度。从生物学角度看人的健康，主要是检查器官功能和各项指标是否正常；从心理、精神角度观察人的健康，主要是看有无自我控制能力、能否正确对待外界影响、是否处于内心平衡状态；从社会学角度衡量人的健康，主要涉及个体的社会适应性、良好的行为和生活习惯、人际关系和应付各种突发事件的能力。WHO的健康观在肯定人的自然属性的同时，强调了人的社会属性，被认为是积极的健康观。

1978年WHO在《阿拉木图宣言》中重申，健康是指身体、心理和社会的完好状态，而不仅仅是没有疾病或虚弱。该健康观从现代医学模式出发，倡导了生理健康、心理健康及良好的社会适应性，尤其强调了三者之间的紧密关系，是人们对健康认识的一大突破。到了20世纪80年代末，世界卫生组织又根据认识、理解水平的提高和实际需要，继之又把道德健康纳入并作为健康的内涵。综合各种观点，健康最终可以归纳为身体、心理、社会适应性和道德的完好状态。

二、健康的标准

（一）世界卫生组织标准

世界卫生组织在1990年提出健康新概念后，还提出了"健康"应具备的标准。包括：①有足够充沛的精力，能从容不迫地应付日常生活和工作的压力，而不感到过分紧张；②处世乐观，态度积极，乐于承担责任，不挑剔事物的巨细；③善于休息，睡眠良好；④应变能力强，能适应环境的变化；⑤能抵抗一般性感冒和传染病；⑥体重得当，身材匀称，站立时，头、肩、臀位置协调；⑦眼睛明亮，反应敏锐，眼睑不发炎；⑧牙齿清洁，无空洞，无痛感，齿龈颜色正常，无出血现象；⑨头发有光泽，无头屑；⑩肌肉、皮肤富有弹性，走路轻松。

1999年WHO制定的健康标准是：躯体五快：即吃得快，走得快，说得快，睡得快，便得快。心理三好：即良好的个性、良好的处世能力、良好的人际关系。良好的个性是指性格温和、意志坚定、感情丰富、胸怀坦荡、豁达乐观；良好的处事能力，包括观察问题客观实在，能适应复杂的社会环境，具有较好的自控能力；良好的人际关系，包括在人际交往和待人接物时，能助人为乐，与人为善，对人充满热情。

（二）中国提出的健康标准

1999年版《辞海》中健康的概念是："人体各器官系统发育良好、功能正常、体质健壮、精力充沛并具有良好劳动效能的状态。通常用人体（体适能）测量和体格检查及生理指标来衡量"。目前，我国健康体适能测量采用国家体育总局研制的《国民体质检测标准》，该《标准》按年龄分为幼儿、青少年、成年人、老年人四部分，测试指标包括形态、技能、素质三部分，包含了心肺耐力、肌肉力量、耐力素质、柔韧性和灵敏度。除此以外，还有《国民体育锻炼标准》《国家学生体质健康标准（2014年修订）》《军人体能标准》等。体格检查及生理指标则按照体检机构、医疗机构的医学标准进行。

在心理健康标准方面，中国心理卫生协会制定了"中国人心理卫生标准"。中国人心理健康标准可简要表述为三个层面，即：自我和谐（自我意识，生活和学习能力，情绪健康）；人际和谐（人际关系和谐良好）；社会和谐（角色功能，环境适应）。具体来看，"中国人心理健康标准"详细的条目包括：①认识自我，接纳自我（自我意识）；②自我学习，独立生活（生活和学习能力）；③情绪稳定，有安全感（情绪健康）；④人际关系和谐良好（人际关系）；⑤角色功能协调统一（角色功能）；⑥适应环境，应对挫折（环境适应）。

（三）中医健康标准

在临床上，西医依靠各项化验和检查结果的量化指标来评价一个人的健康状态，而与之不同的是，中医有自己独特的一套判断健康的标准。《黄帝内经》中对健康的认识，指导中医几千年来养生和对疾病治疗的基本方向。正如《素问·上古天真论》中的描述，健康就应该如"上古之人"能够做到"春秋皆度百岁，而动作不衰"，既要长寿又要有较高的生活质量。中医认为，健康的人应符合以下十个标准：

1. **双目有神** 《黄帝内经》中说："五脏六腑之精气，皆上注于目而为之精。"意思是说，眼睛是人体脏腑精气的汇聚之所。古人将眼睛的不同部分分属五脏，认为整个眼窝能体现出全身精气的充足与否，其中肾精的充足与否体现在瞳孔，肝精的充足与否体现在黑眼球，心精的充足与否体现在眼睛的血络之上，肺精的充足与否体现在白眼球，脾精的充足与否体现在整个眼睑部位。由此可见，眼睛的神态与脏腑精气的盛衰息息相关。

2. **面色红润** 一个人的面色红黄隐隐，明润含蓄，说明其气血充足、体力充沛。古代医学认为"十二经脉，三百六十五络，其血气皆上于面"。因此，面色是人体气血盛衰的"晴雨表"。一个人的气血充足，脏腑功能良好则面色红润，气血亏虚则面容枯槁，没有光泽。

3. **声音洪亮** 中医认为，肺主气，肺气足，则声音洪亮。反之，肺气虚，则声音低弱无力。因此，一个人语声的高低是其肺气充足与否的体现。

4、**呼吸匀畅** 《难经》指出："呼出心与肺，吸入肝与肾"，可见人的呼吸状态与心、肺、肝、肾的关系极为密切。只有呼吸不急不缓、从容不迫，才能证明脏腑功能的良好。

5. **牙齿坚固** 中医认为，"肾主骨"，"齿为骨之余"。意思是说牙齿是骨的一部分，与骨同源。因此，牙齿也依赖肾脏之精气的充养。若人的肾精充足，则牙齿坚固齐全，不会发生龋齿和其他口腔疾病；若肾精不足，则牙齿容易松动，甚至脱落。

6. 头发润泽　中医认为,"肾者,其华在发""发为血之余"。头发的生长与脱落、润泽与枯槁,不仅依赖于肾脏精气的气养,还有赖于血液的濡养。一个人若精血充盈,其头发必然光滑润泽;反之,若精血亏虚,则头发就很容易变白脱落。

7. 腰腿灵便　中医认为,"腰为肾之府,肾虚则腰酸乏力。膝为筋之府,肝主筋,肝血不足,筋脉失于濡养,则四肢屈伸不利"。可见,腰腿部的灵活度和从容的步伐是一个人肾精充足、肝血旺盛的表现。

8. 形体适宜　形体适宜是指体形匀称、不胖不瘦。中医认为,胖人多气虚、多痰湿,而瘦人多阴虚、多火旺。因此,过瘦或过胖都是一种病态反应,甚至是某些疾病的前兆。

9. 记忆力好　中医认为,"脑为元神之府""脑为髓之海""肾为骨生髓"。意思是说,大脑是精髓和神明高度汇聚之处,人的思维和记忆全部依赖于大脑的正常运转。因此,若一个人的肾脏精气充盈,则髓海得养,大脑的功能就强,其记忆力和理解能力就会非常优秀。

10. 情绪稳定　中医认为,喜、怒、忧、思、悲、恐、惊这七种情绪的变化,可反映出人体的健康状态。若一个人的七情能够正常表达,则说明其身体健康;若七情过度表达,则会直接对其五脏造成损伤:过怒伤肝、过喜伤心、过度思虑伤脾、过度悲忧伤肺、过度惊恐伤肾。因此,善于调节、正确对待日常生活中产生的各种情绪,才是一个人身心健康的表现。

(四)群体健康标准与个体健康标准

1. 群体健康标准　群体健康标准是指对于一个国家或某一地区的群体健康水平的评价标准。群体健康的测量可掌握人群健康的分布特征以及监测人群健康水平的变化趋势,为制定卫生政策、配置卫生资源提供决策依据。随着人群疾病谱的变化和医学模式的转变,群体健康标准也发生了深刻变化。在以传染病为主要疾病负担的时代,群体健康标准主要采用以平均期望寿命、患病率、死亡率为代表的客观指标,进入以非传染性慢性病为主要疾病负担的时代,群体健康标准更加关注与生命质量和生命完好状态有关的主观指标,如健康相关生命质量。

(1)平均期望寿命(life expectancy):是对人的生命一种有根据的预测,即预测年龄某岁的人今后尚能生存的平均寿命。平均期望寿命是根据各个年龄死亡率计算出来的一项重要指标,可以综合表述各个年龄的死亡率水平,反映某一地区每一成员未来存活年龄的平均值。通过平均期望寿命的比较分析,可以衡量出该国家(或地区)人们的健康水平。

(2)患病率(morbidity rate):是反映人群中现患病频度的指标,是指某特定时间内总人口中某病新旧病例所占比例。患病率包括两周患病率、慢性病患病率等指标。国家卫生服务调查将居民患病的概念定义为:①自觉身体不适,去医疗卫生单位就诊、治病;②自觉身体不适,未去医疗卫生单位就诊治疗,但采取了自我医疗如自服药物或采用推拿按摩热敷等一些辅助疗法;③自觉身体不适,未去就诊治疗,也未采取任何方式的自我医疗,但因身体不适休工、休学在家或卧床一天及以上者。上述三种有一,应认为"患病"。

(3)死亡率(mortality):是用来衡量一部分人口中、一定规模的人口大小、每单位时间的死亡数目(整体或归因于指定因素)。19世纪中叶以前,在较长一段时间内,死亡资料是唯一较易获取的有效地反映群体健康状况的指标,卫生工作者可以运用死亡率描绘人群的健康状况。在死亡率的基础上,学者们相继提出了死因别死亡率、年龄别死因别死亡率、标准化死亡率等指标开展定量化健康测量并且用于不同地区的健康状况比较。

(4)健康相关生命质量(health-related quality of life, HRQOL):WHO生命质量研究组通过在20多个国家和地区的研究,提出HRQOL定义为:不同文化和价值体系中的个体与他们的目标、期望、标准一起所关心的事情有关的生命质量的体验。具体来说,健康相关生命质量评价基本上包括生理功能、心理功能、角色活动、社会适应能力和对健康状况的总体感受等。生理功能反映的是个体活动能力和体力;心理功能主要是指情绪反应和认知功能;角色活动是指疾病给患者造成工作或学习或家务活动的影响,出现工作能力下降甚至停止工作或学习退步等;社会适应能力则主要体现在个人的社会关系网的质量和数量,如与家人、亲朋好友进行接触的频率和接触的密切程度;健康状况的总体感受是由患者对自身的健康状况满意度作出自我评价,体现了患者对自身生活状况的主观感受。

2. **个体健康标准** 个体健康的评价标准主要是看个人各主要系统、器官功能是否正常、有无疾病、体质状况和体力水平等。根据现代生物 - 心理 - 社会医学模式,世界卫生组织确定了个体健康的十项标准,也是目前应用最广的健康标准。在实践工作中,个人健康的十个标准常常简化为:①体温正常低于 37℃;②成人脉搏 60~100 次 /min;③呼吸 15 次 /min 左右;④成人血压不超过 140/80mmHg;⑤体重长期稳定;⑥成人饮食每日不超过 500g;⑦每日或隔日排便一次;⑧每隔 2~4h 排尿一次(白天);⑨睡眠每日 6~8h;⑩精神饱满。

以上内容是从不同角度具体地阐述了健康的定义,体现了健康涵盖的生理、心理和社会诸方面的内容,是大众化的健康标准。当然,衡量一个人健康与否,除了一般标准以外还有一些职业、年龄等特殊要求标准。可见,健康是许多综合指标的体现,很难有绝对统一的要求和标准。

三、影响健康的因素

根据 WHO"健康"及现代医学模式的内涵,影响健康的因素可划分为 6 类。

(一)行为和生活方式因素

2001 年世界卫生组织宣布人群 60% 的疾病与不良生活方式有关,而且主要集中在慢性非传染性疾病。生活方式和行为可概括为:人们在衣、食、住、行、爱好、嗜好、业余活动、风俗习惯与信仰等各方面的活动行为方式。人类虽然很早就认识到生活方式与健康有关,但由于危害人类生命的各种传染病一直是人类死亡的主要原因,因此忽视了生活方式因素对健康的影响。近些年,人们逐渐发现生活方式因素在全部死因中所占的比重越来越大。通过对我国部分城市的抽样调查,根据对八类主要疾病的死因分析,结果显示由生活方式因素导致的死亡排在首位。生物病源引起的各种传染病和寄生虫病也与人们的卫生习惯和行为密切相关。

常见的不良生活方式和行为有吸烟、酗酒、饮食不合理、吸毒、性乱、缺乏运动、药物依赖、不及时就医、生活不规律等。一些"卫生陋习"也属于不良行为之列,如随地吐痰、不洗手、不勤剪指甲等。2011 年第 66 届联合国大会召开了全球首届预防与控制非传染性疾病问题高级别会议,并通过了一份注重行动的重要政治宣言,提出了慢病防控的有效对策和途径,其中确认抽烟、酗酒、不健康饮食、缺乏锻炼为慢病的主要风险因素,同时强调人群要选择和采取促进健康的生活方式。

(二)心理因素

随着社会的发展和科学技术的进步,社会整体运转加速,人类竞争和生存压力普遍增加,由此导致的心理问题或疾患越来越严重地威胁着人类,心理及精神疾病已成为危害人类健康的主要问题之一。根据 WHO 估计,全球约有 4.5 亿人患有精神疾病,每年有 110 万人死于自杀,自杀未遂的达 1 000 万人以上。我国心理卫生服务发展较晚,所以将比发达国家面临着更为严峻的挑战。目前据保守估计,大概有 1.9 亿人在一生中需要接受专业的心理咨询或心理治疗。

心理健康是三维健康的重要组成部分,对健康而言,心理平衡的作用超过一切保健措施的总和,心理平衡是健康的金钥匙。心理平衡失调将会对健康产生直接的不良影响,轻则出现心理问题,重则发展为心理疾病,甚至会导致一些过激行为,如自杀或其他破坏性行为。心理因素与身体疾病的产生和防治密切相关,消极的心理因素能引起许多疾病,积极的心理状态是保持和增进健康的必要条件。医学临床实践和科学研究证明,消极情绪如焦虑、怨恨、悲伤、恐惧、愤怒等可使人体各系统功能失调,导致失眠、心动过速、血压升高、食欲减退、月经失调等疾病,而积极、乐观的情绪能经得起各种应激的考验。总之,心理状态是社会环境与生活环境的反映,是影响健康的重要因素。但也要防止出现心理问题"泛化"或"被心理问题""被精神病"现象。

（三）环境因素

人类环境包括自然环境和社会环境两个部分。WHO 指出，环境因素（environmental factors）对健康的影响占 17%。健康不仅立足于身体和精神健康，更应强调人体与自然环境和社会环境的统一，还应注重环境与人类发展的协调。

自然环境对健康的影响。自然环境是人类赖以生存和发展的物质基础，包括阳光、空气、水、气候、地理等。自然界养育了人类，同时人类的各种活动，特别是经济快速发展的同时，如果不注意环境保护也会造成不同程度的环境污染（水、空气、食物等），因此，自然环境里就会产生危害人类健康的各种有害因素，其危害机制比较复杂，一般具有浓度低、效应慢、周期长、范围大、人数多、后果重、多因素协同作用等特点。

影响健康的社会环境因素就更为复杂和广泛，包括战争、社会制度、公共制度、经济状况、文化教育、法制建设、风俗习惯、工作环境、家庭环境、人际关系等因素，对人类的健康均有着不同程度的影响，其中社会制度和经济状况中的收入和社会地位、社会保障、教育文化、就业和工作环境等对人类生存和健康起着极其重要的作用。人类疾病的发生、发展和转归直接或间接地受这些社会因素的影响和制约。社会环境因素既广泛又有交互作用，而且还有重叠性、恒常性、积累性及因果关系的多元性。

（四）生物学因素

影响人类健康的生物因素大致有三类：①生物性致病因素：主要指病原微生物和寄生虫为主的病原体及有害动植物；②遗传因素：现代医学证明，遗传病有近 3 000 种之多，约占人类疾病总数的 20.0%；③个人的生物学特征：包括年龄、性别、形态、生长发育、衰老状况等。

（五）卫生保健因素

卫生保健服务又称健康服务，指卫生系统应用卫生资源和医疗防疫手段，向个体、群体和社会提供的服务活动。世界卫生组织把卫生保健服务分为初级、二级和三级。初级（基本）卫生保健主要是指社区卫生服务中心和乡镇卫生院等基层卫生服务机构，以预防工作和基本医疗为主，是政府、卫生机构提供给人群的最基本的卫生服务，实现初级卫生保健是当代世界各国的共同目标。第二级和第三级卫生保健主要是指医院和医疗网，以疑难复杂病种及专科医疗为主。由于卫生保健服务关系到人的生、老、病、死全部过程。因此，卫生保健服务质量的优劣，以及医疗卫生机构、人员、资源的分配是否科学、合理，对个体和群体的健康影响重大。三级卫生服务都包括预防服务、医疗服务和康复服务，其服务中程度不等存在着医疗水平低、医疗机构管理不善、误诊漏诊、医源性疾病、不负责任、卫生技术人员不足、初级卫生保健不健全、卫生经费过少、卫生资源分配不合理、重治轻防、卫生保健服务利用率低等不利于健康的危险因素。

（六）伤害和自然灾害

1. **伤害**　伤害就是在预料之外的情况下对人造成的损害，它对人类健康造成的损害已越来越引起人们的关注。主要有车祸、飞机失事、沉船、恐怖事件、火灾、火器伤、煤气中毒、电击伤、矿难、碰伤、摔伤、坠落伤、烧烫伤、溺水、动物伤害、中毒、气管异物等，国际疾病分类（ICD-10）已将伤害单独列为一类疾病。我国伤害比例顺序为：交通事故、中毒、跌伤、烧伤、溺水、其他意外伤害。据统计，全世界每年约有 350 万人死于各类伤害事故，约占人类死亡总数的 6%，是除自然死亡外人类生命与健康的第一杀手。在我国更加明显，据中华医学会公布的一份统计表明每年有 70 万人死于伤害，占死亡总人数的 9%。

2. **自然灾害**　自然灾害通常指自然事件（如地震、台风、洪水）及其带来的破坏效应。突发的自然灾害不仅导致大量死亡，还会因政府抗自然灾害体系的完善程度而引起不同程度的社会动荡、传染病流行及饥荒，使幸存者在一定时期内依赖外界救助而生存，它对受灾人群的生命和健康有明显影响。数据显示，仅 2010 年全球一共发生各类自然灾害 950 起，仅自然灾害就造成约 29.5 万人死亡，比过去 40 年来所有恐怖攻击罹难者总和还多，共造成经济损失约 1 300 亿美元。我国各种自然灾害种类多、分布广、频率高、损失大，是世界上遭受自然灾害最严重的国家之一。仅 2008 年汶川地震造成 69 225 人遇难，374 640 人受伤，17 939 人失踪，直接经济损失 8 452 亿元人民币。2010 年我国各类自然灾害就造成损失 5 339.9 亿元。

四、健康的基本理论

（一）健康高危险性理论

健康高危险性是指对人群健康产生有害影响和不利作用的高可能性。1978 年 WHO 在阿拉木图会议上指出：改善高危人群的健康状况是"人人享有卫生保健"策略的根本目标之一。高危险性观点认为，疾病防治工作应有所侧重，要把有限的卫生资源用于高危人群。因此，研究高危性就是通过对群体危险性水平的比较分析，发现高危人群，找出卫生服务工作的重点，从而更有效地利用卫生资源制订防治疾病的措施，改善人群的健康水平。高危险性包括高危人群、高危因素和高危环境。

1. 高危人群　高危人群是指易受疾病侵扰的人群，包括处于高危环境中的人群，对环境有高危反应的人群，以及有高危行为的人群。如老人、妇女、儿童、残疾人、离婚或丧偶者、流动人口、处于职业危害者、生活环境有污染的人群等属于高危人群。由于他们比一般人群被侵害的可能性都高，因此应作为疾病防治工作的重点人群。发现高危人群是高危分析的主要目的。

2. 高危因素　高危因素是指对健康构成威胁的因素。2002 年世界卫生报告《降低危险因素，促进健康生活》中指出，全球三分之一以上的疾病负担是由体重不足、不安全性行为、高血压、吸烟、酗酒、不洁饮水、缺少公共卫生条件、铁缺乏、固体燃料所致的室内污染、高胆固醇及肥胖等十种危险因素所导致的。而高危反应是指机体对外界刺激缺乏适应或耐受能力，当身心和社会刺激达到一定的强度、频率和持续时间后，容易引发某些相应疾病，如恐高症、接触物过敏反应等。因而，不同的人对同一刺激的反应性存在着较大差别。识别与认知高危因素，以及学会判断与评估易发生高危反应的人群对于疾病预防至关重要。

3. 高危环境　高危环境是指处于对健康不利的环境，包括存在危险因素的自然环境、心理环境和社会环境。

（1）高危自然环境：高危自然环境包括地震、水灾、环境污染、自然疫源性病原体和自然界中理化因子含量的异常等，这些因素增加了某些疾病发生的危险性。例如 1976 年唐山大地震，高血压患病率从震前的 5.4% 上升到震后的 8.2%，三年后又恢复到原有水平。1990 年华东地区水灾，不但没有出现大的疫情，相反一些地方传染病发病率反而减少，这得益于政府对灾后疾病预防工作的高度重视以及卓有成效的应对措施。可见社会因素可以减少自然高危因素的作用。

（2）高危心理因素：高危心理环境很多，如离婚、丧偶、失学、失业、人际关系紧张、移居、居住环境过分拥挤等。高危环境中的自然和社会环境，往往通过心理中介引起机体的生理和病理改变。需要指出的是，处在同一生活事件中的人所产生的心理反应可能会不同，这既取决于先天的遗传素质，更取决于个人后天的生活经历。

（3）高危社会环境：高危社会环境如战争、社会动荡、经济危机、缺乏社会保障、公共卫生事业落后等。处于这类环境中的人们患高血压、溃疡病、冠心病等疾病的概率增加。

总之，高危人群、高危因素和高危环境都有其特定的生理和心理作用机制，通过中枢神经、内分泌和免疫系统的作用，降低机体的防御能力，引起机体与环境失调，导致相应疾病的发生。用高危理论来分析卫生工作的主要问题，采取重点防治措施，确定优先干预的人群以及优先干预的领域和问题，对提高资源的利用效率具有重要的现实意义。

（二）健康社会因素决定论

社会因素（social factors）是指社会的各项构成要素，包括环境、人口和文明程度。社会因素对健康的影响非常广泛，并在疾病的发生、发展和防治工作中起着重要的作用。世界卫生组织认为,随着社会的发展,人们生活方式的改变,社会因素对健康的作用逐渐居于主导地位。

1. 社会各构成要素对健康的影响

(1) 社会因素可以导致疾病:社会经济状况(socioeconomic status,SES)通常包括平均收入、教育水平、社会地位与阶层等方面。大量研究已经证实,社会经济因素对健康有着重要的影响。一般来说,经济状况较好的社会,人们的平均健康水平也较高,而经济状况较差的社会,人们的健康状况相对较低。因此,经济发达国家的人群健康状况一般要好于经济不发达国家,但并非经济越发达的国家健康水平就越高,而是那些经济水平虽不高但分配制度平等程度高、贫富差距小的国家总体健康水平却很高。这从社会发展的绝对水平和相对公平水平两个方面证明了社会因素对健康的决定作用。

疾病谱的改变也与社会发展密切相关。20 世纪下半叶,慢性非传染性疾病如恶性肿瘤、脑血管病、心脏病等疾病成为影响人类健康的主要疾病,其病因主要是不良的行为与生活方式。与此同时,一度被基本控制的传染病以及新的传染病又不断出现,其发生、发展与转归都离不开具体的社会环境与条件,直接受到社会因素的制约。据 WHO 最近发布的年度报告,未来 10 年内,世界可能面临一种新型致命性疾病的威胁,其危害程度将不亚于艾滋病、SARS 和埃博拉等疾病并强调由于交通工具的发达以及人口的频繁流动,新型疾病暴发之快前所未有,在世界范围内传播只需数小时。全球处在历史上疾病传播速度最快、范围最广的时期,人类的健康正面临着更严峻的威胁。

(2) 社会状况的改善可以提高人群健康水平:社会环境与条件不仅在危害人类健康方面发挥着重要作用,而且在改善健康方面也起着重要的作用。尽管个体对保护和改善自己的健康负有一定的责任,但显著改善一个社会或群体的健康水平却需要全社会的共同参与。社会参与程度直接影响到卫生工作的实施效果,如传染病发病率和死亡率的降低与社会环境条件的改善,以及针对公众所采取的公共卫生政策和措施是分不开的,尤其是贫困地区和贫困人口健康水平的提高更离不开全社会的共同努力。

WHO 指出,在 21 世纪,社会各部门间在卫生行动方面协调困难是加快实施全球卫生策略的主要障碍之一。要提高人们的健康水平就必须采取社会行动,要求:①将提高人们的健康水平纳入到国家、社区的经济发展计划之中;②各级政府承诺对人们的健康负有责任和义务;③改革社会制度,合理分配卫生资源,提高公平性,使所有的人都能够享受到基本的、与社会经济发展水平相适应的卫生保健服务;④结合卫生政策的改革,开展社会性的卫生保健活动,使全民参与。

总之,健康是全社会的责任,社会经济因素对公众健康水平起着重要的决定作用。社会发展停滞、社会环境的恶化可以导致社会群体健康水平的下降,而社会条件、社会环境的改善则能有效地提高人群的健康水平。

2. 社会因素对健康的决定作用　研究表明,社会因素是影响健康的最根本原因。以慢性病为例,单纯地归因于生物学因素是远远不够的,社会经济地位、教育水平、居住状况、营养和卫生设施等因素对人群健康的影响更大。换言之,健康不平等问题源于社会组织方式,社会因素决定了一个社会的健康状况。为此,WHO 健康社会决定因素委员会(the commission of social determinants,CSDH)倡导:"从现在开始,采取行动。这不仅仅是因为健康可以带来经济效益,也不仅是因为公平的生活条件有助于维护国家及社会稳定,健康更意味着是对每个人的健康和福祉的追求。公平成为近年来全世界很多国家的呼声,这种呼声成为一种全球运动。"

(1) 健康社会决定因素的概念:健康社会决定因素(social determinants of health,SDH)概念近年来得到密切关注。WHO 将其定义为:在那些直接导致疾病的因素之外,由人们的社会地位和所拥有资源所决定的生活和工作环境及其他对健康产生影响的因素。健康社会决定因素反映了人们的社会结构中的阶层、权力和财富的不同地位,其核心价值理念是健康公平。

(2) 健康社会决定因素的模型:达尔格伦(Dahlgren)和怀特海德(Whitehead)于 1991 年建立

的健康社会影响因素分层模型是健康社会决定因素经典的理论模型。该模型由内向外分别代表影响个体健康的主要因素，同时每一层的结构又勾画出了健康社会决定因素模型的内容。第一层代表不同的个体；第二层代表个体行为与生活方式；第三层代表社会和社区的影响；第四层代表社会结构性因素；第五层代表宏观社会经济、文化和环境。显然，处于内层的因素都将受到外层因素的影响。

（3）健康社会决定因素的行动构架：2008 年，WHO 健康社会决定因素委员会在其最终报告中提出了健康社会决定因素的行动框架，对各种健康社会决定因素进行整合，并讨论如何利用健康社会决定因素理论解决全球健康问题。该框架将影响健康的社会决定因素分为日常生活环境（daily living conditions）和社会结构性因素（social structural drivers）。国家和政府所采取的不同社会资源分配制度可以影响社会结构性因素和日常生活环境。为此，世界卫生组织建议各个国家应采取行动，着力改善人们的日常生活环境和社会结构性因素。

（三）健康社会资本理论

社会资本理论是从经济社会学演化而来的一个新兴理论。20 世纪 90 年代以来，已成为社会学、经济学、政治学和医学等诸多学科观察和分析问题的一个重要视角。社会资本对经济增长和社会发展起到了重要的推动作用并提供了科学的理论解释范式。探讨社会资本理及其对人群健康及卫生保健服务影响，对促进卫生事业发展，改善人类健康水平具有重要的现实指导意义。

1. 社会资本的概念　社会资本（social capital）是相对于物质资本和人力资本而言的，是指社会结构的某些特征，主要包括社会信任、社会规范和社会组织网络三个基本方面。它们能够通过协调和行动来提高社会效率，具有生产性、不完全替代性和公共品的特征。其含义包括三个层次：第一层次是所谓的"传统"的社会资本定义，即认为社会资本是在某一社会网络中固有的、基于互惠的共有的信念、共享的信息以及相互的信任；第二层次具有较广的含义，认为社会资本包括在社区居民中的横向和纵向的组织机构以及机构之间的关系，其中横向关系更能反映出社区的可识别性；第三层次具有广泛的含义，它将社会资本放入一个社会的政治制度中考察，使社会资本与集体行动和公共政策联系起来，反映的是政府、企业界以及民间社会三方合作的程度。

2. 社会资本对健康的影响

（1）社会资本的构成要素：社会资本在公共卫生领域得到了广泛的应用。尽管社会资本是一个多维的概念，其测量方法也各不相同，但用于卫生领域的社会资本主要集中在信任和结构两个维度。常用于测量影响健康的社会资本的指标有：

1）信任（trust）：对他人（包括家庭成员、邻里、朋友和社区中的其他人）和制度（包括政府、警察、政治家和记者等）的信任。

2）社会参与（social participation）：包括社会活动与政治生活的参与。前者如邻里间的互动、参与志愿组织、民主组织等活动；后者如参与选举或签名请愿等。

3）社会网络（social network）：包括直接网络和附加网络。前者是指围绕个人而形成的网络，这种社会支持与健康直接相关；后者是指通过个人所建立的各种联系而形成的网络，它反映了人们所拥有的关系的频率和质量。

4）社会整合（social integration）：是指社会不同的因素、部分整合为一个统一的、协调整体的过程和结果，即社会化。

5）社会凝聚力（social cohesion）：是指能使人们在信赖和信任的基础上，建立起共同的价值观、共同面临挑战和共享平等机会，因而达到邻居间相互信任，关系融洽与和谐的力量。

（2）社会资本对健康的作用

1）不同类型的社会资本对健康影响的途径不同：人们根据社会资本各个部分所起的作用，可以将其划分为纽带型和桥梁型两种类型。纽带型社会资本反映一个社区内成员间的纽带型关系，通过这种关系可以将共同的行为准则传递给家庭成员或朋友，对建立共同的健康准则，控制反常社会行为等具有重要作用。桥梁型社会资本是通过不同社区、不同族群等的联系而建立起来的，通过社会关系为社会成员提供了参与由不同阶层的人所组成的各种不同组织的机会。理论上，这两种资本都应与更好的健康状况相关，但有研究发现，纽带型社会资本与较差的精神健康相关联，而桥梁型社会资本与较高的精神健康相关联。

2）社会资本的卫生保健功能：社会资本对健康影响的相关研究表明，高社会资本和社会凝聚力能够改善健康状况。社会资本的卫生保健功能主要体现在：

①提高健康教育的效果：社会组织网络能够提高健康教育的效果。居民与各种正式或非正式组织之间通过建立的信任关系，能够促进居民接触并获取健康教育的知识和信息。在良好的社会网络中，居民相互间信任程度高，医务工作者开展健康教育工作，容易得到居民的理解、信任和支持。同时，群体之间的相互影响也将产生巨大的正效应，从而提高健康教育的效果。

②促进卫生服务的提供：社会资本能够促进卫生服务的提供。这是因为：卫生服务的提供者与其所服务的社区居民之间的社会资本，决定了卫生服务提供者的工作责任感。例如在一个偏僻的农村地区，政府的代理机构在监督和管理卫生服务的提供者是否坚守岗位、是否尽职尽责、能否保障医疗质量等方面是十分困难的。事实上，监管人员也不可能做到时时、处处、事事都监管着这些卫生服务的提供者。这时家庭医生、社区护士与社区居民之间建立的信任关系，有可能成为家庭医生和社区护士工作的基本动力，而这种力量的作用是卫生监督和卫生行政管理所不能达到的。

③提高卫生保健的公平性和可及性：在社会资本存量较低的社会，由于经济分配的不平等、人们健康观念的落后等，相当大比例的人群对卫生保健可望而不可即。相反，社会资本存量较高的社会，对全人群的关注程度相对平衡，国家和社会群体会采取有效措施提高卫生保健的公平性和可及性。如很多国家大力开展社区卫生服务，就是利用社会资本相对集中的社区开展卫生保健工作，充分利用社区的地理优势、人际关系将全面的卫生保健服务落实到家庭和个人，使广大群众享有高效、经济、便捷、充满人性化的卫生保健服务。

④提高疾病预防的效果：疾病预防对于提高国家和社区的健康水平十分重要，但也只有得到正式组织和非正式组织的支持，预防措施才会卓有成效。因为通过这些组织和社会网络，人们能够获得更多的信息和技术支持，如预防接种、行为干预等。此外，还能通过改变社会卫生规范来提高人们的健康水平，如吸烟、环境卫生、性行为等与社会规范密切相关。社会规范和社会网络有助于促进人们自觉地采取健康的行为和生活方式。

3. 利用健康相关社会资本的途径和方法 与健康相关的社会资本的三个基本要素包含丰富的内容，如社会规范包括社会制度、法律、道德、信仰与风俗等；社会组织网络则包括卫生行政部门、医院、卫生防疫站、医药卫生企业与家庭等；而社会规范又是社会凝聚力的主要影响因素。因此，社会资本的培育和利用需要多部门的共同参与。

（1）重视政府的作用：与健康相关的社会资本，不仅直接地促进了卫生事业的发展，而且也维护着社会的稳定。因此，政府一方面要致力于采取专门的措施来推动社会资本的建立，另一方面也要在其他的政策范畴内作出配合，以促进和协助社会资本的发展。

（2）发挥非政府和非营利组织与机构的作用：非政府和非营利组织与机构主要包括志愿者、慈善机构、群众自治组织及非正式组织等，有学者将其统称为"第三部门"。政府与第三部门之间的关系无疑是一个国家或地区公共管理模式的一个重要层面。在中国香港，第三部门在整个公共服务体系中占有不可替代的地位，特区政府一向与非政府机构有着紧密的联系，并通过与第三部门的合作，有力地推动着当地社会资本的发展。如在福利界，目前约有九成政府支持的社会福利服务是由非政府福利机构提供的。

（3）开展义务服务工作：积极推动社区居民参与义务工作，贡献自己的力量，也是发展社会资本的一项重要途径。如中国香港特别行政区政府于 1999 年成立了义工运动督导委员会，有效地推动了义务工作服务，并使之成为了社区居民生活的重要组成部分。目前已有登记义工服务机构约 2 000 家，义工人数 90 多万人。

（4）动员人人参与：正如世界银行提出的，社会资本不仅是各社会组织机构的总和，而且是把各社会组织机构凝结在一起的"胶水"，因此社区人群的积极参与，对公共卫生的关注以及由此而建立起的合作信任关系，才是建立社会资本的关键。尽管社会资本是一个抽象的概念，但其所代表的行动，如信任、沟通、互助、关怀以及参与等却都是非常实在的，每个人都有能力去付诸实施。

五、亚健康

（一）亚健康的概念

亚健康状态是 20 世纪后国际医学界的医学新视角，是人们在身心、情感方面处于健康与疾病之间的状态与体验，又称"次健康""病前状态""亚临床状态""第三状态"或"灰色状态"，是非器质性改变或未确认为某种疾病，但身体出现功能上的改变的状态。中华中医药学会在 2006 年发布的《亚健康中医临床指南》中将亚健康定义为：亚健康（sub-health）是指人体处于健康和疾病之间的一种状态。处于亚健康状态者，不能达到健康的标准，表现为一定时间内的活力降低、功能和适应能力减退的症状，但不符合现代医学有关疾病的临床或亚临床诊断标准。

亚健康的涵盖范围较为广泛，初步认为其涉及的范畴主要有以下几个方面：

1. 身心上不适应的感觉所反映出来的种种症状，如疲劳、虚弱、情绪改变等，其状况在相当时期内难以明确。

2. 与年龄不相适应的组织结构或生理功能减退所导致的各种虚弱表现。

3. 微生态失衡状态。

4. 某些疾病的病前生理病理学改变。

但具体来说，其内涵和外延还有待进一步探索。如亚健康状态与健康状态的界定，亚健康状态与亚临床、临床前状态的关系及界定，亚健康状态与一些综合征之间的关系，亚健康状态的严重程度等。

（二）亚健康的病因与发病机制

亚健康的研究兴起于 20 世纪末。迄今为止，亚健康仍没有确切清楚的病因。目前关于亚健康病因的探讨，主要有以下几个方面：

1. **行为生活方式因素** 不良的生活习惯被认为是导致亚健康状态的最常见病因。这其中包括饮食习惯、生活规律、情绪管理等。

2. **社会、心理因素** 社会因素（竞争、冲击、压力等）也是亚健康状态的主要病因，如人际关系不良、不能摆正自己的位置等。徐云的《试论社会病理学》将社会因素性疾病的病理过程分为三个阶段：动员阶段、抵抗阶段、衰竭阶段。在前两个阶段主要是一些反射性的心理生理变化和最大适应性的机体心理变化，其变化是疾病的先兆，此时人们处在"亚健康"阶段，而衰竭阶段则指进入了疾病阶段。

3. **环境污染因素** 人类社会的发展在某种程度上是以牺牲环境为代价的，环境污染也是导致亚健康的病因之一。噪音、紫外线、霓虹灯、电磁波等对人体的心血管和神经系统都会产生一些不良影响。

4. **遗传因素** 分子生物学近几年的迅速发展，尤其是通过人类基因计划的研究，人们对疾病与基因关系的认识有了前所未有的突破。遗传因素与其他因素相比，占亚健康病因较小的比例，但亲代遗传的体形特征、生理特征、行为本能等能影响疾病和性格的形成。如带有遗传性疾病的患者在未发病之前无任何临床症状也可认为是处于亚健康状态；体质较弱的人往往也与先天因素有关，与体质好的人相比，更容易患病，也可认为是亚健康状态。

目前认为亚健康的发生机制是：机体在生活过程中，受到心理、社会、生物等多种内外因素干扰，从而打乱机体所维持的正常稳态，出现潜在的病理信息。19世纪由伯尔纳和坎纳提出的"自身稳态学说"认为机体作为一个开放的系统，与外界时刻进行着物质、能量和信息的交换，以保持"稳态"。现代科学证实，人体是一个多因素相互协调、相互制约的有机平衡体。由于这个大平衡系统中的个别或若干子平衡的稳态调节发生或出现障碍，影响了人体大平衡稳态的稳态调节发生或相互调节功能，而降低其协调能力，使人体对内、外环境变化的适应性降低而出现亚健康状态。但在这个阶段，人体的大平衡稳态尚未破坏，只是处于临界水平，故偏离了健康状态仍未到疾病状态。而"稳态"的破坏可以体现为机体神经 - 内分泌 - 免疫网络功能紊乱以及氧化应激损伤而引起的基因表达紊乱，其中机体免疫系统的紊乱被认为是亚健康发生的重要环节。综上所述，亚健康是由于心理、生理、社会三方面因素导致机体的神经系统、内分泌系统、免疫系统整体失调、功能紊乱等。

（三）亚健康的常见临床表现与分类

亚健康状态的表现是多种多样的，躯体方面可表现有疲乏无力、肌肉及关节酸痛、头昏头痛、心悸胸闷、睡眠紊乱、食欲不振、脘腹不适、便溏便秘、性功能减退、怕冷怕热、易于感冒、眼部干涩等；心理方面可表现有情绪低落、心烦意乱、焦躁不安、急躁易怒、恐惧胆怯、记忆力下降、注意力不能集中、精力不足、反应迟钝等；社会交往方面可表现有不能较好地承担相应的社会角色，工作、学习困难，不能正常地处理好人际关系、家庭关系，难以进行正常的社会交往等。

根据亚健康状态的临床表现，可以将其分为下几类：

1. 疲劳，或睡眠紊乱，或疼痛等躯体症状表现为主。

2. 以郁郁寡欢，或焦躁不安、急躁易怒，或恐惧胆怯，或短期记忆力下降、注意力不能集中等精神心理症状表现为主。

3. 以人际交往频率减低，或人际关系紧张等社会适应能力下降表现为主。

上述三条的任何一条持续发作三个月以上，并且经系统检查排除可能导致上述表现的疾病者，目前可分别被判断为处于躯体亚健康、心理亚健康、社会交往亚健康状态，临床上上述三种亚健康表现常常相兼出现。

（四）亚健康的判定与测评

在亚健康的判定（或者更多地说是疾病的排除诊断）过程中，可利用现有的医学诊断方法（如病史采集、神经精神状况和整体功能的评定、影像与实验室检查等），同时可结合一些新的技术和手段，为判断是否存在亚健康及亚健康的分类提供依据。对于亚健康的判定与测评，可遵循以下几个基本原则。

1. 人体健康检测与评估是亚健康检测评估的前提　健康检测、预测、预警技术与指标体系是研究人体亚健康状态、评价体系的前提条件，因为只有研究清楚了人体健康的检测与评估标准，并以此作为参照，才有可能对亚健康状态进行检测、分析与评估，再做出科学的结论。

2. 中医四诊和辨证的分类方法是亚健康辨识评估中的重要内容　亚健康虽属当代新概念，但它的理念与中医学"治未病"的思想不谋而合。因此，以"整体观念""辨证论治"及"因人、因时、因地制宜"等为特色，且已有两千多年积淀的中医学在亚健康状态的诊察与辨识方面存在很大优势。如中医的望、闻、问、切四诊，可通过观测个体外部的宏观信息（症状、体征）推断机体内部的变化，为临床干预提供依据等，因此中医的四诊和辨证系统将对最终建立起有中国特色的亚健康检测与评估体系发挥重要作用。

3. 量表和问卷测量是亚健康状态评估中必不可少的方法　由于亚健康状态者多表现为"有症无据"，因此对亚健康人群的主观感受，采用相关的问卷或量表进行评定是亚健康检测、评估的基础内容和重要方面。《亚健康中医临床指南》中指出可采用公认的量表，如疲劳、睡眠质量、心理情绪等方面的评定量表，进一步评定亚健康的症状特点。

4. 现代医学检测技术和设备是亚健康检测评估的重要技术支撑　现代医学科学技术的发展与应用，不但为疾病临床和亚临床诊治提供了新的技术支撑和实践保障，而且也为亚健康状态的检测与动态监测提供了科学基础与信息支持。因此，所有用于疾病早期筛查和亚临床诊断的设备、仪器和技术，同样可以用于亚健康检测与评估。如近年研发并投入使用的心理及压力测定仪、热断层检测仪（TTM）、"鹰眼"疾病早期诊断系统、超倍生物显微系统、脉搏波检测、心脏负荷测定系统（AI）、量子共振检测、食物不耐受检测等。这些检测仪器和项目是对传统医学检测方法和手段的补充，可全面了解机体的健康状况。不过，这些检测手段提供的多是一种对自身整体或局部功能的评估和疾病早期的提示，而不是诊断结论，不可一概否定，也不可盲目扩大其功效。

近些年才发展起来的新兴学科——功能医学，擅长使用亚健康检测评估手段。功能医学是以人的基因、环境、饮食、生活形态、心理等共同组合成的独特体系作为治疗的指标，而不只是治疗疾病的症状的医学。它采用先进的检查技术评估器官功能，然后再根据检测结果结合个人生活形态与饮食习惯，制订个性化健康管理方案，通过非药物方式补充营养与能量并排出毒素，修复受损细胞和提升器官功能，达到获得健康的目的。

总的来说，亚健康检测与评估必须体现方法和指标的综合性、系统性和统一性。亚健康状态的表现具有多样性、复杂性和非特异性的特点，因此检测方法和技术应该建立在多学科、多途径、多层次的基础上，特别是中西医结合综合优势的发挥是亚健康检测和评估的重要前提和特色所在。

第二节　疾病与疾病预防

一、疾病

（一）疾病的概念

对于疾病（disease）的认识，历史上也曾经有过不同的观点。希波克拉底认为，人体内存在着血液、黏液、黄胆汁和黑胆汁，疾病就是四种体液在比例、作用、数量上的失调。中国经典医籍《黄帝内经》的观点是，疾病的本质在于人体的阴阳失调。在近代，德国的魏尔啸认为"疾病的本质在于特定细胞的损伤"，"一切疾病都是局部的"。同样，恩格尔给疾病下了一个定义：疾病可看作是整个生物体或其他系统在生长、发育、功能及调整中的失败或失调。随着现代分子生物学的发展，有学者认为：所谓疾病就是基因的病变。也有学者指出，疾病就是在一定病因的损害作用下，因神经 - 内分泌 - 免疫网络自稳调节紊乱而发生的异常生命活动过程。上述两种定义的共同点就是以细胞病理和基因病理为基础而提出的，还未形成与生物 - 心理 - 社会医学模式相适应的疾病观。

关于疾病概念的界定，1997 年开展的医学目的（goals of medicine，GOM）研究计划所得到的结论因具有一定的创新性而产生了较大的影响。GOM 研究计划对几个与疾病相关的概念进行了界定：疾病（disease）是指身体上或精神上的不正常，偏离统计学意义上的标准，并引起病患或残疾，或者增加早死的机会；病灾（malady）是指除疾病外许多有害健康情况的状态，包括损伤、创伤和缺陷；病患（illness）是指人主观感觉部分身体或精神不安或受损害以至于生命中正常功能受到影响等。由此看来，疾病、病患及患病是有区别的，疾病是一种病理状态（生物尺度），病患是患者说明病理状态的方式（感觉尺度），患病是患者对病理状态感觉的反应（行动尺度）。对个体来说，在疾病过程中感觉是一个重要方面，而行动尺度对患者的反应及采取行动同样重要。

（二）健康与疾病概念的扩展

关于健康与疾病的概念始终是医学模式的核心表现和争论焦点，除了健康与疾病相对论观点外，近年来还衍生出了亚健康、亚临床疾病等概念（表 3-1）。

表 3-1 健康与疾病的概念辨析

观点	健康	疾病
生理或生物观点	身体的良好状态	身体的某一部分、过程、系统在功能和 / 或结构上的反常
传染病流行病学观点	宿主对环境中的致病因素具有抵抗力状态	宿主对环境中的致病因素易感而造成的状态
生态学观点	人与生态之间协调关系的产物	人与生态之间关系不适应和不协调的结果
社会学观点	个体在一个群体中身体和 / 或行为表现正常	个体偏离了正常的身体和 / 或行为状态
消费者观点	一种商品、一种投资，在某种程度上可以买到	通过购买保健服务可以治疗、控制及治愈的一种不正常状态
统计学观点	测量结果在正常范围之内	测量结果在正常范围之外

引自：李鲁. 社会医学：5 版 [M]. 北京：人民卫生出版社，2017.

1. 健康与疾病相对的概念　所有生物都可能生病，都要经历生长、老化、死亡的过程。因此，可以把健康与疾病看作是一个连续的统一体或是分度尺。良好的健康在一端，死亡在另一端，每个人都在疾病和健康连续统一体的两端之间的某一位置，而且随着时间的推移处在不断的动态变化之中。

2. 亚临床疾病　疾病过程中不仅有机体受损害，发生紊乱的病理表现，而且还有防御、适应、代偿生理性反应，这类病理性反应和生理性反应在疾病过程中不可避免地结合在一起，是很难人为进行分割的进程和结局。亚临床疾病没有临床症状、体征，但存在生理性代偿或病理性改变的临床检测证据，如无症状缺血性心脏病患者可以无临床症状，但有心电图改变等诊断依据。

（三）健康与疾病的多元性

健康与疾病是共存的，每个人的一生都要经历生、老、病、死的全过程。健康和疾病又是相对的，患病本身包含有健康的成分，而健康的同时也含有疾病的因素。因此，绝对的健康是不存在的。每个人都是在健康和疾病连续统一体的某一位置，并且在动态变化着，可以说，健康和疾病是机体在特定时期内的一种状态。无论是健康还是疾病，都是多种因素综合作用的结果，即健康与疾病的多元性。这里我们可以用多因多果的观点加以解释。首先，疾病发生是多因的。现代病因学认为，疾病是生物学、环境、行为与生活方式和卫生服务四大危险因素协同作用的结果，并且这些因素共同作用可以导致多种疾病的结果。其次，健康状况的形成也是多因的。良好的健康状况除个体遗传和健康生活方式因素外，还需要拥有良好的社会环境因素，而社会因素在个体健康和社会健康状况中起主导性作用。

二、零级预防

（一）零级预防概念的提出与内涵

WHO 在 1983 年提出了"零级预防"的概念，使这一理念传播得更加广泛。我国健康管理学术界定义"零级预防"为通过全人群健康干预，全面预防疾病危险因素在整个社会流行，从而提高人群的健康水平。"零级预防"的这一定义，强调以人的健康为中心，以健康或疾病风险因素发生前的防控为重点，强调从"新的生命出生之前""风险未出现时""病变未发生时"和"身体未衰老时"的全生命周期健康管理。"零级预防"的核心理念是采取行动阻止风险因素的出现。"零级预防"是健康医学的重要体现，是研究构建健康管理创新理论、指导健康管理医学服务实践的重要指导思想。

（二）四级预防体系

1. 四级预防体系的构建　一级预防（primary prevention）又称病因预防，是在疾病尚未发生时针对致病因素(或危险因素)采取措施。开展一级预防常采用双向策略,即把对整个人群的普遍预防和高危人群的重点预防结合起来。前者称为全人群策略,旨在降低整个人群对疾病危险因素的显露水平;后者称为高危人群策略,旨在消除具有某些疾病的危险因素人群的特殊暴露。二级预防(secondary prevention)又称"三早"预防,即对疾病早发现、早诊断、早治疗,是防止和减缓疾病发展而采取的措施。三级预防(tertiary prevention)又称临床预防。三级预防可以防止伤残和促进功能恢复、提高生存质量、延长寿命、降低病死率。主要是针对治病和康复治病措施。目前的三级预防措施是预防和控制疾病的三道防线,不仅预防疾病的发生,还包括疾病发生后阻止其发展和疾病治疗过程中的康复防残,最大限度地减少疾病造成的危害。

"零级预防"是原有三级预防的补充,是防控措施的前移。将"零级预防"与三级预防体系有机结合,构建覆盖全生命周期的四级疾病预防控制体系。即"零级预防"是防疾病风险因素,一级预防是防发病,二级预防是防疾病复发或出现靶器官损害,三级预防是防死亡或伤残(表3-2)。

表3-2 "零级预防"和三级预防的区别与联系

项目	零级预防	一级预防	二级预防	三级预防
干预时间	获得疾病风险因素之前	获得风险因素之后,疾病发生之前	疾病发生之后,治病之前	疾病治疗中及治疗后
干预理念	健康维护与促进	预防疾病	疾病的早期正确治疗	早期康复
干预内容	导致风险因素的潜在状态	风险因素	疾病	病后康复
干预目的	预防危险因素的发生	预防危险因素导致的发病	早期发现和治疗疾病	防止伤残,促进功能恢复
干预措施	积极开展健康教育和健康促进活动、培养儿童良好生活习惯、预防接种、改善环境卫生、颁布有益于健康的法律和政策	戒烟限酒、控制肥胖和超重、改善营养失衡和营养不良、减少体力活动不足	定期健康体检、疾病普查、疾病筛查	心理康复、功能性康复等

引自:武留言,曾强. 中华健康管理学 [M]. 北京:人民卫生出版社,2016.

2. "零级预防"与一级预防的区别和联系 由于二级预防和三级预防的措施,主要针对疾病及其并发症;而"零级预防"和一级预防的干预措施,主要针对疾病的风险因素。"零级预防"和一级预防相比,在干预时间上更早一些。一级预防是具有风险因素之后进行干预,而"零级预防"则是在风险因素获得之前就进行干预。时间上的提前,将使被干预对象获得更多的健康效益。例如,我们知道吸烟是肺癌的风险因素,对已经吸烟的个体进行戒烟是一级预防。但是研究发现,戒烟者患肺癌的风险仍远高于从未吸烟者。也就是说只要"吸烟"这一危险因素在个体上存在过,那么个体患肺癌的风险就将升高。通过"零级预防",使未吸烟的个体真正意识到烟草危害,并且主动避免烟草接触,从而最大限度地保护健康。在预防理论上,一级预防更多地体现了疾病医学的思想,而"零级预防"则体现了从健康医学的角度进行的思考。相比对疾病的预防,"零级预防"将重点落在了健康的维护和促进上。

3. "零级预防"的应用前景 作为健康管理的核心学术思想之一,"零级预防"在健康管理中具有广阔的应用空间和前景。实现医学目的"三个转变"(疾病医学转向健康医学,由关注人的疾病转向关注人的健康,在重视高科技的同时更加重视人文关怀),大力开展健康管理医学服务,就必须实践对慢病风险因素的"零级预防"和早期干预。

"零级预防"将改变传统临床保健的模式。将"零级预防"和慢性病风险因素管理运用到预防保健和职业健康管理中,强调对服务对象健康素养和自我健康保健能力的教育培养,形成良好生活方式和习惯,适时缓解紧张压力,改善睡眠,缓解疲劳,从源头上筑牢心血管疾病、糖尿病、恶性肿瘤等慢性疾病的综合防线,提高服务对象的医学保健能力和水平。

"零级预防"是一种超前、新颖的预防理念。"零级预防"理念的实施和落地，将促进健康观念的转变，推动健康良好的行为生活方式；可以更加健全预防保健体系，引领疾病防控战略前移；保护和改善生活环境，提升全民健康水平。

三、中医"治未病"预防理念

（一）"治未病"内涵

我国传统中医"治未病"理念强调未病先防，顺四时、调情志、节饮食、慎用药，依靠自身的能力来抵御疾病、恢复健康。"零级预防"的理论与我国传统中医的"治未病"的思想异曲同工。

1. "治未病"的养生内涵　治未病的养生也叫摄生。在古代，多致人死亡的、与季节变化密切相关的急性感染性疾病被称为"苛疾"，是影响健康的首要因素。因此，"得道"是养生的首要方法，指根据四时的阴阳（寒温）变化进行人体的适应性调节。这种重视自然规律的思想，经过后世的不断发展，形成了具有中医特色的养生理论。"治未病"健康管理主要有四个切入点：①顺四时；②节饮食；③慎情志；④调劳逸。

2. "治未病"的预防内涵　《灵枢经》提出了疾病预防的"治未病"原则："上工刺其未生者也。其次刺其未盛者也。其次刺其已衰者也。下工刺其方袭者也。与其形之盛也。与其病之与脉相逆者也。故曰方其盛也，勿敢毁伤，刺其已衰，事必大昌。故曰上工治未病，不治已病，此之谓也"。大意是讲，治疗疾病，不能等到疾病发作了才去治疗，如果医生了解了一个病的起始，便当在疾病发作之先就进行干预，所谓"上工刺其未生者也"。后世在《黄帝内经》的这一预防原则指导下，产生了诸多具体的方法。具体包括两大类：①外感病的"治未病"；②内伤病的"治未病"。

3. "治未病"的早治疗内涵　《黄帝内经·素问》"刺热篇"说："肝热病者，左颊先赤；心热病者，颜先赤；脾热病者，鼻先赤；肺热病者，右颊先赤；肾热病者，颐先赤。病虽未发，见赤者刺之，名曰治未病"。这句话表明：不同脏之热病在病变初期的表现，是面部的特定部位出现红色。此时若能及时治疗，便可把疾病消除于萌芽或初期，这与西医学的早发现、早诊断、早治疗的疾病防治观念相一致。

（二）"治未病"的基本原则

"治未病"的基本原则有以下几个方面：

1. 摄生防病　即按照"内养外防"的基本要旨，通过采取各种综合外防措施达长期保持"正气内存，邪不可干"的健康状态。

2. 将病先防　按照"邪伏防发"的基本宗旨，通过机体微显的症状、体征表现，辨明机体实际状况，及时采取养生调摄为主，以一定的治疗手段为辅，消除未起之患的始动、促发因素、及时调摄、恢复机体的和谐状态，从而有效恢复并保持机体阴平阳秘、身心和谐的健康状态。

3. 既病防变　疾病发生后，必须认识疾病的原因和机理，掌握疾病由表入里，由浅入深，由简单到复杂的发展变化规律，争取治疗的主动权，以防止其传变。

4. 病后防复　按照"调摄为主、治疗为辅"的基本宗旨，采取各种相应措施，着力祛除留滞未尽之余邪，恢复机体气血精神、脏腑功能，促使机体完全恢复健康状态。

（三）"治未病"的主要内容

中医"治未病"的主要内容包括：

1. 调摄精神　中医强调"形神合一"，重视精神因素在疾病发生、发展、传变、预后等方面所起的作用。《素问·上古天真论》说："恬淡虚无，真气从之，精神内守，病安从来"。即指思想上安定清净，使真气和顺，精神内守，无从得病。所以，调摄精神，可以增强正气抗邪能力，预防疾病。

2. 加强锻炼　恰当的锻炼对于抵御病邪的入侵具有重要意义。华佗创造的"五禽戏"，后世发展的太极拳、八段锦、易筋经等多种健身方法，不仅能增强体质，提高健康水平，预防疾病的发生，而且还对多种慢性病的防治有一定的作用。当然，中医强调运动，但又反对剧烈运动，正如孙思邈所说"养生之道,常于小劳,但莫大疲及强所不能堪耳"。

3. 生活起居应有规律 《素问•上古天真论》说:"其知道者,法于阴阳,和于术数,食饮有节,起居有常,不妄作劳,故能形与神俱,而尽终其天年,度百岁乃去"。指出要保持身体健康,精力充沛,益寿延年,就应该懂得自然变化规律,适应自然环境的变化,对饮食起居,劳逸等有适当的节制和安排。

4. 顺应四时 《素问•四气调神大论》说"四时阴阳者,万物之根本也""阴阳四时者,万物之终始也,死生之本也,逆之则灾害生,从之则苛疾不起,是谓得道",充分体现了天地人相应的整体观念。强调个体必须适应自然气候变化,才能够避免疾病发生。

5. 药物预防 中医药调治亚健康的优势在于根据个体的不同情况给予辨证施治、综合调理。调治上关键在于理气健脾、疏肝解郁,以及养心安神、健脾和胃、滋阴补肾等为主。

6. 针灸推拿 运用针刺、艾灸、推拿手法作用于相应的穴位和皮肤、肌肉等处,以调整阴阳、疏通经络、运行气血,从而调整脏腑功能、沟通内外上下,使人体恢复阴平阳秘,脏腑功能活动协调的状态。

（四）以"医人"为目标的"治未病"理念与健康管理

"治未病"的思想与原则已贯穿于中医诊疗的全过程,包括养生、欲病先防、已病防变,病后防复。"治未病"所展现的是治病求本、医当医人、不当医病的中医精髓。与"治未病"相结合的健康管理模式具有中国特色的健康管理模式,是以传统中医药深厚的文化底蕴为理论基础。中医"治未病"思想在西医目前尚无法有效治疗慢性现代生活方式疾病管理中具有独特优势,如糖尿病、脂肪肝等。结合西医体格检查和辅助检查以明确诊断,同时收集中医四诊(望、闻、问、切)资料,进行中医证型和体质辨识,根据健康管理需求找出相关危险因素、伴发或并发症,并通过调查问卷了解患者对疾病的认识和健康需求,从而建立健康档案库,将其分类纳入健康、亚健康、患者人群中,制定分层管理策略和具有中医特色的健康宣教、干预体系。在经历了历代医学名家的实践验证和不断改进完善之后,再结合现代的管理模式,与"治未病"相结合的健康管理模式符合以人为中心的现代医学模式,充分体现了以人为本的健康管理理念,通过健康管理筛查,突出中医治未病的优势,在注重调节人体整体机能的基础上,更加重视个体体质及个体之间的差异性,对服务对象采取合理有效的咨询指导和干预,阻断疾病的发生与发展,达到帮助民众不生病、少生病、晚生病的目的。

第三节 健康促进与"健康中国"战略

一、健康促进的概念

WHO 定义健康促进"是促使人们维护和提高自身健康的全过程,是协调人类与环境的战略,它规定了个人与社会对健康各自所负的责任。"根据这一定义,健康促进无疑对人类健康和医学卫生工作具有战略意义。著名健康教育学家 Green 和 Kreuter 等人认为:"健康促进指一切能促使行为和生活条件向有益于健康改变的教育和环境支持的综合体"。他们将健康促进表达为一个指向行为和生活条件的"综合体",即"健康教育 + 环境支持"。1995 年 WHO 西太区办事处发表《健康新视野》,提出:"健康促进指个人与其家庭、社区和国家一起采取措施,鼓励健康的行为,增强人们改进和处理自身健康问题的能力"。在这个定义中,健康促进是旨在改进健康相关行为的活动。

由此可知,对健康促进存在着广义和狭义的理解。从社会发展层面(经济、生产力、文化等)和社会医学的高度将健康促进视为改变影响健康的社会决定因素、增进健康的总体战略,这就是广义的健康促进,它主要由国家和政府主导,统筹规划,全面推进。而狭义的健康促进是把健康促进本身看作公共健康领域的一项具体工作策略，主要由卫生体系人员操作。广义健康促进也可以称为"大健康促进"，要求调动政府管理层、社会、政治和经济的广泛力量，并进行科学的顶层设计与策划，制定相应的政策、法规、制度，以有效改变影响健康的社会和物质环境条件，进而促进人们维护自身健康。它是一个完全社会化的概念，强调的是国家、部门、社会对促进人类健康而承担的义务和责任，以及应采取的策略和行动。简单地说"健康促进就是政府主导，政策、环境支持下的公共健康服务。近年我国"健康城市""健康2020"等都是广义健康促进的实践探索。狭义健康促进也可以描述为"小健康促进"，现行多种专业书籍所表述的"健康促进"实际上就是这个层面的意义。它是社会、研究者介绍给卫生体系人员维护公众健康的工作策略及思维模式。强调在做维护公众健康的具体工作中要争取政策、环境的支持，动员人群参与。它是一个职业化的概念，强调的是小环境、专业工作、群体及个体对促进健康而承担的义务和责任。此类健康促进活动主要有："全民健身计划""健康中国行"等。这一类型的健康促进活动是由政府某一部门发起，有些名义上是多部门联合，但实际上仍是某一部门主导，其他部门参与度不大。另一些活动则由学术团体或民间组织策划实施。由于缺乏国家和政府层面强有力的策划、统筹和协调，缺乏系统性环境和社会资源的整合与支持，因而这些活动或项目呈现为点片或孤岛状，整体效益不高，更难形成长效机制。

二、健康促进的基本内容

《渥太华宣言》列出的健康促进工作五大领域被公认为卫生体系工作的指南，重点针对卫生体系的政府工作人员、教育和研究人员、社会团体和行业从业者，可以认为：它就是狭义健康促进的基本内容。

1. **建立促进健康的公共政策**　这里指卫生体系的工作者通过倡导促使各级各部门将健康问题提到议事日程，使之了解其决策对健康的影响并需承担健康责任。

2. **创造健康支持和有利于维护健康的环境**　通过倡导和本职工作为人们创造安全、满意、愉快的环境，包括人们的家庭、工作和休闲地、社区，还包括人们获取健康资源的途径。

3. **开展以社区为基础的健康促进活动**　确定健康问题和需求是社区行动的出发点，社区群众的参与是社区行动的核心。这要求社区群众能够连续、充分地获得卫生信息、学习机会，以及资金支持。

4. **发展个人技能**　通过提供健康信息和教育来帮助人们提高做出健康选择的能力，并支持个人和社会的发展。由此可使人们更有效地维护自身健康和生存环境。学校、家庭和工作场所均有责任在发展个人技能方面提供帮助。

5. **调整卫生服务方向**　卫生部门不应仅仅提供临床治疗服务，而应该将预防和健康促进作为服务模式的一部分。卫生研究和专业教育培训也应转变，要把完整的人的总需求作为服务对象。卫生服务责任应由个人、社区组织、卫生专业人员、卫生机构、商业部门和政府共同承担。

三、健康促进的基本策略

《渥太华宣言》提出的健康促进三项基本策略：

1. **倡导**　倡导是健康教育、健康管理工作者开发政策、社会资源的积极行动。为了创造有利于健康的社会、经济、文化和环境条件，要倡导社会对各项健康举措的认同，激发社会对健康的关注以及群众的参与意识；倡导卫生及相关部门提供全方位的支持，最大限度地满足公众对健康的愿望和需求。联合国儿童基金会提出的"社会动员"是倡导策略的升级版，也是健康促进的核心策略。

2. **赋权**　帮助公众具备正确的观念、科学的知识、可行的技能，激发其保健的潜力；使公众获得控制那些影响自身健康的决策和行动的能力，从而有助于保障人人享有卫生保健及资源的平等机会；赋予社区组织更多的权限，使社区行动能更大程度地影响和控制与社区健康和生活质量相关的因素。

3. **协调**　卫生人员以及各专业与社会团体的主要责任在于协调社会不同部门共同参与健康促进，组成强大的联盟和社会支持体系，共同协作实现健康目标。

四、健康中国战略

健康是促进人的全面发展的必然要求，是经济社会发展的基础条件。实现国民健康长寿，是国家富强、民族振兴的重要标志，也是全国各族人民的共同愿望。党和国家历来高度重视人民健康。新中国成立以来特别是改革开放以来，我国健康领域改革发展取得显著成就，城乡环境面貌明显改善，全民健身运动蓬勃发展，医疗卫生服务体系日益健全，人民健康水平和身体素质持续提高。2015 年我国人均预期寿命已达 76.34 岁，婴儿死亡率、5 岁以下儿童死亡率、孕产妇死亡率分别下降到 8.1‰、10.7‰ 和 20.1/10 万，总体上优于中高收入国家平均水平，为全面建成小康社会奠定了重要基础。同时，工业化、城镇化、人口老龄化、疾病谱变化、生态环境及生活方式变化等，也给维护和促进健康带来一系列新的挑战，健康服务供给总体不足与需求不断增长之间的矛盾依然突出，健康领域发展与经济社会发展的协调性有待增强，需要从国家战略层面统筹解决关系健康的重大和长远问题。

我国正在实施健康中国战略。十九大报告中指出，人民健康是民族昌盛和国家富强的重要标志。要完善国民健康政策，为人民群众提供全方位全周期健康服务。深化医药卫生体制改革，全面建立中国特色基本医疗卫生制度、医疗保障制度和优质高效的医疗卫生服务体系，健全现代医院管理制度。加强基层医疗卫生服务体系和全科医生队伍建设。全面取消以药养医，健全药品供应保障制度。坚持预防为主，深入开展爱国卫生运动，倡导健康文明生活方式，预防控制重大疾病。实施食品安全战略，让人民吃得放心。坚持中西医并重，传承发展中医药事业。支持社会办医，发展健康产业。促进生育政策和相关经济社会政策配套衔接，加强人口发展战略研究。积极应对人口老龄化，构建养老、孝老、敬老政策体系和社会环境，推进医养结合，加快老龄事业和产业发展。

五、《健康中国 2030 规划纲要》和健康旅游

为推进健康中国战略，我国制订了《健康中国 2030 规划纲要》。"共建共享、全民健康"，是建设健康中国的战略主题。核心是以人民健康为中心，坚持以基层为重点，以改革创新为动力，预防为主，中西医并重，把健康融入所有政策，人民共建共享的卫生与健康工作方针，针对生活行为方式、生产生活环境以及医疗卫生服务等健康影响因素，坚持政府主导与调动社会、个人的积极性相结合，推动人人参与、人人尽力、人人享有，落实预防为主，推行健康生活方式，减少疾病发生，强化早诊断、早治疗、早康复，实现全民健康。

根据规划目标，到 2020 年，建立覆盖城乡居民的中国特色基本医疗卫生制度，健康素养水平持续提高，健康服务体系完善高效，人人享有基本医疗卫生服务和基本体育健身服务，基本形成内涵丰富、结构合理的健康产业体系，主要健康指标居于中高收入国家前列。

到 2030 年，促进全民健康的制度体系更加完善，健康领域发展更加协调，健康生活方式得到普及，健康服务质量和健康保障水平不断提高，健康产业繁荣发展，基本实现健康公平，主要健康指标进入高收入国家行列。到 2050 年，建成与社会主义现代化国家相适应的健康国家。

到 2030 年具体实现以下目标：①人民健康水平持续提升。人民身体素质明显增强，2030 年人均预期寿命达到 79.0 岁，人均健康预期寿命显著提高。②主要健康危险因素得到有效控制。全民健康素养大幅提高，健康生活方式得到全面普及，有利于健康的生产生活环境基本形成，食品药品安全得到有效保障，消除一批重大疾病危害。③健康服务能力大幅提升。优质高效的整

合型医疗卫生服务体系和完善的全民健身公共服务体系全面建立,健康保障体系进一步完善,健康科技创新整体实力位居世界前列,健康服务质量和水平明显提高。④健康产业规模显著扩大。建立起体系完整、结构优化的健康产业体系,形成一批具有较强创新能力和国际竞争力的大型企业,成为国民经济支柱性产业。⑤促进健康的制度体系更加完善。有利于健康的政策法律法规体系进一步健全,健康领域治理体系和治理能力基本实现现代化。

从健康产业角度,在规划中强调,发展健康服务新业态。积极促进健康与养老、旅游、互联网、健身休闲、食品融合,催生健康新产业、新业态、新模式。发展基于互联网的健康服务,鼓励发展健康体检、咨询等健康服务,促进个性化健康管理服务发展,培育一批有特色的健康管理服务产业,探索推进可穿戴设备、智能健康电子产品和健康医疗移动应用服务等发展。规范发展母婴照料服务。培育健康文化产业和体育医疗康复产业。制定健康医疗旅游行业标准、规范,打造具有国际竞争力的健康医疗旅游目的地。大力发展中医药健康旅游。打造一批知名品牌和良性循环的健康服务产业集群,扶持一大批中小微企业配套发展。

实施中医治未病健康工程,将中医药优势与健康管理结合,探索融健康文化、健康管理、健康保险为一体的中医健康保障模式。鼓励社会力量举办规范的中医养生保健机构,加快养生保健服务发展。拓展中医医院服务领域,为群众提供中医健康咨询评估、干预调理、随访管理等治未病服务。鼓励中医医疗机构、中医医师为中医养生保健机构提供保健咨询和调理等技术支持。开展中医中药中国行活动,大力传播中医药知识和易于掌握的养生保健技术方法,加强中医药非物质文化遗产的保护和传承运用,实现中医药健康养生文化创造性转化、创新性发展。

2030战略规划主要遵循以下原则:①健康优先。把健康摆在优先发展的战略地位,立足国情,将促进健康的理念融入公共政策制定实施的全过程,加快形成有利于健康的生活方式、生态环境和经济社会发展模式,实现健康与经济社会良性协调发展。②改革创新。坚持政府主导,发挥市场机制作用,加快关键环节改革步伐,冲破思想观念束缚,破除利益固化藩篱,清除体制机制障碍,发挥科技创新和信息化的引领支撑作用,形成具有中国特色、促进全民健康的制度体系。③科学发展。把握健康领域发展规律,坚持预防为主、防治结合、中西医并重,转变服务模式,构建整合型医疗卫生服务体系,推动健康服务从规模扩张的粗放型发展转变到质量效益提升的绿色集约式发展,推动中医药和西医药相互补充、协调发展,提升健康服务水平。④公平公正。以农村和基层为重点,推动健康领域基本公共服务均等化,维护基本医疗卫生服务的公益性,逐步缩小城乡、地区、人群间基本健康服务和健康水平的差异,实现全民健康覆盖,促进社会公平。

共建共享是建设健康中国的基本路径。从供给侧和需求侧两端发力,统筹社会、行业和个人三个层面,形成维护和促进健康的强大合力。要促进全社会广泛参与,强化跨部门协作,深化军民融合发展,调动社会力量的积极性和创造性,加强环境治理,保障食品药品安全,预防和减少伤害,有效控制影响健康的生态和社会环境危险因素,形成多层次、多元化的社会共治格局。要推动健康服务供给侧结构性改革,卫生计生、体育等行业要主动适应人民健康需求,深化体制机制改革,优化要素配置和服务供给,补齐发展短板,推动健康产业转型升级,满足人民群众不断增长的健康需求。要强化个人健康责任,提高全民健康素养,引导形成自主自律、符合自身特点的健康生活方式,有效控制影响健康的生活行为因素,形成热爱健康、追求健康、促进健康的社会氛围。

全民健康是建设健康中国的根本目的。立足全人群和全生命周期两个着力点,提供公平可及、系统连续的健康服务,实现更高水平的全民健康。要惠及全人群,不断完善制度、扩展服务、提高质量,使全体人民享有所需要的、有质量的、可负担的预防、治疗、康复、健康促进等健康服务,突出解决好妇女儿童、老年人、残疾人、低收入人群等重点人群的健康问题。要覆盖全生命周期,针对生命不同阶段的主要健康问题及主要影响因素,确定若干优先领域,强化干预,实现从胎儿到生命终点的全程健康服务和健康保障,全面维护人民健康(表3-3)。

表3-3 健康中国建设主要指标

领域	指标	2015 年	2020 年	2030 年
健康水平	人均预期寿命（岁）	76.34	77.3	79.0
	婴儿死亡率（‰）	8.1	7.5	5.0
	5 岁以下儿童死亡率（‰）	10.7	9.5	6.0
	孕产妇死亡率（1/10 万）	20.1	18.0	12.0
	城乡居民达到《国民体质测定标准》合格以上的人数比例（%）	89.6（2014 年）	90.6	92.2
健康生活	居民健康素养水平（%）	10	20	30
	经常参加体育锻炼人数（亿人）	3.6（2014 年）	4.35	5.3
健康服务与保障	重大慢性病过早死亡率（%）	19.1（2013 年）	比 2015 年降低 10%	比 2015 年降低 30%
	每千常住人口执业（助理）医师数（人）	2.2	2.5	3.0
	个人卫生支出占卫生总费用的比重（%）	29.3	28 左右	25 左右
健康环境	地级及以上城市空气质量优良天数比率（%）	76.7	>80	持续改善
	地表水质量达到或好于Ⅲ类水体比例（%）	66	>70	持续改善
健康产业	健康服务业总规模（万亿元）	—	>8	16

 思考题

1. 如何理解健康、亚健康和疾病的概念？

解题思路：①健康的概念；②亚健康的概念；③疾病相关的概念。

2. 健康的基本理论有哪些？

解题思路：健康的基本理论有：①健康高危险性理论；②健康社会因素决定论；③健康社会资本理论。

3. 如何理解疾病的零级预防？

解题思路：参阅"零级预防"一节。

4. 亚健康的病因有哪些？

解题思路：主要有以下几个方面：①行为生活方式因素；②社会、心理因素；③环境污染因素；④遗传因素。

（杨 风）

第四章 ┃ 心理与健康旅游

本章要点

1. **掌握** 心理健康旅游的概念、内涵以及心理健康旅游项目设计、实施与评价工作的管理流程。
2. **熟悉** 心理健康旅游的基本原理与原则。
3. **了解** 心理健康旅游的相关背景以及不同人群心理健康管理及其应用。

第一节 心理健康概述

一、心理健康的概念

目前全球心理疾病的患病率呈现出逐年增加的趋势,而我国患有心理疾病的人数约有 2 亿,心理疾病的医疗负担在我国所有疾病的总负担中排在首位,预计到 2020 年,其医疗费用占比将上升到总医疗费用的四分之一。心理健康作为重要的公共卫生问题之一,已得到世界范围内多个国家的广泛关注和重视,人民的心理健康程度已成为衡量一个国家社会稳定和文明程度的重要标志。

（一）健康的概念

1948 年,世界卫生组织（WHO）为健康提出了一个三维的概念:"健康不仅仅是没有疾病或虚弱,而是一种在身体、心理和社会适应方面的完好状态"。心理作为健康的重要维度之一。随着人们对健康的理解越来越深刻和科学,心理健康越来越受到人们的高度关注和重视。

（二）心理健康的概念

1946 年,第三届国际心理卫生大会为心理健康（mental health）下了一个定义:"心理健康是指在身体、智能以及情感上,在与他人的心理健康不相矛盾的范围内,将个人心境发展成最佳的状态。"此次大会也认定心理健康的标志是:①身体、智力、情绪十分协调;②适应环境,人际关系中彼此能谦让;③有幸福感;④在职业工作中,能充分发挥自己的能力,过着有效率的生活。

心理健康的概念随着社会的发展也不断变化,不同的专家也提出了不同内涵的概念。1958年,心理学家 H.B. English 提出,心理健康是指一种持续的心理状态,当事人在这种情况下,能有良好的适应能力,具有生命的活力,从而能充分发挥其身心潜能。我国有学者认为心理健康是指一种持续的、积极的心理状态。人的心理健康水平可分为 3 个等级:①一般常态心理,表现为心情愉快,适应能力强,能较好地完成与同龄人发展水平相适应的活动;②轻度失调心理,表现出不具有同龄人所应有的愉快,与他人相处略感困难,生活自理能力较差,经主动调节或通过专业人员帮助后可恢复常态;③严重病态心理,表现为严重的适应失调,不能维持正常的生活和工作,如不及时治疗可能恶化成为心理疾病患者。

二、心理健康的标准

不同学者对心理健康的定义和理解不同,所给出的心理健康的标准也各有差异。尤其是不同特征人群的心理健康状况有所不同,标准也有所差别。

（一）通用标准

1951 年,美国心理学家马斯洛和米特尔曼提出的心理健康的 10 条标准被公认为是最经典的标准:

（1）充分的安全感。

（2）充分了解自己,并对自己的能力作适当的评估。

（3）生活的目标切合实际。

（4）与现实的环境保持接触。

（5）能保持人格的完整与和谐。

（6）具有从经验中学习的能力。

（7）能保持良好的人际关系。

（8）适度的情绪表达与控制。

（9）在不违背社会规范的条件下,对个人的基本需要作恰当的满足。

（10）在集体要求的前提下,较好地发挥自己的个性。

美国人格心理学家奥尔波特认为心理健康包括:

（1）自我意识广延。

（2）良好的人际关系。

（3）情绪上的安全性。

（4）知觉客观。

（5）具有各种技能,并专注于工作。

（6）现实的自我形象。

（7）内在统一的人生观。

我国的学者也提出了一个 10 条心理健康标准,包括:

（1）有适度的安全感,有自尊心,对自我的成就有价值感。

（2）适度地自我批评,不过分夸耀自己也不过分苛责自己。

（3）在日常生活中,具有适度的主动性,不为环境所左右。

（4）理智、现实、客观,与现实有良好的接触,能容忍生活中挫折的打击,无过度的幻想。

（5）适度地接受个人的需要,并具有满足此种需要的能力。

（6）有自知之明,了解自己的动机和目的,能对自己的能力作客观的估计。

（7）能保持人格的完整与和谐,个人的价值观能适应社会的标准,对自己的工作能集中注意力。

（8）有切合实际的生活目标。

（9）具有从经验中学习的能力,能适应环境的需要改变自己。

（10）有良好的人际关系,有爱人的能力和被爱的能力。在不违背社会标准的前提下,能保持自己的个性,既不过分阿谀,也不过分寻求社会赞许,有个人独立的意见,有判断是非的标准。

我国的专家还结合国内实际提出了青春期儿童、大学生、老年人的心理健康标准。

（二）青春期儿童心理健康标准

（1）智力发育正常。

（2）稳定的情绪。

（3）能正确认识自己,清楚自己存在的价值,有自己的理想,对未来充满信心。

（4）有良好的人际关系。

（5）稳定、协调的个性，能对自己个性倾向和个性心理特征进行有效控制和调节。

（6）热爱生活，能充分发挥自己各方面的潜力，不因挫折和失败而对生活失去信心。

（三）大学生心理健康标准

（1）智力正常。

（2）情绪健康。

（3）意志健全。

（4）人格完整。

（5）自我评价正确。

（6）人际关系和谐。

（7）社会适应正常。

（8）心理行为符合大学生的年龄特征。

（四）老年人心理健康标准

（1）充分的安全感。

（2）充分地了解自己。

（3）生活目标切合实际。

（4）与外界环境保持接触。

（5）保持个性的完整与和谐。

（6）具有一定的学习能力。

（7）保持良好的人际关系。

（8）能适度地表达与控制自己的情绪。

（9）有限度地发挥自己的才能与兴趣爱好。

（10）在不违背社会道德规范的情况下，个人的基本需要应得到一定程度的满足。

三、心理健康的影响因素

正如健康是生理健康、心理健康、社会适应三方面相互作用的结果一样，心理健康的影响因素也是多方面的。影响个体心理健康的主要因素有生理因素、家庭因素、社会因素和个体因素等。

（一）生理因素

影响个体心理健康的生理因素包括遗传和疾病。

1. 遗传　人作为一个整体（身体、心理）与遗传因素的关系十分密切，尤其是人的体形、气质、神经结构的活动特点、能力与性格的某些成分都受到遗传因素的明显影响。

2. 疾病　病菌、病毒干扰、大脑外伤、化学中毒、严重躯体疾病等都可能会导致心理障碍甚至精神失常。例如，旅游中可能会感染流行性脑炎等中枢神经系统传染病，导致器质性心理障碍；脑震荡、脑挫伤等可能引起意识障碍、遗忘症、言语障碍和人格改变等。

（二）家庭因素

1. 家庭结构　家庭结构是指家庭中的人员组成。家庭结构完整且气氛和谐的家庭，有利于人的心理健康，而破裂的或不和谐的家庭，经常争吵，对个人的心理明显有不利的影响，长时间容易产生躯体疾病，同时心理障碍的发生率也较高。

2. 家庭环境　家庭环境是指家庭的物质生活条件、社会地位、家庭成员之间的关系，以及家庭成员的语言、行为和感情的总和，包括实物环境、语言环境、心理环境和人际环境。这些因素都会影响到个人的心理活动和行为。

（三）社会因素

人生活在现实的社会环境中，在一定的社会环境影响下成长和发展。社会的文化背景、社会风气、社区环境、工作和学习生活环境等因素都对个体的心理健康产生影响。一定的社会文化背景，如风俗习惯、道德观等，以一种无形力量影响着人们的观念，反映在人们的价值观、信念、世界观、动机、需要、兴趣和态度等心理品质上。社会风气通过家庭、同伴、传媒等途径影响着个体的心理健康。社区对生活在其中的个体心理健康的影响主要是通过社区文化、社区环境产生的。个体所处的学习工作环境不同，其心理健康状况也会有所不同。比如，城乡差异、人口密度、环境污染、噪音、交通状况等对人的心理状况都存在明显影响。

（四）个体因素

个体某些方面的因素如外貌、能力、习惯等也会影响个体的心理健康状况。外貌较好、能力较强的个体，往往在生活中会更多地获得别人的喜爱，会感到更多的满意、愉快，这有助于其心理健康；反之，外貌较差的很多个体，往往容易感到自卑、焦虑、挫折，从而导致出现心理问题。不同的人格特征对心理健康有着不同的影响，而特殊人格特征往往是导致相应精神疾病，特别是神经症的发病基础。

（五）其他因素

在旅游过程中会有一些因素会对健康产生影响，如亲朋好友分离、扰乱正常程序、意外旅行延误增加压力或焦虑的感受、陌生环境的不安与陌生人的出现、由于文化冲击和语言障碍而产生的孤立感、非法药物和酒精的使用、旅行期间身体不健康、忘记按时服药等。

上述各种因素是相互影响、相互制约的，对一个人的心理健康往往是综合发生作用的。这些因素作用于个体将会表现出不同等级、不同类型的心理健康问题。当然产生心理问题的机制各有差异。当前研究较常见心理问题的发生机制有心理动力学理论模式、行为理论模式、人本主义理论模式、认知理论模式、心理社会因素模式等。充分了解心理健康的影响因素和心理问题发生机制是开展心理健康旅游设计的基础。心理健康旅游的设计需要密切结合旅游者的心理问题，掌握其主要影响因素，才能在旅游过程中进行精准的个性化干预，取得更为有效的结果。

第二节　心理健康旅游

一、心理健康旅游的概念

（一）心理健康旅游的阐述

心理是健康旅游的重要组成部分，对其他的因素有一定影响，且相辅相成。同时，正如前面第一章节所述，健康旅游就是以促进健康为目的的，而保持和维护心理健康是其中重要目的之一。由此可见，心理因素在健康旅游中不仅是投入，也是产出，是贯穿始终的、不可或缺的。

诸多学者在阐述健康旅游的概念时，也多提及心理或精神方面的因素。比如 Finnicum 和 Zeiger 从身体层面、智力层面、社会层面、精神层面、环境层面来阐释健康旅游，认为旅游活动可以使人获得精神的放松，达到身心愉悦与健康。Mueller 和 Kaufman 认为健康旅游首先就是人们在异地寻找健康体验，从而使身体放松、精神愉悦。

（二）旅游心理学与心理健康旅游的区别

国内外早在 20 世纪 80 年代开始研究旅游心理学，目前已经逐步趋向成熟。心理健康旅游作为一种新兴的健康旅游的重要分支，具体的理论研究与实践应用起步相对较晚，尚不够完善。但前期大量的旅游心理学的研究发展，为心理健康旅游的研究与应用奠定了良好的基础。

旅游心理学是以研究旅游者以及从业人员心理活动和行为规律，其主要目的是为旅游管理、服务和旅游消费提供重要依据，从而促进旅游业的健康发展。而心理健康旅游是以研究旅游对旅游相关者的心理健康的影响，其主要目的是为旅游相关者健康维护提供重要依据，其重心以心理健康为主，旅游是一种维护促进健康的载体或形式。

（三）心理健康旅游的概念

心理旅游概念："心理旅游"是我国学术界提出的一个新概念，国外还没有这样的提法。到目前为止，尚无学者提出为大家所公认和接受的心理旅游定义，大家对心理旅游的提法还有一些争议。

心理旅游的概念是由我国的专家较早提出来的。2002年，北京协和医科大学的心理学杨霞教授，带着自己的一批人踏上了去江西婺源的路，揭开了心理旅游的大幕。在七天的行程中，一帮在喧嚣城市中迷失自我的人从陌生到熟识，再到无话不谈，最后成立了俱乐部，定时聚会谈心。在这一周中，杨霞教授通过"工作与压力"等讲座，敏感性测试、自信心训练等游戏，使队员们真正放掉了心理上的包袱，真正自由呼吸清新空气。

2003年，北京大学金秋心理研究中心组织了北京的一些青少年，去北京周边的一些偏远的山区、农村进行春游、夏令营。其间，他们安排了诸如"对着大山说心事""怒吼"等活动，让孩子们将心中郁积的不良情绪释放出来，在纯自然的环境中领会到在学校、家庭、城市中无法领会的东西。参加心理旅游对改善人们的心理素质、纠正某些心理问题是有一定作用的。胆小、缺乏信心、人际交往能力差等问题，经短期心理旅游后效果较好。

某旅行社还专门设计了名叫"清心之旅"的心理旅游产品。心理旅游不同于一般意义上的旅游，更不是简单的游山玩水，而是在心理学家的指导下进行心理训练，这些训练有二三十项之多，分别在室内和户外进行，有集体木鞋、电网、四绳桥……甚至包括插花、设计制作软陶等。

曹静（2004）认为，心理旅游是一种新兴事物，是在旅游活动过程中针对旅游者本身心灵缺失部分，以帮助旅游者得到心理上的治疗、拥有健康心理素质为目的，加入提供包括心理调整、放松心情、缓解压力、开导难题等心理咨询服务的一种技术含量很高的旅游形式。

王晓乐（2011）认为，心理旅游是以旅游活动为实施形式，以心理咨询和治疗为实施手段，以促进参与者的心理健康为目的的新型的心理危机干预模式。

李巧玲（2018）认为，从狭义上说，心理旅游特指游客在有心理医生陪伴的情况下为了解决心理问题而进行的旅游；从广义上说，无论是散客还是旅游团队，无论是否有心理医生陪伴的旅游都可以视为心理旅游的范畴。

国外学者提出心理健康旅游的概念相对我国提出的心理旅游概念要晚。2008年日本学者在曼谷举行的亚太旅游组织年会上提出，心理健康旅游瞄准遭受尤其是久坐电脑前所导致的抑郁与压力之苦的都市一族，它不是针对严重心理疾病患者，而是感到有心理压力的人。这一概念的提出，引起了当时参会者的关注和热议。

结合本书前章健康旅游概念的提出，考虑到心理因素的重要性，综合有关专家意见和观点，以心理健康旅游的提法更为确切，既体现了心理旅游组成的重要内容，又明确了以旅游形式来追求心理健康的目标。这一提法从心理学、医学和旅游学的角度来看，更为科学和专业。

心理健康旅游是以旅游为形式，利用建设心理健康环境、提供心理健康服务、实施心理健康教育等举措，开发适宜的心理健康产品，针对旅游相关者实施全方位、全流程的心理行为干预，最大程度地维护和促进旅游相关者的心理和精神健康。

二、心理健康旅游的内涵

心理健康旅游实际就是心理健康因素与旅游的有机结合。正如辞海中所释，旅为"出游或客居"，游为"遨游"，旅游即为外出的遨游，其中必然涉及心理问题。早于《左传•庄公二十二年》记载，羁旅之臣，幸若获宥。其中的"游"实为生计所需，主要是物质生活。而当今的"游"，并非为满足物质生活而采取的唯一行为方式，更多的是解决温饱等物质生活需求后的一种精神文化追求。

（一）研究对象

从狭义上讲，心理健康旅游所服务的对象限于旅游者。从广义上讲，心理健康旅游所服务的对象是旅游相关者,应包括旅游者、旅游服务与管理者、旅游地居民等。

1. **旅游者**　主要包括具有心理健康需求参与旅游活动的人,此外还应包括陪护严重心理问题旅游者的家人和亲友等陪同人员。

2. **旅游服务与管理者**　包括提供心理旅游服务的相关人员以及心理健康旅游项目设计与实施管理者。

3. **旅游地居民**　旅游地居民心理健康也会受到旅游活动的影响。我国的李想在2014年对3 295位海南岛居民进行调查研究发现旅游对当地居民的心理健康状况产生影响,SCL-90总分低于全国常模。

（二）研究方法

1. **观察法**　观察法是通过直接观察被研究者的外部表现来了解其心理活动及其心理健康状况,进而分析其心理活动和心理健康规律的一种方法。在心理健康旅游活动过程中,通过直接观察旅游者的语言、形态和行为,有效了解其心理活动和健康效果。

2. **调查法**　调查法是通过被调查者回答问题来研究心理现象的一种方法。一般采用问卷的方式向被调查者了解情况,对得到的材料进行分析,可以确定某一特征人群的旅游心理动机或心理状况。

需求评估和效果评价时多采用问卷测量,心理方面比较常用的问卷包括艾森克人格问卷（EPQ）、症状自评量表（SCL-90）、抑郁自评量表（SDS）、焦虑自评量表（SAS）、心理健康诊断测验（MHT）、小学生心理健康评定量表（MHRSP）、生活事件量表（LES）等。

3. **现场试验法**　现场试验法是有目的地控制或提供一定的条件,人为地给予被试验者一定的刺激,从而引发某种心理现象的产生,进而进行分析研究,找出有关心理现象的规律。现场实验法是一种研究者主动进行、能实现人为控制的研究方法。现场试验时研究者可以对群体给予统一的心理干预措施、也可以对个体给予个性化的心理干预措施,最后可以对研究效果进行不同层面的分析。

4. **访谈法**　访谈法是指调查者与被调查者进行面对面有目的的谈话、交流,以了解被调查者心理活动状况。访谈法可以了解到更为深层次的东西,深入了解到被调查者的内心想法和真实态度。访谈包括个人访谈和小组访谈。其中小组访谈可以由8～10名被调查者组成。

（三）表现形式

1. **"一对一"形式的心理旅游**　即一个心理医生和一个当事人一起为心理疏导而进行的旅游,这种形式属于个体心理咨询的范畴,只是把室内咨询变为室外咨询而已。这种形式所要求的费用相对较高。

2. **"一对多"形式的心理旅游**　"一"是指一位心理医生或经培训的心理咨询人员等,"多"是指多位旅游者,通常是指旅游团队的成员,这种形式属于团体心理辅导的范畴。

（四）心理干预方法

1. **心理辅导**　旅游团队中的服务者,如具备一定心理辅导技能的导游,根据旅游者心理特点和规律,在旅游协议产生后的新型的人际关系中,运用心理学等专业知识技能,设计与组织各种心理相关的旅游活动,为旅游者提供适合其心理需求的协助和服务,帮助其准确认识自己、放松自己、适应环境、增强自身的适应能力、形成良好的心理素质。

2. **心理咨询**　旅游团队中的心理咨询师,运用心理学的理论和技术,借助语言、文字等媒介,与旅游者建立一定的人际关系,进行信息交流,帮助旅游者消除心理问题与障碍,维护和增进旅游者的心理健康,使其能充分发挥自身潜能,有效适应社会生活环境。

3. **心理治疗**　在旅游过程中,由经专业培训的临床心理治疗师,针对有心理问题的旅游者进行专业系统的帮助,以消除和缓解旅游者较严重的心理问题和障碍,促使其人格健康协调地发展,恢复其心理健康。

（五）心理健康旅游的应用

国内目前已经有不少机构或组织利用旅游形式针对不同的人群、不同的心理问题实施干预。干预的对象主要集中在学生、白领管理人群、老年人等。干预的心理问题涉及抑郁、焦虑、成瘾等。比如王晓乐等提出利用旅游对高中生心理危机进行干预。

三、心理健康旅游的特点

（一）心理健康旅游的好处

旅游活动能缓和人们紧张的心理、能陶冶人的性情，提高人的心理健康水平，故被作为一种有效的心理治疗手段。人们在旅游过程中，感受着大自然美景，忧愁与烦恼自然而然地消除，愉悦心理与自然融为一体，从而提高心理健康的水平。

心理健康旅游是旅游的一种新的类型及方式。心理健康旅游将心理调适、辅导、咨询等与旅游相结合，摆脱传统的单一固定呆板咨询形式，可以寓教于乐，咨询娱乐相结合，创新心理辅导、咨询方式、地点和内容，可以更有效地解决人们的心理问题。

（二）心理健康旅游的特点

随着时代的发展，经济水平的提高，人们已经将旅游作为心理调节方式。旅游与心理咨询、辅导都具有调节人们心理状态的作用。而心理旅游就是将心理咨询和旅游结合，起到了双重作用。与传统旅游相比，心理健康旅游有几个显著特点：

1. 旅游与心理辅导相结合　心理健康旅游作为一种特殊的旅游形式，其不仅提供一般的旅游产品，而且在旅游过程中，更注意旅游活动和心理辅导、心理训练等活动的结合。旅行社或心理咨询机构在组织心理健康旅游之前，通常会针对旅游者的问题，进行需求评估，从而将具有相似心理问题的旅游者集中在一起，继而针对性地进行心理健康旅游活动的设计。因此参加心理健康旅游的旅游者，既能在旅游过程中，接受心理咨询师特殊的指导，改善自身的心理状况；又能在心理辅导和治疗过程中享受旅游的过程。

2. 突出心理辅导效果　心理健康旅游强调将旅游和心理辅导、治疗相结合，但并不是常规的游山玩水，而是在旅游过程中，心理咨询师针对旅游者的不同心理状况，设置心理训练，进行心理辅导。由于旅游本身就能够在一定程度上改善旅游者的心理状况，因此通过心理健康旅游，更能够有利于旅游者心理问题的解决，甚至能够强化心理辅导、治疗康复的效果。在心理健康旅游中，旅游环境的独特作用会使心理辅导更有成效。心理咨询师将咨询者置于大自然中，运用各种心理咨询、辅导方法产生更为深刻的心理行为改善效果。

3. 旅游设计更适宜心理调整　不同的旅游路线和景观对心理状态将产生不同的影响。从心理学角度，对于调节悲观失望、不敢面对现实等压抑的情绪比较适合选择大海，因为大海的波澜壮阔、奔腾汹涌会使人产生一种冲击或搏击的欲望；对于人际关系问题比较适合选择仰望巍峨险峻的高山，因为高山会让人感到自己的渺小，使人们再次投身到集体的怀抱；当人们需要空间遐想、深思和创作比较适合选择空旷的草原，因为草原会使人感到大自然的广博和深远。根据心理学的原理，根据旅游者的心理问题，有针对地组织和设计旅游线路，最终达到改善和治疗旅游者心理问题的效果。

4. 与旅游者交往更为深化　心理辅导过程中，心理咨询师和旅游者必须建立真诚、友善的关系，才能达到理想的咨询效果。在心理健康旅游过程中，这种关系的建立同样非常重要。由于心理健康旅游的旅游动机比起一般旅游动机，更主要是改善或完善心理状况，因此参加心理健康旅游的旅游者都会事先将自身的心理问题坦露给心理咨询师，而心理咨询师只有先了解旅游者的内心需求和心理现状，才可在旅游前对旅游者的心理健康状况做出比较准确的评估，从而有针对性地制定旅游线路和心理辅导相关活动，最终取得比较好的辅导效果。在双向需求下，旅游者必然能够和心理咨询师达到深度交往，此外，游客参加完心理健康旅游后，即使效果明显，也需要心理咨询师采取措施巩固结果或继续治疗,在这种情况下,心理旅游组织者与旅游者的交往深度比一般旅游更为深刻。

5. 注重游客自身心理疏导 在心理旅游开展过程中,心理咨询师为了让游客通过自我调节来释放负面情绪,调整心理状态,通常会组织一些集体活动、心理游戏,从多方面引导游客,认识自身的潜能增强控制力,增加自信力。例如,开展爬山比赛等这种带有竞赛性的集体活动,让旅游者在竞赛中为了共同的目的,自觉地互帮互助,彼此陌生的人会加强沟通和了解,被关心的人也将饱含感激心情,相互之间关系融洽、忘记过去的自我。此外,在旅途中,心理咨询师还会有针对性地穿插一些心理游戏,进行心理疏导。游戏后可以让各位参加者讲述自己的问题和感受,咨询师并不做出是非判断,但会帮助旅游者总结其行程中的表现,进行提示和疏导。

当然项目设计者与管理者应关注旅游可能会带来的一些负面的心理影响,比如旅游焦虑,所以应做好相应预防和疏导。吴文源等对多名铁路旅客就旅途精神病的成因及临床特征等进行了调查与多方位综合研究,发现旅游者会出现表现为语言紊乱、眼神迷惘、理解困难、时间定向障碍和无法进行交谈、思维障碍等意识障碍,以及表现为胡言乱语、无目的行为、伤人、毁物和跳车等幻听和错觉为主的行为障碍。

四、心理健康旅游的基本原理与原则

在现代人旅游动机中,作为心理因素的精神放松往往位居旅游动机前列。当然,不同年龄、不同性别和不同阶层的旅游者健康旅游需求不一。

（一）心理健康旅游的基本原理

心理健康旅游属于跨学科内容,涉及的范畴较广,开展这方面的研究可参照的理论和原理有马斯洛需求层次理论、健康促进生态模型理论、积极心理学原理、高峰体验机制以及相关学科的主要理论。

1. 马斯洛需求层次理论 旅游需求层次理论是在马斯洛需求层次理论基础上建立起来的,从人的本质和心理需求的角度提供了对旅游活动中健康需求的心理学解释,是了解旅游动机的基础,也是旅游健康学研究的理论基础之一。

马斯洛把人的需求分为生理需求、安全需求、情感与归属的需求、受尊重需求、自我实现需求五个层次。需求层次逐步由低向高发展,一般地,层次越低的需求越容易满足,层次越高的需求越不容易满足。随着社会经济的发展,物质条件日益丰富但社会压力逐日增大,人们急需找到缓解压力、放松身心的方式,于是旅游便成为现代大众的生活必需品,旅游健康需求已成为当今人们的基本生存需要,它包含于生理、安全需求之中,必须得到有限满足。旅游是人们在满足了对基本生活必需品需要后而产生的高层次、高档次的享受型消费,参加旅游活动可满足交友、受尊重、自我实现等较高级别的需求,这些有利于人们身心的健康发展。

2. 健康促进生态模型理论 当今的健康,是大健康理念,是一个具有整体性、融合性、系统性的概念,是人、社会与环境互联融通作用的结果。从生态学的角度来看,健康是衡量个人和社区共同考虑的健康状况的一种尺度。健康的个人需要健康的家庭,健康的家庭需要健康的社区,健康的社区需要健康的国家,健康的国家需要健康的地球。健康促进生态模型将世界自然和物质属性之间的相互联系和内在依赖性框定为一种更加连贯和系统的思维方式。它阐释了人的健康与世界关系的和谐潜力。生态系统健康与组成生态系统的功能单元(包括人类)的健康之间存在很强的共生关系。健康促进生态模型表明,个人、家庭、社区、国家、国际和全球健康是高度交织和相互依存的。任何功能单元的负面扰动都可能对整个地球产生难以言说的负面影响,健康环境的变化对人的健康同样会带来巨大的影响。该模型还反映了人类在促进健康方面的中心作用。这些生态系统服务不仅满足个人基本的生物需求,而且满足娱乐、审美和精神幸福的文化需求。

心理健康作为健康的重要组成部分,同样也是一种动态的关系。心理健康在本质上与社会和环境是一种共生关系,而旅游恰恰可以作为一种有效的形式将个人的心理健康与社会和环境串联起来。健康促进生态模型从一个更为宏观的角度全面审视个人的心理健康。个人的心理健康需求各有所不同,需要不同健康环境、健康旅游产品与之对应。从健康促进生态模型的角度设计心理健康旅游项目会更科学、更系统。

3. 积极心理学原理   原美国心理学会主席、美国当代著名心理学家赛里格曼(Martin E.P. Sefigman)发起了积极心理学运动,实际上是马斯洛、罗杰斯等人本主义理论带动的新思潮,积极心理教育认为应当关注人的主观心理体验,帮助人实现其最大的潜能,充分达到自我实现。通过全方位、全过程、全面渗透、全员参与的途径,重点培养旅游者内在积极心理品质,开发心理潜能。

龚继峰(2007)对积极心理健康教育的目标提出了自己的论点。首先是初级目标,拓展积极体验。其次是中级目标,塑造积极人格。培养积极品质,塑造积极人格,是积极心理学的重要目标。最后是终极目标,形成积极环境。积极环境是个大的概念,包括积极的个人环境、组织系统与社会环境。积极心理学的目标就是促进个人与社会的发展,帮助人们走向幸福,使儿童健康成长,使家庭幸福美满,使员工心情舒畅,使公众称心如意。因此,形成积极环境成为积极心理健康教育的最终目标。

积极心理学具有更广泛引导作用的新理念,积极心理学倡导积极预防的思想,它认为在预防工作中取得的巨大进步是来自于在个体内部系统地塑造各项能力,而不是修正缺陷。这在心理健康旅游中针对普通心理人群更为合适,体现了健康中国战略思想,以预防为主,以健康为中心,通过心理健康旅游,合理舒缓心理压力,防止心理疾患的出现。当然,心理治疗师针对需要进行心理治疗的旅游者,就需要以正向的力量培育与强化来取代个案的缺陷修补,发挥其正向或积极的潜能,如幸福感、自主、乐观、智慧、创造力、心流经验、快乐、生命意义等,关注旅游者的积极品质,调动其积极反应,促成旅游者的心理疾病治疗得到最佳化。

心理健康旅游最关键的是项目组织者和工作者潜移默化式的导向行为,需要尊重旅游相关者,以旅游者为主体,充分启发和调动他们的积极性,让旅游者积极主动地关心自己的心理发展,充分利用旅游促进心理健康。

4. 高峰体验机制   高峰体验是自我实现的短暂时刻,是一种"喜出望外"的时刻,令人心醉神迷的时刻,这在健康旅游活动体现更为明显。马斯洛提出这一概念之后,人们都注意到了其对于心理健康的重要价值。但是心理和身体是互相关联的,没有基于身体健康的外在化表达,内心难以有这种感觉的产生。没有高峰体验,一个人就难以得到休息与拥有平和的心境。高峰体验是健康身体表达的内心情感流露,也是人类追求身体活动的高级状态。高峰体验是人们所能感知的与终极事物的充满喜悦的浑然一体,可看作是人类的终极动物性和族类性的最深体验,看作是我们与自然同型的丰富的生物本性的承认,同时也可看做是我们摆脱动物性的一种简单肢体活动的超越,是人类在基本需要满足后的内心追求,而这种追求最直接最外在的表现将不断地以身体活动表现出来,随着这一行动的不断外在化,不断体验,于是人们必然地要去寻求一种超越简单的身体活动的需要来满足人类另外一些享受和追求,于是久而久之,这些身体活动也逐渐变得规范化和有序化。

5. 其他相关学科理论   与心理健康以及旅游有关的学科有医学、社会学、人类学、生态学、美学、历史学、传播学、行为学等,由于心理健康旅游与社会、文化、经济等诸多因素有关,所以心理健康旅游的相关理论基础相当广泛,除以上主要理论外,本章不再一一介绍。

(二)心理健康旅游项目的设计原则

1. 健康促进原则   因为心理健康影响因素的复杂性,在开展心理健康旅游项目设计时,首先应强调健康促进原则,即利用组织、政策、法律、经济等手段,从健康政策、健康环境、健康服务、健康教育等层面,打造健康景点,最大程度地维护旅游相关者的心理和精神健康,并促使旅游景点的可持续性发展。

（1）健康政策：制定或落实有利于旅游相关者健康的政策，其中健康政策包括国家层面、地方层面的法规、行业规定、标准，企业、部门的规章制度等。比如《中华人民共和国精神卫生法》规定用人单位应当创造有益于职工身心健康的工作环境，关注职工的心理健康；对处于职业发展特定时期或者在特殊岗位工作的职工，应当有针对性地开展心理健康教育。

（2）健康环境：包括物质环境和精神环境，其中精神环境主要涉及旅游相关者和居民的精神文化生活各方面，是当地民风、人际关系、服务态度等营造出来的旅游气氛和社会生产、生活的和谐程度。还包括建立良好的旅游氛围、建立无黄赌毒景区等。

（3）健康服务：对旅游相关者进行心理健康方面的培训与教育，提升其心理相关的健康知识、健康意识以及健康技能等。

（4）健康教育：旅游健康教育是一个复杂的系统性工程，需要政府、企业、社会和个人的支持和参与，其宣传与教育的内容是大健康的内涵，心理卫生知识是其中重要的一部分。相关机构和个人可以通过各种渠道宣传心理健康信息、提供培训与学习机会来提高旅游相关者的健康维护技能。

2. **应用性原则** 心理健康旅游研究首先必须立足于社会的实际需要，为帮助旅游者、旅游地与旅游管理部门有效预防心理健康旅游风险、开发与管理心理健康旅游、促进旅游可持续发展等提供科学咨询。当然，强调健康旅游的实用意义，并不是要忽视其基础理论方面的研究，基础理论对科学研究来说具有方法论的指导意义，心理健康旅游要注意把历史回顾、现状分析与未来前瞻相结合，把实践应用与理论探索相结合，选择那些对现实问题的解决和未来问题的预防有借鉴、参考、指导作用的重大问题进行重点研究，总结规律，从而更好地认识心理健康旅游的内在本质，提出心理健康旅游可持续发展的理论。

3. **动态性原则** 健康旅游产业是流动的产业，人员、信息、物质、文化等时刻处于不断变化之中。旅游地的卫生资源配置、自然和人文环境的变化对人群心理健康的综合影响也会有所不同，因此，心理健康旅游所研究的内容也会处于不断的变化之中。在心理健康旅游研究过程中，需根据动态性原则，时刻关注并分析心理健康旅游发展中的新问题，及时揭示心理与旅游、旅游地环境、旅游者自身因素等相互之间的矛盾关系，在理论上不断丰富与发展，在实践中采取行之有效的措施、更好地使旅游地居民与旅游者心理健康均得到可持续发展。

4. **系统性原则** 系统论认为系统是由许多相互作用、相互依赖的要素所组成，是具有特定功能的有机体。心理健康与旅游产业的各要素吃、住、行、游、购、娱都有关，涉及领域广、人员多，交叉性强，关系复杂。因此应将自然科学知识和社会科学知识结合起来全面系统地分析，科学认识旅游与心理健康相互作用的规律关系，系统、有效地排除心理健康风险，促进旅游者的心理健康。如探讨心理疾病在旅游中如何治疗时，既要考虑地区地质、水文、土壤、生物、气候等自然环境的影响，又要考虑经济水平、食物结构、居住条件、卫生习惯、医疗保障等人文环境的影响，同时还要结合旅游业的特性，考虑旅游者个人条件及景区健康服务状况。除了考虑在普通旅游中旅游者所出现的消费心理，如方便心理、安全心理、清洁卫生心理、安静心理、公平心理等，还应充分考虑自身的心理相关问题及其影响因素。

5. **结合性原则** 开展心理健康教育的根本目的在于面向全体旅游相关者，基于大健康观念，树立健康心态，培育健康心理行为，预防心理疾病，增进心理健康，促进心理健康发展，全面提高心理健康素质，因而必须坚持预防、发展和矫治相结合的原则，重在预防和发展，更重要的是实施全程的、规范的、专业的心理健康教育和辅导。只有这样，才能有效帮助旅游相关者在旅程中放松自我、调整心理状态，心理潜能得到充分发展，形成对学习、生活和社会环境的良好适应能力。同时，对存在心理问题的旅游者，应针对其具体的心理问题及其形成原因，进行及时有效的咨询和辅导。对于存在心理疾患的旅游者应及时进行矫治。

（三）心理健康旅游产品的开发原则

心理健康旅游产品是在融入心理服务的旅游活动基础上开发的一种新的旅游产品。心理健康旅游产品简言之就是心理服务项目在旅游中的应用所形成的独具心理学特色的旅游产品。它在传统旅游活动的吃、住、行、游、购、娱六要素之外，增加了心理服务这个独特要素，传统六要素是心理服务这一独特要素的实施载体。这种产品使游客在游山玩水等旅游行程中参加心理工作者（心理咨询师、心理治疗师等）主持的团体心理咨询活动，充分发挥旅游团队的团体动力优势，推进游客心灵的有效成长，达到开发潜能、预防心理问题的产生或者治疗心理问题的目的。心理健康旅游产品具有自身独特的特点，是一种全新的精神旅游产品，是含有团体心理咨询活动、由旅行社和心理工作者联合开发和实施、有相应主题支撑的专项旅游产品、具有教育性的大众化消费品。

心理健康旅游产品开发的基本原则包括：

1. 心理学特色原则　心理健康旅游作为一种新的旅游产品，也就是要在旅游主题及主体内容上体现心理学特色，要将高深的心理学通俗化，用轻松快乐易于接受的心理实践活动引导大家认识、运用和享受心理学。此原则反映心理健康旅游产品的本质。与一般的旅游方式相比，心理健康旅游更加突出了心理康复或心理治疗的内容。活动组织者除了普通的导游人员，还有心理咨询师或心理治疗师，帮助旅游者在旅程中接受心理疏导和调理。

2. 快乐成长原则　心理健康旅游让旅游者不仅在旅游当时快乐，强调引领旅游者开发潜能、放松心情、学会心理调适、消除心理困惑、感受人际温暖，更为重要的是要让他们在旅游结束后还学会了应对压力、挫折及其他心理困惑的技巧和方法，实现了心灵的有效成长。此原则反映心理健康旅游产品的目标与价值。

3. 针对性原则　人们的健康状况各不相同，其健康需求千差万别。心理健康旅游产品是切实能够满足相应人群需要的针对性强的产品。无论是"预防性""发展性"心理服务还是"治疗性"心理服务，无论是心理服务项目还是旅游线路的选择，二者都要能够被旅游者认同，缺一不可。

4. 遵循旅游活动实施要求原则　心理健康旅游也是旅游，具有旅游活动的一切特质。所有旅游活动的必备要素和实施要求，比如费用、人身伤害处理、行程安排、活动内容、后勤保障等，这些旅游经营者与旅游者之间权利和义务等事项，都要在合同中进行明示并承诺严格遵循实施。这是明确相应心理健康旅游产品服务标准的必要程序和形式。

5. 保密性原则　心理健康旅游服务者和管理者，要对旅游者心理健康状况做到绝对保密，不得随意将旅游合同涉及心理问题和个人心理健康档案的内容告知他人。由于这些内容涉及旅游者及其家属的个人隐私，有些涉及人际关系，有些带有心理暗示效应，一旦泄露或公开可能会伤害旅游者的自尊，甚至影响其以后的工作和生活。

当然，心理健康旅游产品的开发可以结合各景区的相关因素，比如有的地区将佛教文化融入其中，提供了新的思路和方向，其强调佛教文化在安顿旅游者心灵上的积极作用，兼顾社会公益的同时带来一定的经济效益，对构建和谐社会和人际关系有一定的现实意义。

五、心理健康旅游的管理流程

心理健康旅游作为健康旅游学的重要构成，涉及的元素较多，如果不进行科学系统的整合设计，各种有关信息和资源将会比较分散，不能形成合力，难以有效地推广和发展。不同的旅游景点类型对旅游者的心理健康影响不同。自然景观相对于人文景观，能够更好地调节心理状态。旅游的时间长短对旅游者的心理健康的影响也不一样。因此，心理健康旅游的管理至关重要。用项目的形式对其进行设计、实施和评价会起到更好的效果。比如温州科技职业学院开展的学生心理健康旅游按照项目的形式进行，体现出了专业性。最终项目研究结果显示"点"（即个体自行进行旅游）"线"（即参加学校组织的心理旅游活动）"面"（班级团体开展旅游活动）不同的旅游组织形式对旅游者的心理健康影响不同。

（一）心理健康旅游项目的设计

1. 开展需求评估 设计的关键是要做好需求评估。需求评估包括数据收集、分析与问题诊断，是成功开展心理健康旅游的关键。可通过文献探讨、健康调查、观察、访谈、检查等定性与定量方法收集数据。所收集的数据经过整理筛选之后，可以清楚反映旅游者的心理健康旅游和景区健康发展的需要。需求评估需要明确4个W，1个H：

（1）为什么做（why）：每个个体的心理健康需求不同，各景区旅游环境也各有其独特性，能够提供的心理健康服务各不相同，进行需求评估，才可确保个体的心理需求和景区的健康服务相对应起来，开展心理健康旅游才有实际意义。

（2）做什么（what）：了解旅游相关者的心理健康问题或需求及其影响因素，根据问题的大小以及干预实施的可行性，确立重点干预的心理问题，并根据旅游路线和景点客观条件，初定构思出心理干预活动以及评价标准。

（3）谁来做（who）：应由项目团队，包括心理专家、旅游专家和景区有关人员协调相关部门和单位人员，进行整体的需求评估。

（4）何时做（when）：需求评估主要在心理健康旅游项目制定前和实施前期进行，中期和后期为确保实施质量也可以按要求进行。初期的评估可以确立心理健康旅游的发展方向，中期和后期则可不断调整和完善，确保项目的可持续发展。

（5）怎么做（how）：首先要兼顾客观与主观评估，采用定性与定量相结合的方法收集数据；其次，原始资料是来自景区的员工、游客或社区居民直接回答的数据，这样的数据较直接，但费时费力费钱。而二手资料是来自以前的调查研究、常规记录、体检报告或现存的文献，但引用时要考虑资料的正确性、时效性及可用性。

对这部分心身疾病人群进行心理旅游设计时做需求评估时需要，充分考虑他们的旅游动机中的心理因素。日本学者田中喜一将旅游动机划分为四种类型，包括：①心理动机：思乡心、交往心、信仰心；②精神动机：知识的需要、见闻的需要，欢乐的需要；③身体动机：治疗的需要、保养的需要，运动的需要；④经济动机：购物目的和商业目的。

2. 确定优先项目 利用需求评估所获得的资料，明确旅游相关者的心理健康问题或需求及其影响因素：确定好哪一类心理问题发生率最高；心理问题的负担顺位中位置靠前的；与这些心理问题有关的主要影响因素贡献因子较大的。依据心理健康问题对干预对象健康威胁的严重程度进行排序，确定优先解决的心理健康问题，比如焦虑、抑郁、成瘾性行为等。

3. 确定目标人群 根据目标人群与目标行为的关系进行分类：

（1）一级目标人群：希望其实施所建议行为的人群，即期望发生行为改变的人群，比如针对焦虑发生较高的高中毕业生设计一个心理健康旅游项目，一级目标人群就是有一定焦虑情绪的高中生。

（2）二级目标人群：对一级目标人群有重要影响的人群，他们的言行将会对一级目标人群是否采纳行为有较大影响。比如有焦虑情绪的高中生的父母、老师或朋友对他们的影响很大，可以考虑这部分人群陪同去旅游。

（3）三级目标人群：主要指政策决策者、经费资助者和其他对计划实施有重要影响的人。比如推动这个项目实施的教育部门负责人、资助这个项目的某基金负责人等。

4. 明确项目目标和具体指标 目标是项目的工作方向，是期望达到的结果。比如通过对存在焦虑高中生进行心理健康旅游项目，达到缓解其焦虑症状，促使其心理恢复正常和健康成长的目的。为实现项目的目标，需要设计具体的指标。具体指标的制定可以遵循SMART原则：具体的（S——special）；可测量的（M——measurable）；可完成的（A——achievable）；可信的（R——reliable）；有时限性的（T——time bound）。

比如焦虑高中生心理健康旅游项目的具体指标可以设计为 100% 的高中生知晓相关心理知识；90% 以上的高中生改善了相关心理行为；80% 以上的高中生焦虑症状减少或消除。

5. 确定干预策略　干预策略是指达到目标的方式、方法和途径，一般分为教育策略、社会策略、环境策略和资源策略。

（1）教育策略：通过信息传播、技能培训、行为干预等方法，提高目标人群的心理相关知识和技能，促进目标人群的行为改变。

（2）社会策略：通过社会倡导，让全社会都来关注特定的心理健康问题，营造良好的社会舆论氛围，引导正确的心理健康理念和行为。

（3）资源策略：充分动员、协调、利用社会中各种心理有关健康教育与健康促进资源，支持心理健康旅游产品的开发与实施。

6. 保障措施　任何项目的顺利实施都离不开政策、人财物、监督监管等，在设计项目时应充分考虑时间安排、人员分工、经费预算、项目考评等有关保障性措施。

（二）心理健康旅游项目的实施

心理健康旅游是按照项目设计所规定的方法和步骤组织的具体活动，实施的干预活动是项目的主体工作，也是重点和关键。项目的实施可以按照 SCOPE 模式将实施工作划分为 5 个主要环节：

1. 制定实施时间表（schedule）　心理健康旅游实施时间表实际上就是一个按照时间实施计划的工作表，具体元素包括实施时间、工作内容、负责人员、工作地点、经费预算、设备设施等。制定时间表要考虑实际操作程序、运作过程、人员和经费投入、问题与困难等因素，目的就是要根据实际人力、物力条件和以往工作经验作出具有可行性的科学安排。实施时间表的制定重点主要是时间计划和经费预算两个方面。时间的计划应包括旅游前准备时间、旅游实施时间和旅游后期评价总结时间。经费的预算应结合心理干预特点进行预算，包含培训以及后期跟踪服务有关费用，经费执行率 = 按期发生的经费额 / 同期预算经费总额 ×100%，实际经费开支与预算之间的允许差距一般为 10%。

2. 控制实施质量（control of quality）　质量控制是与项目实施相伴而行的监督与技术保障，是了解项目实施的运行过程和结果、及时发现和解决实施过程中存在的问题，保证心理健康旅游项目顺利实施、取得预期效果的重要环节。质量控制的内容主要有 5 个方面：①对项目工作进度的监测，包括干预活动是否按时间进度表进行，如有特殊原因需要调整干预活动的时间安排，需与项目组织者沟通，进行合理的调整，以免影响整个进度；②各项心理旅游活动在内容上、数量上、质量上的监测，即应注重是否按照计划的活动内容实施，并达到了数量和质量的要求，覆盖到预期的对象，可以用数量、暴露率、有效指数等指标描述；③心理旅游项目实施人员工作状况的监测，主要是考察实施人员是否按照项目计划接受项目培训，实施过程中是否按照培训的技术要求操作；④项目的心理干预有效性在知识、态度、行为、技能等方面的监测，主要是考虑对项目对象的阶段性产出是否符合预期，可以及时发现问题、纠正错误，确保项目目标的最终实现；⑤项目经费支出与预算的监测等，主要是设计活动的实际开支与预算的吻合程度以及分析经费支出与预算之间出现差距的原因。质量控制的方法主要采用观察法、记录与报告、访谈法、调查法等。

3. 建立实施的组织机构（organization）　开展心理健康旅游项目的首要工作就是要建立项目实施的组织机构。

（1）领导组织：任何项目计划的实施都必须有一个强有力的领导组织。它既可以由所属的或更高的行政机构兼任或代理负责，又可以按需要另行成立。领导组织的成员需要根据实施工作所涉及的范围和部门来确定，一般包括与该项计划实施直接相关的部门领导和主持实施工作的业务负责人，另外，聘请有相当专业水平的专家学者、鼓励公众参与也是十分必要的。领导机构的成员必须对计划内容十分熟悉和了解,对预期效果具有信心,支持该项计划。心理健康旅游项目计划涉及范围十分广泛,需要多部门分工合作,这就更需要一个具有影响力和决策能力的领导机构。

(2)执行组织:执行组织是指具体负责操作和运行项目计划的组织。除特殊情况需要另行成立专门组织外,一般执行组织往往设置在某一相关业务部门内,其成员由专业人员组成。其职责是分解计划中的每项任务,将计划的意图付诸实施、开展活动、实现目标,同时向领导组织汇报工作,听取领导组织的意见,征集协调组织和群众意见。执行组织的确定或组成往往取决于计划的申请单位和经费的来源。执行组织人员的数量和专业组成根据计划内容确定,既要适应工作需要,又要避免庞杂。执行人员应确保相对稳定性。

4. 配备和培训实施工作人员(person) 实施心理健康旅游项目的过程就是工作人员把计划分解并用具体的方法表达和体现计划的思想和实现计划目标的过程。为了成功地完成这一过程,工作人员必须经过严格的心理专业训练,熟悉项目的管理程序,具备专业的知识和技能、拥有很强的专业素养和专业精神,并定期参加培训、学习新的工作方法。

(1)实施人员:心理健康旅游项目计划实施人员应根据计划具体内容确定,既要考虑到人员的数量,又要考虑到人员的专业能力,他们应掌握和具有心理相关的知识、技能以及经验,必要时可以聘请相关业务人员共同工作。

(2)培训计划:在制定项目计划之前,全面了解任务内容和评估培训对象是十分必要的,因为制定培训计划的依据是执行任务的需要和培训对象的需要。通常制定定期的培训计划对于项目的稳定性、全面性和生命力具有很大的作用。培训计划是培训工作的基础,因此一般要制订得非常详细,需求分析、培训目标、评价方法、培训效果、经费预算等都必须考虑到。

(3)培训班组织:培训班的组织应注意结合任务和培训对象的实际情况。

(4)培训方法:心理健康旅游项目的培训工作是为了完成特定的任务、解决现实问题、针对有工作经验的相关人员进行的教学工作。应多采用参与性教学方法,提高学员积极性和热情,共享学员的知识和经验,帮助学员理解和记忆。

5. 配备和购置所需设备物件(equipment) 在执行心理健康旅游项目时,选择和制作合适的教育材料(传播材料),是心理健康旅游项目计划和实施工作需要很多设备物件的支持,它们大到交通工具,小到纸张、铅笔,凡是实施工作所需要的都与成功实施有着密切的关系。

(三)心理健康旅游项目的评价

评价(evaluation)是根据一定原则或标准,通过仔细检查确定各项活动(如项目、计划方案、健康技能)的实施情况、适合程度、效益、效果、费用等,并与预期目标进行比较的过程。评价工作是科学管理的重要内容,它应结合计划发展的每个阶段,贯穿于计划设计、实施和总结的全过程,是一项系统工程。

通过评价,可以确定:心理健康旅游计划的先进性与合理性;心理健康旅游活动是否适合于目标人群,各项活动是否按计划进行及各种资源的利用情况;心理健康旅游计划达到预期目标的程度及其影响因素。还可以总结心理健康旅游项目的成功与不足之处,提出进一步的研究假设;向公众介绍项目结果,扩大心理健康旅游项目的影响,改善公共关系,以取得目标人群更多的支持与合作;向项目资金提供者说明项目结果的完成情况等。

评价的类型主要有形成评价、过程评价、效果评价、结局评价。

1. 形成评价 形成评价是在心理健康旅游项目实施前或实施早期对所作的评价,通过收集信息,分析旅游者的心理健康需求程度,阐明旅游者心理健康问题的程度和性质,发现开展项目工作的有利条件和障碍,以帮助决策,制定合适的干预策略和措施,确保心理干预措施的合理性、可行性。

形成评价主要内容包括为制定实施方案及干预所做的需求评估及为执行项目实施工作所提

供的基础资料。形成评价主要获得以下信息：景点的基本概况，旅游者心理健康问题的社会、空间、人群分布及其产生原因，可能促进和阻碍项目实施开展的因素，有哪些相关政策，已经实施了哪些干预措施，有哪些可利用的人、财、物资源，需要开发和提供哪些新资源等。

2. 过程评价　过程评价测评的是心理健康旅游项目投入、活动和产出过程，贯穿项目执行的全过程，就是根据心理健康旅游项目实施方案，系统地考察整个执行过程，并与实施方案的目标和措施等进行比较，对执行情况做出结论。过程评价目的在于保证实施工作按计划顺利进行，控制项目工作的质量，保障能够达到预期效果。过程评价需要有计划、常规性地进行，掌握项目工作的执行情况，及时了解阻碍实施的原因，从而根据目标和实情及时调整实施方案和工作计划，保障工作质量。

过程评价主要评估项目活动执行情况、覆盖面、目标人群的满意度、项目活动的质量、工作人员工作情况和资源使用情况等。主要的评价指标有干预活动覆盖率、干预活动参与率、健康教育材料拥有率、干预活动执行率等。

3. 效果评价　效果评价是评估项目实施工作是否取得预期效果，评价目标人群心理健康相关行为及其影响因素、健康状况的变化情况。按照效果呈现的时间进程划分，可分为近期、中期和远期效果评价。近期主要侧重于心理健康知识、态度、信念等的转变程度，发生转变者的比例等；中期主要侧重于心理健康行为转变方面；远期主要衡量目标人群的心健康状况变化情况。如果要评估健康促进景点的效果，可以从健康理念的转变、健康政策的制定、健康环境的改善、健康服务的提供以及健康素养与健康素质的增强等方面所取得的效果进行评估。

4. 总结评价　总结评价是综合形成评价、过程评价、效果评价以及各方面资料做出总结性的概括。综合性指标更能全面地反映出心理旅游项目实施工作的成效。实际工作中，多使用综合评价方法来评价项目工作进展和成效的情况。当然心理健康旅游所面临的问题也不少，目前国内心理咨询行业的发展不成熟、心理学专业人士的素质参差不齐、心理咨询收费较高、公众对心理问题和行业的认识不足等，制约了心理健康旅游模式的广泛和深入发展。

第三节　不同人群的心理健康旅游管理与应用

当前国内外有一些学者、旅游组织对特定人群开展了心理健康旅游活动，其中有的分析了旅游者的旅游心理动机，有的评估了某些类型旅游对心理促进的效果。如国外某调查研究，24例癌症患者旅游动机中有14位最主要旅游动机与心理健康有关（Philippa Hunter-Jones，2004）。杭州城市白领健康旅游意愿，逃避放松和健康促进居第二位，仅次于体验学习（王佳等，2013）。海滨疗法有助于减缓高抑郁水平群体的压力感（Harumi Takeda，2011）。听（观）瀑布状态下能够引起人的左右脑电波的变化，使人处于一个比较放松的状态，大脑会缓和紧绷的情绪、减少疲惫感（李天佑，2013）。户外拓训能够改善网瘾大学生抑郁情绪（李天佑，2009）。

适宜人群进行心理健康旅游选择的原则主要以旅游者健康需求导向和问题导向为主。按照心理的特点可以将适合心理健康旅游项目的人群分为三类，即普通心理人群、异常心理人群和心身疾病患者群。

一、普通心理人群的心理健康旅游管理与应用

在传统旅游项目中，设计一些心理健康活动，会有助于旅游者的健康。某温州高校大学生开展过的多形式（音乐辅导、舞蹈辅导、绘画辅导、冥想放松和宣泄活动设计、团体活动）旅游活动对于大学生心理健康有较好的促进作用。

（一）适应对象

普通心理，也就是正常心理，是与异常心理相对而言的，是指身体智能与情感上与他人的心

理健康不相矛盾的范围内,将个体的心境发展到最佳状态。每个人在成长的过程中,或多或少都会遇到一些心理障碍,和所有的生理疾病一样,在患有心理障碍的初期阶段,是最容易治疗的。心理健康旅游是舒缓心理压力、释放精神负荷的有效形式。对于健康的人群,尤其是已发生心理问题的高危人群,适时地开展心理健康旅游可以有效地预防心理疾病,提高生活质量。

（二）适宜形式

对普通心理人群健康旅游形式的选取来说没有严格的限制,只要能够有效地维护旅游者的心理健康,都可以选择。选择的原则主要以旅游者健康需求导向为主。当前常见的形式有综合性的有多个旅游动机的健康旅游,比如游山、玩水、求知、娱乐、疗养、保健、体验等,还有倾向于专项的温泉旅游、户外游憩、Spa旅游、森林旅游、海洋旅游、拓展旅游、园艺养生旅游、中医旅游、文化旅游等。

（三）涵盖内容

对于普通心理人群的健康旅游设计,其内容以大健康为主,没有特别的取向,以景点特点、旅程特征和旅游需求为主,可以在旅程中涉及一些陶冶情操、愉悦心情、心理健康素养学习、心理健康技能训练等相关环节。关于心理方面的内容可以包含与心理相关的健康素养基本知识、理念与技能,生活与工作常见心理卫生知识,健康旅行相关的心理问题舒缓技巧等。这些知识点均需要根据旅行设计融入日常安排之中。这种健康旅游的设计是以常规性旅游为主,而心理是为辅助性的。

（四）实际应用

举例:高中生心理健康旅游项目设计思路

1. **需求评估**　高中生心理压力的研究证明高中生心理健康受到严重的威胁,约三分之一的学生处于高压力水平,为缓解高中生的心理压力,维护其心理健康,可以组织高中生开展团体性的心理健康旅游。

2. **项目设计思路**

（1）人员招募:在活动的前期一个月左右的时间,在网站,各高中校园,小区中张贴广告宣传。招募活动参加的对象(高中生,以及他们的家长)。活动前一周召开动员大会,并实施前测。

（2）调查测验:基线调查采用质、量结合的研究方法。即运用访谈法,为参与者每人建立档案,并让参与者口述自己曾经不幸的遭遇和目前存在的问题,作为质性研究的前测;采用中学生心理健康诊断测验,作为高中生量化研究的基线调查资料。

（3）活动安排:活动地点选取,某山水风景区,活动为期两天,这样学生利用周末的时间就可以参加。

第一天上午:心灵之旅(徒步上山,沟通为主)

中午:野餐(感受回归自然的畅快)

下午:午后休息过后,团体心理咨询:水边心灵茶坊——说出你的压力;有效的压力发泄训练。

晚上:个体心理咨询——解读你的心灵(针对基线调查的结果,给予针对性的解释和建议)

第二天上午:高效能父母讲座(教会父母如何改变自己不正确的观念,帮助自己的子女解决心理问题)

下午:心理学训练(针对高中生身上存在的不同问题,开展不同的心理学训练)。例如:环境适应训练:松鼠搬家,寻找归属;沟通交往训练:人体"拷贝","盲人"旅行;竞争合作训练:巧渡小河,穿越沼泽地;自我意识训练:自画像,留舍最爱;意志责任训练:祝福花篮,突出重围。

（4）效果评估:开展中期调查与基线调查的工具一致,目的是要对比被试训练前后的心理状态是否有所改善。测试时做好文字记录,可以进行深入的质性分析。量化的诊断结果则可以与基线调查的数据做统计学分析。还可以进行追踪回访,科学评价长期效果。

二、异常心理人群的心理健康旅游管理与应用

开展心理健康旅游对于消除或缓解异常心理问题有一定的作用。国内外已经开展了不同异常心理人群的心理健康旅游研究：两天一晚周末旅游可以有效消除日本某公司员工的紧张（Atsushi Kawakubo，2017）；假日旅游可以减轻抑郁症状，1周的休闲对心理健康改善更为明显，效果显现持续时间可持续6周（Cohen MM，2016）。自闭症/孤独症家庭亲子旅游有一定的治疗效果（Diane Sedgley，2017）。

（一）适应对象

1. 异常心理人群的界定　异常心理或心理异常，是在大脑生理生化功能障碍和人与客观现实关系失调的基础上产生的对客观现实的歪曲的反映。心理异常一词是对许多不同种类的心理和行为失常的统称。其表现可以是轻微的，也可以是严重的，人们在日常生活中常用精神病、变态行为、情绪障碍这样的词来对此加以描述和区分。

2. 异常心理的现象　异常心理人群多会出现一些行为反应或现象，包括有疲劳感、焦虑反应、类似歇斯底里现象、强迫现象、恐怖感、疑病现象、偏执和自我牵挂、错觉、幻觉、自笑等。

3. 异常心理的分类　常见异常心理的分类有：焦虑障碍、抑郁障碍、躯体形式障碍、人格障碍、睡眠障碍、进食障碍、自杀行为等。

（二）适宜形式

1. 旅游形式　旅游的形式和种类按照旅游目的、内容、距离、区域、时间等不同的标准划分差别较大，各有特点。对心理异常人群的心理健康旅游形式划分从其成因、表现、需求方面考虑更为合理。为便于组织和设计，从旅游者的情绪、情感、人格特征以及心理问题康复和治疗需求可以划分为以下几个主要形式。

（1）放松型：焦虑障碍、抑郁障碍、睡眠障碍等成因可能与心理压力过大、紧张等有关，这些旅游者可以选择利用旅游的形式进行放松，为其设计心理压力缓解等方面的心理健康旅游路线和项目。可以选取具有一定旅游资源优势的自然生态景点，比如山清水秀、鸟语花香的山水景点、田园风光、乡村驿站（森林旅游、山川旅游、海洋旅游、乡村旅游等），远离繁杂喧闹的城市，进行休闲式的旅游生活，利用自然生态系统的调节功能和服务功能，顺其自然、自由自在，放松身体和锻炼身体，清净思想、净化心灵，再加上旅程中的多种心理教育活动以及心理咨询师的科学指导和精心服务，使旅游者有回归大自然的感觉，最大程度地恢复到自然状态。

例如，森林中舒适宜人的气候可以对人体神经系统功能进行调节，使人心情舒畅、精力充沛。森林中较大的湿度和较弱的风力、清新的空气、丰富的氧气量和负离子，适合于"精神系统疾病疗养"。森林旅游就可以利用森林的特殊环境和条件，设计一套适应心理异常旅游者以缓解压力、放松心情为目的的心理疏导型森林休闲旅游项目，从而影响他们的心理状态，改善或改变心理问题人群的认知、信念、情感、态度和行为等，以降低或解除不良心理状态。

（2）求知型：心理疾病病因中的影响因素除了生物因素外，更有心理社会因素，后者包括了人格、家庭、社会、文化等诸多方面，而最深层次的根源是文化上的某些缺陷。知识和文化影响着人们的心理，塑造着人们的行为。一个人的知识掌握程度和社会文化背景既可影响他对个人心理问题的认识，又可进一步影响其寻求心理帮助的行为。当前多种文化、多种价值交错冲突，再加上复杂多样的生活方式，使人们陷入了精神空虚、情感丧失的尴尬境地，面对这种"心理危机"，满足文化需求成为解决问题的重要途径。文化是治疗身体、心理问题和解决灵魂归宿的根源。以文化为主的生态旅游是心理异常人群旅游的一种适宜形式，可以满足他们对相关知识与文化的追求，重新塑造人格，用更新的文化陶冶情操，最终起到心理康复作用。文化生态旅游按时间可以分古代文化和现代文化生态旅游，按地域可以分东方文化和西方文化，按种类包括历史地理考察、读书学习、棋琴书画诗词、歌舞文字美学等各种艺术修养的感受和领悟。中国的传统文化旅游拥有

中医、心学、易经、命理学、儒家、道家、佛学等优势,这些文化对心理康复都有着很好的作用。

比如红色文化旅游可以唤起人们的红色记忆,是精神支柱与力量源泉,能提高民族凝聚力和国家竞争力,能保持思想的先进性。红色旅游文化所开展的红色主题会展或表演活动,会增强红色文化的吸引力和说服力,触及旅游者的心灵深处,促进旅游者对红色旅游文化的心理认同。红色革命精神文化还可以培育人吃苦耐劳、坚强意志、爱国的精神,有助于心理疾病的治疗康复。

佛教文化注重"心"的修炼,保持内心平静祥和,很多方面与心理旅游的目标不谋而合。佛学文化具有类似心理开导和治疗的效果,甚至能替代一些专业的心理学知识和方法,来化解佛教信仰者的心理烦恼和压力,使其保持良好的心理健康状态。

(3)冒险型:部分心理问题患者,比如抑郁和人格障碍患者,表现出自卑、信心不足、不敢突破自我、不敢冒险。针对这一类型的人群,就需要对其进行引导,给予一定的刺激,比如让他们通过具有一定探险性质的旅游活动,树立自信,解决障碍问题。具有探险性质的旅游包括传统的休闲型探险旅游、运动型探险旅游、娱乐型探险旅游、竞赛型探险旅游,还有新型的都市探险旅游、主题探险旅游等。这些探险多以徒步、驾驭、滑行、攀登、漂流、航行、潜水、野营、模拟等形式体验。这种体验往往是出于对新颖的、未尝试过经历的探索,寻找刺激感受,从经历中进行知识的积累、能力的提高,满足自我实现的需求等动机,能使人产生不同程度兴奋或刺激的旅游活动,在活动过程中能锻炼旅游者的意志和毅力,增强旅游者解决各种困难的应变能力。开展这些具有一定冒险性质的旅游活动,对于异常心理人群更为有益,除能增强人的体质和本性(包括情感的丰富),远离现实生活,还包含特定智力、身体或情感的冒险和挑战,更能为旅游者提供寻找快乐、学习和自我发展的机会和收益。

比如野外海岛旅游,人到野外体验原始生活是对自己的一种挑战,是人的自我锤炼、自我提高和对生活的自觉调整,带有鲜明的挑战意识和征服心理。表面上是要征服那艰险、恶劣的自然环境,实质上则是对自己体能、意志、毅力、知识、心理素质等方面的全面挑战,是个人海岛野外生存能力的全面展现。挑战自己的身体和心理的极限,使人在明白自己力量的同时,也清楚认识到自己的限度。它是克服怯懦心理、培养自信心和强者心态的绝佳途径。

当然,开展冒险性质的心理旅游项目一定要加强对旅游者的心理与安全教育和培训,提升其户外生存、安全防范、急救知识与技能等,更需要心理辅导和安全防护人员的引导与保护。

(4)愉悦型:娱乐也是旅游的六大要素之一,是以心情愉悦为过程与目的的展示人的能力的活动方式。旅游行程中,精神上的愉悦体验能够潜移默化地影响旅游者的心理和健康,这点对异常心理人群更为重要。旅游者希望旅游活动能给他们带来愉快的心情,特别是当旅游者参与旅游娱乐活动时,追求心理愉悦这一目的则体现得更为明显。以娱乐为主要目的的旅游也就更符合心理异常人群,尤其是儿童少年群体或者主要为追求娱乐式消遣的人群。这类旅游往往具有娱乐性、参与性、大众性、观赏性、吸引性。从感官和体验上来划分可以分为观赏性和参与性旅游两大类别。常见的以娱乐为主要目的的愉悦性旅游有主题娱乐公园、博彩娱乐旅游、主题公园、度假中心以及杂技、音乐、综艺等各类表演。

比如针对具有人格障碍的儿童,可以选取一些适合儿童特点的主题公园、儿童游戏乐园、动植物园等,可以更好地让儿童参与体验,增加其愉悦心情的机会和时间,同时趁机在娱乐的旅游活动中增加心理康复或治疗的内容,这样可以起到事半功倍的效果。

(5)治疗型:严重的心理异常已经妨碍正常生活,应以心理疾患治疗和康复为主,对心理治疗服务更为看重,而对景点的要求相对较低,可以与中医养生、疗养旅游结合起来。这类旅游者需要全程有陪护人员,心理治疗师也要根据个体差异制定个性化的心理干预方案。

因为心理异常旅游者的心理状况不一,再加上其他的旅游动机各有差异,相比普通的旅游者,他们的旅游需求存在复杂性、多样性,所以在选取旅游形式上需要寻求一种可行性较高的模式,可以采取单一形式,也可以采取多种组合的形式。

2. 活动形式

（1）心理健康教育专题培训：采用主题讲座或参与式培训的方式，在行程的某个时间点，宣讲一个心理主题，也可以根据心理问题的复杂程度和重要性以及旅游者的健康需求设计一系列心理健康教育课程。心理专题培训方式的优点是信息量大，可以将旅游者集中在一起，使其系统地掌握心理健康的基本知识、增进心理健康的途径和方法，帮助他们认识心理健康对健康生活的重要意义。授课的方式可以采用启发式、解说式、发现式、探讨式、研究式、讨论式、参与式相结合，力求培训氛围生动、活泼、和谐、高效。

（2）渗透式教育：心理异常人群的心理教育与行为干预应以相对应的心理问题为主，注重针对性原则，还需要兼顾持续性和系统性原则，单靠一两次的讲座或培训难以取得好的效果，需在旅程中进行全程的渗透式宣传教育。一是需要培训导游、项目工作人员、景点工作人员的心理卫生工作服务技能，规范其服务的沟通用语、表述内容、语气、和服务方式，确保旅行全程中提供贴心舒适的有益于心理健康的服务。二是需要建设突出心理特点、适宜健康旅游的环境，结合景区特点、美好环境，开展文化建设，设置一些有利于陶冶情操、人格塑造的景点或提示，比如有益心理健康的红色文化、哲学文化、宗教文化，利用环境熏陶对异常心理进行潜移默化的心理教育与治疗。

（3）心理咨询：分为个体咨询和团体咨询。个体咨询是指心理咨询师或心理治疗师按照个体性原则对个别的心理问题较为严重的旅游者进行精细化的心理咨询和辅导，甚至是进行用药方面的心理治疗帮助。可以采用面谈、信息沟通或电话沟通的方式有针对性地向这些有需求的个体提供有效的心理健康指导与服务。当然如果发现存在其他严重心理障碍和心理疾病的，需要及时做好到专业心理卫生机构进一步诊断治疗的准备。团体咨询是对多个有类似心理问题的旅游者就共同关心的心理问题进行咨询，人数一般以十人左右为宜，多解决一般性的表层的心理问题，对于心理异常较为严重或者涉及隐私的问题，就不太适合。

（4）心理行为训练：采用适宜的心理行为疗法对旅游者开展心理行为训练，旨在增强其自信心、提高自我认知的统一性和适应社会以及抗御困难挫折的能力，并对所存在的心理障碍进行矫正。心理咨询师和心理治疗师可以利用主动性强、参与性广、实效性大的心理行为训练方式，开展诸如"心灵放飞""阳光心态""心近自然""猜猜我是谁"等心理主题活动，以主题讨论、趣味游戏、心理测验、心理剧、影片赏析、冥想放松和渐次放松等形式，帮助旅游者提高心理求助意识，缓解心理困惑，提升心理张力。旅行中，尤其是要做好症状表现比较异常、心理疾患相对严重旅游者的心理辅导和咨询工作，帮助他们化解心理冲突和思想压力，有效克服心理障碍或心理疾患，从而使旅游者缓解心理压力，疏导不良情绪，改变不合理的认知，学习新的适应方式和掌握解决心理问题的方法和技能，提升心理健康水平，促进全面素养提高。

（5）互联网心理咨询：心理咨询师和心理治疗师通过互联网的形式来帮助旅游者。可以利用微信、QQ 传递心理咨询信息，同时可以利用专业软件实现线上心理问题的评估与测量，为干预实施者提供依据，以便深入分析旅游者的心理问题，制定个性化的心理干预策略和措施。这种咨询方式可以作为面对面咨询的一种主要补充形式，跨越空间局限性、省时、方便、快捷、保密性强，可以应对旅游者突发性的心理问题。

（6）心理治疗方式：由心理治疗师根据心理异常的状况确定旅程中的治疗方法，适合健康旅游的常见心理治疗理论与方法有行为疗法、精神分析疗法、以人为中心疗法。采用的方式可以由景点条件和行程安排相结合，在旅游活动中以俱乐部、课程、兴趣小组、技能展示、竞赛、拓展训练、挑战活动等体现。常用的一些疗法类型有艺术疗法（音乐辅导、舞蹈辅导、绘画辅导）、园艺疗法、运动疗法、游戏疗法、动物疗法等。

（三）涵盖内容

应突出旅游者异常心理相关的健康知识、技能，包括自我意识、感觉知觉、情绪情感、需要动机、人格差异、人际心理、学习心理、休闲心理、消费心理、职业心理、危机心理等基本心理知识与技能。针对心理异常严重者还应包括心理问题矫治方法和注意事项等。

（四）实际应用

案例：青海玉树地震中心理创伤儿童"心灵呵护之旅"

1. 需求评估　2010年4月14日青海玉树发生7.1级地震，造成上万人死伤，不少儿童少年深受心理创伤，如果得不到合理的治疗可能导致成长障碍，引起严重的心理问题。为帮助在青海玉树地震中心理受到创伤的青少年走出阴霾、健康成长，采取旅游的形式对其进行康复治疗是一种适宜的形式。也就是让灾区的孩子在旅行中体验快乐，在快乐的旅行中愈合心灵上的创伤。为开展本项目，首先要对有关资源进行分析。

（1）自然资源：海南具有非常独特的自然资源，空气、阳光、大海、沙滩、温泉、热带雨林，是举世公认的热带滨海旅游岛屿，在这样的环境中，人们容易产生回归自然、返璞归真的感觉，远离矛盾与纠结，因此，这里是一处心理疗伤的理想地。

（2）文化资源：除了自然资源，海南有自身独特的文化和历史，海南文化具有明显的开放、包容的特点，能让各方客人自然融入这方文化。

（3）医疗资源：在心理干预及策划组织一系列主题活动方面，海南积累了一定的经验，能为经历过心理创伤的儿童提供一系列的服务。

（4）组织资源：共青团海南省委、共青团青海省委、海南广播电视总台新闻频道和海南省青少年希望基金会参与组织。

2. 项目设计思路

（1）放松休闲有关内容：安排到琼海、三亚的海滩等自然景观，利用美丽的自然环境陶冶孩子的情操。

（2）求知放松有关内容：组织"相聚欢""同舟共济"等游戏、绘画和书写活动，参观机器人与亲子拼装活动。安排到三亚南山佛教文化旅游区拜佛祈福，寻求心灵慰藉。

（3）治疗辅导有关内容：由10位具有专业水平的心理辅导老师，以1对2形式进行专业心理辅导，与20个爱心家庭一起，开展户外互动活动并共同表演文艺节目。

3. 组织实施

（1）招募对象：一、是20个灾区孩子的选取。从玉树县受灾地区的孩子中进行挑选，20个孩子有的家园被毁、有的失去亲人，他们的心灵都受到一定程度的创伤，需要进行心理干预。二、是20个海南爱心家庭的选取。为了让玉树孩子们更好地感受到海南人民的关爱，利用电视、报纸、学校宣传等多种媒体，12355海南省青少年服务台面向社会招募20个爱心家庭，并结合玉树孩子们的年龄特点对报名爱心家庭进行了甄选和一一配对。

（2）组织培训：确定心理辅导老师和爱心家庭后，为了确保所有人员能更好地与玉树孩子沟通，12355海南省青少年服务台对心理辅导老师、爱心家庭、媒体记者及所有工作人员进行了一次活动前的全员培训，使所有参训人员学会如何与经历过地震心理创伤的孩子沟通，同时让参训人员更好地了解藏族的民族风俗。

（3）心理辅导：12355海南省青少年服务台多次组织心理辅导团队开展研讨，形成辅导方案。心理呵护辅导工作分为三个部分，一是初期，通过活动让玉树孩子们更好地适应海南，并与心理老师建立良好的沟通关系。二是中期，让玉树孩子们更好地与爱心家庭建立良好的沟通关系，同时让孩子们感受到爱心家庭为孩子们带来的温暖。三是末期，为孩子们做分离辅导，让孩子们正确地认识此次活动中社会的关爱，并学会将爱传递下去。

（4）加强管理：为了确保大家工作的一致性和管理的便利性，12355特针对此次参加活动的12355心理辅导老师建立临时团队，同时建立早会制度和紧急情况汇报机制。在原有活动计划的基础上，每天早上12355服务台主任都会组织辅导老师召开早会，汇总辅导信息，反映辅导情况，并结合孩子们表现出来的实际情况，对当天辅导做详细分工和部署，确保心理辅导的每一个环节更加科学和有效。

4. 项目评估　项目人员通过观察法发现，许多经历过心理重创的孩子，刚开始会出现紧张、焦虑、不愿与人交往甚至攻击其他孩子的行为，经过心理老师的引导和主动干预的心理干预后，孩子们活跃度明显提高，变得越来越开心。更重要的是通过此次活动让过来的玉树孩子和老师们懂得了爱的传递，让孩子和老师们都是带着希望、带着激情回去建设玉树，体现了"温暖玉树，阳光行动"的真正活动内涵，使社会的关爱得到了延续。

三、心身疾病患者群的心理健康旅游管理与应用

（一）适应对象

1. 心身疾病患者群的界定　心身疾病，指心理社会因素在疾病的发生、发展过程中起重要作用的躯体器质性疾病和躯体功能性障碍。它是一组发生发展与心理社会因素密切相关，但以躯体症状表现为主的疾病，主要特点包括：①心理社会因素在疾病的发生与发展过程中起重要作用；②表现为躯体症状，有器质性病理改变或已知的病理生理过程；③不属于躯体形式障碍。国内有关资料显示，在综合性医院的初诊患者中，有近1/3的患者所患的是与心理因素密切相关的躯体疾病。

2. 心身疾病的范围　心身疾病涉及疾病范围较广，主要包括：

（1）心血管系统：高血压、冠状动脉粥样硬化性心脏病、偏头痛、阵发性心动过速、心律失常等。

（2）内分泌系统：糖尿病、甲状腺功能亢进、低血糖等。

（3）神经系统：睡眠障碍、血管神经性头痛、肌紧张性头痛等。

（4）呼吸系统：支气管哮喘、通气过度综合征、神经性咳嗽等。

（5）消化系统：消化性溃疡、溃疡性结肠炎、过敏性结肠炎等。

（6）皮肤系统：神经性皮炎、瘙痒症、银屑病、斑秃、湿疹等。

（7）肌肉骨骼系统：肌肉疼痛、痉挛性斜颈、书写痉挛等。

（8）泌尿生殖系统：月经紊乱、经前期紧张症。

此外还有肿瘤、口腔溃疡、弱视、小儿夜惊等心理相关性疾病。

3. 心身疾病的发病理论　心身疾病是由多种因素引起的，在各种因素之间又互有联系和影响。目前对其发病的理论主要有心理动力学理论和心理生理学理论。

（1）心理动力学理论：心理动力学理论重视潜意识心理冲突在各种心身疾病发生中的作用。Alexander等代表者们认为未解决的潜意识的冲突是导致心身疾病的主要原因，潜意识心理冲突是通过自主神经系统功能活动的变化，作用在相应的特殊器官和具有易患素质的患者而致病的。例如，生活环境中对爱情的强烈而矛盾的渴望，可伴随胃的过度活动，具易患素质者就可能引起胃溃疡。

（2）心理生物学理论：心理生物学理论以Cannon的情绪生理学和巴甫洛夫高级神经活动类型学说为基础，采用量化研究方法来研究有意识的心理因素。例如情绪与可测量到的生理、生化变化之间的关系，情绪对自主神经系统支配的某一器官和某一系统会产生明显的影响。心理社会刺激引起的情绪通过一定的途径引起生理生化变化而致病。心理社会因素对人体健康和疾病的影响，强调了心理社会的紧张刺激对人体的影响以及机体对疾病的易感性、适应性和对抗性等概念在疾病过程中的作用。

对心身疾病患者开展心理健康旅游，选择时主要以旅游者健康需求导向和问题导向为主，兼顾安全原则。

（二）适宜形式

1. 旅游形式　因为心身疾病涉及的疾病种类和患者群比较广泛，在设计心理健康旅游项目

时也难以固定为某种形式。在选取旅游形式上应充分考虑疾病的状况和心理对疾病影响的原因及程度。根据国际疾病划分，心身疾病属于慢性疾病，多数是心理社会因素综合其他因素长期作用于机体的结果，而心理因素在其中的贡献因子各有差别，也难以具体量化，因此在项目设计时需要考虑心理治疗与疾病治疗哪个为主体的问题。不同类别的心身疾病需要区别对待，如针对心理压力过大导致的睡眠障碍，就需要设计以心理康复治疗为主的心理旅游，而针对心理因素仅是次要因素的糖尿患者群，则需要设计以疾病治疗为主、心理治疗为辅的健康旅游。旅游形式的选取需要考虑年龄特点。心身疾病从患病种类来讲，以心脑血管系统、内分泌系统、神经系统疾病居多，如高血压、糖尿病、肿瘤是以老年为主，这些群体的心理健康旅游形式需要充分考虑老年人的特点。而弱视、小儿夜惊等以低年龄人群为主，则需要考虑小儿的特点。比较适合心身疾病旅游的形式主要有休闲养生式旅游、娱乐运动式旅游、康养治疗式旅游、观光体验式旅游等。

2. **活动形式**　在旅游行程中所涉及的心理活动项目需要进行需求评估，考虑病患的心理成因、心理状况及其心理承受能力等。不同的活动形式所带来的心理辅导效果不同。要以教育指导、咨询服务为主要渠道和环节，形成活动内和活动外、教育与指导、咨询与自助紧密结合的心理健康服务管理模式。常见的适用于心身疾病患者的活动形式主要有：

（1）健康教育讲座或团队座谈：心理咨询师面向心理健康旅游者讲述基本的心理知识与技能，介绍该身心疾病的现况、危害、成因和注意事项等内容，让其初步了解心理因素诱发躯体疾病的重要性，形成基本的健康理念，树立转变不良心理行为的意识。这往往是旅游行程设计的基础环节。

（2）个体咨询与辅导：心理咨询师针对心理问题比较突出的旅游者个体进行1对1的心理咨询和辅导。

（3）参与式游戏：心理咨询师或经心理技能培训的导游设计一些互动性的、生动活泼、丰富多彩的活动，强化心身疾病旅游者的自觉参与意识，提高其对心理知识的兴趣，加深对心理知识的理解，增强团队成员之间的互相关怀与支持配合意识。

（4）一般性宣传教育：在景点或活动场所利用橱窗、宣传栏、板报、多媒体视屏、纸质资料、微信公众号等新媒体，多渠道、多形式地正面普及心身疾病健康知识与技能，在景区营造积极、健康的氛围，确保健康环境无形之中能够陶冶旅游者的情操。

（三）涵盖内容

原发性高血压、冠状动脉粥样硬化性心脏病、糖尿病、消化性溃疡、肿瘤等都是当前患病率较高且对生活影响较大的心身疾病。这些疾病的治疗与康复都需要注重心理层面的因素。利用健康旅游的方式可以更好地帮助这些心身疾病患者进行治疗和康复。

（四）实际应用

举例：高血压老年群体心理健康旅游。

1. **项目需求评估**　老年人常见的心理问题有焦虑紧张、抑郁伤感、沟通障碍、敏感多疑、孤独寂寞等，长期处于这种心理状态将会对他们的血压有一定的影响。针对高血压老年人的心理问题，开展老年人专项心理健康旅游，寓心理咨询和心理辅导于旅游活动之中，提高老年旅游者的旅游满足感和精神享受，是一种新的旅游与心理疏导形式，能够收到更好的效果。当然，身体健康状况对老年人的出行有一定的影响，患有高血压的老年人在选取旅游方案时更趋向于短程旅游。

2. **方案设计与实施**

（1）招募对象：因为老年人的身体条件比较特殊，旅游中需要更多的关照和看护，从保障安全和追求效果方面考虑，人数控制在10～20人为宜。招募旅游者可以采用各种宣传方式，但应以基于社区范畴的宣传为主。宣传特色应突出心理咨询和辅导内容。

（2）出行准备：老年人心理旅游的事前准备，如报名须知、费用构成、旅行前健康检查、活动时间、地点、导游人员的接待等交接手续，进住饭店服务要求，医护人员的安排，参观游览过程的导游、讲解服务要求，保健医生的配备，离站服务要求，遗留问题的处理及提醒其他注意事项，旅游途中可能引发的老年人病症，旅游保险等相关问题。心理旅游具体实施之前进行的有关心理旅游、安全、心理学知识与技能的培训和讲解，明确双方的责任与义务，合同履行，违约责任问题，共同商定心理旅游计划，签订相关协议。

（3）主要内容：考虑到老年人的旅游需求以及心理与精神需求，结合老年人的兴趣爱好，可以设计观光旅游类、保健旅游类、文化旅游类、心灵娱乐旅游类等不同类型的心理健康旅游，将心理咨询、治疗融入其中。不同类型的心理健康旅游设计内容应根据需求进行设计。如心灵娱乐类可以设计以下内容：

1）心理辅导：心理咨询师参与组织老年人进行团体的心理讲座，讲授高血压与心情的重要关联性等内容，集中进行心理知识传授和心理咨询。还可以针对个别心理问题突出的老年人进行心理咨询和辅导。

2）娱乐活动：钓鱼、书法绘画、歌舞唱歌、棋牌等比赛活动，击鼓传花、套圈夺宝、猜谜会、画鼻子等团体游戏。

3）介绍交友：通过组织者介绍朋友、建立沟通，开老年人交新友座谈会、茶话会等。

4）走访联谊：联系旅游点当地的老年人团体，进行访问走动和联谊活动，到新的环境中体验不同的养老和保健方式。

5）景点观赏：安排适宜的自然景点和人文景点。自然景观可以引导老年人去观察、感受大自然，激发对生活的热爱。人文景观可以激发老年人的求知、学习兴趣，促使其舒展胸怀、陶冶情操。

3. 项目评价　旅游结束后对老年旅游者进行体检和测量，从临床治疗的角度测量和评价高血压变化情况相关健康状况，从心理精神的角度，测量或评估他们的愉悦程度及其旅游体验满意度。

 思考题

1. 心理健康旅游与一般旅游相比有什么特点？

解题思路：分析心理健康和旅游的特点，清楚旅游对心理健康的好处，寻找两者的结合点，突出心理健康旅游的不同之处。

2. 心理健康旅游的设计主要包括哪几个方面？

解题思路：从心理健康旅游的内涵和特点分析，以项目的形式进行策划设计，按照"需求、目标、策略、保障"的流程，体现出它的宏观性、应用性、动态性、系统性、结合性。

3. 心理健康旅游产品开发基本原则有哪些？

解题思路：以心理为特点、旅游为形式，所开发的产品是两者的有机融合，有特色、有价值、有目的、有程序、有要求。

4. 针对异常心理人群开展心理健康旅游的活动形式主要有哪些？

解题思路：从异常心理人群的特点以及旅游的形式进行分析，了解两者的结合点，分析出既适宜这部分人群进行旅行又能达到缓解其心理卫生问题的有效活动形式。

（庄润森　韩铁光）

第五章 行为模式、生活方式与健康旅游

本章要点

1. **掌握** 行为模式和生活方式的概念；行为模式、生活方式对健康的影响。
2. **熟悉** 健康旅游中的行为管理与健康教育。
3. **了解** 健康旅游中人际沟通的障碍和改善。

第一节 行为模式与健康旅游

一、行为模式概述

（一）行为

1. 行为的概念 行为是具有认知能力、思维能力，并有情感、意志等心理活动的人，对内部环境因素和外部环境因素刺激而做出的能动反应。通常把人的行为分为外显行为和内在行为。外显行为是可以被他人直接观察到的，如言谈举止；内在行为是不能被他人直接观察到的，如意识、思维活动等。一般情况下，可以通过观察人的外显行为，推测其内在行为。

构成人的行为有 5 个基本要素，即行为主体、行为客体、行为环境、行为手段和行为结果。行为主体是人；行为客体是人的行为目标指向；行为环境是指行为主体与客体发生联系的客观环境；行为手段是行为主体作用于客体时所应用的工具和使用的方法等；行为结果是行为主体预想的行为与实际完成行为之间符合的程度。

2. 行为的主要特征

（1）遗传性：人类的行为和动物一样，都具有与生俱来的本能特征，比如呼吸、吸吮、睡眠、觅食等。动物通常是为了适应生存环境演变发展出许多本能行为，比如鱼类的洄游现象，鸟类的迁徙，生物界的情绪反应诸如恐惧、喜悦同样具有遗传特性。认知神经科学的发展和遗传学技术的进步，反映出生物遗传因素在心理学发展中的重要地位，人的行为特征与遗传都有关系，也都有他的生物学基础，在一定程度上，与大脑的功能产生联系。

（2）可获得性：单纯从遗传和脑功能变异去理解人的心理与行为是远远不够的。生物个体的行为在种系发展和个体发育的过程中，通过不断的学习适应获得，人的行为则是通过不断学习掌握工具，其获得性行为可以从前人的行为中积累经验，从而获得生存发展的知识和能力，并进行有创造性的活动和创新能力的培养，得以使人类文明不断延续发展积累。从实践角度区分这个问题，教育观念的转变是遵从人的行为特征而来的，在承认个体行为差异的基础上，明确这个差异的遗传基础，同时这种差异又受环境的影响。

（3）环境适应性：环境适应性是人的一种基本生存能力。当人和环境相互作用时，需要不断调整个体的活动、思维、情感、行为和生理功能，达到与环境的一致协调，目的是最大限度地适应

环境从而获得生存的可能。当环境发生变化时,生命个体需要伴随环境的变化在机体和形态功能等各个方面发生相应的变化,并使这个过程延续下去,在一代又一代的子代身上发生改变。在实施某种行为过程的时候,根据现实提供的各种条件制订行动计划,对于环境的适应性,人的行为同时具有伸缩性和延展性,因此,在人类行为中较之其他物种,有更多的智能成分在里面。

(4) 创造性和主观能动性:人的行为与其他生物的行为很大的区别是许多物种都是被动地适应环境,随环境的改变而改变,但人的行为具有很强的主观能动性和创造性,可以在被动适应的同时,主动改变甚至创造环境。通过积极的行为改变生存环境,使其朝着更符合人的需求的方向发生变化。由于人具有的不只是自然属性,同时兼有社会属性,人可以通过智力活动改变生存环境和所处的条件,提高生存质量,寻求更健康的生活方式,并且创造与其相匹配的人类文明。人的创造力和主观能动性在社会的发展变化中起到了关键积极的作用。

(5) 社会性:动物界的很多行为都受到本能欲望的驱使,虽然表现出了一定的社会性,但也仅限于种系繁衍为目的,社会性的本质还是相当原始的。人的社会属性主要在于演化出各种社会契约、道德规范、国家概念、政治制度等。通过这些社会属性来延续传承这些文明,使得种族(系)繁衍得以获得更大的保障。人的社交、劳作、教育、模仿等方式,使自己在社会上得到所在社会对其的认可和接纳,通过社会关系,达成一定的契约,比如伦理道德、行为规范、法律法规,在实现自我价值的同时获得个人利益。人的社会化过程相对比较复杂,是由社会机制加以调节和控制的,其中,家庭、学校、工作单位、社会团体、媒介网络等都起着非常重要的作用。社会生物学在讲到利他行为时,解释了帮助他人对个人和组织来说都有很高的可持续的生存价值,但对个体而言却未必有这样的效果。因此,社会生物学认为只有双向或相互的利他行为才能够作为生物学的研究基础。个体利他行为潜在的成本,必须由来自其他人的帮助才可能抵消,比如具有血缘关系的个体,一个组织机构有一定社会关系的个体之间,会产生更多的利他行为。

(二) 行为模式

1. 行为模式的界定   行为模式是指人们有动机、有目标、有特点的日常活动的结构、内容以及有规律的行为组合。它是行为内容、方式的定型化,是人生价值观的"外化",表现了人们的行动特点和行为逻辑。从时间的角度去考虑,一定的行为模式是活动时间分配的程序结构。从空间的角度考虑,则侧重于是活动的地点、范围的分布。人的行为模式具体归属哪一类型是受外界环境条件和人本身所扮演的角色以及人生价值观所制约的。

2. 行为模式的分类   人的行为模式可以根据人的属性特征分为自然属性行为模式和社会属性行为模式(即人本身具有自然属性和社会属性)。

(1) 自然属性行为模式:人的自然属性的行为模式是指从自然人的角度出发,这种行为模式往往是与生存有关的本能行为。比如摄食行为、睡眠行为、性行为、攻击与自我防御行为。

(2) 社会属性行为模式:社会属性行为模式需要遵循需要、动机、行为、目标实现、产生新的需要的过程。

人的行为受自然环境和社会环境的双重影响。比如觅食是自然属性行为,但按照进食的时间,科学合理地营养搭配则是受社会因素的制约和影响。再比如性是生物的本能行为,但人的行为会受到社会法律、舆论、道德的制约;攻击和防御是动物的本能,但人的本能行为必须符合社会的行为规范、法律法规、道德准则,从某种意义来说,人的行为是在一定约束和管理范围内实施的,对于社会行为,涵盖的面非常广,人的社会角色的扮演、娱乐休闲行为、职业技能等都属于这个分类。

(三) 影响行为的因素

以消费行为为例阐述社会因素对人的行为产生的影响。

1. 文化   文化包含多种元素,比如文字、语言、价值观、伦理道德、风俗习惯等。文化是人们行为最基本的决定因素,对消费者行为有着非常广泛和深远的影响。比如不同民族的消费者,在购买习惯、消费偏好、消费认知等方面基本有明显的差异。再比如风俗习惯对人们行为的影响也很大。最典型的例子，比如中国的春节，在这个节日，几乎所有华人都会按照基本相同的行为模式开启生活。这种行为模式跟中国传统和民俗习惯是分不开的。

2. **家庭**　家庭是指生活在一起，有血缘、婚姻或领养关系的两个或多个人组成的群体。家庭是社会的基本单位，同时也是社会最为重要的消费者群体购买组织，同一个家庭成员之间相互影响，影响其他成员的价值观、人生态度和购买行为。在家庭的各种购买活动中，决策并不完全是由丈夫或者妻子做出的，必备的生活用品通常由一个成员即可做出决策，但是对于价格昂贵或者不常使用的产品，往往是由主要家庭成员协商共同做出是否消费的购买决定。

3. **个体**

（1）性别和年龄：人们的消费行为和消费观念会随着年龄的变化而发生变化。不同年龄段的消费者对产品的消费需求是不一样的。比如婴幼儿，需要的主要以婴儿食品、玩具为主；学生主要的消费品是学习用品、书本等与学习相关的用品；老年人则是以老年保健品、养生产品、护理产品、医疗检测产品为主。由于性别的差异，男性和女性不同的心理和行为特征，在消费选择方面对消费行为也会产生很大的影响，存在不同的产品消费定位和消费决策。

（2）职业与经济状况：不同职业人群都有特定的消费行为模式，消费需求和兴趣也存在很大差异。人们的经济状况、收入水平、职业区别，都会对消费行为产生直接的影响。消费需求受购买力和购买意愿即购买欲望的制约和影响。

（3）个性：人们的个性、自我观念和不同的生活方式会产生不同的个体活动、兴趣和消费态度。不同生活方式会有不同的生活需求，产生出的消费状态也各不相同。个性坦率的人行为模式往往是干练、果断、非常注重效果和质量，而个性内向柔弱的人，行为模式通常会表现得拖拉、缓慢、不自信、做事畏首畏尾。

（4）社会角色和地位：社会角色是指个人在社会、群体、组织中的地位和作用。每个人在各个群体中的位置可用角色和地位来确定，其地位随着不同阶层和地理区域而变化。各种不同的社会角色不同程度地影响消费者的购买行为。

4. **心理因素**　在影响行为的心理因素中，主要包括了动机、知觉、学习、信念和态度四个因素。动机是人们行为表现之前为了达到或实现某种满足和需要，而产生的内在动力，这种动力能够引导人们通过各种行为表现去达到目标。知觉是感觉器官和大脑对刺激做出的反应，它受刺激源和周围环境及个人所处的状态影响。学习本身就是一个行为过程，通过对信息的不断解释、分析、整合和创造最终才能形成行为表现。通过内外环境的影响和学习的过程，人们获得自身的信念和态度，而信念和态度又反过来作用于人们的行为。

二、行为模式与健康

（一）健康行为

1. **健康行为的概念**　健康行为是人类行为的一种表现形式，它的内容随着人们对健康本质认识的深化而不断丰富。健康行为是指人们为了增强体质、维持与促进身心健康和避免疾病伤害而从事的各种活动。

这些活动包括充足的睡眠、平衡的营养、适当的运动、愉快的心情等，健康行为有利于个体和群体保持良好的身心状态，抵御各种有害因素的刺激，预防各种疾病的发生，因而能精力充沛地生活、学习和工作，保持良好的人际关系，更好地适应社会和自然环境。和健康相关的各种行为表现，通常是以习惯化的童年开始逐渐形成，青年相对固定，比如生活作息有规律、文明礼貌等。因此，在人的早期形成的良好的行为习惯对健康有着重要的影响。世界卫生组织所规定的健康不仅是没有疾病和虚弱，还包括社会适应性和道德完满性。对于健康的全面理解，不仅有助于提高人们的健康观念，还可以让人们主动防御或避免不良因素对健康的影响，有效维护健康，提高生存质量，从而促进社会的发展和进步。

2. 健康行为的表现形式　健康行为有两种表现形式：一个是有利于健康的行为，如养成良好的生活习惯；一个是放弃或减少危害健康的行为，如戒烟、戒酒等。健康行为主要有4类：①日常健康行为：如合理营养、充足睡眠、积极休息、适量运动、讲究个人卫生和保持规律的生活节奏等；②保健行为：如定期体检、接受预防接种、有病主动求医、积极配合医疗护理和遵循医嘱等；③预防性行为：避免导致健康损伤的环境和事件，如避免环境中有害物质的侵入，系安全带预防车祸对健康的损伤，安全的性行为等；④改变危害健康的行为：如戒烟、戒酒、戒毒、戒赌等。

健康行为必须满足以下5个条件中的两个或两个以上，且第一个条件是必备的。①行为表现应该是有益于自身、他人和整个社会健康的，即行为必须具备有利性，既利己又利他；②行为表现应该是规律有恒的，如定期定量运动，即行为必须是有规律性的；③行为表现自己的个性，又能根据环境调整自身行为，比如根据自己的个性和环境条件选择运动项目，即行为必须具有与环境的和谐性；④行为应该与内在心理状态一致，不强迫自己做认为没有价值或者不重要的事情，即行为必须具有一致性；⑤行为的强度还要有理性的控制，即行为必须有适宜性。

3. 健康行为理论

（1）知信行模式：知信行是认知理论在健康教育中的应用。它主要是指知识、信念和行为。这种模式认为健康保健是建立在人们积极正确的健康信念和知识的前提下，故而它是改变人们健康行为的基础。当人们具有了一定的健康保健知识、有正确的健康认知信念和态度的时候，才会形成有益健康的行为。从知识到行为的转变是需要一个过程的，比如很多人认为吸烟是危害健康的行为，但当已经形成了长期的生活习惯的时候，改变就是一个复杂而漫长的过程。比如让吸烟者先了解吸烟的危害、戒烟的相关知识、戒烟的益处，在这些知识储备的基础上，逐步形成对戒烟的积极态度，从而转化为戒烟行动。

（2）健康信念模式：健康信念模式是最早被用于解决健康问题的行为理论之一。它是用社会心理学的方法解释健康行为的理论模式。该理论认为当人们感受到疾病威胁的时候，会选择采取健康行为，抵御疾病威胁，从而达到预防和控制疾病的作用。

在健康信念模式中，决定健康决策行为的因素主要包括以下方面。

第一，对疾病威胁的认识，包括对疾病严重性的认识。首先必须认识到疾病可能产生医学或社会学的严重后果，即个体认为不健康行为所导致的疾病会给他带来多大程度的身体、心理和社会危害，如疾病会导致疼痛、伤残和死亡，会影响到工作、家庭生活等。越相信其后果严重，越可能采纳健康行为，防止严重健康问题的发生。

第二，对健康行为的认识。对采取健康行为的益处的认识（perceived benefit），指个体相信采纳健康行为后确实有好处，如个体相信吸烟确实与多种疾病有关，对健康的危害很大；对改变行为中困难的认识（perceived barriers）（指个体认识到采纳健康行为中还面临着一些难题），如费用的高低、痛苦的程度、方便与否等。对健康行为益处的认识信念越强，个体采纳健康行为的可能性越大。

第三，行动促进因素，是指诱发健康行为发生的因素，如大众媒体对疾病预防与控制的宣传，医生建议采纳健康行为，家人或朋友患有此种疾病等都有可能作为提示因素诱发个体采纳健康行为。行动促进因素越多，个体采纳健康行为的可能性越大。

第四，人口学因素、社会心理学因素和结构性因素。其中，人口学因素包括年龄、性别、民族和人种等；社会心理学因素，如人格特点、社会阶层和社会压力等；结构性因素，如个体所具有的疾病与健康的认识，不同特征的人采纳健康行为的可能性也不相同。

第五，自我效能（self-efficacy）是指一个人对自己的行为能力有正确的评价和判断，相信自己一定能通过努力，克服障碍，完成这种行动，达到预期结果。参见下文自我效能理论。

（3）自我效能理论：自我效能是个体对自己组织、执行特定行为并达到预期结果能力的主观判断。自我效能是人类行为动机、健康和个体成就的基础,因为人们只有相信他们的行为会带来预期结果,才会付诸于行动。对于自我效能高的人,有可能采纳所建议的有益于健康的行为。

(4)行为改变的阶段理论:1982 年,Prochaska 和 Diclemente 提出的阶段变化模型将促进健康行为和体力活动划分为了 5 个不同的阶段,通过影响行为阶段变化的心理因素对其动态变化过程进行解释、说明和预测。该模型中"变化阶段(stages of change)"概念的提出,不仅为研究者明确促进健康行为和体力活动的心理影响因素及其随阶段变化而变化的模式提供了可能,同时也为处于不同阶段的人群制定相应行为干预措施(stage-matched intervention)提供了机会。阶段变化模型由变化阶段(stages af change)及对其产生影响的均衡决策(decisional balance)、变化过程(processes of change)和自我效能(self-efficacy)等 4 个因素组成。该模型认为促进健康行为和体力活动的变化经历了 5 个阶段,即前预期阶段(precontemplation)、预期阶段(contemplation)、准备阶段(preparation)、行动阶段(action)和维持阶段(maintenance)。

处于不同阶段的人,在每个阶段之间变化的时候,从没有打算到打算阶段,主要是对不健康行为的认识,从而产生改变自己不健康行为的心理;从打算阶段到准备阶段,主要是自我评价,意识到自己要改变戒除不健康行为;从准备阶段到行动阶段,是从认识层面到行动层面的过渡,当开始行动的时候,为保证行动干预的有效性,需要社会网络的支持、建立消除不健康行为复发的机制。

(二)行为与健康的关系

1. 行为与健康的关系　人的行为既是健康状态的反映,同时又对健康状态产生巨大的影响。随着人类社会的进步和发展,可供人们保护和促进健康的资源越来越丰富,如抗生素的问世、各种疫苗的发现、医疗技术与设备的发展、卫生服务网络的建立等,为人类健康水平的提高奠定了坚实的基础。但这并不能有效地控制慢性非传染性疾病和医疗费用日益上升的趋势,大量的流行病学研究证实人类的行为、生活方式与绝大多数慢性非传染性疾病关系极为密切,改善行为可以预防这些疾病的发生并有利于疾病的治疗;感染性疾病、意外伤害和职业危害的预防、控制也与人们的行为密切相关。健康行为是人们从事的任何保持和促进当前健康的活动。在影响健康的 4 大因素(环境、遗传、生活方式与习惯、卫生医疗服务)中,人们的日常行为方式所起的作用日益引起全世界的重视,这是因为人们的日常行为影响致命性疾病和慢性疾病的发展,如心脏病、癌症和艾滋病。假如人们能采取促进健康的行为(如健康饮食、不吸烟),可使目前大多数疾病的死亡率明显降低。美国国家健康、教育和福利协会指出"我们正在用自己的不良习惯杀死自己"。由此可见,人类健康面临的最大挑战正是人类自身的不健康行为和生活方式。WHO 提供的 4 大健康行为是:不吸烟、饮酒不过量、锻炼身体和平衡膳食。专家强调,只要做到这几点,目前的死亡人数可以减少一半以上,人类的平均寿命可以延长 10 年。

人类的健康行为的建立在很大程度上依赖于一些促动性的因素,这是因为健康行为实施时通常会令人不愉快,且需要坚持较长的时间才能看到其效果。因此,当健康时,人们往往意识不到付出的效果和健康行为的必要性,只有在受到某种疾病的威胁时,人们才会意识到其行为的重要性,然而此时那些令人愉快但不健康的行为往往已成为一种难以改变的习惯了。因此,开展全民健康教育,普及科学卫生知识,帮助人们树立正确的健康观念,建立文明的、科学的、健康的生活方式及健康行为,乃是当务之急。

2. 影响健康的行为分类　影响健康的行为主要包括促进健康行为、危害健康行为两大类。

(1)促进健康行为:促进健康行为是指个体或群体做出的有利于健康的行为。促进健康的行为主要包括有益于健康的一般行为、预警行为、保健行为、避免环境危害的行为和戒除不良嗜好等。

(2)危害健康行为:危害健康行为是远离个人、他人或社会的健康期望,不利于健康的行为。它的主要特点是危害性、稳定性和习得性。

常见的危害健康行为有不良生活方式和习惯、致病行为模式、不良疾病行为、违反法律法规和道德规范的行为。

（三）致病行为模式

在危害健康的行为模式中，不良行为习惯是导致疾病的主要因素。

1. 网络成瘾 全球至少已发现有 2 亿～3 亿名使用者整天沉溺于网络患上了"网络成瘾症"，心理门诊中因过度使用网络导致躯体障碍、心理障碍、行为与人格障碍、家庭矛盾及社会适应问题的来访者也日渐增多。网络给不断发展壮大的上网人群的心理健康带来的影响逐渐引起社会的关注。

有研究显示，由于上网持续时间过长，使大脑神经中枢持续处于高度兴奋状态，引起肾上腺素水平异常增高、交感神经过度兴奋、血压升高。这些改变可引起一系列复杂的生理和生化变化，尤其是自主神经紊乱、体内激素水平失衡，会使免疫功能降低，诱发各种疾患，如心血管疾病、胃肠神经症、紧张性头痛、焦虑和抑郁等。

2. 自杀行为 国际自杀预防协会的报告统计，全世界每年有 81.5 万人死于自杀。据 WHO 资料，我国每年约有 28.7 万人自杀死亡，200 万人自杀未遂，自杀是我国人群第 5 位死因；近 150 年来，15～34 岁的年轻人中，每 10 万人就有 26 人自杀死亡，对这个年龄段的人来说，疾病不是导致死亡的重要原因，自杀才是排在第一位的。自杀者平均年龄为 32 岁。有精神障碍者、有夫妻矛盾者和经济困难者是自杀的三大人群。

自杀是一种有意识地自愿结束自己生命的异常行为。是人类心理、家庭、社会生活、人际关系、身体与精神等多项因素综合而产生的一种社会病。自杀可分为爆发性的情绪所引起的情绪型自杀，和进行了充分地判断和推理以后，逐渐萌发自杀意向的理智性自杀。自杀死亡和自杀未遂的人都会给他们的家庭、亲朋好友带来极大的痛苦。研究发现，一个人自杀至少要让周围 5 个人的情绪和生活受到严重的、长期的影响。自杀给整个社会造成了较为严重的经济影响。自杀死亡人数的增加，势必造成人力资源的损失，尤其是年轻人的自杀死亡造成的损失更大。

3. 吸毒 吸毒、贩毒严重威胁人类的身体健康和社会进步。据 WHO 统计，全球每年约有 10 万人死于吸毒。2002 年，我国内地累计登记在册的吸毒人员已达到 100 万人，全世界有 2 100 万人吸食可卡因和海洛因，有 3 000 万人滥用苯丙胺类兴奋剂。20 世纪 70 年代以来，国际毒潮不断侵袭中国，成为影响我国人民健康，破坏社会稳定和经济发展的一个极为重要的健康和社会问题。

吸毒是指通过各种途径（包括吸食、注射等），使用能够影响人的精神状况、为法律所禁止拥有和使用的化学物质的行为。在医学上，能够影响人类心境、情绪、行为，或者改变意识状态，并具有致依赖（成瘾）作用的物质被称为精神活性物质（psychoactive substances），也称为成瘾物质、药物。人们使用这些物质的目的在于取得或保持某种特殊的心理、生理状态。

吸毒的危害主要表现为以下几个方面。第一，吸毒严重损害吸毒者的健康。第二，目前，注射使用毒品已经成为艾滋病传播的重要途径。第三，吸毒破坏社会稳定。第四，与吸毒密切相关的种毒、制毒、贩毒行为常常以有组织犯罪的形式存在，不仅对社会稳定，而且对局部经济甚至对全球经济都会产生不可估量的损害。

4. 吸烟行为 中国预防医学科学院、中国医学科学院、英国牛津大学和美国康奈尔大学的研究人员曾在中国进行了两项世界规模最大的吸烟死亡关系的调查，结果表明，中国每天有 2 000 人因吸烟而死亡；如果目前的状况持续下去，到 2050 年每天将有 8 000 人死于吸烟，每年的死亡人数将达 300 万。吸烟已经成为影响人类健康最为严重的自身不良行为，"烟草是世界上最严重的毒品"。

WHO 的一项报告指出，全世界每年新发生 60 万～100 万肺癌患者，其中约 90% 的男性及 37% 的女性是吸烟所致。吸烟的危害包括：一是香烟中的有害物质对人体的侵袭；二是人体对烟做出的药物反应,如尼古丁能够产生一种生理依赖性;三是吸烟会带来劳动力的丢失。

5. **酗酒行为** 酒中的乙醇等物质对细胞有一定的毒性。酒能刺激消化道,产生食管炎、胃炎和胰腺炎;酒在肝细胞中氧化成乙醛,进而生成二氧化碳和水,要消耗肝细胞内很多的酶蛋白质,久之便会引发脂肪肝、肝硬化和肝癌。酒损伤心肌细胞使心肌纤维化、产生心肌炎。酒对脑细胞也有急性抑制作用和慢性毒性作用。慢性酒精中毒的人常发生脑萎缩,或酒精中毒性精神病、肝硬化、脑卒中、糖尿病、心脏病、畸胎和癌症等。酒也是成瘾性物质,酗酒的人对酒会产生生理性依赖和心理性依赖。其次,酗酒和慢性酒精成瘾是一个严重的社会问题,饮酒是造成车祸等事故的主要原因之一,是导致家庭和社会不稳定等许多社会问题的重要原因,全世界因饮酒而带来巨大的社会损失和经济负担。

6. **过劳死** 过劳死(karoshi)源于日语的人"过劳死",后来被牛津英语词典所收录,反映了日本二战后进入经济高速发展的时期,人们狂热工作,导致疲劳死亡的现象。2002 年日本政府公布了雇员保险心血管疾病的赔付标准,首次将过劳死与心脑血管疾病联系起来。

研究发现,过劳死者多有冠心病、二尖瓣脱垂症、高血压、先天性脑动脉畸形或脑动脉瘤等病症。加之死者生前均存在过劳情况,如每周工作超过 50h,每月超过 200h,大多节假日都在上班,且工作环境差、噪音大,并经常处于焦虑和紧张状态;这些变化大都发生在心脑血管事件发生前的 24h 内。美国 CDC 指出,在过劳引起的早死人群中普遍存在心理或行为应激,并且是促发早死的重要预测因素。这些因素包括心境恶劣、焦虑烦躁、情绪冲动、抑郁以及物质滥用等。

三、行为模式与健康旅游

(一)旅游者的行为特征

1. **基于旅游者个性和人口学特征** 旅游者的人口学特征包括性别、年龄、经济收入、家庭结构、职业等。不同旅游者由于人口学特征的差异,在旅游消费行为中会产生差异,并且相同文化背景的旅游者,行为具有一定的相似性。不同旅游者基于人口学特征,在选择出游方式、旅游目的地,购物体验、旅游文化的偏好等方面都不相同。青年旅游者更易于冲动型消费,在旅游过程中求新求奇求险。中年人则比较理性,讲求实际。老年人在旅游过程中更多追求健康长寿,更多考虑安全性和身体的可承受能力。

2. **基于地域差异** 我国城市和农村旅游者的差异较明显。城市旅游者出游性别比例大致相当,农村旅游者男性占比较高,城市旅游者旅游意识更强,人均消费较农村更高。目前旅游消费人群以具有一定经济收入水平的城市旅游者居多。

3. **基于社会阶层的差异** 社会阶层是指人们由于收入水平、教育程度、职业、地位、社会声望等综合因素的影响形成的相对独立和相对稳定的不同层次社会群体。同一社会阶层的人,具有相近的价值观、生活方式和行为准则。不同社会阶层的旅游者都有自己比较典型的旅游行为。同一社会阶层内部旅游行为更为相似。但同一社会阶层旅游者行为也会存在差异性。比如有些游客对中国传统文化兴趣浓厚,有的则对新兴旅游形式更感兴趣。根据旅游动机的不同,有的游客出游目的为增长见闻、了解社会,有的则是为了健康,选择疗养地、温泉景区以修身养性。

4. **旅游者的群体行为** 旅游群体各成员之间有共同的目的和利益需求。群体成员之间会相互影响。旅游者群体对个体旅游行为会产生一定的影响。其一,群体对旅游行为有信息交互作用。比如选择旅游目的地、选择旅行社、乘坐何种交通工具、花费等,群体意见往往具有一定的影响力和说服力。其二,群体对旅游行为的规范作用。在选择性消费的过程中,群体为其成员确定了行为标准。旅游者会通过群体的规范性的影响,产生对旅游产品的接受和赞许。

(二)健康旅游中的行为管理与健康教育

1. **旅游者行为管理** 旅游者行为管理可以通过自我管理、技术管理、分类指导和人性化管理来实现。

（1）自我管理：在旅游过程中，游客应该主动规范和约束自己的行为，减少旅游行为对环境的影响。旅游者对环境保护和尊重当地传统应具有相当的认识，在主观具有自觉性的前提下，应该主动约束自己的行为，减少旅游活动对环境带来的影响，主要有以下规范要求。

（2）技术管理：对旅游者还可以进行空间上和时间上的划区引导，尽可能使景区不要出现游客高峰，应把游客尽可能分散在景区的各个区域，设法控制单位时间内进入景区的旅游团队数量。充分利用道路、池塘、天然小径、停车场、厕所、餐厅信息中心等设施的布局，引导旅游者分流。

（3）分类指导：由于旅游者的素质、文化水平、旅游意愿和期望等各不相同，在健康旅游过程中要注重分类指导。对不同需求的旅游者有针对性地给予行为管理和提出相应的要求。

（4）人性化管理：目前我国在对生态旅游者的管理上，多以直接的管理措施对旅游者进行强硬的限制。如宣传牌通常都是以"严禁""罚款"等强制性的语言为主，这种强制性的传达方式容易使游客产生逆反心理，从而刺激其对环境保护行为规范视而不见。人性化管理属于间接管理，通过对旅游者的关心，理解和尊重换取他们对生态环境的爱护与保护。这种管理是对旅游者思想意识上的根本转变，所以生态旅游区应该在旅游者的间接管理上多下一些功夫，改变过去单一的强制性的游客管理方式。

2. 旅游者的健康教育　通过健康教育，不仅可以保护旅行者的旅途安全，保障出行人员的身心健康，同时帮助旅游者采取有益于健康的行为生活方式，达到旅行促进健康的目的。

在旅游过程中因受各种因素的影响，不同游客的健康问题往往各不相同。现将共性关注的几个健康教育问题介绍如下。

（1）加强出行前的健康教育咨询：在旅行前有针对性地开展健康教育咨询，对所到旅游景点的安全隐患，可能感染的疾病进行健康知识的普及宣传，对必要的人员进行预防接种，发放保健药盒。注重旅行者的个体调节。在旅行的过程中建立良好的价值观、人生观，增强自我修养和自我行为的调整，合理应对外界的应激状况，保持自我身心健康。

（2）开展自我保健和现场急救教育：利用网络、电视、广播等各种媒体向旅游者介绍自我保健知识、急救方法，如高血压、心脏病、颈椎病、中暑、溺水、外伤包扎、心肺复苏技术等的推广宣传。

（3）心理咨询：对旅游者的旅行目的、意愿、需求、期望等各方面通过心理咨询，全面了解评估旅行者的健康状况和旅游态度，针对可能出现的健康问题，给予指导，使旅行者在旅游过程中即使遇到健康问题，也可以冷静处理应对，降低疾病的风险。

第二节　生活方式与健康

一、生活方式的概述

（一）生活方式的概念

生活方式是指作为社会主体的个人在一定历史条件、社会环境中，为谋求自己的生存与发展而选择、确立的日常生活诸方面构成和实现方式。

从广义上说，生活方式是一个内容广泛的概念，它包括人们的衣、食、住、行、劳动、工作、休闲、娱乐、社会交往、待人接物等物质生活和精神生活方面的价值观、道德观、审美观，以及在一定的历史时期和社会条件下，各个民族、阶层和社会群体长期形成的生活模式。

从狭义上说，生活方式即人类生活的方式。指有一定的栖息场所、栖息方式，活动类型等行为的所有人的生活习性的总和。这些生活方式是指整个生活史的生活方式的总体形式。

（二）生活方式的要素

不同时代、不同国家、不同阶层的人的生活方式相差甚远，但是，各种不同的生活方式都具有基本相似的结构。在"生活方式"的这一结构中，包括四个基本要素：生活主体、生活资料、生活时间、生活空间。从健康的角度看，即关注哪些要素更容易对健康产生影响，比如家庭生活的安排有一定的规律，合理消费有利于健康，日常生活活动节奏适宜，不是太紧张，也不是太懒散，这些对健康是有益的。

（三）生活方式的分型

生活方式包括社会生活方式、群体生活方式（大至阶级、民族的生活方式，小至家庭生活方式）和个人生活方式；从生活活动领域分类，可分为生产、消费、闲暇、交往等，其中每个层次、每个侧面的生活方式可从多角度再具体地划分。从个人生活方式和社会进步的关系上可分为积极的生活方式和消极的生活方式。有的从经济生活水平来划分，如贫困型、温饱型、小康型、富裕型；有的从交往方式特点来划分，如封闭型、开放型；有的从人与人之间关系的特点来划分，如自主型、依附型；有的从生活态度来划分，如上进奋发型、消极型，堕落型等。上述分类是从社会学的角度进行的分类，这些分类从健康的视角看实用性比较差，从健康的角度来看，从个人对待生活的态度方面将生活方式分为自然型生活方式、享乐型生活方式和自罚型生活方式。从生活方式对主体产生的健康后果进行分类，可以将生活方式分为健康型生活方式和不良生活方式。对不良生活方式从主体的主动性进行分类，不良生活方式又分为主动不良生活方式与被动不良生活方式；从生活方式与社会规范的关系可分为失范性不良生活方式与差异性不良生活方式；还可以将不良生活方式分为过度竞争型、过度安逸型、过度纵欲型等。

二、生活方式与健康

（一）生活方式在健康中的主导性作用

据世界卫生组织统计，在发达国家，死于不良生活方式导致的疾病占 70%～80%，在发展中国家占 40%～50%，世界卫生组织的专家认为这类疾病中绝大多数是可预防的。随着社会的发展、经济水平的提高，生活方式引发的疾病越来越成为一个突出的问题，需要全社会的关注。包括高血压、心脑血管疾病、癌症、糖尿病等都是由于不科学、不健康的生活方式和环境造成的。

由于此类疾病往往是有一个漫长的过程，对身体的危害也是潜移默化的，所以人们对此不会重视也没有充分的认识。这种生活方式引发的疾病也被称为生活方式病或文明病、富贵病，这类疾病的发生与社会因素有着直接的关系。目前，生活方式已经成为影响人们健康的重要因素。

（二）不良生活方式

1. 不良生活方式的定义 不良生活方式是指对人类健康存在显在或潜在的损害，且这种损害行为是由个人的生活方式不适宜健康所造成的。因此引起人类疾病谱的变化，慢性病的大量增加。一方面，人类在基因层次上对疾病进行研究；另一方面，却忽视了对宏观层面上个人的生活方式、群体生活方式的研究。研究不良生活方式特点，控制不良生活方式的发生，是预防慢性病、"文明病"的根本措施。

2. 不良生活方式的特点 不良生活方式的主要特点包括自创性、社会性、播散性、可改变性、多样性等。

（1）自创性：主要是个人为了满足某些欲望，自发地形成某些不良生活方式。不良生活方式的自创性，说明了个体在选择生活方式中的主动性、自主性。

（2）社会性：由于人具有的社会属性，人们对生活方式的选择自然会受到社会的影响和制约。现代社会人际关系，群体活动，以及人们的从众心理等问题，在社会层面需要形成良好的社会风尚，个体、群体、社区相互之间良性互动，这是形成健康生活方式的必然选择。

（3）播散性：这种播散性表现为不良生活方式通过特定的模仿和学习以及通过适当的社会、心理环境传播而实现不良生活方式的播散性，说明对不良生活方式的控制不仅要注意对个体生活方式的教育与矫正,而且要重视群体生活方式的教育与矫正。注意研究不良生活方式传播的社会心理过程。

(4)多样性:按照不良生活方式的性质可分为失范性不良生活方式与差异性不良生活方式。失范性不良生活方式是指不受社会规范制约,甚至有违法犯罪倾向的危害健康的生活方式。有些生活方式具有违纪、违法等特征,对健康造成一定的损害,如吸毒、卖淫等生活方式既是违法犯罪的行为,又造成了健康的自我损害。差异性不良生活方式是指与一般生活方式具有差异性,而这种差异正是生活方式的高危所在,如吸烟者与不吸烟者是一种差异生活方式,吸烟这种生活方式是不违反社会规范的,但却是一种不良生活方式。这种区分,有利于我们澄清不良生活方式与越轨行为之间的界限与重叠。不良生活方式还可分为成瘾性和非成瘾性,比如有些个体的赌博生活方式就是成瘾的,嗜赌成性较难改变。而有的只是作为一种消遣,前者对健康的危害很大,后者对健康的危害较小。

(5)可改变性:不良生活方式的可改变性,意味着不良生活方式的可控制性,进行广泛的健康教育和必要的生活方式干预等社会医学措施、环境医学措施和行为医学措施和健康教育是可以达到控制不良生活方式的目的的。

(6)原因的不确定性:人类生活方式的遗传倾向性是不可否认的。哪些不良生活方式与遗传有关,或者遗传在其中占多大比重、哪些基因能控制哪些生活方式,仍有待于进一步的研究。

(三)健康生活方式

1. 健康生活方式的定义　健康生活方式是指有益于健康的习惯化行为方式,主要表现为健康饮食、适度运动、不吸烟、不酗酒、保持心理平衡、充足的睡眠、讲究卫生等。健康生活方式不仅可以抵御疾病,更可以预防疾病的发生。

2. 健康生活方式的特点　健康生活方式,主要表现为主动性、高尚性、和谐性、适宜性和健康有利性。

3. 健康生活方式的建立　我们建立健康生活方式需要教育、道德与制度、法律与法规、行政干预、专业干预的共同参与合作。

(1)用健康教育理论指导:如知、信、行模式,健康信念模式,社会认知理论等,指导进行健康教育,以改变不良生活方式,促进健康型生活方式的形成与发展。

(2)传授知识:改变过去只重视单向的大众传播方式,转为传播与教育并重、以教育为主、注重评价的综合模式。要求健康教育工作者既要了解相关的卫生保健知识,又要掌握相关的大众传播、人际传播与教育方法的理论和技术,适应健康教育发展的需要。

(3)让群众共同参与,争取更多的人参加到活动中来,关心他们、指导他们。

(4)依靠道德、制度和法规改变不良生活方式。

健康型生活方式的养成需要道德、规章制度、法律控制,最后转化为习惯。将健康理念转变为人人都去养成的良好习惯,从而改善社会环境,提高人群健康水平。

三、生活方式与健康旅游

(一)休闲生活方式

1. 休闲生活方式　休闲行为是指人们为了满足休闲需要,在休闲动机的推动下,在一定的休闲时间内,依靠个人条件、收入、设施以及其他各种客观条件,参加休闲活动及获取心理和生理感受的过程。

2. 休闲生活方式的构成要素　休闲生活方式由五个要素构成,分别是休闲行为主体、休闲行为客体、休闲行为环境、休闲行为手段和休闲行为结果,而休闲行为就是以上五个基本要素之间相互作用的结果。

3. 休闲的特点　休闲行为具有以下特点:①休闲行为是休闲利用者自由选择的结果,是人类的自发性行为；②休闲行为是由休闲动因引起的，并需要可自由支配收入与可自由支配时间等个人条件，以及休闲客体等诱因作为支撑基础；③休闲行为与人类需要，例如休息、享受、转换心情、自我启发、社会成就等有密切关系；④不同休闲行为带来的满足程度可能是不同的，造成这种差异的一个重要原因是受休闲产业服务水平的影响；⑤休闲行为是人的空间移动，休闲利用者必须亲自接近休闲资源或设施，这一特点在旅游行为中尤为突出；⑥休闲行为是人们在休闲时间中所经历的一系列过程；⑦休闲行为的内容和形式具有动态性。随外部环境和内部环境的不断变化，休闲行为也不断发生变化。

（二）休闲活动与健康旅游

休闲活动分类主要是从平面上进行的，显示了各类休闲活动在平面空间上的展开宽度。而休闲活动层次则是从纵向上揭示了人们从事休闲活动的过程中存在的逻辑递进关系。休闲活动被认为是人们身心的放松，是个体活力的恢复，以及对内心冲突的宣泄。同时也为想逃脱日常工作琐事的人们提供一个积极向上、有益于身心体验的舞台。常见的休闲活动主要形式有游憩活动、娱乐活动、游戏活动、旅游活动和体育休闲活动等。

1. **游憩活动**　游憩活动是休闲活动常见的活动部分。皮格拉姆（Pigram）认为，游憩活动是人们在闲暇时间自愿产生的活动，主要是希望从中获得愉悦和满足感，这种活动是不需要承担任何责任的，没有人强迫，也不为获取任何经济上的利益。

2. **娱乐活动**　通常只要能够给人们带来愉悦快慰的活动，都可以称作娱乐活动。主要包括艺术、舞蹈、音乐、阅读、特殊事件、志愿者服务等。

3. **游戏活动**　《辞海》对"游戏"的解释："游戏为文化娱乐的一种。有发展智力的游戏和发展体力的游戏两类。前者包括文字游戏、图画游戏、数字游戏等，习称'智力游戏'；后者包括活动性游戏（如捉迷藏、搬运接力等）和非竞赛性体育活动（如康乐球等）。另外还有'电子游戏'和'网络游戏'等。"

游戏具有以下特征：一是，自愿的行为；二是，自主性或自由；三是，游戏的发生地点和时间有别于平常生活，即与"平常生活"保持距离；四是，有时间和空间的规划和限制；五是，创作秩序，也就是有规则约束；六是，促使参加游戏者形成联谊会或俱乐部形式的组织。

4. **旅游活动**

（1）民族风貌游：也就是通过旅游来观察异族人的文化形态、生活方式。比较典型的旅游活动就是拜访当地人的家庭；参加他们的舞会或婚丧集会；在可能的情况下，参加他们的宗教仪式。

（2）文化旅游：就是通过旅游去观察，甚至从某种意义上讲，是去亲身体验那种留在人类记忆中的、但已经消失了的生活方式。比较典型的活动是参观那些乡村客栈、服装展览、传统的工艺美术等。

（3）历史旅游：着重于历史上著名的古迹。这种活动之所以收效好，是因为这些吸引人的场所，都设在大城市里，所有的人都可以同时进入，因此深得游客喜爱。

（4）自然风景旅游：这种旅游与民族风貌旅游近似，都是将游客带到远离家乡的地方去。但是这种旅游的重点，在于追求自然美和风景的吸引力，而不在于追求民族风貌。

（5）户外运动旅游：主要指体育运动、矿泉浴、日光浴以及在轻松的环境中进行社交活动等。户外运动旅游通常可以带来改善和促进身心健康的效果。

（6）公务旅游：其中包括集会、会议、讲学等。公务旅游通常包括一两种以上的旅游活动形式。

5. **体育活动**　体育活动作为特殊的休闲活动方式，自19世纪以来得到广泛发展。体育休闲活动从方法上可以分为器械运动项目和徒手运动项目，从活动场所上可以分为室内和室外活动项目。不论是哪一种分类方法都隐含着体育休闲活动所具有的特殊价值趋向，也能满足人们运动与休闲的基本需求。

第三节　健康旅游中的人际沟通

一、人际沟通概述

（一）沟通的概念

沟通的定义：指为达到一定目的，将信息、思想和情感传送给对方，并期望得到对方做出相应反应效果的过程。

（二）沟通的分类

1. 单向沟通和双向沟通　第一种分类法将沟通简单划分为：单向的沟通和双向的沟通。

单向的沟通，不允许对方提问，也就是说一方发送一个信息，另一方接受信息，这种沟通的模式在我们日常工作中相当普遍。如：公司的领导布置任务，或者你向其他的同事交代一项工作，让他代办等，在进行这样的单向沟通时，我们应该特别注意所选择的沟通渠道，同时也必须要特别注意接受者的接受能力，以及你是否完整地表达出了你要传达的意思。

沟通在正常的情况下应该是双向的，沟通应该是一个反复的过程，由一方首先传达给另一方，另一方有什么不理解、有什么意见等，反馈回来，然后再传达，再反馈，形成一个循环往复的过程。只有做到了这些，才能保证你所传达的信息准确无误。沟通是双向的、反复的过程。在使用单向沟通时，要特别注意传递信息的方式以及传递信息的准确。

2. 正式沟通和非正式沟通　在我们的日常工作中，还有一种划分的方式，即把沟通分为正式沟通和非正式沟通。其途径分别有：

正式沟通：报告、请示、预算、会议等。

非正式沟通：座谈、总裁接待日、员工活动等。有一些企业文化建设非常好的公司，经常运用非正式沟通，它可以起到比正式沟通更好的效果。如：员工的康体活动、员工的生日会、头脑风暴会等。当然不同的企业会有不同的做法。

（三）人际沟通的要素

一个完整的沟通过程一般由六个基本要素构成：

1. 沟通当时的情景　是指互动发生的场所或环境，是每个互动过程中的重要因素。包括：物理的场所、环境，如公共汽车上、开会的时候等。沟通的时间和每个互动参与者的个人特征，如情绪、经历、知识水平等。

2. 信息的发出者　是指发出信息的人，也称作信息的来源。

3. 信息　是指信息发出者希望传达的思想、感情、意见和观点等。信息包括语言和非语言的行为，以及这些行为所传递的所有影响语言使用的音调、身体语言，如面部表情、姿势、手势、抚摸、眼神等，都是发出信息的组成部分。

4. 信息的接收者　是指信息传递的对象，即接收信息的人。

5. 途径　是指信息由一个人传递到另一个人所通过的渠道，是指信息传递的手段。如视觉、听觉和触觉等。例如这些途径可同时使用，亦可以单独使用。但同时使用效果好些。如一部录音电话与幼儿园老师集动作、声音、表情、手势一起配合使用相比，显然后者效果比前者好。

6. 反馈　是指信息由接收者返回到信息发出者的过程，即信息接收者对信息发出者的反应。有效的、及时的反馈是极为重要的。例如医患之间的沟通，医生在交流时，要及时反馈，并把患者的反馈加以归纳、整理，再及时地反馈回去。

（四）人际沟通的功能

人与人之间需要进行交往，人际交往最基本的方式即是运用语言等人类所特有的符号系统和他人进行信息交流、情感沟通，即人际沟通。人际沟通还在人际关系协调中起着重要作用。人际沟通是人际关系的前提和条件,人际关系是人际沟通的基础,两者的关系是相辅相成的。

人际沟通在生活中具有重大意义。首先,人际沟通是人们适应环境、适应社会的必要条件。其次,人际沟通具有心理保健功能,即它有助于人们的心理健康,能促进良好个性的形成。最后,人际沟通还是心理发展的动力,它提供了人们身心发展所必需的信息资源。通过人际沟通,人与人之间交流各种各样的信息、知识、经验、思想和情感等,为个体提供了大量的社会性刺激,从而保证了个体社会性意识的形成与发展。

（五）人际沟通的特征

1. **积极互动**　在沟通过程中,信息发出者应准确判断对方的情况,分析沟通的动机、目的和态度等,并预期沟通的结果。因为人际沟通过程不是简单"信息传输"的过程,而使一种积极的信息交流过程。

2. **符号共识**　在人际沟通中,沟通的双方应有统一的或近似的编码规则和译码规则。这不仅指双方应有相同的词汇和语法体系,而且要对语义有相同的理解。而语义在很大程度上又依赖于心理作用过程。

3. **情境制约**　任何人际沟通都是在一定的情境下进行的,因此,情境因素始终对人际沟通产生制约作用。这些因素包括社会性、心理性、时间性、空间性等可能影响人际沟通的相关因素。

4. **信息失真**　人际沟通的基本要求是要保持信息在沟通过程中的真实性。在信息传递的过程中,由于信息接受者的加工和转换,容易使沟通前后的信息不完全一样,如果这种信息不一样仅表现在信息的表达方式上,则不影响沟通功能和效果,也不叫信息失真;如果这种不一样表现在信息的含义上,导致沟通功能和结果受影响,就称为信息失真。

二、人际沟通与健康旅游

（一）旅游中人际沟通的特点

1. **短暂性**　旅游业的服务对象是来自五湖四海的游客,旅游服务人员与游客之间通常互不熟悉,而仅仅是通过短期的旅游活动才相互接触的,旅游活动的时间一般都不会太长,旅游服务人员同游客或同行的接触也不会太深,多为一种浅层次的泛泛之交。

2. **公务性**　旅游对于游客来说是休闲,对旅游服务人员而言是工作,旅游服务是以提供旅游合同规定的产品为前提的,比如按照合同上规定的行程带领游客去游览景点,按合同约定的标准提供吃、住、行等方面的服务,严格按照旅游合同的约定提供服务是对旅游服务人员工作最起码的要求,这就要求旅游服务人员不但要在接待游客前认真准备,事先与游客核对活动计划,在接待后也要及时总结,发现问题,迅速改进。

3. **不对等性**　旅游是旅游者对异乡的向往而引起的一种空间转移行为,旅游者一旦到了陌生的旅游地,往往会陷入迷茫的状态。旅游服务人员是服务的主体,处于主导地位。在旅游人际沟通中,双方具有不对等性,主要表现在两个方面:一方面表现在旅游服务人员要主动热情地介绍游程、景物和服务设施等旅游者需要了解的事项,要主动了解旅游者对旅游生活等方面的意见;另一方面表现在旅游服务人员还应具备一种耐"委屈"力。

4. **个体与群体的兼顾性**　每个旅游者都有自己的个性与需求,为了各自不同的目的而组成一个团体开展旅游活动,旅游服务人员在工作中会遇到各种各样的客人,这就要求旅游服务人员要保持冷静的头脑,理解客人的心情,既要满足团体的游览需要,又要根据客人的不同需求,采用不同的方式提供令客人满意的服务。

（二）影响健康旅游人际沟通的因素

1. **内部人际沟通的影响因素**　旅游组织的管理幅度与组织结构、管理手段,领导者对待人际沟通的态度以及企业文化等因素,都会影响旅游组织的内部人际沟通。

（1）旅游组织的管理幅度与组织结构对人际沟通的影响:对一个旅游组织来说,如果每一层管理者只控制一个较小的幅度,这就意味着需要更多的组织管理层次来缓慢地传递和改变信息,在这种情况下,从旅游组织的金字塔顶端到它的底部之间的距离较高,这种组织结构被称为锥形结构。相反如果每一层管理者控制一个较大的幅度,这就意味着需要较少的组织层管理层次来迅速传递信息,在这种情况下,从旅游组织的金字塔顶端到它的底部之间的距离较短,这种组织结构被称为扁平结构。

(2)管理手段对人际沟通的影响:现代的旅游企业存在于一个无纸化办公的时代,任何一个不愿意接受计算机技术的服务人员都无法提高工作效率,游客期待的是对问题的即刻回复与解决,只有熟悉电脑和网络的服务人员才能胜任,数字化服务台以电子化的形式保存游客的需求,旅游服务人员在将这些需求信息输入电脑后,可以通过多种方式和层级来跟踪这些信息,这比纸质化办公效率要高出许多。

(3)领导者对待人际沟通的态度对人际沟通的影响:企业的发展在一定程度上靠领导者的领导风格、个人魅力以及领导者的权力、威信拉动,这部分的作用力占到了20%,好的领导者能够吸引大部分的员工跟随他一起去工作,这是由领导者自身的引力而决定的,这就是一种拉力,这种拉力来源于领导者个人自身的修养。

(4)企业文化对人际沟通的影响:企业文化必须靠物化才能生根,所谓物化,就是企业制造出优秀的产品,给客户提供优良的服务,企业文化作为意识形态,需要以物质作为支撑,反过来物质又推进意识形态的深化和升华。企业应力求通过搭建良好而畅通的沟通渠道,使企业文化得以在企业内部有效地传播。

2. 外部人际沟通的影响因素

(1)客户关系:客户是旅游企业最重要的外部公众了,如果旅游企业有较好的客户关系,即使在日常服务中出现一些不尽如人意的地方,客户的宽容度也较大,旅游服务人员较容易和客户沟通,取得客户的谅解,如果没有较好的客户关系,服务稍有闪失,客户就会产生不满的情绪,服务人员可能就很难做说服工作,因此旅游企业的管理者应该清楚地认识到,协调好与客户的关系至关重要。

(2)社区关系:社区是旅游企业生存与发展的重要环境,良好的社区关系有助于旅游企业营造优越的周边环境,从而为旅游企业的生存与发展铺平道路,只有密切与社区的关系,旅游企业才能更好地生存和发展。旅游企业的经营活动依赖于社区的各项服务,旅游企业聘用的许多职工,尤其是旅游旺季请来的临时工、季节工,多半来自社区内的居民,良好的社区关系,不仅可以在社区居民中树立良好的企业形象,也同时也有利于与外部公众的沟通。

(3)媒体关系:可供旅游企业利用的大众传媒有报纸、杂志、行业刊物、广播、电视以及互联网。对旅游企业而言,媒体兼具双重意义,一方面,媒体是有效的传播工具,是企业对外沟通的媒介,通过它可与各种各样的公众进行沟通,树立企业良好的形象,实现企业的目标;另一方面,媒体又是旅游企业非常重要的一类沟通对象,因为媒体对社会舆论有着很大的影响力,比如,有些人在媒体上看到对某餐厅特色菜肴的介绍而对该餐厅产生兴趣并前往就餐,有些人在媒体上看到对某一旅游胜地的介绍而前往观光旅游等。所以,旅游企业应重视与媒体的关系,利用好媒体这个沟通传媒,树立良好的公众形象。

三、健康旅游中的人际沟通障碍与改善

(一)健康旅游中的人际沟通障碍

在旅游过程中,会出现因沟通不畅而产生的各种摩擦、误会甚至矛盾。了解在健康旅游中的沟通障碍,有助于成功交流,达成出游目的。

1. 语言障碍   语言是以言语为物质外壳,以词汇为建筑材料,以语法为结构条件而构成的符号体系,言语又与思维方式不可分离,进行语言交流时,如果不注意语言的这些特点或使用不

当就容易造成语言障碍。语言障碍通常表现在两个方面，一是，语义不明造成歧义；二是，语构不当造成费解，语构即语言的结构，包括语句、语段的结构。

2. 习俗障碍　习俗及风俗习惯是在一定文化历史背景下形成的具有固定特点的调整人际关系的社会因素，如道德习惯、礼节、审美传统等。习俗世代相传，是由于长期重复出现而约定俗成的习惯做法，虽然不具有法律强制力，但通过家庭、亲朋、邻里、社会的舆论监督，往往促使人们入乡随俗。

3. 角色障碍　每个人在社会生活中都会有一个特定的角色位置，不同角色位置上的人，其思想观念和行为方式也会有所不同，如果固守自己的角色，不注重对其他角色观念、角色行为的理解，就会导致角色与角色之间的冲突造成角色障碍，在旅游人际沟通中常见的角色障碍有下述几种。比如年龄不同形成的代沟、行为不同形成的代沟、职位不同形成的行沟等。

4. 心理障碍　人的心理包括4个因素：知、情、意、行。由于每个人在人格上具有差异，从而导致了在认知、情感、意志、行为等方面的不同，在沟通活动中，心理障碍的影响比上述三种障碍更为普遍，心理障碍主要有认知障碍、情绪障碍、个性障碍和态度障碍。

（1）认知障碍：人们往往很难做到主动地、客观地、全面地认识自己，因而容易发生自我认识的偏差，不能正确认识自己、评价自己、把握自己，从而形成沟通障碍，如自卑，例如，有的导游员私下讲得很好，面对客人讲解就紧张，无法流利地表达，自卑是一个旅游服务者最大的心理障碍。

旅游服务人员在工作中希望得到的不只是金钱的回报或职位的晋升，他们还需要获得同事、主管的认可，并希望周围的人对他产生良好的认知，使自己融入旅游组织中，获得社交需要和尊重需要的满足，旅游组织对员工的良好认知表现在把员工真正看作企业的成员来对待，而不能单纯把他们作为企业的雇员。

（2）情绪障碍：旅游服务人员在工作时经常面临各种各样的压力，很容易转化为自身的情绪问题，作为一名旅游服务人员，你会遇到态度粗鲁、大发雷霆的客人，你会因长期站立服务而脚部和脚踝肿胀酸痛，你会一个问题，一天回答上百遍，你也会因一直在大堂忙忙碌碌不规律进食而引发肠胃问题等。消极的情绪会严重影响沟通。很多旅游服务人员都拥有关心他人的天性，我们需要做的只是把这种关心的阳光也撒播到自己身上，如果不能照顾好自己，你肯定也不能照顾好他人，真正让我们在服务行业立于不败之地的是自我关心和自我恢复的意识，最有价值的投资莫过于投资你自己，如果你觉得一天中实在抽不出时间来，建议你比平常早起15min，然后把这15min专门用于自己身上。

（3）个性障碍：每个人都有自己的个性，个性障碍，是由个人在个性意向（如需要、兴趣、动机、理想、信念、世界观、人生观）和个性心理特征，（如气质、性格、能力）等方面的差异而引起。由于每个人的生理、心理发展水平不同，常常表现为明显的个性差异，构成各种特质组合的人格类型，个性障碍引起的交往障碍，较之其他障碍更难消除，这是因为人的个性具有比较稳固的、习惯化的特征。

（4）态度障碍：指对交往对象的认识、理解和评价上的定势效应和刻板印象，我们认识他人时，常常按照其外部特征对他们进行归类，从而产生了定势效应，如在日常生活中与某人初次相识见其健谈，我们就认定其聪明、豁达、可交，见其易发脾气，就认为他一定很固执，这些偏见的形成就是定势效应，定势效应对旅游服务人员的人际交往很不利。

（二）健康旅游中人际沟通的改善

1. 导游讲解　在游览过程中，导游需要讲自己所知道的信息，即讲解我国的历史文化名城和名山大川时，导游人员先采取单向沟通的方式，向游客传递信息。

（1）准确性：导游人员的语言必须以客观实际为依据，即在遣词造句、叙事上要以事实为基础，准确地反映客观实际。无论是说古论今，是议人还是叙事，是讲故事还是说笑话，都要做到以实论虚、入情入理，切忌空洞无物或言过其实。每个人的认识、知识不一样，表达能力也各有差距。导游的工作是运用语言来讲解自然景物及人文景观,使游客获得美的享受,导游应该抓住游客的心理,激发游客的兴致,用自己的语言把游客带进充满诗情画意的美景中去。语言表达要有针对地、清楚地讲解,对于有些不确定的信息,导游人员应事先解释清楚,切不可向游客传达错误的讲解信息,而造成沟通上信息传递的失误。

(2)生动性:要以情感人、以情动人,通过语气变化来表现丰富的内涵。用语言使游客和自己产生共鸣,在导游过程中营造一种轻松、亲切、融洽的气氛,使游客能够真正享受旅游的乐趣。导游员引导游客游览的景观往往是导游员去过多次的地方,而游客却往往是第一次,这样,游客与导游员之间就会有一个感受上的差距。导游员应该以高度的责任感积极调动自己的情绪,应表现出与游客一样的兴致勃勃,否则就会使游客感到受到了冷落,感到扫兴,就会使旅游接待失败。

(3)灵活性:导游的语言个性还表现用在不同的表达方式表现相同内容。由于大多数导游词是事先写好的,导游一般是在背诵的基础上讲解。这样势必会造成"众口一词"的现象。导游应该注意善于使用不同的表达方式来表达相同的内容,以显示其个性。如在开场白是通常是"自报家门,开门见山",可以改成就自己的相貌或个性上的特点突出介绍。还可以通过猜谜、诗歌引用、与名人类比等形式介绍自己。

2. 与游客的交流 导游除了介绍景点之外,仍有大量机会需要使用语言与游客交流,互通信息、互换意见。导游语言表达是否妥当,对信息传递的正确性,与游客的态度都有很大的影响。因此,双向沟通作为一种便捷的沟通方式,也同样适合导游与游客之间的沟通。

(1)客问我答:在面对一个令游客疑惑的景点时,或是对某一景点饶有兴趣时,游客会向导游提出来,不管这个问题是简单与否,还是不着边际,导游应该细心且耐心地给游客解答,使游客获得良好的导游服务。

(2)我问客答:在与游客的沟通中主要是使用疑问方式,如设问、反问、正问、奇问等等。针对不同游览场合以及不同游客灵活地采用不同的置疑方式。所置之"疑"要尽可能抓住表达要点或迂回抓住游客的兴奋点,以使双方的交际顺利进行。

(3)自问自答:导游在与游客的交流过程中,要注意抓住游客的注意力,可以以自问的方式设置悬念,然后再用自答的方式解决游客心中的疑问,最终取得更好的导游解说效果。

3. 非语言沟通

(1)仪态:旅游活动是一种满足游客精神需要的社会活动。优美的仪态不仅会使游客在感官上感觉舒服,而且精神上也得到一种享受。导游也可通过自己富有个性的仪态向游客传递出热情友好的信息。如具有个性的穿着打扮、独具魅力的甜蜜微笑、亲切得体的眼神手势等。独具性格的仪态能消除与游客之间的距离感,有效地与游客进行沟通,促进他们强烈的心理体验,从而引发游客的情绪,产生良好的导游效果。

(2)微笑:微笑是一种富有特殊魅力的面部表情,导游人员的微笑会给游客一种明朗、甜美的感觉。微笑是感情沟通的渠道,是人际百科最精美的序言。微笑中包含了高兴、同意、赞许和欢愉,一个微笑拉近了导游与游客的距离。

(3)姿态:导游人员在讲解时多采用站立的姿态。若在旅游车内讲解,应注意面对游客,可适当倚靠司机身后的护栏杆,也可用一只手扶着椅背或护栏杆;若在景点站立讲解,应双脚稍微分开(两脚距离不超过肩宽),将身体重心放在双脚上,上身挺直双臂自然下垂,双手相握置于身前以示"谦恭"或双手置于身后以示"轻松"。如果站立时躬背、缩胸,就会给游客留下猥琐和病态的印象。

(4)手势:在导游讲解中,手势不仅能强调或解释讲解的内容,而且还能生动地表达口头语言所无法表达的内容,使导游讲解生动形象。

(5)目光:导游人员在讲解某一景物时,首先要用目光把游客的目光牵引过去,然后再及时收回目光,并继续投向游客。这种方法可使游客集中注意力,并使讲解内容与具体景物和谐统一,给游客留下深刻的印象。其次,要注意目光的分配,导游人员在讲解时,应注意自己的目光要统摄全部听讲解的游客,既可把视线落点放在最后边两端游客的头部,也可不时环顾周围的游客,但切忌只用目光注视面前的部分游客,使其他的游客感到自己被冷落,产生遗弃感。

（6）语速语调:导游人员在与游客沟通的过程当中,要力求做到徐疾有致、快慢相宜。如果语速过快,会使游客感到听起来很吃力,甚至跟不上导游人员的节奏,对讲解内容印象不深甚至遗忘;如果语速过慢,会使游客感到厌烦,注意力容易分散,导游讲解亦不流畅;那就达不到沟通的效果。

4. 个性化服务

（1）导游提供个性化服务,既是行动沟通,又是情感沟通,这是最好的沟通方式。当游客因某种原因生病在床,而无法继续旅游活动时,导游人员需根据实际情况提供个性化服务,如慰问游客,或者给游客做一些简单的事情等。

（2）学会观察与倾听,这不仅是一种人性化的沟通方式,更有利于解决游客潜在的问题,而"听",听是一门艺术,听,不仅是要听懂、听清,而且要"听"出对方表述时未道出的真情实意。现代科学中的所谓"信息分析法",就是从对方"微不足道""含糊其词"的谈话中,经分析研究,捕捉到对方没有直言的信息。这就要求导游不仅要有耐心地倾听游客的各种意见建议,包括牢骚、不满,还在于在"听"的过程中,分析游客的心理,并找出解决方案。

思考题

1. 健康行为的主要表现形式有哪些?

解题思路:我们可以从正反两个方面考虑健康行为,结合对行为的理解和认知,总结与健康相关的行为及其主要表现形式。

2. 致病行为模式有哪些?

解题思路:从不良行为习惯入手,分析哪些行为属于健康有害行为,并在此基础上,总结致病行为模式。

3. 影响健康旅游人际沟通的因素有哪些?

解题思路:先考虑人际沟通的影响因素,再思考在健康旅游中涉及到哪些人际沟通相关的因素,逐一分析,总结影响健康旅游人际沟通的因素。

（李　钧）

第六章 ┃ 运动与健康旅游

 本章要点

1. **掌握** 运动对生理健康和心理健康的主要影响。
2. **熟悉** 运动的概念；有氧运动和无氧运动；运动促进健康的基本原则。
3. **了解** 体育旅游的概念；健康旅游中常见的运动类型及特点。

第一节　运动与健康概述

一、运动的概念

健康是人类永恒的追求，影响健康的因素很多，其中运动是一个重要的因素。一方面，运动训练特别是针对性的体育训练可以确保和促进人体各组织器官的协调运动和正常运转，从而促进个体生命的健康发育；另一方面，运动改善人的心理状况，使其在工作、学习和日常生活中，实现人际关系、困境应对、身体价值、情绪体验、心境状态这一"五位一体"的心理健康指标体系的良好发育，所以，运动对促进身体健康、心理健康、社会适应能力以及道德健康具有积极作用，已经成为促进健康的积极手段之一。研究资料表明，经常运动的健康人无论细胞免疫功能，还是体液免疫功能都优于一般人。唐代孙思邈就有"养生之道，常欲小劳"的说法。

随着现代运动的发展，运动的概念也在不断地丰富和演绎。运动一词源于英国，如果没有特殊的指代，即为竞技运动，外延相对比较窄。人类最初以"运动"的方式获取生存所必需的食物，后来成为上层人群的娱乐方式之一。蔡传喜，汤立许在《体育与运动的概念：词源分析与历史透析》一文中指出，竞技运动（sport）是由拉丁语 clisport 演变而来，运动史是 20 世纪 60 年代末从体育教学、锻炼和竞技领域中分化出的一门学科，有关运动史的早期著作实质上隶属于常见的描述性研究。早期学者斯特鲁娜（Struna）曾把运动史描述为"一个颇具多个因素，并且时常互相交错在一起的学术调查领域范围，它包括人体、玩、休闲、运动、健康、身体娱乐、锻炼和竞技"。

今天所说的运动，其外延进一步扩大，更多的是从社会学的角度进行研究与阐述，关注的维度也愈发的细微。从人类的需求来讲，已逐步进入到身心发展、精神满足和社会交往的需求层面，运动便成了一个非常合适的载体。与运动处于相同需求层面的还有旅游、健康等。

蔡传喜，汤立许认为，当运动史发展为一个独具特色的研究领域后，运动史学家们也扩大其研究的领域，如体育、竞技运动、锻炼等。运动学是对人体运动进行科学研究的一门学科。运动学这一词最早来古自希腊语 Kinesi（意思是"运动"），基本涵盖了 1970 年以来体育类所有的学科体系。科克利把运动定义为：运动是规则化的、竞争性的活动，伴随着严酷的体能要求或与之相关的复杂身体技巧的运用，参与者的动机是个人兴趣或外部奖励。

随着人们生活和需求的多样化，运动、娱乐方式的进步和融合，出行方式的便利性，科技飞速革新使得人们对美好生活的需求更为强烈,凸显了新时期的社会矛盾。运动在健康旅游的过程中扮演着越来越重要的角色,尤其是对于深度旅游的发展。

运动、旅游、健康三者之间的联系也更为紧密,内容和方式均处于不断整合之中。究竟什么样的活动能称之为运动?跑步、游泳、篮球、赛车、电子竞技等术语的划分还没有明确的量化标准,并且活动发生的背景和条件也有所不同,当前对"运动"概念上的定义还不够确切和全面。"运动"的概念有广义和狭义之分。

蔡传喜,汤立许认为,"运动"的概念在广义上主要指身体运动即以身体练习为基本手段,结合日光、空气、水等自然因素和卫生措施达到增强体能、增进健康、丰富社会文化娱乐生活为目的的一种社会活动;而狭义的"运动"则指"体育运动",是一种涉及体力和技巧的由一套规则或习惯所约束的活动,通常具有与竞争性有关的运动概念,并且随着时代变化而逐渐发展变化。据资料记载,19世纪以前,我国没有体育这一专有名词,只有像吐纳术、导引术、武术等称谓。19世纪中叶,西方体育传入中国,开始有了体操的称谓。20世纪初,又称体育运动。学者韩国儒于1982撰写的《体育和运动概论》中强调运动的概念是体育的重要组成部分和强有力的手段(即:有意识的肢体活动和一种特殊的动作表现形式)。根据《新华字典》的解释,哲学范畴的"运动"是"指事物由内在矛盾引起的发展、变化过程。段国富、曲丽萍等在编著的《体育与健康》中强调体育运动是指人们根据生产和生活的需要,遵循人体的生长发育规律和身体活动的规律,以身体练习为手段的社会活动。2005年孟刚编著《和谐运动与健康》中,指出运动即是身体的运动。一般来讲,人的运动包括两部分:一是外在的肢体运动;二是内在的运动。2009年侯斌、魏彪主编《大学体育》中,认为体育运动是社会文化发展的一部分。其发展受一定的经济和政治因素的制约,一定程度上也为政治和经济服务(表6-1)。

总之,运动概念的核心是增进健康、增强体质。

表6-1 我国运动概念逐步演变的过程

文献来源	时间	主要内容
韩国儒《体育和运动概论》	1982	把运动作为有意识的人体活动的一种特殊表现(动作)形式
林诗娟《论体育运动》	1995	阐明体育运动在学校体育中的地位
茅鹏《试议体育与运动》	1998	运动是有意识的身体活动
《新华字典》	2000	哲学范畴定义为事物内在矛盾发展的结果
夏强《现代运动特性论——以美国当代体育运动为分析案例》	2002	分析了现代运动的特性,探讨了职业运动与游戏的区别
段国富,曲丽萍《体育与健康》	2003	运动是以丰富社会娱乐文化为目的的一种社会活动
孟刚《和谐运动与健康》	2005	将运动分为两个部分,一是外在的肢体运动,二是内在组织神经的运动
侯斌,魏彪《大学体育》	2009	指出运动是社会文化的一部分,为一定的政治和经济服务

二、运动促进健康的原理

(一)有氧运动和无氧运动

如果按照代谢方式划分,运动可分为有氧代谢运动与无氧代谢运动两大类。

有氧运动最早是由美国人 Kemmech Cooper 博士于 20 世纪 60 年代开始在美国推广。有氧运动是指能量来自细胞内的有氧代谢(氧化反应),由葡萄糖(脂肪、蛋白质)完全分解代谢后生成水和二氧化碳,通过呼吸被排出体外,对人体无害,同时释放能量作为人体活动的直接能源的过程。人体可以在氧气充分供应的情况下进行体育锻炼,多为耐久性的运动项目,在整个运动过程中,供氧充足,即人体吸入的氧气大体与需要相等,达到生理上的平衡状态。其运动特点是活动不剧烈,心跳、呼吸不快或加快不明显,有节奏、不中断、持续时间较长的一种运动形式,即使运动的时间较长,疲劳之感也不明显。有氧运动能锻炼心肺,使心血管系统能更有效、快速地把氧传输到身体的每一部位,提高人的心肺功能,增强耐力素质,消耗体内的脂肪,控制体重。低强度、有节奏、持续时间长的运动基本上都是有氧运动,比如走路、慢跑、长距离慢速游泳、骑自行车及跳舞等。有氧运动是保持身心健康最有效、最科学的运动方式之一。

无氧运动是指人体无氧或氧供应不足的情况下,能量来自无氧酵解,酵解产生的丙酮酸、乳酸等中间代谢产物,不能通过呼吸排除,酸性产物堆积在细胞和血液中。因此,无氧运动时,肌肉在"缺氧"的状态下高速剧烈的运动,运动者会感到疲乏无力、肌肉酸痛,甚至出现呼吸、心跳加快和心律失常,严重时会出现酸中毒和增加肝肾负担。无氧运动属于力量型的运动。其运动特点是:运动强度较高、频率高、爆发力强、持续时间短,不能按照一定的节奏完成正常呼吸的运动项目,如专业的力量训练、举重、跳高、短跑以及投掷等运动形式均属于无氧运动。

(二)运动促进健康的原理

健康从概念上来讲具有整体性,世界卫生组织指出"健康不仅是躯体没有疾病,还要具备心理健康、社会适应良好和有道德"的三维健康观。机体方面的疾病必然影响到心理的、精神的健康,心理的、精神的健康必然通过机体反映出来。这种互为表里的特性关系决定了通过身体运动能缓解心理疾病,通过改善精神状态能改善身体健康状况。所以说,健康不仅仅是指一个人的身体素质,更包括精神和心理都要求处于一个良好的状态。

众所周知,运动可以强身健体,当体格强健了身体抵抗疾病的能力就会加强。适量的运动会增加身体供氧能力,能增加细胞膜的流动性和细胞的活力,大脑也会因为脑细胞内氧气含量增加而头脑灵活思维敏捷。研究表明,运动对心理健康有促进作用,有助于使人们保持心理平衡,达到心理健康的目的,有助于良好的意志品质的形成。良好的意志品质是指人在面对困境中表现出的坚强毅力,能够承受来自生理、心理和社会上各方面的压力,从而克服困难、战胜困难、对前途充满信心。运动的特点在于需要克服各种主观或客观的困难与障碍,是培养良好的意志品质的有效手段。例如:参加游泳、长跑、越野赛等运动项目,能够锻炼人坚韧的意志品质;篮球、排球、足球等集体比赛项目可以锻炼机智果敢、团结协作的意志品质。

综上所述,运动对于人的一生意义重大。随着时代和科学的发展,人们生活的状态发生了天翻地覆的变化,越来越意识到健康是人类社会生存发展的基本要素,没有健康就一事无成,因此,健康既属于个人也属于社会。我们必须科学合理地制订运动计划,积极地进行运动,塑造出一个更强壮、更健康的身体,不仅有益于个人,也有益于社会。

第二节　适量运动促进健康的基础

一、适量运动促进生理健康

运动是以身体活动为基本方式,它的最终目的也是促进身心发展以及身体适能的极限发展,包括心理极限承受、控制和相应的调适能力。运动日趋成为现代人们必备的重要健康生活方式。

运动在促进身体健康方面尤为重要。运动不仅能强健身体、增强体质,还具有完善身体、发展身体、修炼人生、健康心灵、健全人格、提高适应能力等功能,其重要价值还在于改善人类的生活方式、生命活力、心理品格,使人们从身体上、精神上、社会适应能力上达到人的健全、健康状态。

运动需要注重科学,只有科学合理的运动方式才能够起到促进身体健康的作用,这就需要运动者熟悉和掌握运动是如何促进身体健康的基本原理。通过运动对身体各部位进行速度、爆发力、耐力等方面的刺激和反复实践,以科学合理的运动方式和方法,促进人体神经系统建立神经通路,改善运动系统、心血管系统、呼吸系统、消化系统的机能状况,使人体各系统内部组织运行通畅,身体机能整体上都得到发展和提高。

运动促进生理健康主要表现在以下几点:

（一）运动对中枢神经系统的影响

运动能改善神经系统的调节功能,提高人体神经系统对各种环境状态和变化的判断能力,并做出及时而准确的适应性反应。运动能影响连接神经元的神经化学物质和生长因子的平衡,提高大脑皮质的调节能力和脑神经细胞的活力,使大脑处于最佳工作状态。

有关人类脑健康的问题已经引起全世界的广泛关注。动物研究表明,运动可以促进动物脑的神经再生,改善脑的认知功能,提高学习和记忆能力,并进而减慢脑老化的进程,防止脑衰老。医学研究认为,手指是"第二大脑",手指与大脑相连的神经较多,通过健身锻炼运动手指,可以有效地刺激大脑,使脑细胞自身的新陈代谢加快,延缓或阻止脑细胞退化进程而达到健脑益智的目的。运动训练能改善神经系统的感觉分析机能。人体在运动过程中,身体各部位所处的空间位置以及肌肉收缩活动的状况,每时每刻都发生着变化,这些变化着的信息将连续不断地以神经冲动的形式传递到中枢,到达大脑皮质的运动感觉区域,通过中枢神经系统的分析和综合作用,对人体内外情况做出判断,据此发动、制止或修正动作。长期的运动训练能反复强化某些刺激信息,促进了人体视觉、听觉、本体感觉功能的提高。运动训练能够提高神经传导速度,增加神经传递介质,提高条件反射的速度与灵活性,使反应时间更短（一般人为 0.4s 以上,有锻炼者为 0.32s 以下）,能够快速而准确地完成各种动作,提高神经过程的强度。运动使大脑皮质兴奋性高,注意力集中,人体表现出肌肉力量大和运动能力强,可以承受较大的刺激和精神压力,有效地预防各种神经精神性疾病。运动改善大脑和中枢的能量供给,增进脑细胞的供氧量,促进大脑新陈代谢,有效提高神经系统的机能,调节人体的紧张情绪,减轻因用脑过度引起的脑疲劳,促进思维与智力的发展。

（二）运动对心血管、血液和呼吸功能的影响

运动能够增强心血管系统的功能和适应性,主要表现在:

1. 长期的有氧运动,使人体心肌细胞内蛋白质合成增加,心肌纤维增粗,心脏的收缩力增强;运动时身体的需氧量增加,心脏收缩加强,每搏输出量随之增加以满足供氧量,心脏排空和充盈完全,因而心室容积增大,每搏输出量有效增加。持之以恒的适量运动,可使平静时的心率减缓而有力,使心脏的适应性和调节机能增强。

2. 长期的有氧运动能改善外周血管壁的弹性,防止血管硬化,有利于增强血液流动时的缓冲能力,使血液和组织器官进行物质交换的能力增强。运动能增加血液中血红蛋白的含量,减轻贫血症状或防止贫血的发生;经常运动的人红细胞和血红蛋白的含量都较一般人稍高,运动时血红蛋白与氧气结合增加,运输氧气的能力大大增强,提高有氧代谢的水平;运动还可以改变血浆脂蛋白的组成,从而降低心血管疾病的发病率。

3. 长期的有氧运动能显著降低血压,对心血管系统维持正常的功能和结构均有益处。虽然运动降压的机制尚不完全清楚,其机制可能包括运动减少总外周阻力或心输出量;运动可以降低交感神经系统兴奋性,提高迷走神经系统兴奋性,减少儿茶酚胺分泌和降低外周血管张力;运动还可以增加血浆中抗利尿激素的释放,减少血容量;运动后血浆肾素、醛固酮浓度降低,降低肾素 - 血管紧张素 - 醛固酮系统的血管收缩和水钠潴留作用,从而进一步降低血压。目前,常规运动已经被认为是预防和控制高血压的有效手段,个性化的频率、强度、时间和类型的运动处方,可单独应用或辅助治疗高血压。

4. 长期的有氧运动对肺呼吸功能的影响。运动可使肺呼吸肌的力量增强,使呼吸深度加深,从而使肺活量和肺泡通气量得到直接提高,经常运动的人,肺活量明显高于不参加运动的人,有研究表明,通过游泳、慢跑等有氧运动,可使肺活量和通气量增加 20% 以上。另外,坚持长期的运动,肺泡的弹性和通透性都会增强,气体交换的效率得到提高,是机体摄取足够的氧气的有效保障。

（三）运动对骨、关节、肌肉的影响

运动时人体的血液循环加快，从而改善人体运动器官的功能。有氧运动能使骨、关节和肌肉的血液供给增加，骨的生长发育和机能都会发生良好的改变，经常运动能使肌肉保持一定的张力，肌肉的活动又可刺激骨组织生长，促进钙质在骨骼中的沉积，增加骨密度，有效地防止钙流失，防止骨质疏松。大量研究表明，负重练习有助于保持骨密度，其中力量的训练对骨的影响效果最为明显，更有利于骨骼的生长和发育；长期的有氧运动可使关节的稳固性、灵活性和柔韧性得到提高，关节的活动更灵活，范围更大；长期的有氧运动能显著提高肌肉的耐力，改善肌肉中毛细血管的密度和分布，提高肌肉的供血能力。因此，坚持有氧运动能有效提高运动系统的活动能力，提高肢体的活动的准确性、协调性、灵活性，使人体轻松自如地完成各种复杂的动作。因此，经过长期运动训练的人，一般都具有良好的身体感知能力，其大脑和肢体更灵活、更健全、反应迅速、动作灵敏。

（四）运动对机体代谢的影响

新陈代谢是一切生命活动的基本特征。人体在生命活动过程中，一方面不断从外界环境中摄取食物，以获得人体必需的营养物质；另一方面通过体内三大营养素（碳水化合物、脂类、蛋白质）的分解代谢，以释放出机体活动需要的能量。肌糖原是体内最重要的有氧代谢物质，人体在运动时，可以明显提高肌糖原的含量，坚持长期的有氧运动，能有效提高组织细胞的有氧氧化酶的活性，改善机体的有氧代谢能力，促进机体组织细胞对糖的摄取和利用。

有氧运动有利于人体体重的控制与减肥，一方面是通过运动训练和营养调配来改变身体的组成，保持良好的体态和体重；另一方面，运动还可下调肥胖个体的瘦素水平从而调控进食量、调节能量消耗，达到控制体重的目的。有氧运动能改善脂肪代谢的调节，提高对脂肪的动用能力，促进脂肪分解，减少脂肪的合成。研究表明，运动可增加组织中胰岛素受体的数目和／或增强胰岛素受体的亲和力，从而增加组织对胰岛素的敏感性，使血糖降低。有氧运动还可提高内脂素的表达，促进内脏脂肪细胞的分化，提高脂肪细胞对胰岛素的敏感性，通过影响脂质代谢，间接提高了胰岛素在机体发挥的效应，由于运动能改善胰岛素抵抗，因此，运动疗法已成为糖尿患者康复治疗的基本方法之一。

（五）运动对睡眠质量的影响

睡眠是指抑制过程在大脑皮质中逐渐扩散，并达到大脑皮质下各中枢，并由专门的中枢分工、管理与觉醒的正常生理现象。良好的睡眠能使大脑皮质细胞的能量得到补充，体力得以恢复；良好的睡眠可以增强机体免疫力，提高抗病能力。

随着现代社会竞争日趋激烈，人们生活节奏不断加快，压力感和紧张感导致了睡眠质量降低或睡眠不正常，睡眠质量问题严重影响了人们的身心健康，已成为世界性的健康问题。运动可以有效地改善人体的睡眠质量。运动锻炼会使人感觉疲惫，大脑对于身体疲惫的反应是增加深度睡眠的时间，因此，运动后会睡得更快、睡得更沉、睡得更香；运动会有效缓解压力和紧张，使精神得到放松，人体达到松、静、自然的放松状态，加快进入深度睡眠，缓解疲劳，使睡眠进入良性循环，从而有效改善睡眠的质量。

（六）运动对抗衰老的影响

衰老是一切生物随着时间的推移而发生的自然规律和必经过程。随着年龄的增长，人体的生理机能都不同程度地衰老下降，人体的健康状态也因此而逐渐变差。人类老化的主要特征之一就是身体活动能力随着年龄增长而衰退，健康状态的下降与身体活动量的减少两者相互作用，加快了人体衰老的过程，即人体因不活动而造成的身体衰弱现象、远比随着年龄增长的退化更显著。人体在运动过程中，能有效改善中枢神经系统、心血管系统、呼吸系统、运动系统等组织的功能，使整个机体的代谢增强，提高免疫能力、减少疾病。运动可以调动体内抗氧化酶的活性，起到抗衰老的作用。因此，持之以恒的运动对维持人体健康、延缓衰老的进程、延年益寿具有重要影响。

二、适量运动促进心理健康

运动是一种轻松娱乐的活动方式，因此科学的体育运动能够起到促进心理健康的积极作用。运动促进心理健康的益处主要表现在以下几点：

1. 现代生活中对人们情绪影响最大的因素是紧张的生活节奏、激烈的竞争、复杂的人际关系及突发的事件等，使人们处于悲伤、恐惧、悔恨、忧郁等精神状态，血液中肾上腺皮质激素浓度过多，会产生一系列副作用，使身体自身的免疫系统受到破坏，就会容易得病。中医理论就总结了"怒伤肝、忧伤肺、恐伤肾、思伤脾"的结论。而运动能使人有效调节紧张情绪，缓解心理上的紧张压力，形成稳定的心理状态，有利于形成良好的个性心理品质。

2. 运动能改善生理和心理状态，舒展身心，使疲劳的身体得到积极的休息，有助安眠及消除各方面带来的压力，使人心情愉悦地投入学习和工作。

3. 人们在运动后，往往都会感到发自内心的舒畅和愉悦感，这时人的大脑分泌内啡肽，它是抗抑郁和抗癌的激素，在内分泌的调节下对抑郁等精神疾病有一定的预防和治疗作用。

4. 运动有助于人们陶冶情操，保持健康的心态，如增强信心，预防和调节不良情绪，培养良好的意志品质和个性特征，充分发挥个体的积极性、创造性和主动性，提高处事能力和承受挫折的能力，调节心理障碍，使个体在融洽的社会氛围中获得健康、和谐的发展。

5. 人们在运动中，通过对一些复杂精细动作的挑战和团队的默契配合，能使人们获得积极深刻的情感体验，能够增强人们克服困难的信心和挑战压力的勇气，进一步提高自我肯定心理和心理承受能力。运动中的集体项目与竞赛活动可以培养人的团结、协作及集体主义精神。

综上所述，运动对于人的心理健康意义同样重大，因此，要科学合理地制订运动计划，坚持有效运动，塑造出一个身心俱健的身体。

三、适量运动促进健康的基本原则

运动在于科学，要按照人体发展的基本规律，合理地进行运动，可以促进身体的生长发育，改善和提高各器官系统的功能，提高身体素质，增强体质，推迟衰老，延年益寿。因此，进行运动锻炼时，应遵循以下基本原则。

（一）全面性原则

全面性原则是指通过运动锻炼使身体形态、机能、结构、功能、素质和心理品质等都得到全面和谐的发展，这也是运动锻炼的目的。要达到这一点，一方面尽可能选择对身体有全面影响的运动项目，如跑步，游泳等；另一方面，也可以某一项目为主，辅以其他运动项目。值得注意的是不要过分单一性地运动。

（二）经常性原则

经常性原则是指应坚持长期的、不间断的、持之以恒的运动锻炼。众所周知，生命在于运动，运动贵在有恒。人的有机体，只有在经常的运动锻炼中方能得到增强。根据"用进废退"的法则，如果长期停止运动，各器官系统的机能就会慢慢减退，体质就会逐渐下降。因此，参加运动锻炼必须持之以恒，不能三天打鱼，两天晒网。要养成一种定时定量的良好运动习惯，坚持每日运动15～30min，至少每周运动3～4次，使适宜的运动生活融入个体的"生物钟"内，与个体的生命节拍一起跳动。

（三）循序渐进原则

循序渐进原则是指运动锻炼的要求、内容、方法和运动负荷等都要根据每个人的实际情况，由易到繁，运动负荷由小到大，逐步提高。科学研究表明，人体各器官的机能，不是一下子可以提高的，它是一个逐步发展、逐步提高的过程，即锻炼效果是一个缓慢的由量变到质变的逐渐积累的复杂过程。如果违反循序渐进的原则，急于求成，不但不能有效地增强体质，而且还会损害健康。所以，运动锻炼应有目的、有计划、有步骤地实施，在安排运动负荷时，应注意由小到大逐步提高，其原则是提高—适应—再提高—再适应。

（四）因人制宜原则

因人制宜原则是指每个参加运动锻炼的人，应根据自己的健康状况和运动能力，选定运动锻炼内容和方法，安排运动负荷。客观地讲，每个参加运动锻炼的人，情况都不尽相同，如年龄、性别、健康状况、锻炼基础、营养条件、生活及作息制度等。因此，锻炼者应根据自身状况进行正确估计，从实际出发，使锻炼的负荷量适合自己的健康条件，以期达到良好的锻炼效果。科学地选择运动的内容与方法，把握运动的时机与量度，在锻炼过程中找到适合自己的运动负荷。因为运动负荷受运动速度、重复次数、时间、动作幅度、肌肉用力因素的影响。因此，训练项目类别的选择、训练的强度量化标准、训练时间的长度以及训练的间隔频率把握是这一方案制订的重点和难点。

运动项目要适合不同的个体。首先要根据年龄选择不同的运动项目。年龄不同，人的精力体力都会不一样，对运动的耐受力与反应也有差异。比如，身体健康的年轻人可以胜任运动强度大的运动，而年老体弱者应该选择运动强度较小的健康运动；中年女性适合的运动项目主要为有氧运动如：慢跑、有氧健身操、舞蹈、游泳、瑜伽、太极拳、气功等强化全身肌肉的运动，以增强全身肌肉及骨骼密度、保持正常体重、提高自我形象的满意度、延缓衰老为主要目的。

（五）自觉性原则

自觉性原则是指进行运动锻炼应出自运动者内在的需要和自觉的行动。运动在于自觉，锻炼者应把运动的目的与动机和树立正确的人生观联系起来，有助于形成或保持对身体锻炼的兴趣，调动和发挥更大的主动性和积极性，使运动锻炼建立在自觉性的基础上，以获得更好的运动效果。

（六）选择好时间原则

根据运动生理学的研究，人体活动受"生物钟"的控制。因此，按自身"生物钟"的规律来安排运动时间则对健康更为有利。

早晨空气新鲜、精神饱满，是锻炼身体的最好时间。下午是强化体力的好时机，此时肌肉的承受能力比其他时间高出 50%。晚上运动有助于睡眠，但必须在睡眠前 3～4h 进行，强度不宜过大，否则反而会导致失眠。

刚进餐后，不宜马上进行活动，应休息 1～2h 后才锻炼。进餐后，这时较多的血液流向胃肠道，帮助食物消化吸收，此时运动会影响食物消化吸收，长期反而会导致疾病。情绪不好时不适宜锻炼。因为运动不仅是身体的锻炼，也是心理的锻炼，人的情绪直接影响人体机能的正常发挥，进而影响心脏、心血管及其他器官。因此不良情绪会抵消运动带给身体的健康效果，甚至产生负面影响。

（七）选择有利场地原则

运动时需要通过呼吸从外界摄入大量的新鲜氧气，以满足健康的需求，所以运动场地以平坦开阔、空气清新的公园、体育场等为首选。以下地方应尽量避开。①高楼大厦周围。由于楼房林立，楼群之间往往容易形成高楼风，容易使人受凉感冒，楼群之间也非安全之地，楼上坠落的物体可能威胁锻炼者的生命安全。②交叉路口附近。这些地方的空气中含有大量微尘，微尘混杂着多种有害物质。运动时吸入肺部的有害物质增加，可诱发哮喘发作，还会"株连"心、肝、肾等器官、引起其他疾病。

（八）适量与达标原则

运动强度是影响健身运动安全和效果的最重要因素。运动强度过大，可能使机体过度疲劳而受到伤害，或者勉强做力所不能适应的运动对健康不利。运动强度过小，则达不到锻炼健身的目的。开始时运动量应少些，以后逐渐增加，因为人的体力、耐久力、灵巧度等都是逐步提高的。人的内脏器官、功能活动也需要一个适应过程，不能急于求成，应以不产生疲劳为度。当身体不舒适或感到体力不支时，不能强行锻炼，可减量或暂时停止锻炼。

达到运动的质量原则是指：运动不能走形式，必须达到效果。如何衡量？运动效果一般以锻炼时的有效心率为指标，而且有效心率应该持续30min以上方可称为有效。

有效心率，是指运动时的心率达到最大心率的60%至80%之间，在最大心率的50%以下的运动是无效的。

何为最大心率呢？一般人的最大心率是用公式推算的。其公式为：最大心率＝220－年龄值。

例如：40岁人＝220－40＝180次/min；

　　　50岁人＝220－50＝170次/min；

　　　60岁人＝220－60＝160次/min。

运动时有效心率：

40岁人＝180次/min×60%～80%＝108～144次/min；

50岁人＝170次/min×60%～80%＝102～136次/min；

60岁人＝160次/min×60%～80%＝96～128次/min。

运动时看着表，数着脉搏，自己就可以掌握了。这样的运动要达到一定的时间，方可有效。一般每次活动在20min以上，每周3至5次。

四、过度运动及运动缺乏对健康的影响

任何事物之间的联系都具有客观性和两面性，运动作为一种对促进健康尤为重要的手段也是如此。运动既能促进身体健康，同时，也存在着危害身体健康的负面效应的可能性。因此，我们要用公正客观的态度，辩证的观点来正确看待运动对健康的影响和改变。

科学合理的体育运动能够使身体各个器官都处于稳定良性的发展状态和趋势，促进和改善人们身体的整体机能和素质。反之，如果方法方式不科学不合理或者运动强度过大超过身体承受极限，以及在体育运动中功利性过重，过分强调胜利的结果，都极可能对身体健康产生巨大的危害作用，造成得不偿失的后果。运动是一种活动方式，是一个活动过程，而健康就是我们最终要实现的目的之一。运动分不同的类型，有其不同的价值功能和体现，产生的结果和影响也就大不相同。职业竞技体育运动员更多的是对名誉或者经济利益的追求，往往以牺牲身体健康作为前提和最终代价，所以运动者或多或少都会因此而附带产生一些疾病。

自古以来，运动是来源于生产生活和社会实践的，原本是一种游戏形式，仅仅是为了庆祝丰收或者对祖先宗教的祭祀等，从根本上说仍是一种能使人们获得身心健康休闲和娱乐的方式。健康才是体育运动的最终目的。促进身心健康最积极的方式就是科学合理的运动，合理运动不仅要掌握基本的运动技能，更需要了解运动和健康的基本机能，从而能够科学地调控运动量、合理分配时间。相对于科学且合理运动的两个极端分别是过度运动和运动缺乏，均表现出对人们健康的不利影响，需要给给予重视和积极调整。

（一）过度运动对健康的影响

运动是增进健康、益寿延年的重要手段。然而，运动量并非越大越好，运动过量可使机体免疫功能受到损害，影响健康。专家指出，运动一旦超过极限，人体免疫系统将受损害，并且丧失抵抗疾病的能力。这是因为人在剧烈运动时，体内会产生较多的肾上腺素和皮质醇等激素，当这些激素增加到一定数量时，可使免疫器官中的脾脏产生白细胞的能力大大降低，致使淋巴细胞中的A细胞、B细胞以及自然杀伤细胞（NK细胞）的活性大大降低，其中自然杀伤细胞可减少35%。一般而言，剧烈运动后的免疫力降低要维持1h左右，要经过24h以后才能恢复到原来的水平。机体免疫力降低，当遇到病菌、病毒侵袭时便容易罹患感冒、肺炎、胃肠道感染性疾病。因此，运动要讲究适量，以运动后精神饱满、不感到疲劳为宜。

过度疲劳使心脏负荷增加，从而导致心肌超微结构、心肌舒缩能力发生变化，最终引起心脏

损伤。其中,运动员的心脏肥大是运动对心脏形态结构最常见的改变。高强度的体力活动者比低强度的体力活动者心脏更大。同时,关于运动员在运动中或运动后猝死的报道也越来越多,可见,过度的运动会导致心脏供血不能满足其舒缩做功,继而引起心脏损伤。

过度运动至过度疲劳过程中,肾脏的肾小球滤过膜和肾小管上皮细胞形态结构发生改变,同时氧自由基大量增加,最终导致蛋白尿形成。

过量运动伤害身体组织,比如跑步这项运动,适量的跑步运动可以锻炼身体,使我们的心肺功能和身体协调性得到很好的锻炼。但是过量的跑步运动就会伤害我们的呼吸道以及膝盖关节处的软骨,对身体是很不利的。现代医学研究证明,过量或过于剧烈的运动,不仅使人体的新陈代谢处于过度旺盛状态,而且会因机体应激使部分生理功能失调,扰乱内分泌系统和心血管的供血平衡——肌肉的供血供氧量剧增,大脑和脏腑的供血相应减少而处于缺氧状态。如果这种状态持续的时间过长,就会对机体产生损害,既加重机体器官的损伤,也加速大脑衰老。

运动员在过度训练后出现肾上腺皮质功能不健全,出现下丘脑对低血糖的刺激减弱,下丘脑的中枢反应就变得迟缓,表现出疲劳性病变。另一方面,过度训练对运动员的精神状态有明显的影响,一旦运动员的精神状态不好时,神经系统就容易产生"疲劳"感。

长时间、大运动量的运动后,会增加运动性贫血的发生率,这种贫血多为缺铁性贫血,原因不明,反过来,贫血可造成运动能力下降。过度运动还可造成运动性哮喘等发作。

因此,过度疲劳直接缘于过度训练,只有科学的训练才会有一个好的身体状况。

(二)运动缺乏对健康的影响

由美国运动医学科学院以及国际运动科学和体育理事会联合组织的一项全球调研显示,现在的美国人比1965年的美国人运动量减少了32%多,他们预计到2030年将减少46%。而在我们中国,和1991年相比较,发现人们的运动量减少了45%,预计到2030年将减少51%。所以,缺乏运动已经成为一个社会性的问题。直接的影响是,缺少运动会导致体质下降。该研究称,中国每年有530万人死于与缺少运动有关的疾病,甚至高于吸烟所造成的500万死亡人数,其中,因高血压死亡的人数为115万;中国已超过印度成为全球糖尿病患者最多的国家,全国约四分之一的成年人患糖尿病或前期糖尿病;3 000万名17岁以下的中国青少年心理亚健康。据调查表明,有30%至50%的人,虽然不像患者那样面容憔悴、萎靡不振,但也不像健康人那样精力充沛、生机勃勃,而是处于健康与疾病之间的似病非病的所谓"第三状态",一旦进一步发展,就极有可能患病。尤其,值得特别重视的是,据有关部门统计,在从事室内工作的人员中,约有50%的人患有不同程度的与自身职业特点有关的疾病。其中最为常见的慢性疾病有心血管疾病、消化系统疾病、恶性肿瘤、骨关节疾病及心身性疾病。这些疾病都和缺乏运动直接相关。

运动缺乏对人体的不利影响突出表现在以下几个方面:

1. 对心血管功能的影响　运动缺乏可导致氧气运输能力低下,血管弹力减弱、心脏收缩力不足,心功能降低,易引发心血管疾病。

2. 对呼吸功能的影响　运动缺乏可使肺通气和换气功能下降,肺流量减少,气体交换率下降。呼吸表浅,每分钟呼吸次数增加,呼吸肌的调节能力减弱,进而导致呼吸功能降低。

3. 对神经系统的影响　运动缺乏可使脑细胞的新陈代谢减慢,使人记忆力与大脑工作的耐力都变差,大脑皮质分析、综合和判断能力减弱,反应慢、不敏锐,使大脑工作效率降低。

4. 运动缺乏易导致肥胖　缺乏运动可使成人和儿童体内储存过多的脂肪,导致肥胖或体重超出正常。缺乏运动还可以发生高胰岛素血症,胰岛素抵抗,高血压、高甘油三酯、低密度脂蛋白、胆固醇血症,及糖耐量降低等症状。

5. 对运动系统功能的影响　运动缺乏易导致骨质疏松,使骨重量降低、活动功能下降、骨周围肌肉组织肌力减弱,姿势不稳、容易跌倒,从而引发骨折。运动缺乏还可使关节灵活性和稳定性减低,肌纤维变细、无力,肌肉收缩能力减退。

6. 对肠胃功能影响　运动缺乏，久坐不动者的肠胃蠕动慢，食物积聚于肠胃，使肠胃负荷加重，长此以往可导致胃及十二指肠溃疡、穿孔或出血等。

7. 运动缺乏可导致亚健康　运动缺乏可出现记忆力减退、注意力难集中、用脑后疲劳、思维效率低；导致易疲劳、精神不振、嗜睡、头晕、目眩、抑郁、头疼、多梦、失眠、腰膝酸痛、脱发等；导致情绪不稳定、不愉快感、易激怒、压抑感、易感冒、四肢乏力，经常会对自己的健康担心、总怀疑自己有病等一系列的亚健康症状。

8. 运动缺乏会使人肌肉松弛、无力，这样就很容易造成运动性损伤。那些常坐不动、经常伏案工作的人还会由于缺乏运动和应有的锻炼造成颈、肩、背、腰等处局部肌肉、韧带组织的过度劳损，久而久之，就很容易演变、转化为颈椎病、肩周炎、腰椎间盘突出症等骨关节疾病。

大量的研究资料表明，缺乏运动的人，其高血压、动脉硬化、心脏病等心血管系统疾病的发生率大大高于经常参加运动的人。在代谢方面，肥胖症的产生，不单是由于摄入营养过于丰富的食物所造成的，在很大程度上，还是由于生活的舒适、劳动强度的减少、体育运动的不足，使人体从食物中摄取的热量，大于消耗的热量，体内多余的热量转化为脂肪所致。美国的一位运动医学专家，曾对身体肥胖的人和体重正常人的日常活动进行过对比调查，内容包括：两者坐、站和活动时间的长短。结果为：身体肥胖者比体重正常者每天坐的时间多 17%，站的时间少 15%。活动的时间少 3%，显然是运动不足造成了肥胖症，而由肥胖症引起进一步的后果则在更多方面影响着人们的健康。

随着科学技术的发展进步，发达的交通和通信网络缩短了时空的距离，人们的徒步行走越来越少；户外工作逐渐转移到了室内，在空调、高级转椅的舒适条件下，在自动化办公设备面前，许多工作只需轻轻一按电钮即可，这些也无意间"剥夺"了保持健康所必不可少的体力活动，并且，这种"剥夺"还不断渗透到家庭生活中。在全自动洗衣机、吸尘器、电饭煲，乃至微波炉等家用电器不断进入寻常百姓家中，许多家庭主妇、家庭妇"男"们，从琐碎、繁杂的家务劳动中解脱出来时，体力劳动的机会也随之大大减少，缺乏了保持健康最起码的运动。根据科学家的计算，在 19 世纪中叶，地球上生产和生活使用的动力中 96% 来自于人和家畜的肌肉力量。仅有 4% 来自于水轮、风车及为数甚微的蒸汽机。而到了 20 世纪 70 年代末，人和家畜的"肌肉动力"仅占总动力的 1%，其余均由机械化和自动化所代替。所以说：缺乏运动给人们造成的危害不亚于酒精和尼古丁。当前，越来越多的有识之士，特别是运动医学专家认识到了此问题的严重性，把由于体力活动范围缩小、时间减少、强度降低而造成的一系列损害健康的综合征称之为"运动缺乏症"，并将其纳入了运动医学研究的范畴之中。

第三节　以健康为主题的体育旅游

一、体育旅游

体育是发展旅游产业的重要资源，旅游是推进体育产业的重要动力。大力发展体育运动旅游是丰富旅游产品体系、拓展旅游消费空间、促进旅游业转型升级的必然要求；是盘活体育资源、实现全民健身和全民健康深度融合、推动体育产业提质增效的必然选择，发展体育旅游对于培育经济发展新动能、拓展经济发展新空间具有十分重要的意义。

我国拥有宝贵的体育旅游资源。由于纬度跨度大，各地在地貌、气候等方面存在着很大差异，适合开展不同类型的体育旅游运动。如东北地区，可以开展雪上运动，东、南部滨江沿海地区可以开展水上运动，新疆等地可开展沙漠探险运动，而为数众多的名山可开展攀岩运动。此外，很多少数民族地区都有独特的体育民俗活动，如内蒙古那达慕大会、土家族摆手舞等，这些民间体育活动蕴涵着浓厚的民俗文化，具有独特的魅力。

（一）体育旅游的概念

由于旅游与体育两个产业理论研究自身的不完善，我国体育旅游相关研究的文献也没有形成体系。随着体育旅游产业的迅速发展，需要对体育旅游的概念进行界定，但体育旅游概念也在不断变化，目前为止还没有一个得到广泛认同的概念（表6-2）。

表6-2   国内体育旅游概念摘选

文献来源及年份	定义
韩鲁安，杨春青《体育旅游学初探》（1998）	体育旅游狭义可以这样理解：体育旅游是为了满足和适应旅游者的各种体育需求，借助多种多样的体育活动，并充分发挥其诸种功能，使旅游者身心得到和谐发展，从而达到促进社会物质文明和精神文明、丰富社会文化生活的目的的一种社会活动
上海辞书出版社的新版《体育大辞典》（2006）	以欣赏、观看或参与体育活动为内容的旅行游览活动
闵健《体育旅游及其界定》（2002）	体育旅游是人以参与和观看体育运动为目的，或以体育为主要内容的一种旅游活动形式
高建磊《现阶段我国野外刺激性体育旅游市场的结构特征分析》（2003）	以体育资源为条件，以体育活动为旅游商品，旅游者在旅行游览过程中参与不同种类体育活动的旅游方式
于素梅《体育旅游资源的内涵及开发问题研究》（2005）	体育旅游是以旅游和体育为双重目的，以欣赏、观看或参与体育活动为部分内容的旅行游览活动
原国家旅游局和国家体育总局《大力发展体育旅游的指导意见》（2016）	体育旅游是旅游产业和体育产业深度融合的新兴产业形态，是以体育运动为核心，以现场观赛、参与体验及参观游览为主要形式，以满足健康娱乐、旅游休闲为目的，向大众提供相关产品和服务的一系列经济活动，涉及健身休闲、竞赛表演、装备制造、设施建设等业态

抛开体育旅游的概念界定，体育旅游无外乎是发生在旅游者、当地居民、从业者、政府之间，具有积极促进作用的体育休闲产品的展现，既可以包含多人体验的竞技、娱乐、装备制造等，又可以包含适合个人体验的健身、休闲、体育观赏等，同时，随着演变和产业链的延伸，未来体育旅游有潜力覆盖吃、住、行、游、购、娱等多个旅游行业要素。

作为体育产业和旅游产业结合而产生的新领域，体育旅游具有传统旅游业所不具备的优势，有着巨大的发展潜力，旅游产品开发越来越多，旅游者参与体育旅游的类型也不断发展变化，追求体育旅游体验中的身心愉悦，有益身心健康，已成为现代旅游业发展的新潮流。

（二）体育旅游的类型

1. 根据旅游者参与的目的来分，有观赏型、参与型、竞赛型三大类型。

观赏型体育旅游主要是旅游者到现场观赏大型体育赛事，如观看奥运会、世界杯等赛事；观看体育场馆建筑和设施、体育艺术景点或纪念馆等而进行的旅游活动，能够在短时间内给举办赛事的旅游目的地带来巨大的旅游收入。

参与型体育旅游是旅游者在旅游中，参与各种运动竞赛、体育康复、休闲健身、户外拓展及体育文化交流活动等，借助参与各种类型的体育活动，使旅游者身心得到和谐发展。

竞赛型体育旅游是指以参加某种体育竞赛为主要目的的运动员、教练员以及与竞赛密切相关的人员，为了参加体育赛事而在当地逗留一段时间的旅游活动。

2. 根据体育旅游活动的场所可分为陆地项目、水上项目、海滩项目、冰雪项目和空中项目。

陆地项目主要是依托山地、沙漠、森林、草原等场地进行的体育旅游活动。如攀岩、沙漠探险、森林探险、探究活动、骑马，射击等。

水上项目主要是依托水体资源开展的体育旅游活动，活动多在夏季或温热带地区开展，主要

Note

有冲浪、滑水、潜水、帆船、游艇、漂流、溯溪、钓鱼等。

海滩项目是依托陆地水域和沙滩开展体育旅游活动，如冲浪、潜水、游泳、沙滩球类运动、沙滩骑车、沙滩搏击等。

冰雪项目是依托天然的或人工冰雪场地开展体育旅游活动，包括滑雪、溜冰、冰帆、雪橇、雪上摩托赛等。

空中项目主要有滑翔伞、热气球、跳伞等，项目危险性相对较大，设备要求高。

（三）体育旅游的前景

体育旅游服务业属于第三产业范畴，在资本市场运行过程中占据着举足轻重的作用。自从人类从工业时代进入电气化时代，社会大生产自动化，不仅降低了劳动强度并且也缩短了劳动时间，从而使人们有时间去做自己想做的事，缓解来自社会各方面的压力，使人们在社会中可以体验高质量的生活。与此同时生活节奏加快，营养过剩和生态污染给人们健康的生活带来诸多挑战，因此，越来越多的人们开始投资"健康"，而体育旅游不仅可以锻炼身体还可以回归自然愉悦身心，使体育不单单是一个竞技项目、一项健身运动，真正地让体育运动转变为健康的生活方式，也促进了体育消费对社会经济增长的贡献。

2014年10月国务院46号文件《关于加快发展体育产业促进体育消费的若干意见》出台后，体育产业就上升到了国家战略的高度，在不断摸索与实践中，展现出强大的动力与潜力，保持着两位数的增速，体育产业必将成为未来我国经济发展新的增长点。2016年10月25日，中共中央、国务院发布了《"健康中国2030"规划纲要》，这不仅是推进我国人民健康事业建设的行动纲领，还是新中国成立以来，首次在国家层面提出的健康领域中长期战略规划。2017年5月9日，国家体育总局办公厅下发《关于推动运动休闲特色小镇建设工作的通知》，正式启动了运动休闲特色小镇建设工作。运动休闲特色小镇是在全面建成小康社会进程中，助力新型城镇化和健康中国建设，促进脱贫攻坚工作，以运动休闲为主题打造的具有独特体育文化内涵、良好体育产业基础，集运动休闲、文化、健康、旅游、养老、教育培训等多种功能于一体的空间区域、全民健身发展的平台和体育产业基地。

2016年原国家旅游局、国家体育总局联合发布《关于大力发展体育旅游的指导意见》文件，提出到2020年我国体育旅游的发展目标为：体育旅游基础设施和配套服务设施不断完善，发展环境进一步优化，基本形成结构合理、门类齐全、功能完善的体育旅游产业体系和产品体系。到2020年，在全国建成100个具有重要影响力的体育旅游目的地，建成100家国家级体育旅游示范基地，推出100项体育旅游精品赛事，打造100条体育旅游精品线路，培育100家具有较高知名度和市场竞争力的体育旅游企业与知名品牌，体育旅游总人数达到10亿人次，占旅游总人数的15%，体育旅游总消费规模突破1万亿元。

世界旅游组织公布：目前，全球旅游产业年均增速仅有2%至3%，但是，体育旅游是增长最快的细分领域，增速达到14%。发达国家体育旅游市场占旅游业25%，2015年体育旅游市场规模2 052亿美元，预计2020年有望突破4 000亿美元。

二、运动在健康旅游中的运用

健康旅游，即 health tourism，亦称 health travel，目前，学术界对于健康旅游尚没有统一的定义，但所谓健康旅游主要是指人们为追求健康而暂时离开居住地的旅游活动。旅游活动是一种文化性的经济活动，也是经济性的文化活动。健康旅游、养生旅游、医疗旅游、保健旅游等在经济属性上是旅游产品，在文化属性上首先是旅游发展理念，可渗透到旅游活动各个层面，包括政府、旅游企业、旅游者及社会相关群体。

运动和健康旅游能进行有机结合，是因为运动、旅游和健康有着天然的联系。健康旅游是要在休闲、消费、文化等旅游活动中满足人们的健康需求；而体育运动也是人类社会的一种文化现象,其发展也是基于满足人们不断增长的身心享受的需要基础之上的。运动和旅游两种文化活动的存在与发展有相同的社会经济文化背景,对人类社会起着相似的作用,特别是当社会经济发展到一定程度之后,其活动内容在满足人们心理和生理的高层次需要等方面,有着异曲同工之处。

（一）健康旅游中常见的运动类型及特点

健康旅游产品的开发中,可以看到多种运动的应用,如,瑜伽术、中华武术、形体训练、棋牌、器械等室内运动,同时也有篮球、网球、羽毛球、垂钓、跑步、骑车健身等户外运动,并可以为游客推荐专业的运动指导。

根据国内大多数学者和专家赞同的分类标准,在健康旅游中常见的运动类型及特点如表6-3。

表6-3　健康旅游中常见的运动类型及特点

序号	类型	基本特点	具体形式
1	休闲运动	审美体验	参观、滑雪、钓鱼
2	竞赛运动	参与性强、挑战自我	体育比赛
3	健身运动	放松身心、消除疲劳	跑步、骑车等
4	娱乐型运动	健身性、享受快乐	健身游戏
5	拓展型运动	"新奇特"、刺激、惊险	漂流、攀岩、溯溪

（二）运动在健康旅游中的主要应用模式

1. 度假村　度假村是依托当地的体育资源,以运动为主要元素,开发休闲度假运动,采用度假区、运动场等的形式,配备完善的运动设施,打造集休闲、观光、运动、娱乐、度假于一体的体育旅游开发模式,吸引游客,带动周边体育、旅游等相关产业发展。如某地的度假村以世界著名瑞士户外山地运动及建筑风格为蓝本,以运动+健康为主题一站式服务,集户内外运动、运动康复、生态农业、文化创意、健康养生于一体,度假村内可体验骑行、旅游步道、运动训练、运动康体理疗等。

2. 体育特色小镇　随着旅游、文化、养生、互联网等元素的不断聚集及融入,健康旅游与城镇发展结合形成了健康产业的新业态——体育特色小镇。体育小镇是以体育产业为核心打造的体育活动项目的产业集群或产业生态链,是集产业、文化、旅游及社区等功能为一体的综合性项目。当前国内外体育特色小镇主要有以下特色:

（1）以单项体育活动或赛事为核心:结合地理区位特征或地方体育产业特色,打造单项体育活动项目的产业集群和产业生态链的体育类特色小镇。如新西兰皇后镇聚焦户外运动、法国沙木尼体育旅游小镇发展滑雪特色运动等。

（2）体育产业融合新城区建设:创新一批体育类项目和设施带动小镇建设。特色小镇兼具有除体育产业以外的文化、旅游、养生等其他功能,实现生态、环保、养生、宜人的属性。如北京丰台足球小镇、浙江银湖智慧体育产业基地等。

（3）引入体育类企业建设运营:企业根据既有资源优势参与特色小镇建设,谋划体育类主题创新,定位体育和旅游等产业融合,集聚资源,组合项目,创新驱动,实现企业成长和体育小镇经济的可持续发展。如河南嵩皇体育小镇、浙江德清莫干山"裸心"体育小镇等。

3. 商业娱乐 MALL　在市区内采用商业娱乐 MALL 的形式,集运动健身、休闲娱乐、文化学习于一体,将体育运动与商业项目融合,配套设施完善,设有各种球类场馆,游泳馆以及瑜伽、跆拳道、儿童休闲游戏中心等场所,人们不必远行就可以参与到体育项目中去。

4. 运动主题公园　公园以体育运动为主题,通过运动设施的建设和功能区的划分让人们同时满足运动健身和观赏景色的需求。如中国台湾宜兰县罗东运动公园,是一个兼具环保、生态、观光和休憩功能的运动主题公园,以绿、水、健康为园区的三大主题,使地景、水景及其运动设施相结合，以满足人们观光、休闲及运动的需求。

5. **体育节庆活动** 依托当地的体育运动文化，通过举办节庆活动，将文化融入体育节庆活动中，赋予其更多内涵。如举办马拉松赛事，旅游者因为这一明显具有文化特点的赛事而观看或参与其中。

三、运动在健康旅游中的运用实例

在"全民健身"的大背景下，体育运动逐渐常态化、休闲化、全民化，体育产业上升成了健康产业的一股中坚力量，推动着健康旅游产业迅猛发展。很多地方依托主打旅游资源和产品，把一系列的养生休闲旅游活动，特别是对健身旅游项目进行包装组合，通过旅游项目的灵活组合和包装的方式，延伸至周边景区（点），从而扩大健身休闲活动的地域空间，并开发吸引力较强的多样化旅游产品，扩大产业链的延伸，覆盖到健康旅游的各个要素。例如，组织开展自行车赛、攀岩、野营、徒步旅行等养生休闲运动旅游活动；针对不同年龄、性别或有某种疾病的患者的运动旅游产品，如以老年人为对象的饮食和运动相结合的运动旅游、以预防或治疗慢性病的运动旅游项目、以女性为对象的瘦身减肥运动旅游项目、以儿童为对象的夏令营旅游项目等（表6-4）。

表6-4 运动在健康旅游中的运用部分实例

国内	国外
景区举办马拉松赛事：传统的有全国影响力的景区打造的马拉松赛事，黄山、泰山、长城、嵩山少林寺等著名景区都举办过马拉松赛事；有地区影响力的景区打造马拉松如成都双遗马拉松、琼海马拉松、横店马拉松；新兴景区或者旅游线路打造的马拉松赛事，例如东莞市以工业旅游为主题开展过马拉松比赛，上海海湾国家森林公园也举办过马拉松赛事。	法国沙木尼体育旅游小镇：位于法国中部东侧，毗邻意大利和瑞士这两个迷人的国度。坐落在阿尔卑斯主峰勃朗峰（4 807m）脚下的山谷里，在勃朗峰的恩泽下，成为了高山户外运动的旅游目的地。世界性的滑雪教练训练中心也在这里落户，推动了高山冰雪项目的开展和接待服务设施的完善，带动了教育培训、商业住宿等服务业的发展，成为著名的山地度假目的地。
嵩皇体育小镇：坐落于风景秀美的嵩山三皇寨风景区，由河南嵩皇体育产业有限公司和河南省锦绣智达置业有限公司联手打造，规划占地31km²。体育小镇借助于少林寺的影响力和武术产业基地，兴起马拉松、汽车拉力赛、登山等其他运动项目，逐渐向多元化旅游产业方向发展。联合体育、航空、户外、旅游的企业共同打造大众化、多元化、体验式的体育旅游小镇。聚焦赛车、航空体育运动、登山、乒乓球、拓展等多种运动训练项目为一体，融合观光、餐饮、住宿、会务、婚礼、养生等多种元素的户外体育运动主题公园。	新西兰皇后镇：位于新西兰东南部，瓦卡蒂普湖北岸，被南阿尔卑斯山包围的美丽小镇，依山傍水，其海拔高度为366m。 发展特色：聚焦户外专业运动，发展综合性运动旅游，每年都有上万名的游客前来此地观光旅游，冠名"新西兰最著名的户外活动天堂"。
平湖九龙山航空运动小镇：位于平湖乍浦古城东首、杭州湾出口处、乍浦港东侧，平湖市九龙山省级旅游度假区内。小镇规划面积3.45km²，建设面积1.057km²，由浙江九龙山开发有限公司开发建设。小镇3年计划总投资57.8亿元。2015年已完成投资10.2亿元。	意大利蒙特贝卢纳镇：目前，全球约80%的赛车靴、75%的滑雪靴、65%的冰刀鞋和55%的登山鞋等运动鞋产自此镇。大量生产企业的聚集，促进了商业、居住及公共服务等城市功能的配套完善，形成了"运动鞋生产集群+城市服务功能"的小镇发展架构
绍兴柯桥酷玩小镇：坐落在绍兴市柯桥区柯岩街道，小镇建设面积3.7km²，总投资110亿，核心项目东方山水乐园投资80亿，计划打造"旅游小镇、运动小镇、产业小镇"	网球小镇——温布尔登：由于没有支柱工业，温网及其带动的基建、观光、餐饮活动等成为小镇的重要收入来源。基建方面，球场持续刺激小镇经济增长，新的餐馆、照相室、训练馆也开始修建。此外，还有64个大大小小的建设项目开展，总投资会达到千万英镑级别。赛事用品方面，每年温网消耗50 000余个网球、超过350 000杯茶和咖啡、超过28 000kg草莓（奶油草莓是温布尔登的"官方"零食）

思考题

1. 运动的概念

解题思路：不管是广义或狭义运动概念，其核心是增进健康、增强体质。

2. 运动对生理健康和心理健康的主要影响有哪些？

解题思路：我们可以从人体主要的生理功能以及"生物 - 心理 - 社会"医学模式的角度，掌握运动对生理和心理健康的主要影响有哪些。

3. 什么是体育运动旅游？它与一般的旅游有何不同点？

解题思路：可以从运动与健康的关系角度，了解体育旅游概念的变化发展；通过分析体育运动与普通的旅游相结合后带来的新业态和新领域的发展，了解它的不同点。

4. 运动促进健康的基本原则主要有哪些？

解题思路：从运动的全面性、主观性、持续性、个体差异以及环境和时间选择等方面分析，掌握运动促进健康的基本原则。

5. 健康旅游中常见的运动类型及特点？

解题思路：通过分析体育产业和旅游产业结合而产生的新领域，了解现有常见的运动类型及特点，以及将来更广阔多样的应用类型。

（王　燕）

第七章 营养与健康旅游

本章要点

1. **掌握** 营养膳食的内涵以及营养膳食与健康旅游的关系。
2. **熟悉** 营养膳食指南。
3. **熟悉** 旅游中的膳食营养。
4. **了解** 健康旅游的两种饮食调节方式。

第一节 营养与健康概述

苏联作家高尔基曾经说过，健康就是金子一样的东西。我国一直倡导要提高国民素质。"国民素质"是一个综合的概念，它包括了很多方面，身体素质、心理素质等都是其内容。马克思主义唯物辩证法论述过，物质决定意识，意识反作用于物质。国民素质的提高是一个伟大的工程，这需要全体国民的共同努力。国民素质是现代化的基石，而观念则是国民素质的核心。要提高国民素质，需要国民树立人权意识、公民意识、生命意识、健康意识等多种科学观念。良好的营养和健康状况既是社会经济发展的基础，也是社会经济发展的目标。俗话说，"身体才是革命的本钱"，这里的"身体"，我们可以等同于"身体健康"，由此可见，身体健康是机体进行一切活动的基础，没有健康，一切都是"空中楼阁"，健康才是人生最大的财富，拥有健康才有希望。人的基本权利是健康。健康不只是指一个人身体没有出现疾病或虚弱现象，现代关于健康的较为完整的科学概念认为健康是一个人在身体、精神和社会等方面都处于良好的状态。学者宋一夫率先提出"养生之前必先修心"，由此可见，心理上的健康与生理上的健康是同样重要的。当然，健康也是一种动态平衡，意味着人体均衡地输入和输出能量和物质。自古以来，人们对健康的追求就可谓是孜孜不倦，古有人们追求长生不老，现有人们追求健康生活。在古代，人们一般认为"无病即健康"，而如今的人们才知道整体健康才是健康，"整体健康"的内容包括躯体健康、心理健康、智力健康、道德健康、环境健康等多方面内容。

我们经常会听到别人说"什么有营养，可以多吃"及"某种食物对身体有好处"。其实，这都涉及"营养与健康"这一话题。营养与健康息息相关。营养具有生物从外界摄取养料以维持其生命的作用，它指的是人体消化、吸收、利用食物或营养物质的过程，也是人类从外界获取食物满足自身生理需要的过程，包括摄取、消化、吸收和体内利用等。如今，随着我国经济和科技的日益发展，人们物质生活条件得到极大的改善，使人们越来越关注营养和健康的问题。世界上很多人都在不断地寻找健康的方法，并逐渐发现通过合理的饮食，摄取合理的营养，就可以得到健康的一生。伴随而来的是，也诞生了一门以营养为主的科学，即营养学。营养学是关于研究食物对生物的作用的科学。营养学家认为食物中的营养素和其他物质间的相互作用与平衡对健康有重大影响。目前，由于科学的发展和国民素质的提高，人们对于怎样获得健康都有或多或少的理解，在其中，营养学这门学科的发展也产生了不小的作用。

一、营养膳食内涵

膳食指的是一定时间内人们有规律进食的食物或食品。我们一般常见的膳食类型主要有素膳、混合膳食、平衡膳食和合成平衡膳食四种类型。随着人们生活质量提高，已经不以吃好为饮食健康标准，而是追求吃得更健康、更安全、更营养。这就需要合理营养的知识和掌握平衡膳食，使营养膳食更科学化。营养膳食则是指机体通过一定时间内有规律进食的食物或食品，摄取足以满足人体的生长、发育和各种生理、体力活动需要的营养。人们通过膳食获得所需要的各种营养素和能量，维护自身健康。在某些特定情况下，强化食品和膳食补充物可能会帮助增加一种或多种仅靠一般饮食而摄入量不足的营养物质。然而，尽管在某些情况下会推荐膳食补充物，但它仍然不能代替健康的饮食。合理的膳食充足的营养，能提高一代人的健康水平，预防多种疾病的发生发展，延长寿命，提高民族素质。而不合理的饮食，营养过剩或营养不足，都会给人类健康带来不同程度的危害。饮食过度会因为营养过剩，容易诱发肥胖症、糖尿病、胆石症、高脂血症、高血压等多种疾病，甚至诱发肿瘤，如乳腺癌、结肠癌等，它不仅严重影响健康，甚至会缩短寿命。饮食中长期营养不足，则会导致营养不良、贫血、维生素缺乏等多种疾病，甚至会影响儿童智力生长发育，导致人体抗病能力及劳动、工作、学习能力下降。

维持人体健康的基础是营养素。目前，营养素有六大类约40余种。营养素不仅供给人体生理与体力活动对能量的需要，还是构成和修补机体组织的原料，还能调节生理功能维持体内物质代谢的动态平衡。如今，营养学家认为，奶类、肉类、蔬菜水果和五谷等四大类是成年人每日的食谱应该包括的内容。奶类含钙、蛋白质等，可强健骨骼和牙齿；肉类、家禽、水产类、蛋类、豆及豆制品等，含丰富的蛋白质，可以促进人体新陈代谢，增强抵抗力；蔬菜、水果类含丰富的矿物质、维生素和纤维素，可以增强人体抵抗力，畅通肠胃；米、面等谷物主要含淀粉、糖类物质，主要为人体提供热能，满足人类日常活动所需。现在的人们逐渐了解到了大鱼大肉并不是合理的饮食，过多的营养摄入将会导致一系列的疾病，明白了蔬菜和水果的重要性。不良膳食可导致身体危害。目前，人们不良的膳食情况主要包括四种情况：一是膳食不合理；二是长期食用含有有毒有害物质的食品；三是地质环境中化学物质含量过少或者过多，导致膳食中长期缺乏某些必需营养素或某些非必需元素过多；四是环境污染等原因使食物中含有某些有害化学物质。不良的膳食状况给人类导致的健康损害不只是带来营养性疾病如营养缺乏病、营养过剩或比例失调性疾病等，还可能导致食物中毒、慢性损害、免疫功能降低和感染性疾病。目前，我国居民面临的主要营养问题包括城市居民膳食结构不尽合理、营养缺乏病依旧存在、居民营养不足和营养过剩同时存在，以及公众营养知识不足等。因此，我国若想提高广大人民的身体素质，必须使居民了解健康的饮食状况。只有通过合理平衡的膳食和身体锻炼才可以改善健康状况，减少人体主要慢性疾病的发病危险。

二、营养膳食与旅游

营养膳食是为了满足人体需要而建立的饮食类型。膳食类型与饮食习惯息息相关，而饮食习惯又因地区、民族的不同而不同。各种地区、民族特点的膳食类型就是来自各地区、民族长期以来的饮食习惯所产生的具有地方风味的膳食类型。21世纪以来，随着我国居民物质生活条件得到极大的改善，越来越多的人们会把出去旅游当做一种放松的方式。当然，在旅游中，我们也要注意饮食。首先，旅游者得根据不同的旅游活动强度，以及所需要的能量，按需要提供和限制饮食，如含糖食品糖、巧克力、糕点等，精白粉制品如白面包、小面包等，高脂食品如肥肉、香肠等，含酒精食品如白酒、葡萄酒等，旅游者都要根据实际需要，不可过多食用。其二，在旅游中，旅游者也要注意补充维生素C，一般水果中就含有丰富的维生素C，而且我们在食用富含维生素

C 的食物时，要注意存储时间短、与水接触时间短的食物维生素损失最少，且蔬菜汤汁要加以利用，要注意富含维生素 C 食物烹调方法，保温时间不宜过长。其三，旅游者也要适当的摄取矿物质，如食用碱性食品水果、蔬菜、牛奶等，食用在加工过程中营养损失少的食品生食、全麦粉制品等，在饮食时注意增加富含钙离子的牛奶、乳制品等和富含铁离子的菠菜、肝、鱼的供给。其四，旅游者也要注意蛋白质供给适量，要明白动物性蛋白要多于植物性蛋白。其五，旅游者要注意脂肪摄入适量，在旅游中要严格限制脂肪摄入量，多食用植物性油脂。其六，旅游者也要注意食用高纤维素食品，多食用水果、蔬菜、全麦粉制品。其七，旅游者的食物切记不可单一，得花色多样，味美可口，要注意食品的种类齐全，合理搭配。最后，水是人体每日所需最多的营养物质，因此在旅游中，旅游者一定要及时补充水分。

外出旅游是现代人们休闲的一种方式，它会给人们带来愉悦的心情是毋庸置疑的。但与此同时，外出旅游也会消耗人体内很多营养物质，如果不及时予以补充，就会对旅游者的身体产生不利影响。因此，旅游的人们需要及时补充人体所需的营养物质。

三、营养膳食指南

（一）注意营养搭配

人人渴望与追求健康，但如何才能从膳食中吃出健康，才更是现代人特别关注的重点。为了"吃出健康"，人们不断扩大饮食范围，巧妙变化各种饮食方法。但这对于获得"健康"来说，还远远不够，甚至有些是不科学的。因此，真正健康的膳食不可忽视饮食的合理搭配。

1. 主食与副食搭配　主食是指每日三餐的米、面、馒头等。一般而言，南方人的主食为米饭，北方人则为面食。副食则是指除了米、面以外的，具有增强营养、刺激食欲、调节机体功能作用的饮食，它包括菜肴、奶类、水果及一些休闲食品。主食与副食，各有所含的营养素，如副食中含维生素、矿物质、纤维素等，远比主食中的含量高，且副食的烹调方式多种多样，色香味形花样百出，更能刺激人的感官，增进食欲。所以，为保证人们得到所需的全部营养，又便于其消化、吸收，增强体质，抗衰延年，最好将主食与副食搭配食用。

2. 粗粮与细粮搭配　谷类食物是每天人们食物摄入的基础食品。谷类食物是中国传统膳食的主体，是人体能量的主要来源，也是最经济的能源食物。越来越多的科学研究表明，以植物性食物为主的膳食可以有效避免欧美等发达国家高能量、高脂肪和低膳食纤维膳食模式的缺陷，在一定程度上有益于预防心脑血管疾病、糖尿病和癌症的发作。目前，我国居民存在的主食缺陷主要包括四种：一是主食的种类过于单一，基本是精米、白面；二是在市场上缺乏加工精度低的大米、白面；三是主食中杂粮所占的比重太小、太少，不利于主食均衡摄取营养素；四是食用杂粮品种有限。

粗粮泛指玉米、高粱、红薯、小米、荞麦、黄豆等杂粮。细粮则是指精米白面。一般而言，细粮的营养价值和消化吸收率优于粗粮，但粗粮的某些营养成分又比细粮要多一些。例如，小米、玉米面中的钙、铁含量高于精米，这说明粮食加工越精细，营养素损失得就越多。而将粗粮与细粮搭配食用，就能做到营养互补，还有助于提高食物的营养价值。因此，为了满足人们各项身体需要，尤其是老年人对营养的需要，人们可以间或吃些粗粮，调剂一下胃口，以增进食欲和提高对食物营养的吸收。要想满足饮食中的粗细搭配，我们除了要适当多吃一些传统上的粗粮，即相对于大米、白面这些细粮以外的谷类及杂豆，包括小米、高粱、玉米、荞麦、燕麦、薏米、红小豆、绿豆、芸豆等，还要适当吃一些加工精度低的米面。

3. 荤菜与素菜搭配　一般而言，荤菜指畜禽肉、奶类、蛋类、鱼类等动物性食物。素菜则是指蔬菜、瓜果等植物性菜肴。荤菜与素菜的营养成分各有千秋，如动物蛋白质多为优质蛋白质，营养价值高。荤菜中除了含磷脂和钙较多，有的还含素食中缺少的维生素 A、维生素 D。而素菜可以为人体提供大量维生素 B 和维生素 C。植物油中还含较多的维生素 E、维生素 K 以及不饱和脂肪酸。此外,素菜中丰富的纤维素还能使大便保持通畅。因此,荤素搭配不仅有助于营养互补,使人体需要的营养更加全面合理,还能防止单一饮食,即只食荤或纯素食给健康带来的危害。

（二）注意营养平衡

1. 热量平衡 产生热量的营养素主要有蛋白质、脂肪与碳水化合物。脂肪产生的热量为其他两种营养素的两倍之多。人体若摄取的热量超过需要,就会造成体内脂肪堆积,容易变得肥胖,导致人体易患高血压、心脏病、糖尿病、脂肪肝等疾病。反之,人体如果摄取的热量不足,又会出现营养不良,同样会诱发如贫血、结核、癌症等多种疾病。因此,若要达到热量平衡,蛋白质、脂肪与碳水化合物三种营养成分,需按合理的比例 1∶1∶4.5 摄取。

2. 味道平衡 食物的味道主要有酸、甜、苦、辣、咸五种,这五种味道对人身体的影响也各不相同。其中,酸味可增进食欲,增强肝功能,并促进钙、铁等矿物质与微量元素的吸收;甜味来自食物中的糖分,可解除肌肉紧张,增强肝功能,阻止癌细胞附着于正常细胞,增强人体抵抗力,增强记忆力;苦味食物富含氨基酸与维生素 B12;辣味食物能刺激胃肠蠕动,提高淀粉酶的活性,并可促进血液循环和机体代谢;咸味食物可向人体供应钠、氯两种电解质,调节细胞与血液之间的渗透压及正常代谢。但是,我们在饮食中也要注意,不可过多食用,过犹不及。如酸食吃得过多易伤脾,也会加重胃溃疡的病情;甜食吃得多易升高血糖,诱发动脉硬化;苦食吃得多会伤肺或引起消化不良;辣味过重对心脏有损害;咸味过重会加重肾脏负担或诱发高血压。因此,人们在饮食中,应该对各种味道的食物均不偏不废,保持平衡,这样才有利于身体健康。

3. 颜色平衡 食物的颜色并不单一,而各种颜色的食物所含营养成分的侧重点不同。白色食物以大米、面粉等为代表,富含淀粉、维生素及纤维素,但缺乏赖氨酸等人体必需的氨基酸;黄色食物以黄豆、花生等为代表,特点是蛋白质含量相当高而脂肪较少,适宜中老年人、已患高血脂及动脉硬化症患者食用;红色食物以鱼、畜禽肉为代表,富含优质蛋白、维生素 A、钙、锌、铁等元素,但维生素相对不足,脂肪较高,多食易致心脏病与癌症;绿色食物以蔬菜、水果为代表,是人体获取维生素的主要来源,可减少心脏病与癌症的发生。黑色食物以黑米、紫菜、黑豆、黑芝麻为代表,富含铁、硒、氨基酸,但蛋白质含量较少。所以,巧妙搭配各色食物,取长补短,营养成分种类齐全,才能达到营养均衡。

4. 酸碱平衡 食物酸碱之分指食物在体内最终代谢产物的性质。凡最终代谢产物为带阳离子的碱根者为碱性食物,如蔬菜、水果、奶类、茶叶等,特别是海带等海洋蔬菜是碱性食品之冠;最终代谢产物为带阴离子的酸根者为酸性食物,如肉、大米、面粉等。酸性食物含蛋白质多,碱性食物富含维生素与矿物质。过食酸性食物会使体液偏酸,引起轻微酸中毒,易导致风湿性关节炎、低血压、腹泻、偏头痛、牙龈发炎等疾患。同样,过食碱性食物会使体液偏碱,易导致高血压、便秘、糖尿病、动脉硬化乃至白血病等。机体体液,最好是达到酸碱平衡、略偏碱性的状态。因此,对酸碱食物的比例掌握不可忽视。

（三）注意合理摄取营养

人们一般是一日三餐,但如何吃这三餐却大有学问。有的家庭安排得很合理,食物花样多,营养丰富全面;而有的家庭的饮食品种极为单调,营养缺失。三餐安排得是否科学合理,与人体健康息息相关。一日三餐不仅要定时定量,更重要的是要能保证营养的供应,做到膳食平衡。

1. 早餐吃好 早餐吃好,指的是人们早餐应该吃一些营养价值高、少而精的食品。因为,人经过一夜的睡眠,头一天晚上进食的营养已基本消耗完,早上只有及时地补充,才能满足上午工作、劳动、学习的精力需要。若长期不吃早餐,不但影响身体健康,还易患胆结石。很多人早餐习惯吃大饼、油条、蛋糕、馒头等,也有人爱吃蛋、肉类、牛奶,虽说这些食物也都富含碳水化合物及蛋白质、脂肪,但它们均属于酸性食物,无法提供人体所需的碱性食品。如果再吃点蔬菜调剂一下,就能达到酸碱平衡了。

2. 午餐吃饱 午餐要吃饱,是指午餐要保证充足的质与量。因为午餐具有承上启下的作用,既要补偿早餐吃得少、上午活动量大、能量消耗大的空缺,又要为下午的耗能储备能量。因而,饮食的品质要高,量也相对要足。也就是说,午餐主食的量要大些,最好掺些杂粮,副食的花样要多些:肉类、鱼类、豆类、多种蔬菜……若能再来一碗有荤有素的菜汤,做到"饭前一勺汤",膳食则更加科学。

3. 晚餐少而淡　晚餐吃得过饱,血中的糖、氨基酸、脂肪酸浓度就会增高,多余的热量会转化为脂肪,使人发胖。同时,不能被消化吸收的蛋白质在肠道细菌的作用下,会产生一种有害物质,这些物质在肠道的停留时间过长,易诱发大肠癌。中老年人如果长期晚餐过饱,会刺激胰岛素分泌,易导致糖尿病。晚餐过饱还易使人失眠、多梦,引起神经衰弱等疾病。晚餐暴饮暴食,容易诱发急性胰腺炎,使人在睡眠中休克,若抢救不及时,往往会危及生命;如果胆道有蛔虫梗阻、慢性感染等,更容易诱发急性胰腺炎而猝死。晚餐吃得太油腻,过多的胆固醇堆积在血管壁上,久之就会诱发动脉硬化、高血脂、高血压和冠心病,或加重病情。晚餐饱食高脂肪食物,会使全身的血液相对集中在肠胃,易造成大脑局部供血不足。此外,晚餐也不宜吃得太晚,在下午6时左右为宜。

第二节　旅游中的膳食营养

食物是我们日常生活中不可或缺的部分,也是我们人体摄取营养物质的主要的来源,是我们身体健康的基础。随着人们生活水平的逐渐提高,人们也是越来越重视营养膳食的搭配。现代人们休闲的一种方式之一是外出旅游。但外出旅游也会消耗人体内很多营养物质,如果不及时予以补充,就会对旅游者的身体产生不利影响。因此,旅游的人们需要及时补充人体所需的营养物质,注意旅游中的膳食搭配。饮食是旅游者旅游活动的基本需要,也是旅游活动的重要内容之一。饮食在旅游中有着非常重要的作用,它是旅游的基本要素,而且其质量在很大程度上直接影响着旅游的质量。饮食质量直接影响到旅游者的身体状况、旅游活动能否完成及完成的质量,即所谓的只有吃得好,才能游得好。旅游活动中的饮食质量主要包括饮食的基本供给情况、营养水平、卫生质量等几个方面,简而言之就是一定要吃饱、吃好、吃干净。旅游活动是一种持续时间较长的、全身心投入的运动,整个过程体力付出很大,会消耗身体很多营养物质和能量,仅仅靠饱是远远不够的,只有吃好,并保证饮食的质量较高,旅游者才会有旺盛的精力、充沛的体力顺利完成旅游活动。这要求给旅游者提供科学、合理的饮食,即平衡膳食。同时,要根据旅游者的年龄、身体状况、旅游目的地的食品供应情况等进行灵活调整。首先,保证供给提供碳水化合物的谷类,适当增加能量密度较高的脂肪,尽量保证一定的优质蛋白质,食用新鲜蔬菜、水果,以便给旅游者提供旅游过程中消耗更多的维生素、矿物质和水分,提高身体的适应能力,使旅游者身心愉悦享受快乐旅游。其次,良好的膳食制度也同样不可忽视,旅游者要定时进餐、定量进餐,要注意科学搭配,保证摄取更多营养物质,为旅游活动的高质量顺利完成打下必要的身体基础。

一、美食型旅游配餐

近些年来,随着中国经济的日益增长,我国的旅游产业也开始蓬勃发展,外出旅游的人也逐渐增多。饮食是旅游者旅游体验中的重要组成部分。随着休闲社会的到来,以体验为核心的旅游成为新的发展趋势。旅游者的个性化体验需求使得特殊兴趣旅游开始兴起,并被认为将是旅游业未来发展的主流及方向。特殊兴趣是特殊兴趣旅游的核心,决定了旅游者出游的动机和对旅游目的地的选择。旅游者在旅游过程中的全部体验都是围绕该特殊兴趣展开的。21世纪初,学者更是提出了以美食为核心的旅游,成为特殊兴趣旅游中的重要分支。饮食是绝大多数旅游者在旅游目的地不可或缺的一项活动。饮食可以满足旅游者在旅游过程中对物质、文化、社交和声誉等的多重需求。

　　美食旅游，也可以称为食物旅游和厨艺旅游。美食旅游主要有三个特点：一是美食旅游的基础是与美食相关的旅游资源或旅游吸引物；二是美食旅游强调游客通过美食所获得的体验，且这一体验应该是独特的、难忘的，并具有文化内涵的；三是旅游者出游的主要动机是对美食旅游资源或美食体验的追求，或者旅游者在旅游过程中，即时产生了对美食资源或美食体验的兴趣。美食旅游的出现与人们物质生活条件得到极大的改善是息息相关的。现代都市快速的生活节奏使得人们花在烹饪上的时间减少，日常的就餐变得简单随意，而外出就餐、参加美食节或参观烹饪展等成为一种休闲活动。目前，常见的美食旅游类型主要包括在假期赴某地参加烹饪学校、在旅游目的地的著名餐厅用餐并参观当地的食品市场以及参观某一食品的制作工厂或作坊这三种类型。当然，很多的美食旅游会结合这三种类型。

　　就旅游目的地而言，饮食是旅游产业中重要的组成部分和收入来源。从文化的角度来看，饮食不仅仅是日常生活的一部分，更是当地文化的一种象征与展现。品尝当地美食成为旅游者感受旅游目的地文化的一条重要途径。不同的地理和人文环境形成了每一个旅游目的地独特的饮食文化。这种饮食文化能够增加旅游目的地的区分度。因此，饮食可以成为旅游目的地标识、形象和品牌的重要构成部分。因此，在利用饮食作为旅游目的地营销工具时，可以在宣传过程中侧重对饮食文化、当地居民的饮食生活以及饮食文化的交流和分享。此外，旅游目的地营销人员还得拥有丰富的饮食文化知识，使他们对顾客的饮食偏好有进一步的了解。但是，不同地区、不同民族各有各的饮食习惯。旅游者希望获得比平时更好的饮食体验，但这种体验又不能过度偏离日常饮食，脱离了自己的饮食接受范围。当饮食体验脱离饮食接受范围时，当地饮食反而可能会对旅游者体验旅游目的地产生负面影响。比如，有一些西方游客到偏远的第三世界国家旅游时，敢于冒险攀登各类高峰，却拒绝食用当地的食物，其原因可能是出于对当地食品卫生的担忧，不习惯当地的饮食风俗或是与当地餐饮服务业者沟通不畅。其实，在旅游途中，旅游者是希望能感受到完全不同于平日的旅游饮食体验，包括尝试新奇的食物，参加美食节、仪式化的美食活动等。总而言之，饮食对旅游者起着举足轻重的作用，能够影响旅游者的旅游体验，进而影响旅游者对旅行的满意度和对旅游目的地的印象。

　　美食是美食旅游得以发展的基础，在美食型旅游过程中，旅游者更加注重自身的美食体验。在美食型旅游过程中，旅游者得根据不同的旅游活动强度，以及所需要的能量，按需要提供和限制饮食，如补充维生素C、适当地摄取矿物质、注意蛋白质供给适量、脂肪摄入适量、注意高纤维素食品的食用。当然，旅游者还有多多补充水分。因此，旅游者可以多食用水果、蔬菜、全麦粉制品，同时，也要注意食品的种类齐全，合理搭配，避免"过犹不及"。

二、专题型旅游的营养配餐

　　专题型旅游是指人们以某项主题或专题作为自己的核心旅游活动。在专题型旅游活动过程中，人们对于旅游行为具有明显的指向性，是为了满足自身某一特殊需要的旅游。专题型旅游具有主题繁多、特色鲜明的特点，它的主要形式有文化旅游、艺术旅游、民俗旅游、乡村旅游、红色旅游、社会旅游等。专题型旅游适应了旅游者个性化、多样化的需求特点，广受旅游者的喜爱。当然，在专题型旅游过程中，旅游者也会有饮食体验。但旅游者应该根据不同的旅游活动强度，以及所需要的能量，按需要摄取和限制饮食，不可过多使用。

　　营养配餐是一种科学健康的饮食方式，它以科学的营养理论为指导，建议对主食类、蛋白类、蔬菜瓜果类、油脂类等均衡摄入，配合丰富多样的食材，以达到平衡营养、保持健康的效果。营养配餐同样适用于旅游者，它是按人们身体的需要，根据食品中各种营养物质的含量，设计食谱，使人体摄入蛋白质、脂肪、碳水化合物、维生素和矿物质等几大营养素比例合理，以达到均衡膳食。因此，人们的膳食结构应该多种多样，谷、肉、果、菜无所不包，只有这样身体才能获得多种营养素，获得健康。

　　热能是生命活动的热源，蛋白质是人体最需要的营养物质之一，均衡膳食首先要满足人体对热量的需要，人们在饮食时，三大产热营养素，即蛋白质、脂肪、碳水化合物要比例适当，不能单一或者过多过少。其次，均衡膳食还要合理摄取维生素和矿物质。最后，均衡膳食要进行营养配餐，下厨者得了解各种食物的营养成分及其含量，然后根据人体对热能、蛋白质、维生素和矿物质的需要，选择性搭配食物，进行合理搭配。营养配餐对于人体健康具有重要意义。其一，它不仅可以将各类人群的膳食营养参考摄入量具体落实到人们的日常膳食中，使他们按需要摄入足够的能量和各种营养素，同时也能防止营养素的过多摄入；其二，营养配餐可以根据各种群体对营养素的需要，结合地区特点、食物品种、生产季节、经济条件和厨房烹调水平，合理选择各类食物，达到平衡膳食；其三，通过编制营养食谱，也能有计划地管理膳食，有利于降低成本。根据营养学家的观念，营养食谱编制的原则主要有：一是要保持营养平衡，满足人们对各种营养素的需要；二是要照顾人体的饮食需要，注意饭菜的口味；三是要考虑季节和市场供应情况，了解各种食材的营养特点；四是要兼顾经济条件，食谱既要符合营养，又要在进餐者经济承受能力之内；五是要注意食物的安全卫生问题。在每天的日常营养配餐时，下厨者可以参考《中国居民膳食指南》，来选择食材，做到粗粮与细粮搭配、主食与副食搭配、荤菜与素菜搭配以及营养平衡。

　　此外，在专题型旅游活动过程中，旅游者要有意识地控制钠的摄入，补足钾、维生素 C 的摄入。因为减少钠的摄入可以有效降低血压以及与血压相关的慢性病危险，并且不会对血脂、肾功能产生任何副作用；钾可以有效预防脑卒中，并且协助肌肉正常收缩，在因摄入高钠而导致高血压时，钾还具有降血压的作用，身体健康的人会自动将多余的钾排出体外，但是肾病患者需控制钾摄入量；维生素 C 是人体必需的重要抗氧化营养素之一，身体中高水平的维生素 C 有助于人们有效预防冠心病、脑卒中、癌症等疾病的发作。因此，在专题型旅游过程中，旅游者一定得及时按需要补充营养，平时多喝水，多吃水果、蔬菜。

第三节　健康旅游的饮食调节

　　自古以来，"养生"一直是备受人们关注的热门话题。追求健康也是 21 世纪人类的主题，健康旅游是时代的新潮流。健康旅游是一种以生态环境为背景、以休闲养生活动为主题的专项旅游，也是利用中医养生、现代医学、心理疏导，以及各种有益于身心的艺术、运动、学习等方式开展旅游健身、益智、宁神的活动。健康旅游符合新的旅游消费需求，它已经成为旅游业新的发展方向。对于国家和社会而言，健康的国民素质是一个国家和民族兴旺发达的基石。在中国，随着经济增长速度的加快，环境污染加剧、工作压力加大、营养不均衡、运动减少等问题层见叠出，国民健康素质日趋恶化，人们的健康状况堪忧。同时，老龄化浪潮汹涌而至，各个年龄层面、不同职业的人群都面临着健康问题，人们的身心健康成了关乎个人、家庭、国家和社会的重大问题。不过，健康旅游刚刚起步，市场较为混乱，关于健康旅游的科学理论和管理依据亟待加强。对于旅游者而言，越来越多的健康旅游休闲和度假正在成为旅游者的选择。健康是幸福的源泉，有了健康的体质和健全的心智，才有助于人们追求更高的生活品质，才有追求更美好的人生的资本。健康旅游的核心就是帮助现代人在旅行的同时，改善和提升身体和心理状况。

　　旅游与人的身心健康、愉悦体验密切相关。旅游的本质是身心愉悦的体验活动，与人的身、心、灵健康、完善、超越自我的追求相关，因此，旅游与健康的结合是必然的。但是，健康旅游也离不开饮食。俗话说得好，药补不如食补。由此可见，健康饮食的重要性。因此，要想获得健康的一生，我们可以从我们的一日三餐着手调节。饮食是健康长寿的根本。按照中医五行学说，红色食物养心，黄色食物养脾，绿色食物养肝，白色食物养肺，黑色食物养肾。人们选择养生的生活方式，追根究底是想延年益寿，获得健康。目前，比较流行的两种养生饮食调节养生方式为"素食养生"和"生机养生"。

一、素食养生

我们经常说"荤素搭配"，荤菜和素菜是相对而言的。从严格意义上说，素食指的是禁用动物性原料及禁用"五辛"和"五荤"的寺院菜、道观菜。五荤也叫五辛，指五种有辛味之蔬菜（葱、大蒜、荞头、韭菜、洋葱）。但是对于现代的人们来说，凡是从土地中和水中生长出来的植物，可供人们直接使用或加工使用的食品，我们都可以统称为素食。比如说蔬菜、果品、豆制品和面筋等材料制作的素菜等食物。素食是一种不食肉、家禽、海鲜等动物产品的饮食方式，有时也戒食或不戒食奶制品和蜂蜜。一些严格素食者极端排斥动物产品，甚至不使用那些来自于动物的产品，也不从事与杀生有关的职业。山珍海味不是对我们身体最好的食物，清茶淡饭也不是最没有营养的东西，健康饮食的关键就在于健康两个字，如果搭配得当的话，青瓜小菜也是有益健康的一道美味。现代社会中，素食者的队伍日益庞大，素食人群也日趋年轻化。素食主义不再是一种宗教和教条，素食者也没有道德优越感，选择素食只是选择了一种有益于自身健康、尊重其他生命、爱护环境、合乎自然规律的饮食习惯，素食已经逐渐成为符合时代潮流的生活方式。2010 年中国纺织出版社出版的《素食养生事典》详细介绍了 46 种蔬果智慧健康素食，从食疗效果、选购方法、营养分析、饮食宜忌等多方面，分析了常见的 46 种蔬果怎么吃能最大限度地发挥食疗作用，这本书内容完整详尽，人们在选择素食时也可以参考。

随着人们健康意识的高涨，提倡素食的人越来越多了。素食对人体健康具有重要意义：一是素食可以益寿延年，根据营养学家的研究，素食者比非素食者长命；二是素食者体重较轻，素食者较肉食者体重轻。这是因为肉类比植物蛋白含有更多的脂肪，而且，肉食者若是摄取过多的蛋白质，则其中过量的蛋白质也会转变成脂肪。新鲜的水果、蔬菜含有各种丰富的维生素，能提供人体需要的营养成分，具有重要的健康促进作用；三是素食可以降低胆固醇含量，素食者血液中所含的胆固醇永远比肉食者更少，血液中胆固醇含量如果太多，则往往会造成血管阻塞，成为高血压、心脏病等病症的主因；四是素食可以减少患癌症机会，某些研究指出，肉食与结肠癌有相当密切的关系；五是素食可以减少寄生虫感染，绦虫及其他好几种寄生虫，都是经由受感染的肉类而寄生到人体上的；六是素食可以减少肾脏负担，各种高等动物和人体内的废物，经由血液进入肾脏。肉食者所食用的肉类中，一旦含有动物血液时，更加重了肾脏的负担；七是素食食材易于储藏，植物性蛋白质通常比动物性蛋白质更易于储存。五谷和干燥的豆类，一旦混合使用，乃是极佳的蛋白质来源，只要稍加注意，可以长期储存备用，极为方便；八是素食食材价格低廉，一般而言，植物性食材通常比肉类便宜；九是素食比滥用肉食更环保，相同重量的素食排碳量可低至肉食的十分之一，甚至更低。

但是，在食用素食时，我们也要注意营养均衡，要选择富含蛋白质的食物，还要摄取其他必需营养元素。不论素食或者非素食，蛋白质不足都会引起基础代谢的次数减少，蛋白质不足会引起筋肉的数量减少。一旦筋肉的数量变少就势必会使基础代谢的次数也跟着减少。基础代谢数量如果减少，会出现脱毛、贫血、腹泻和水肿等现象。少吃或不吃蛋白质食物，还会引发很多疾病如贫血、腹水、胃肠炎、糖尿病、寄生虫、癌症等。素食者可以根据实际需要，及时补充其他必需营养元素，以使身体更加健康。如缺维生素 A 的人，可以多吃红萝卜、番薯、南瓜、芒果等；缺维生素 B12 的人，可以多吃蛋类、酵母、绿叶菜等；缺维生素 C 的人，可以吃辣椒、花椰菜、番茄、草莓、橙等。缺维生素 E 的人，可以吃花生、麦胚、果仁等等。

此外，在食用素食时，我们也要注意五点：

1. 油脂、糖、盐过量   由于素食较为清淡，有些人会添加大量的油脂、糖、盐和其他调味品（调味品食品）来烹调。殊不知，这些做法会带来过多的能量（能量食品），精制糖和动物脂肪一样容易升高血脂，并诱发脂肪肝，而钠盐会升高血压（血压食品）。很多人还忽视了一个重要的事实，即植物油和动物油含有同样多的能量，食用过多一样可引起肥胖。

2. **吃过多水果(水果食品)并未相应减少主食**　很多素食爱好者每天三餐之外，还要吃不少水果，但依然没有给他们带来苗条。这是因为水果中含有 8% 以上的糖分，能量不可忽视。如果吃半斤以上的水果，就应当相应减少正餐或主食的数量，以达到一天当中的能量平衡。除了水果之外，每日额外饮奶或喝酸奶的时候，也要注意同样的问题。

3. **认为蔬菜(蔬菜食品)生吃才有健康价值**　一些素食者热衷于以凉拌或沙拉的形式生吃蔬菜，认为这样才能充分发挥其营养价值。实际上，蔬菜中的很多营养成分需要添加油脂才能很好地吸收，如维生素(维生素食品)K、胡萝卜素、番茄红素都属于烹调后更易吸收的营养物质。同时还要注意，沙拉酱的脂肪含量高达 60% 以上，用它进行凉拌，并不比放油脂烹调热量更低。

4. **单吃几种"减肥蔬菜(减肥食品)"**　蔬菜不仅要为素食者供应维生素 C 和胡萝卜素，还要在铁(铁食品)、钙(钙食品)、叶酸(叶酸食品)、维生素 B_2 等方面有所贡献。所以，应尽量选择绿叶蔬菜，如芥蓝、绿菜花、苋菜、菠菜、小油菜、茼蒿菜等。为了增加蛋白质(蛋白质食品)的供应，菇类蔬菜和鲜豆类蔬菜都是上佳选择，如各种蘑菇、毛豆、鲜豌豆等。如果只喜欢黄瓜、番茄、冬瓜、苦瓜等少数几种所谓的"减肥蔬菜"，就很难获得足够的营养物质。

5. **该补充复合营养素时没有补**　在一些发达国家，食物中普遍进行了营养强化，专门为素食者配置的营养食品品种繁多，素食者罹患微量营养素缺乏的风险较小。然而在中国，食品工业为素食者考虑很少，营养强化不普遍，因此素食者最好适量补充复合营养素，特别是含铁、锌、维生素 B_{12} 和维生素 D 的配方，以预防可能发生的营养缺乏问题。

二、生机养生

自古以来，无数科学家孜孜不倦，试图解密着人类生命的"第一话题"，即"人类寿命"，虽然研究者的考证方法不一，但都认为在形成长寿的因素中，遗传只占 15%，后天占努力 85%。由此可见，后天修养对于人类健康十分重要。其中与人类寿命关系最为密切的是饮食因素。生机饮食就是"生食"与"有机"的饮食方式。"生食"是指不加热、直接生吃的果蔬，"有机"是指不使用农药化肥的天然有机食材。生机饮食是一种能够提供生命能量、促进人体身心健康的一种饮食形态和生活方式，它也是能促进人体环保，让人体充满生机活力的饮食。生机饮食倡导食用新鲜的天然食材，减少加工程序，在烹饪方法上讲究健康与环保。生机饮食源自于美国的生食疗法，它的提倡者是安妮·威格摩尔博士。目前，美国约有 10 余万名癌症患者采用生食疗法，许多人因此而赢得了生的机会。由此形成一股世界性的养生风潮。生机饮食是防治现代"文明病"的最有效的方法。这也是当今世界流行生机饮食的原因所在。生食疗法是指适当搭配生食或纯粹生食，对症治疗。在国外，生食疗法已有 100 多年历史。据科学家研究，生食疗法对失眠、精神不振、记忆力减退、高血压、高血脂、癌症等都会起到辅助治疗作用。

生机饮食具有多种作用，对人体健康有极大好处。

（一）清除体内毒素

1. 新鲜果蔬中富含纤维素或叶绿素，有解毒和消除体内毒素作用。
2. 鲜果蔬汁是体内的"清洁剂"。可将积聚于细胞内的毒素溶解，净化体内脏器。

（二）养颜瘦身

1. 能够抑制黑色素的生成，增白皮肤。
2. 两餐之间饮用果蔬汁，可以减低饥饿感，预防肥胖。

（三）减轻疲劳，愉悦心情

1. 生机果蔬是天然的神经稳定剂，能舒缓人紧张、抑郁、焦虑情绪，缓解疲劳。
2. 红色食物含 β- 胡萝卜素和番茄红素，能减轻疲劳，愉悦心情。是抑郁症患者的首选。
3. 紫色食物能舒缓镇静，保持人的身心平衡。
4. 果蔬、芽菜、五谷类等为碱性食物。可快速改善酸性体质，激发机体的免疫功能和自愈功能。

此外，生机饮食也应注意四点问题：一是要尽量选择当地、当季的瓜果蔬菜最好。凡是逆时节而生或进口蔬果，往往残余农药或化学成分较多。二是尽量购买大众蔬果，不易种植的蔬果，使用的化学肥料、农药机会比较高。三是尽量选择虫害较少的蔬果、属于根部的蔬果、或有厚皮的水果，如香蕉、柳橙、椰子等。四是尽量选自然模样的果蔬。蔬菜水果和人一样，在外型上，本来就有个体差异，而外型很漂亮完整的菜，通常农药多。

 思考题

　　1. 在旅游中，我们要注意饮食的哪些方面？

　　解题思路：结合营养膳食与旅游，阐述旅游中饮食方面的注意事项。

　　2. 美食旅游的主要特点是什么？

　　解题思路：从美食旅游的基础、美食旅游的独特性及旅游者的出游动机等方面进行阐述。

　　3. 请阐述营养食谱编制的主要原则？

　　解题思路：根据营养学家对营养食谱编制的观念进行阐述。

　　4. 素食对人体健康有什么重要意义？食用素食有何注意事项？

　　解题思路：①从素食在人体健康中起到的作用方面进行解答；②从食用素食的注意事项方面进行解答。

　　5. 生机饮食指的是什么？生机饮食应注意哪些问题？

　　解题思路：说明生机饮食的具体内涵并阐述生机饮食的注意事项。

（莫颖宁）

|第八章| 环境与健康旅游

本章要点
1. **了解** 大气污染、物理污染、水体污染与土壤污染等环境污染的概念与危害。
2. **掌握** 大气污染、物理污染、水体污染与土壤污染等环境污染的成因与防治方法。
3. **熟悉** 旅游中的环境风险及其规避方法。

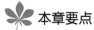

第一节 气候与健康

一、大气环境污染的概念与成因

（一）大气环境污染的概念

大气污染是指大气环境中二氧化硫、二氧化氮等物质的含量达到有害的程度，以至破坏生态系统，危害人和动植物正常生存和发展的现象。大气环境污染的过程由污染源排放、污染扩散、产生危害这三个环节所构成。凡是能使空气质量变差的物质都是大气污染物，目前，在生态环境部政府网站和中国环境监测总站网站，通过全国城市空气质量实时发布的检测数据是吸入颗粒物（$PM_{2.5}$）、细颗粒物（PM_{10}）、二氧化硫（SO_2）、二氧化氮（NO_2）、一氧化碳（CO）和臭氧（O_3）等 6 项指标。

（二）大气环境污染的成因

大气环境污染的成因非常多，从污染来源可以分为自然因素和人为因素两类。

1. 自然因素 据统计，全球氮排放的 93% 和硫氧化物排放的 60% 来自于自然因素。因此自然因素是不可忽视的大气污染源。火山喷发、森林火灾等都会产生大量的污染物质，如火山喷发会排放出大量的 H_2S、CO_2、CO、HF、SO_2 及火山灰等颗粒物，森林火灾会排放出大量的 CO、CO_2、SO_2、NO_2、HC 等，沙尘暴会带来许多的风沙、土壤尘等，森林植物会释放大量的萜烯类碳氢化合物。自然因素造成的大气环境污染，破坏力大、影响范围宽，且不以人们的意志为转移，只能通过植树、种草等手段加以减缓，无法根除。

2. 人为因素 人为因素产生的污染是指人类在生产、生活和交通运输等活动过程中，由于能源消费水平低、利用不合理等原因，向大气输送的污染物。大气的人为污染源具体可以概括为以下三方面：

（1）生活过程的排放：生活过程的排放主要是指人类生活过程中对煤、石油、天然气、页岩气等燃料的燃烧不充分、不彻底带来的污染。煤、石油、天然气、页岩气等燃料燃烧过程中会产生污染物。例如煤炭的主要成分是碳，并含氢、氧、氮、硫及金属化合物，煤炭燃烧时除产生大量烟尘外，在燃烧过程中还会形成一氧化碳、二氧化碳、二氧化硫、氮氧化物、有机化合物及烟尘等物质。然而，煤在我国一次能源消费结构中占有举足轻重的地位，用于发电的煤量仅占总煤量的

35%，更多的煤炭是用于工业生产和居民生活，有约 84% 的煤炭是直接燃烧，体现了煤炭资源消费构成的不合理性。同时，各类燃烧设备技术及制造水平不高也是能源利用率不高的重要原因，这直接导致了燃料使用能耗高、排污量大。

（2）生产过程的排放：生产过程的排放主要包括农业生产、工业生产等生产过程。喷洒农药、焚烧麦秸秆等农业生产过程都会产生大气污染，如我国历来有焚烧麦秸秆的传统习惯，燃烧麦秸秆会产生大量的烟尘和粉尘颗粒，悬浮在空中形成雾霾经久不散。喷洒农药时一部分农药会以粉尘等颗粒物形式逸散到大气中，残留在农作物表面的仍有可能挥发到大气中。进入大气的农药能被悬浮的颗粒物吸收，并随气流输送到各地，造成大气农药污染。

工业生产排放也会带来大量的大气污染，而且污染物组成与工业企业的性质密切相关。如石化企业在生产过程中会排放硫化氢、二氧化碳、二氧化硫、氮氧化物；有色金属冶炼企业在金属冶炼过程中会排放二氧化硫、氮氧化物及含重金属元素的烟尘；磷肥生产企业会排放氟化物；酸碱盐化工企业会排放二氧化硫、氮氧化物、氯化氢及各种酸性气体；钢铁生产企业在炼铁、炼钢、炼焦过程中排出粉尘、硫氧化物、氰化物、一氧化碳、硫化氢、酚、苯类、烃类等。因此，近年，为了减少对城市人民生活带来的污染，北京、上海、重庆等地的大型钢铁厂都搬到了远离城市的农村地区。

同时，工农业生产过程中对煤、石油、天然气、页岩气等燃料燃烧不彻底、不充分也会产生大气污染物。随着我国乡镇工业、农业的迅速发展，部分企业的生产技术、工艺较为落后，生产设备简陋，能源利用率低下，也是造成大气污染的重要原因。此外，我国煤炭等能源生产过程中偏重产量的增加，对能源提炼设备投资和研发不足也是能源利用率低的重要原因。

（3）交通运输过程的排放：交通运输过程中，最主要的污染来源于发动机驱动的机器，汽车、飞机等排放的尾气是造成大气污染的主要来源，火车和船舶的排放相对较少。汽车、飞机内燃机燃烧排放的废气中含有一氧化碳、氮氧化物、碳氢化合物、含氧有机化合物、硫氧化物和铅的化合物等物质。在北欧、西欧都是公路交通极其发达的地方，其公路交通排放的氧化氮、碳氰化物和一氧化碳超过 50% 以上，公路交通运输污染占到大气环境污染的首位。近年来，我国大力发展铁路运输取得卓越成效，截止到 2018 年底我国高铁运营里程超过 2.9 万公里，占全球高铁运营里程的三分之二以上，超过世界其他国家总和。

二、大气环境污染的健康危害

大气环境污染对人体健康的危害，对工农业生产的危害以及对天气和气候的不良影响。由于污染物质的来源、性质、浓度和持续时间长短的不同，地区气象条件、地理环境等因素存在差别，人的年龄、健康状况的差异，对人会产生不同的危害。大气污染对人体的影响依次表现为：感觉不舒服、生理上的可逆性反应和出现急性危害症状等。

大气污染对人的危害按中毒的时间长短可分为急性中毒、慢性中毒、致癌三种类型。一般大气中污染物的浓度较低时，不会造成人体急性中毒，但在工厂有害气体泄漏、外界天气突变等特殊情况下，会出现急性中毒。一旦出现则危害极大，印度帕博尔农药厂甲基异氰酸酯泄漏，导致 2 500 人丧生，10 多万人受害。慢性中毒指大气污染对人体健康的慢性毒害作用，主要表现为污染物质在低浓度、长时间连续作用于人体后，出现的患病率升高等现象。调查显示，城市居民呼吸系统疾病明显高于农村居民，上海是中国城市居民肺癌发病率最高的城市。

按照污染物质的不同，大气污染的危害可分为硫化物危害、氮氧化物危害、碳化物危害和臭氧危害等类型。

1. **硫化物危害**　主要成分是二氧化硫，它主要来源于各类工业生产过程。硫化物极易形成硫酸雾和酸雨，损害呼吸系统和皮肤健康。1948 年美国多诺拉镇，大量二氧化硫等有害气体的积累致使 6 000 余人受害。20 世纪 50 年代的"伦敦烟雾"事件也是硫化物造成的，它导致 4 000 多人死于呼吸器官疾病和心脏病。

2. 氮氧化物危害　主要成分是一氧化氮和二氧化氮,其中二氧化氮是形成光化烟雾的主要成分,光化烟雾会灼伤居民的眼睛、咽喉等器官,轻者出现眼睛灼热感、疼痛,咽喉有刺激感等,重者出现眩晕、呕吐和痉挛等症状。20世纪40年代的"洛杉矶光化学烟雾"事件的罪魁祸首就是二氧化氮,当时有白色变为青灰色的薄雾笼罩在整个城市上空,致使几千人受害,几百人丧生。

3. 碳化物危害　危害最大的是一氧化碳。它能迅速进入人体的肺部并被血所吸收,与血中的血红蛋白结合形成碳氧血红蛋白,碳氧血红蛋白会大大降低血液的载氧能力,从而导致血管疾病的发生。一氧化碳中毒对心脏疾病、贫血等症的患者和孕妇的危害极大,这几类人应尽量避免呆在一氧化碳浓度较高的地方,一氧化碳浓度过高也会导致中毒死亡,在烧炭取暖的地方一定要注意通风,以避免一氧化碳中毒。

4. 臭氧危害　臭氧主要集中在大气的高层,吸收对人体有害的紫外线,被称为地球生命的保护伞。大气污染使大气中臭氧量减少,导致臭氧层变薄,人体经受紫外线的照射会产生眼睛痛、头痛、记忆力明显衰退、肺功能损害等症状。

据联合国环境规划署统计,全世界每年约新增120万皮肤癌患者,呼吸系统和心血管疾病患者也呈增加趋势。这虽不能全部归咎于空气污染,但也不是无关。这提醒人类要认真思考大气环境污染进而损害人类健康的严峻现实。中国已制定《中华人民共和国环境保护法》,并制定国家和地区的"废气排放标准",以减轻大气污染,保护人民健康。

三、大气环境污染的防治措施

自然因素造成的大气环境污染无法有效根除,但对人类产生的污染是可以进行有效控制的,但必须从协调地区经济发展和保护环境之间的关系出发,对该地区各污染源所排放的各类污染物质的种类、数量、时空分布作全面的调查研究,并在此基础上,制订控制污染的最佳方案。具体可以从以下四方面开展防治:

1. 生活过程防治　生活过程的防治,主要从以下几个方面来进行,一是设立区域性集中供暖供热站取代家家户户的炉灶,因为集中供暖供热可以提高热能利用率,可以采用高烟囱排放,并且便于采用高效率的除尘器,还可以减少燃料的运输量。二是提高各类燃烧设备技术及制造水平,从而提高能源利用率。三是减少对煤的使用,加大清洁能源的开发和使用。

2. 生产过程防治　对于工业生产的污染防治需要统筹协调。首先,依靠科技进步,推行清洁生产,压缩并淘汰技术含量低、能耗高、污染重的产业和产品,优化产业产品层次。其次,结合城区改造,调整工业布局,将污染严重的企业搬出城区。第三,落实政策加强管理,全面贯彻落实"大气污染防治法"。严禁未经处理或处理未达标的废气排放到大气中,并限期治理达标。三是进一步加强环境评价机制,不论新老企业,一律严格执行"三同时"。("三同时"制度是指新建、改建、扩建的基本建设项目、技术改造项目、区域或自然资源开发项目,其防治环境污染和生态破坏的设施,必须与主体工程同时设计、同时施工、同时投产使用的制度简称"三同时"制度。)任何一项工程都必须坚持环境质量预评价,以获取质量环境(ISO9000~ISO14000)一体化认证,促使企业产品质量和环境治理达到一个新的水平。第四,重点做好电力、造纸、化工、冶金冶炼等污染大户的脱硫除尘治理,缓解工业企业产生的大气环境污染。第五,加强对建筑施工、固体废弃物和环境卫生的管理,避免发生二次扬尘污染。

对农业生产大气污染的防治,一是大力推行农业生产生态防治措施,减少农药的使用,必须喷洒农药时,也尽量减少向大气的散射;二是全国范围内出台《秸秆禁烧和综合利用管理办法》,并严厉监管执行。

3. 交通运输过程防治　大力发展铁路、海洋等水路运输,减少对公路交通和航空运输的依赖。同时各地、各部门统筹采取"车、油、路"综合措施,构建"严控源头、严管过程、严查末端"的移动源管理模式。通过优化调整交通运输结构,严厉整治高排放车辆,加快黄标车及老旧车淘汰，严格监管超标车上路行驶，加强环检机构监督检查，提高燃油品质，推广清洁能源汽车等措施，有效促进大气环境质量改善。

4. 植树造林、绿化环境　一方面树林具有防风固沙的作用，茂密的树林能够降低风速，使气流挟带的大颗粒灰尘下降；表面粗糙不平多绒毛的树叶和能分泌黏液的树叶都能吸附大量飘尘，蒙尘的树叶经雨水洗涤后，又能够恢复吸附、阻拦尘埃的作用，使空气得到净化。另一方面植物拥有吸收各种有毒有害气体、制造并释放氧气的功能。一般 1 公顷（$10\,000\text{m}^2$）的阔叶林，在生长季节，每天能够消耗约 1t 二氧化碳，释放出 0.75t 氧气。可见植树造林是一种有效防治大气污染的措施。

第二节　物理环境与健康

一、物理环境污染的概念与成因

物理运动的强度超过了人的忍耐限度，就形成了"物理污染"。常见的物理污染有噪音污染、电磁污染和光污染。

噪音污染是由各种不同频率和不同强度的声音无规律地组合在一起形成的。主要来源于工业机器、现代交通工具，高音喇叭、建筑工地以及商业、体育和文娱场所等。噪音污染已严重地威胁着人们的生活，城市的噪音标准为白天 70 分贝，夜间 55 分贝，而相当部分的城市居民在超标环境中生活和工作。

电磁污染是指电子、电器以及不稳定元素等发出强烈的电磁辐射超过人体的忍耐限度，对身体产生危害，如导致人体白细胞总数上升等。如镭、铀等元素不断地放射出射线。同时，热核反应实验室等，局部射线强度大，防护措施不当也会造成环境污染。

光污染主要是指可见光、红外线、紫外线等对人类的不良影响，以及白亮污染和人工白昼。焊枪产生的强光、雷雨时的闪电、核爆炸时的强闪光等强烈的可见光，都可以不同程度地伤害人眼和皮肤。白亮污染指建筑物的大型玻璃墙或铝合金装饰的外墙等产生的光污染。镜面玻璃的反射系数为 82%～92%，比毛面砖石等外装饰建筑物的反光系数约大 10 倍。人工白昼指夜间某些公共场所的广告牌、霓虹灯。

二、物理环境污染的健康危害

环境噪音污染已成为现代社会的一大公害，噪音是直接关系到公众健康和经济建设的一个社会问题。不仅损害人的听觉，引起听力下降和噪音性耳聋，而且对神经系统、心血管系统、内分泌系统、消化系统以及视觉、智力等都有不同程度的影响。噪音性耳聋又包括职业性耳聋和老年性耳聋。职业性噪音聋，随着职业性噪音暴露声级的增高，噪音聋的发病率越来越高，呈指数规律上升。老年性耳聋与城市噪音密切相关。在神经系统方面，强噪音会造成头晕、头痛、倦怠、失眠、烦躁、记忆力减退、脑电图慢波增加、自主神经系统功能紊乱等；在心血管系统方面，强噪音会造成脉搏和心率改变，血压升高、心律不齐、外周血流变化等；在内分泌系统方面，强噪音会造成甲状腺功能亢进、肾上腺皮质功能增强、基础代谢率升高、性功能紊乱等；在消化系统方面，强噪音会使人出现胃酸减少、食欲不振、消化功能减退、胃功能紊乱等症状；在视觉方面，噪音会使眼的屈光度和敏感性降低，瞳孔散大，视觉的调节和眼的运动速度减慢，色觉和视野异常，往往出现眼痛、眼花、视力下降等；噪音还会干扰胎儿的正常发育，影响婴幼儿的智力发育。

强电磁辐射能引起人体内部器官的细胞振动，造成体内器官温度升高，电磁波穿透生物表层直接对内部组织产生作用，使内部组织严重烧伤；对心血管系统的影响是心悸、头胀、失眠、白细胞减少、免疫功能下降等；对视觉系统的影响是视力下降，引起白内障等；对生育系统的影响是性功能降低、男子精子质量降低、孕妇发生自然流产、胎儿畸形等；甚至诱发白血病、促发癌症等。手机在工作过程中也会形成电磁辐射。尽管手机的平均输出功率仅为 0.2W，但由于贴近人的头部，电磁辐射有一半被使用者的头部吸收了，长期使用会威胁人体健康。

光污染的危害。噪光、激光等作用于人体，如大大超过人体所能承受的限度，可能导致人们的角膜和虹膜受伤害，引发视力下降。另外，噪光还干扰人体的"生物钟"，使人体正常生理节奏失调。激光是一种方向性好、颜色纯、密度大的高能辐射。即使是最弱的激光光束，其热量也比太阳的强光高几百倍，眼底细胞很容易被激光烧伤。激光中还有一部分是紫外线和红外线，因不能被人眼看到，更容易误入人眼造成伤害。

三、物理环境污染的防治

1. 对噪音污染的防治　要有效控制噪音污染，需要从源头进行控制。一是声源控制，优化生产机器内部结构，提升部件加工精度，采用科学合理的降声措施，降低噪音产生的功率。同时引进先进声音隔断技术，安装消音器。二是控制好噪音的传播途径。在城市规划过程中，进行科学合理的规划，让居民远离噪音区。三是对处在噪音环境的人采取相应的防护工作。

2. 对电磁污染的防治　对电磁波引起的物理污染，目前只在短波范围如 X 射线、γ 射线等有比较可靠的防护措施。但对微波、无线电波和波长更长一些的高频设备电磁辐射对人类伤害的防护尚很不完善。因为电磁辐射对人类的危害，有较长的潜伏期、不易发觉。但通过工程设计和工艺研制中注意减少或避开高频振荡发出电磁辐射、对强电磁辐射源注意加强屏蔽等方式可以有效防治电磁污染。如对电台、电视台附近的民用建筑的门窗全部安装金属纱窗、纱门，就能很好地屏蔽电磁辐射，减少电磁波射入室内；用致密接地的金属网封闭产生高频电磁振荡的机器或部件，也能有效屏蔽电磁辐射。

3. 光污染的防治　防治光污染关键在于合理布置光源，使其起到美化环境的作用，而不是造成光污染。对有紫外线和红外线这类看不见的光污染采取必要的安全防护措施，如戴上防护眼镜和防护面罩等。

第三节　地理环境与健康

地理环境污染具体可分为水体污染和土壤污染。

一、水体污染的概念与成因

水体污染指由于污染物进入河流、湖泊、海洋或地下水等水体，使水和水体底泥的物理、化学性质或生物群落组成发生变化，从而降低了水体的使用价值的现象。由于河流、湖泊、海洋和地下水各类水体的特征不同，其污染特点也不同。河流污染具有污染程度随河流径流量变化，污染物扩散快、影响大，但易控制的特点。在排污量相同情况下，径流量大污染轻，反之则重，故河流污染程度随河流径流量变化。由于河水是流动的，污染物扩散快，如果上游河段污染则会很快影响下游河段。河流是饮用、渔业、工业、农业等主要水源，其污染影响大，可涉及各方面。河水交替快，自净能力强，水体范围相对较小而集中，其污染较易控制。

湖泊是陆地上水交换缓慢的水体，某些污染物可长期停留湖中发生质的变化和量的积累，从而改变水体状况和造成危害。如富营养化，改变水生生态系统和破坏水产资源。

海洋污染具有污染源多而复杂、污染持续性强、污染范围大的特点。海洋污染来源于海、陆、空三个方面，海上船只、油井等直接向海洋倾倒污染物，陆上排放的许多污染物最后随水流汇入海洋，大气污染物随降水进入海洋。污染物进入海洋后则很难再出去，特别是不易分解的污染物便在其中积累起来，因而污染持续性强。同时，污染物在海中可扩散到任何角落，如在北冰洋和南极洲的鲸体中检出的多氯联苯就是由近岸扩散到远洋的。

由于地下水在岩石孔隙中流动极其缓慢,因此污染过程缓慢,不易发现和难以治理。地下水污染分为直接污染和间接污染两种。直接污染是污染物直接来自污染源,在污染过程中污染物性质不变。间接污染是由于污染物作用于其他物质,使它们进入地下水造成污染,如地下水硬度的增加、溶解氧的减少等即为间接污染造成。

二、水体污染的健康危害

水是重要的环境要素,也是人体的重要组织成分。成年人体内含水量约占体重的 65%,人体的一切生理活动,如体温调节、营养输送、废物排泄等都需要水来完成,每人每天生理需水量约 2～3L。水污染对人体健康的危害极大,主要表现在以下几个方面。

1. **引起中毒**   引起中毒是水污染对人体健康危害的主要方面。有毒化学物质污染的水被饮用可能造成中毒,如甲基汞中毒(水俣病)、镉中毒(痛痛病)、砷中毒、铬中毒、氰化物中毒、农药中毒、多氯联苯中毒等。铅、钡、氟也可对人体造成危害。

2. **致病、致癌作用**   水中传染病很多,如脊髓灰质炎病毒、肠道病毒、埃可病毒、柯萨奇病毒、甲型肝炎病毒等,饮用含有这些病原体的饮用水,会引起脊髓灰质炎、胃肠炎、心律失常、脑膜炎、肝炎、呼吸道疾病、结膜炎等疾病。某些有致癌作用的化学物质,如砷、铬、镍、铍、苯胺、苯并(a)芘和其他的多环芳烃、卤代烃污染水后,可以在悬浮物、底泥和水生生物体内蓄积。长期饮用含有这类物质的水可能诱发癌症。

3. **间接影响**   水体污染后,对人的健康虽无直接危害,但可使水发生异臭、异味、异色,呈现泡沫和油膜等,妨碍水体的正常利用。铜、锌、镍等物质在一定浓度下能抑制微生物的生长和繁殖,从而影响水中有机物的分解和氧化,使水体的天然自净能力受到抑制,影响水体的卫生状况。

水体污染物质的种类十分繁杂,水体污染物的种类很多,进入水中的污染物质互相之间会发生某些化学和物理等作用,其对人体的影响也会不同程度地增强或减弱。因此了解和掌握水中污染物质对人体健康的影响与危害对进一步做好水资源的保护和利用,维护人民身体健康安全有着十分重要的意义。

三、水体污染的防治

严格监督管理饮用水源区域。严禁各种污染废水向饮用水源地的排放,建立水源地周边的隔离带,加强有毒有害化学品的监督管理、运输物质管理,重点加强农药管理条例和农药使用范围条例,颁布淘汰 POP's 世界公约禁止生产和使用的 DDT、六氯苯、氯丹和灭蚁灵、二噁英和呋喃,实行淘汰倒计时间表。

建立环境监测体系和重点有毒有害项目的分析方法标准,增强和配置实验室先进设备,如二次热解吸仪 / 毛细管气相色谱 / 质谱分析、高压液相色谱 / 质谱(HPLC/MS)分析、金属组分用聚四氟乙烯高压消化罐进行溶解再用电感耦合等离子体发射光 / 质谱(ICP/MS)分析。

四、土壤污染的概念与成因

土壤污染是指进入土壤中的有害、有毒物质超出土壤的自净能力,导致土壤的物理、化学和生物学性质发生改变,降低农作物的产量和质量,并危害人体健康的现象。土壤一旦遭受污染,土壤本身的组成、结构、功能就会发生变化,使植物的生长发育受到影响,许多有害物质会在植物体内进行积累,人们通过直接或间接饮食后对身体健康造成威胁。因此,防治和治理土壤污染刻不容缓。土壤污染的种类很多,其中土壤化学污染最普遍、严重和复杂。土壤化学污染又可以分为土壤无机污染和土壤有机污染两大类。

土壤无机污染主要指对动物、植物有害的元素及化合物对土壤的污染。有毒元素有汞(Hg)、镉（Cd）、铅（Pb）、砷（As）、铜（Cu）、锌（Zn）、镍（Ni）、钴（Co）、钒（V）等。有毒化合物包括硝酸盐、硫酸盐、氯化物、氟化物、可溶性碳酸盐化合物等。这些有害的元素及化合物对土壤的污染主要表现为重金属污染和土壤放射性元素污染。重金属污染是土壤污染中较为常见的污染，具有在土壤中的移动性较差、滞留时间较长、微生物无法降解、重金属可被生物富集、人工治理极其困难等特点。土壤放射性元素污染主要来源于一些原子能研究机构所排放的固体或液体放射性废弃物，随着雨水冲刷或自然沉降进入土壤之中。这种污染一旦形成则土壤难以自行消除，仅能自然衰变为稳定元素来消除放射性。在核裂变时会产生 2 个长半衰期的放射性元素 ^{90}Sr（锶）与 ^{137}Cs（铯），二者均可通过一定的途径进入土壤中，其中 ^{137}Cs（铯）在土壤中的吸收更为牢固，且能够被某些植物所积累，这种高浓度的放射性物质，可通过食物链进入人体，造成人体内的照射损伤，甚至使人体白细胞减少。

无机污染物在土壤中的化学行为与土壤的性质有关，如重金属元素在土壤中的活性主要决定于土壤的吸附作用，土壤中的黏粒等对重金属有很强的吸附能力，可以降低重金属的活性；土壤酸碱度对重金属的活性亦有明显的影响，如 Cd（镉）在酸性土壤中溶解度增大，对植物毒性增加，在碱性土中则溶解度小，毒性降低。

土壤有机污染物污染主要来源于农药。在农业种植过程中，经常会使用化学有机农药，如有机氯、有机磷农药等几十种常见农药。农药进入土壤大部分可被土壤吸附。质地黏重的土壤吸附力强，砂土吸附力弱。水分增加时，土壤对农药的吸附力减弱。随土壤水分的蒸发，农药可从土壤中逸出。土壤有机质含量高，微生物种类多时，会加速土壤中农药的降解，减少农药的残留量。其次，土壤本身也存在一些有机污染物，如许多含有油、酚的有机毒物，如石油、多环芳烃、多氯联苯、三氯乙醛、甲烷等，这些物质大多随污水进入土壤中。第三是病原微生物污染。土壤病原微生物污染中的病原微生物主要有病毒、病原菌等，主要来源于未经处理的生活污水、医用污水以及人畜粪便。土壤受到病原微生物污染后，人类直接接触此类土壤，或是食用生长于此类土壤上的植物，都会损害身体健康。

五、土壤污染的健康危害

土壤污染带来了极其严重的后果。第一，土壤污染给农业发展、人民健康带来极大的威胁。第二，土壤污染中的污染物具有迁移性和滞留性，有造成新的土地和水体污染的可能，也是造成其他环境污染的重要原因。第三，土壤污染使本来就紧张的耕地资源更加短缺，危害后代子孙的利益，不利于社会经济的可持续发展。

土壤污染对人体健康的危害表现为直接危害和间接危害两类。直接危害来源于受污染的土壤中含有的致病性病原体、寄生虫等病原微生物，一旦通过农作物或水体摄入人体中，将诱发伤寒、痢疾、疟疾、病毒性肝炎等多种疾病。而这些病症通过人与人接触传播更为猛烈，对人群的健康产生极为不利的影响。土壤污染更会对人体造成不可逆转的危害。

间接危害来源于受污染的土壤农作物的产量、质量下降，以土壤所受的重金属污染为例，我国每年因土壤受重金属污染而导致的粮食减产多达 1 000 多万吨，受重金属污染影响的粮食也每年高达 1 000 万吨，造成了难以估量的经济损失。同时，城市近郊的土地污染使得所种植的粮食、蔬菜、水果等作物中存在重金属接近临界甚至出现超标的现象，重金属在粮食、蔬菜、水果内的富集，会随着食用转移到人体内，从而在人体内富集，轻则让人感觉身体不舒服，重则中毒。

六、土壤污染的防治

防治和治理土壤污染刻不容缓。一是要严格控制有机污染物的排放，如少喷或不喷洒农药，减少有机化合物对土壤的污染；对城市生活污水、医用污水、工业用污水以及人畜粪便要经处理合格之后才能排放。二是对无机污染物的防治，无机污染物来源较多，例如重金属的防治，目前已形成了增施有机肥、加改良剂减少重金属对土壤的污染、深翻土地和农业生态工程治理等有效防治措施。

有机肥和改良剂可有效减少有毒物质在土壤中所积存的时间。例如，土壤中的腐殖质会对水稻积累汞的含量产生一定影响，此时适量地增施有机肥，可有效防止农作物受到汞的污染，同时也对铜有一定改良作用。一般，增施有机肥50d后，土壤中的^{24}Cr（铬）元素便会消失。改良剂的作用主要是使有机物分解加速，减少有机物在土壤中所停留的时间；或者与重金属进行反应，并形成难溶解的化合物，以此来有效降低土壤中的重金属物质，使重金属对土壤及植物的污染降低。常见的土壤改良剂有磷肥、石灰、硅酸盐类化肥。

客土深翻也是治理重金属污染的有效措施，一是深耕法，即用工具将上下土层进行翻动混合，其动土量较少，通常用于对表层土壤污染进行治理；二是彻底去除污染土层，并用新土对污染物进行治理，该方法具有治理时间较长，无法大面积使用，不利于土壤可持续性利用等缺点。

农业生态综合治理，是对农田进行合理利用及污染改良的综合途径。主要方法有在土壤污染区域种植能源高粱或种植对重金属具有吸附作用的植被等，在土壤污染区域种植的能源高粱，在收获后从高粱茎秆中提取酒精后，将残渣用于压制纤维板。在污染后的土壤上种植对重金属吸收率较高的可用于建材、观赏、绿化的植被，减少土壤中重金属的残留，既对土壤污染进行了有效的生态防治，又可以美化环境、提升农作物利用率。

第四节　旅游中的环境风险及其规避

一、炎热气候的环境适应

去炎热气候区旅行，气候炎热，容易引发中暑、晒伤、蚊虫咬伤等情况，在着装、饮食、出行等方面都要加强预防，以适应环境。出行之前，一定要做好准备。穿着透气性好的、浅色的棉质或真丝面料衣服。出门时要戴上太阳镜、遮阳帽、遮阳伞，以免晒伤；随身携带防暑药物。要特别注意以下几个方面。

1. **预防中暑**　首先准备一些预防中暑的药品，如人丹、清凉油、万金油、风油精、十滴水、薄荷锭等。其次，发现有中暑迹象时，迅速撤离高温环境，到阴凉通风的地方休息，可通过饮用一些含盐分的清凉饮料，在面部涂抹清凉油、风油精等，服用人丹、十滴水、藿香正气水等中药预防中暑加重。第三，病情加重及时到医院接受救治。

2. **预防"空调病"**　炎热地区室内外空气温差不要太大，否则容易发生感冒或肠胃不适等症状，俗称"空调病"。

3. **注意饮食安全**　炎热地区气温高，身体水分蒸发很快，及时补充水分并通过食用香蕉、豆制品、海带等食物补充一些钠和钾，不要饮用烈性酒，讲究饮食卫生，防止"病从口入"及不科学的饮食习惯造成的身体不适或疾病。尤其是在海滨城市食用海鲜产品时，一定要挑干净新鲜的食用，防止发生食物中毒。吃完海鲜后，不要立即饮用冰啤、冰水、冷水，不要吃过凉的食物，以防发生腹泻等疾病。

4. **遇恶劣天气远离危险地区**　炎热地区容易出现雷雨、台风、热带风暴等恶劣天气和泥石流、洪水、海啸等自然灾害，遇到这些情况及时撤离到安全地带。

5. **注意人身安全**　到炎热地区旅游，如滨海、滨江等地区游玩，要特别注意人身安全，有较强的自我保护意识，携带必要的保护救生用品，不私自下水，以防溺水事故发生。

二、寒冷气候的环境适应

到寒冷气候区旅游，要注意防寒保暖、预防雪盲、预防面瘫等，做好安全保护措施，注意滑雪等游玩安全，常备必需药品。

选择到寒冷气候区玩雪赏雪线路的人，尤其要做好防寒保暖的工作。最外层的衣服应具有防风性，可选羽绒、呢绒、毛皮质地的衣服。并且一定要戴帽子，因为人体50%以上的热量是从头部和颈部散失的。同时，雪地的反光程度较大，出门需要佩戴太阳镜，保护眼睛。如果不幸患上雪盲症的话，最有效的措施是"物理隔断"，即在雪地行走时，佩戴防紫外线的太阳镜，也可选用聚碳酸酯或CR39的透镜，或美观起见，选用蛙镜式的全罩式灰色眼镜，也可用0.3%地卡因眼药水和抗生素眼膏治疗雪盲症。

游玩过程中一定要注意安全，高寒地区冰雪上行走、滑冰和滑雪都极易发生意外伤害事故，滑雪、滑冰都是一项速度快、技术含量高的运动，因此游客应选择安全防护设施齐全的滑雪场，并将个人防护设备配备齐全，遵守滑雪场的规章制度，进入与自己滑雪水平相当的滑道。滑雪前应学习一些基本的医学知识和急救常识，如受伤时的处理，骨折后应采取的措施等。发现他人受伤，千万不要随意处置和搬动，应尽快向雪场救护人员报告。

到寒冷气候区旅游，天气寒冷，容易感冒，所以出行要预备易于携带、治疗伤风感冒的药品，以及防冻药品。相对而言，从小生长在寒冷地带的人，对寒冷的气候是很适应的，防寒措施其实已经成为生活习惯。对于生长在南方温暖气候区的人来说，到北方寒冷气候区旅游，出行之前，掌握一些防寒和防冻的知识，了解一下目的地的气候概况（当月的平均气温和最低气温），同时要加强一些耐寒锻炼，准备一些必要的防冻伤的药品；出发时，要带足防寒服装、鞋、帽和用品；到达旅行地后，在冰天雪地中徒步，脸部及耳鼻和手要抹搽防冻油膏，鞋袜不要太紧，不要在雪地上久站不动，要用手掌勤摩擦脸部和五官，乘非密封的交通工具时，每1小时左右要活动几分钟，以促进血液循环和提高体温。

三、高海拔的环境适应

高海拔地区的旅游环境适应，与寒冷地区类似，不过随着海拔的上升，气温下降得更快，一般而言，海拔每上升100m，气温大约递减0.65℃。所以在登高时，一定要注意气温的变化，随身带一些防寒衣服，到了"高处不胜寒"的地方及时加穿。同时，高处一般比较空旷，不仅气温低，风也很大，因登高而受冻致病的情况很容易出现。

 思考题

1. 大气的人为污染源具体可以包括哪些方面？

解题思路：分析人类活动对大气会造成怎样的污染。

2. 大气污染对人的危害按中毒的时间长短可以分为哪几类？

解题思路：根据大气污染物质的来源、性质、浓度和持续时间长短的不同，以及地区气象条件、地理环境等因素、人的年龄和健康状况等差异，分析中毒的时间长短对人会产生哪些不同的危害。

3. 针对物理环境污染我们应该如何进行防治？

解题思路：分析常见的三种物理环境污染，分别采取防治措施。

4. 水体污染的概念与成因是什么？

解题思路：从河流、湖泊、海洋和地下水各类水体进行阐述。

5. 土壤污染会对健康造成哪些危害？

解题思路：从土壤污染将给农业发展和人民健康带来哪些危害两个方面进行阐述。

（林增学）

|第九章| 社会因素与健康旅游

 本章要点

1. **掌握** 社会因素的概念,政治制度与健康的关系,社会经济因素与健康的双向关系;政治制度的特点以及政治制度对健康旅游的影响和作用。
2. **掌握** 经济发展对健康旅游的作用以及经济发展带来的健康问题。
3. **熟悉** 社会因素影响健康的特点;文化对健康旅游的影响途径。
4. **了解** 社会因素影响健康的机制;旅游目的地国家和地区的风俗人情。

第一节 概 述

一、社会因素的概念和内涵

社会因素(social factor)是指社会环境的各项构成要素,包括一系列与生产力和生产关系有密切联系的因素,即以生产力发展水平为基础的经济状况、教育、人口、科学技术以及社会保障等,和以生产关系为基础的社会制度、法律体系、社会关系以及社会文明等。综合来看,社会因素可分为环境、人口和文明程度三个类别,每一类均涉及人类社会生活的方方面面,且各因素间相互联系密切。其中,社会制度和经济因素不但直接决定着人类的生存条件,且能通过影响政策、法律、科学技术、家庭、教育、卫生服务、生活和行为方式、风格习惯、宗教信仰等,从而间接地影响人类健康。

二、社会因素影响健康的特点

(一)广泛性

人是一种社会存在,人的本质是一切社会关系的总和。人们所处的环境社会因素时时刻刻以各种方式影响着生产生活,以致直接或间接地影响着每个人的健康。因此,社会因素对人类健康的影响极其广泛。

(二)非特异性

现代社会是多因素、多层次、多学科、多维的社会。多因多果的因果关系模式使社会因素与健康效应之间的联系表现出明显的非特异性。疾病作为一种社会现象,大多是多种因素综合作用的结果。某种疾病的发生很难找出某种特定的社会病因。

(三)交互作用

社会因素作用于健康不仅呈现出多元性和非特异性,而且在影响健康的过程中,社会因素通常是相互交织在一起共同产生效应。具体表现出一种社会因素可以直接影响人群健康,也可以作为其他影响健康社会因素的中介,或以其他社会因素为中介间接作用于健康。各种社会因素互为条件对健康产生影响,形成社会因素与健康效应之间的因果链或因果网络。

(四)持久性和累积性

社会因素在一个相当长的时期内是相对稳定的。在人类的社会参与过程中,社会因素作为一种慢性应激源对健康产生缓慢持久、不见形迹的作用。而且,伴随着个体的社会化进程,社会因素以一定的时间顺序作用于人体,从而形成应激反应、功能损害或健康损害的效应累加。

三、社会因素影响健康的机制

作为一种外界刺激因素,社会因素影响人类健康主要是通过引起心理情绪反应这个中心环节发生作用的。一般认为,社会因素影响健康的机制是社会因素被人的感知觉系统纳入,经过神经 - 内分泌 - 免疫调节网络,产生"中介物质",引起心理应激及行为、社会适应和躯体功能的变化。

第二节　政治制度与健康

一个国家执政党的执政意图及内部的政治环境,影响着卫生事业发展的方向和目标,以及卫生问题在社会总体发展中的地位和高度。政府是否将公共资源分配到卫生领域是一个政治选择问题。因此,政府不一定会对所有的社会卫生需求做出及时反应。处在发展初期的国家,执政党更倾向于"以经济建设为中心",短时期忽视卫生事业对国民经济和健康的重要性。而发达国家如英国、瑞典等,通常将卫生事业置于社会发展的重要地位。此外,在全球化进程中,国际环境也推动着卫生事业的发展。诸如传染病防控、公共卫生应急、妇幼保健等卫生问题逐步成为各国卫生发展的共同目标。各国政治制度的不同,决定了各国卫生管理体制和各项卫生制度,从而最终决定各国国民的健康保障制度框架。

一、卫生管理体制

卫生管理体制是指一个国家或地区各级政府及相关卫生组织体系构架、机构设置、隶属关系、权责职责划分及其相互关系运作制度化的总结。其构建应遵循体现执政党和政府的领导,与国家政治、经济和社会体制相适应,为公众及社会健康服务、为国家社会建设服务,以宪法、法律和法规为依据等原则。其内容主要包括卫生行政、医疗服务、预防保健以及卫生监督管理体制等方面。推进卫生管理大部制、城乡卫生一体化、区域卫生一体化等改革是当前我国卫生管理体制的发展趋势。世界其他国家卫生管理体制主要以美国、英国、德国和新加坡模式为代表。

(一)美国

美国的卫生管理体制是国际上最具有市场导向的模式,是自由主义经济学的典型代表。政府在医疗服务和药品的提供及支付方面直接承担的责任有限,主要通过私营医疗机构和商业医疗保险机构按照市场规则自由竞争,政府承担制定相关卫生法律法规、严格医疗服务质量监管和提供医疗救助保障职责。美国卫生行政实行三级管理体制,即联邦、州及地方政府 3 个层次组成。联邦政府通过立法来保障和促进公民健康,州公共卫生局是州卫生事务主管机构,地方政府的责任是保证居住于该地区的居民健康。其医疗卫生支付体系由联邦政府、雇主和个人共同构成,以商业保险为主,联邦政府和州政府资助的公立医疗保险为辅。公民个人的医疗费用由参加商业保险而来,联邦政府主要保证残疾人、老年人、低收入者和失业者能享有一定的医疗保障。其医疗服务体制以民间的私营医疗与保险为主,政府辅以对特殊群体的社会医疗保险与补助。卫生服务组织结构松散,社区卫生资源的配置以市场调节为主,服务或功能的体现以需求为导向,这种模式的主要特征是高度市场化,运作效率较高。但这种市场导向的医疗卫生体制也存在弊端:自由市场化运作的同时,政府的公共管理职能发挥不到位,医疗服务欠缺公平性和可及性。

（二）英国

英国是最早实行全民医疗保健体制的国家。1946年，英国政府颁布《国家卫生服务法》，建立国家卫生服务体制（NHS），NHS由英国各级公立医院、各类诊所、社区医疗中心和养老院等医疗机构组成，旨在为英国全体国民提供免费医疗服务。卫生服务经费由国家财政支出，所有非营利性医院由国家所有，为全民提供免费的医疗服务。英国的卫生服务体系是英国福利型社会主要支柱之一，由政府统一管理，卫生部是卫生服务体系的最高管理机构，主要负责制定卫生规划与政策，合理分配资源以及监控卫生服务的绩效。自20世纪40年代末开始，英国在全国范围内实行三级医疗服务管理体系：①社区医疗服务体系，为社区居民提供广覆盖的医疗服务；②城市内按区域设立的全科诊所，英国人也把他们称为私人医生；③规模大、水平高、服务好的城市综合性全科医院，为整个城市居民提供更为专业、优质的医疗服务。其中，社区卫生服务是最具特色和代表性的，突出了英国医疗卫生体系注重预防保健和广泛覆盖的特点。英国实行全民医疗保险制度，保障体系将全体人口纳入风险集合，医疗保险基金的主要来源是国家财政拨款（占整个卫生费用的80%左右），除处方药和牙医服务之外，医疗服务几乎是免费的。但英国的NHS体制深受垄断之苦，官僚主义、机构庞大、效率低下，缺乏竞争和创新，缺乏人性化，政府财政负担过重等现象颇为严重。

（三）德国

在德国，政府和社会共同承担卫生领域的组织与管理职责，但政府提供的是间接的管理与控制，其主要作用是规范而不是经营，属于社会导向型体制。德国是世界上最早实施社会医疗保障体制的国家。德国医疗机构提供的服务范围十分广泛，公立医院的比例小于英国，但远大于美国。德国的公共卫生服务主要指其传染病监测与控制体系，未包括环境卫生和职业卫生等方面的内容，是由联邦、州和县三级政府的卫生行政主管部门直接完成的，有自下而上的信息传递体系及反应和处理体系。德国的医疗服务体系大致分为4个部分：一是开业医师，主要负责一般门诊检查、咨询等；二是医院，负责各种形式的住院治疗；三是康复机构，负责经医院服务后的康复；四是护理机构，负责老年人及残疾者的护理。德国的医疗卫生体制具有明显的强制性和高福利性，十分强调医疗资源的广泛覆盖能力和公平性，鼓励多元竞争，强调自我管理。但德国模式也存在两大难题：首先，医院的收入主要通过政府投资和为疾病基金委员提供服务获得，但随着政府投资的减少，医疗费用不断上涨；其次，医疗保险体系受国家监控，内部竞争不足，存在资源浪费和效率低下的问题。

（四）新加坡

新加坡的卫生管理体制侧重以市场经济为主导、加以谨慎的政府宏观调控策略。利用市场经济配置稀缺卫生资源，有效防止了平均主义带来的弊端。新加坡的卫生行政管理体制较为独特。国家卫生部设部长、政务部长、常任秘书及医药总监各1人。卫生部下设医药理事会、护理理事会、牙科理事会、药房理事会、检验理事会等团体及保健企业集团。卫生部内设有医院、初保、行政管理、牙科、合作及辅助服务5个司。卫生部实行总监常任负责制。卫生行政管理实行政事分开原则，医疗机构的管理在卫生部法规的规范下实行企业化管理。政府对于医疗领域不设准入门槛，鼓励私人和社会团体自愿开办医疗机构，因而各类性质的医疗机构并存，既有社会团体出资兴办的营利性、综合性机构，也有政府及慈善机构兴办的非营利性公立医院、社区医院和慈善医院，还有专业性较强的私人诊所，它们相互间优势互补，形成良性竞争。住院医疗服务主要由公立机构供给，初级医疗保健以私立机构为主体，长期持续护理服务则主要由民间机构（如社区诊所、养老院、疗养院、日间护理中心等）提供。新加坡的医疗保健体制分为极具特色的三部分：强制储蓄、费用低廉的大病医疗保险和州政府为穷人医疗保健设立的保健基金。不过，新加坡的卫生管理体制也遇到了诸如卫生人力资源投入不足、人口老龄化、医疗服务日益商业化等挑战。

二、卫生管理政策

卫生政策是卫生领域的公共政策,是政府为解决特定的卫生问题、实现一定的卫生工作目标而制定的各种工具的总和。卫生政策是各级卫生事业管理者引导卫生事业的发展方向,调节卫生资源配置,协调相关群体利益和矛盾,实现卫生事业发展目标,推动社会发展的手段和途径。卫生政策贯穿于卫生事业管理的全过程,其形成过程需要考虑现有资源的约束和选择合适的政策工具,尽可能地满足人们对医疗卫生服务的需要。卫生政策具有公共政策的一般特征,也具有卫生领域的特殊性。表现在人本性、专业性、社会性、复杂性。卫生政策具有导向功能、调控功能、分配功能和促进创新功能。

执政党和政府对健康问题重要性的认识及其价值取向,决定了一个国家卫生政策的基本走向。如美国的自由经济思想决定了美国以私人医疗服务机构为主体的服务体系和以商业医疗保险机构为主的医疗保险体系。英国的福利经济思想决定了英国国家卫生服务体系的建立。泰国泰爱泰党的政治宣言"三十铢解决一切健康问题"促进了泰国的全民健康覆盖。

习近平总书记在 2016 年"全国卫生和健康工作大会"上强调"健康中国"的建设理念,指出健康是促进人的全面发展的必然要求,是经济社会发展的基础条件,是民族昌盛和国家富强的重要标志,也是广大人民群众的共同要求。要把人民健康放在优先发展的战略地位,以普及健康生活、优化健康服务、完善健康保障、建设健康环境、发展健康产业为重点,加快推进健康中国建设,努力全方位、全周期保障人民健康,为实现中华民族伟大复兴的中国梦打下坚实的健康基础。体现了中国共产党和中国政府的健康价值观,将成为今后一定时期我国卫生政策的指导思想。

三、医疗保障制度

医疗保障制度是指,劳动者或公民因疾病或其他自然事件及突发事件造成身体与健康损害时,国家和社会团体对其提供医疗服务或对其发生的医疗费用损失给予经济补偿而实施的各种制度的总和。综合世界各国的医疗保障制度,医疗保障体系包括:社会医疗保险制度、补充医疗保险制度和医疗求助制度。从制度设计上来说,目前各国主流的医疗保障制度模式有国家医疗保险模式、社会医疗保险模式、商业医疗保险模式、储蓄医疗保险模式四种模式。

国家医疗保险模式(national health service,NHS)又称国家卫生服务制度、英国模式或政府医疗保险,是一种福利型的医疗保障模式。在这种模式下,医疗保险由政府直接举办,老百姓只需纳税,政府收税后拨款给有关部门或直接拨款给公立医院,由医院直接向居民提供免费(或低价收费)的医疗预防保健服务,覆盖面一般是本国全体公民,医疗资源实行计划配置。采用这种模式的代表国家有英国、瑞典、丹麦、芬兰、爱尔兰、西班牙等北欧国家和加拿大、澳大利亚、新西兰等英联邦国家,苏联、东欧国家以及我国 20 世纪 50~90 年代末实行的公费医疗制度也属于这种模式。其特点是,全民性、公平性和福利性、政府责任重大、卫生资源的配置具有较强的计划性。其存在的问题是,资金渠道单一化,国家财政不堪重负;医疗机构的运行缺乏活力,卫生资源配置效率低下;医疗服务效率较低,难以满足居民不断增长的医疗需求;供需双方缺乏费用意识,容易导致对医疗服务的过度利用,使得医疗消费水平过高,一方面浪费有限的卫生资源,另一方面加大了国家财政压力。

社会医疗保险模式是由国家通过法律手段强制实施的一种保险制度,医疗保险基金社会统筹、互助共济,主要由雇主和雇员按一定比例缴纳,政府酌情补贴。它是对市场机制失灵的一种补救方式,同时也是社会为促进卫生保健的公平性以及保护弱势人群利益愿望的体现。社会医疗保险模式的服务项目一般包括全科医生的基本医疗服务、大多数病种的住院治疗和必要的药品。多数国家还包括专科医疗服务、外科手术、孕产保健、某些牙科保健服务以及某些医疗装置。筹资与偿付水平较高的国家,还包括患者就医交通、住院伙食与家庭护理服务等。世界上建立社会医疗保险与医疗保障制度的国家或地区,大多数采用的是社会医疗保险模式,其中代表国家主要有德国、法国、日本、意大利、巴西、阿根廷、韩国、荷兰、西班牙、比利时等。社会医疗保险模式的特点是,强制性、互助共济性、现收现付、医疗质量监督。其主要存在的问题是,由于实行第三方付费,医患双方缺乏费用意识,容易出现供需双方的道德风险,医疗费用难以有效控制;由于实现现收现付制,没有纵向的积累,医疗保险费用负担的代际转移问题突出,尤其是在人口老龄化比较高的国家或地区。

商业医疗保险模式也称自愿医疗保险,是指商业保险公司承办、按市场规律经营、通过自愿的方式来筹集卫生服务费用的医疗保险模式。采用这种模式的代表国家主要有美国。该模式的主要特点是非强制性、市场化运作、契约管理、营利性、注重效率而非公平。其主要存在的问题是:最突出的问题是社会公平性差,不同收入人群享有的保障程度差别较大,而且往往拒绝接收健康条件差的投保者;由于保险公司以营利为目的,按市场规律运营,大量资源投入到高水平的医疗服务,满足医疗高消费,导致医疗费用的快速增长。

储蓄医疗保险模式是个人积累型医疗保险模式,由政府强制雇主和雇员双方缴费,建立一个以家庭或个人为单位的储蓄账户,用以支付家庭成员的医疗费用,是一种把个人消费的一部分通过储蓄转化为保健基金的医疗保险形式。此模式的代表性国家主要有新加坡。该模式的主要特点有,"纵向"筹资、自愿性、强调个人责任。主要存在的问题是,以强调个人责任为基础,社会公平性较差,社会互助共济、共同分担风险的实现程度较低;有些疾病如危重病、慢性病,需要支付高额的医疗费用,完全依靠个人账户的积累,常常难以满足实际需要。

第三节　社会经济因素与健康

社会经济因素既包括一个国家或地区的经济发展水平,也包括人们的衣、食、住、行等方面。但在研究经济因素对健康的影响时,普遍的做法是采用反映经济发展水平的指标和衡量国民健康状况的指标进行综合评价。经济发展水平指标是通过某些社会经济发展状态或效果来显示社会的整体发展状况,进而最终评价一个国家或地区经济发展所达到的程度。国民生产总值(GNP)与人均国民生产总值、国内生产总值(GDP)与人均国内生产总值、人均国民收入是主要的经济发展水平衡量指标。由于人类社会发展的终极目标并不仅是物质利益,而健康才是经济社会发展水平的综合反映,因此仅用 GDP、人均 GDP 等指标反映经济发展难免带有片面性,衡量经济发展水平的指标也应包括国民健康状况指标。常用的反映国民健康状况指标主要有:出生率、死亡率、平均期望寿命、婴儿死亡率、孕产妇死亡率等。其中,期望寿命是评价社会经济发展水平的最高综合指标。

一、经济发展与健康

社会经济发展与人群健康改善的关系是辩证统一的关系,两者之间存在彼此关联、互为因果、相辅相成的双向性作用关系。一方面经济发展可以为人类的生存提供必备的物质基础和环境条件,进而对人群健康产生根本性、决定性的影响;另一方面人类的健康改善又是社会经济繁荣与发展的先决条件,两者表现出相互促进的双向作用。

（一）经济发展对健康改善的促进作用

有关经济发展与健康关系的研究普遍认为,经济发展必然会导致健康水平的提高,社会经济发展水平在某种程度上决定着人们的健康水平。纵观人类发展历史,人类健康的每一次飞跃无不主要是归功于该国家或地区社会经济水平的提高,尤其是在基本医药被普及的近现代,社会经济的发展更是成为国民健康指标攀升的主要动力;而在同一历史时期,相比于低收入国家,高收入国家国民抗病能力较强,健康状况相对会更好。

随着经济社会的不断发展,我国国民健康状况明显改善,婴儿死亡率从新中国成立前的20%降到1.7%,然而必须正视的是,国民在共享改革开放发展成果带来整体健康水平逐步提升的同时,由于地区间经济发展不平衡,区域健康差异问题突显:我国平均收入最高的大城市平均期望寿命达74.5岁,而最贫困的农村仅64.5岁,这表明经济发展滞后对人群健康改善的制约。因此,要缩小健康差异,必须要创造更加平等的经济环境,促进社会经济与国民健康状况的协调与发展。

经济发展促进国民健康的改善是通过多渠道综合作用的结果:①提供物质生存条件:社会经济发展为人们提供充足的食物营养、良好的生活与劳动条件。②改善社会生活:社会经济水平的提高和社会财富的积聚有利于促进社会保障和法律体系的完善,促进科教文卫的发展以及和谐社会关系的建立,增加人们提高生活质量的机会。③增加健康投资:健康投资是指社会为保护和增进全体成员的健康,在一定时期内所投入或消耗的经济资源。经济发展有利于增加健康投资,促进医疗卫生事业发展,促进人们对卫生服务的利用。④经济发展可以通过教育的影响间接影响人群健康:受教育水平的高低影响人群接受卫生保健知识,开展自我保健活动的能力,进而影响人群健康水平。受教育时间越长、受教育程度越高,其思维和行为越趋理性,更能理解日常行为和生活习惯对维持健康的重要影响,从而远离吸烟、酗酒、吸毒等有害健康行为,自觉通过合理膳食和运动锻炼获得良好的健康状态。

（二）经济发展对健康带来的负面效应

总体上,社会经济发展对人类健康产生的影响是积极的,但现代经济社会的工业化、城市化和信息化趋势,引致一系列新的社会卫生问题,使人类健康面临着新的风险。主要表现在以下几个方面:

1. **环境的污染与破坏**　很多国家和地区在经济发展过程中,由于实施"增长第一"的不当发展战略,经济活动缺乏科学规划,对资源实施掠夺性开采和利用,使生态环境遭到严重的污染和破坏,如滥伐森林造成水土流失、土地沙漠化;二氧化碳排放过多,导致全球变暖;工业"三废"污染人们赖以生存的大气、水系和土壤,这些均对人类健康产生直接的或潜在的危害,同时影响了经济发展的可持续性。另外,人类生活的改善对现代化学工业的过度依赖,衣食住行中合成化学物质的无孔不入,无疑也是严重的健康隐患。

2. **不良行为生活方式的形成**　随着社会经济的发展,人类的生活方式发生了变化,吸烟、酗酒、吸毒、性乱、不合理膳食、缺乏运动等不良生活方式和行为带来的健康问题日益突出,成为引起人类疾病和死亡的主要原因。据WHO估计,全球的60%的死亡,主要归因于不良行为和生活方式。

3. **社会负性事件的增多**　经济的发展和城市化的加快,造成交通拥堵,交通事故猛增。经济发展不平衡、贫富差距大等加剧社会矛盾,引发暴力犯罪事件增多。家庭关系紧张、教育功能失调增加了家庭暴力和青少年暴力事件的发生率。快捷的生活节奏、激烈的竞争意识,增大了工作和生活的压力,导致心理问题、精神疾病和自杀率大幅上升。

4. **现代社会病的产生**　高度现代化的社会为人们提供了优越的生活条件和舒适的生活环境,也带来了诸多现代社会病。如高血压、糖尿病、冠心病、肥胖症、恶性肿瘤等"富裕病"已经成为人类健康的第一杀手;物质生活的日渐丰裕、电子和电器产品的广泛应用,造成空调综合征、电脑综合征、网瘾等医学上被称为"文明病"的机体功能失调正逐年增多。

5. **社会人口特征的剧烈变化**　伴随着社会经济的发展,许多国家呈现低出生率、低死亡率、低增长率的"三低"模式,逐渐进入老龄化时代。同时,经济发展促使人口流动频繁。我国自改革开放以来,流动人口明显增多,尤其是大批农村剩余劳动力流向城市,不仅加大了城市生活设施、卫生保健、治安管理、资源环境等的负担,而且也带来新的健康问题。社会人口特征的变化带来了疾病谱的变化,产生卫生保健工作重点转移等新问题,对社会卫生服务能力提出了新的挑战。

二、健康改善对经济发展的促进作用

经济发展从根本上说是生产力发展的结果，而人的健康与智慧是生产力发展水平的决定要素。人群健康的改善对经济发展也起积极推动作用，具体体现在：

1. 劳动力水平的提高 人群健康水平的提高有利于保障社会劳动力，使病伤减少、出勤增加，死亡率下降，平均寿命延长，从而使人们的劳动时间延长、创造财富增加，进而促进经济的发展。哈佛大学著名经济学家 Barro 的研究表明，如果把国民平均寿命延长 20 年。国家每年的经济增长率将提高 1.4%。

2. 提高劳动生产率 良好的健康状况使劳动者在体力上更加强壮、脑力或认知上更加充沛。健康水平的提高，增加受教育的机会和学习能力，提高受教育者的文化素质和技术水平。现代社会机械化和自动化的实现，彻底改变了人们落后的生产方式，显著提高了劳动生产效率。

3. 资源耗费减少 人群健康水平的提高有利于减轻卫生事业的负担，进而促进社会经济的快速稳定发展。Barro 的研究表明：疾病带来的耗损会使经济增长率减少 1/4。我国在 2003 年的 SARS 风暴中，直接投入用于控制疫情的费用为 20 亿元，有专家粗略估计当年经济受 SARS 影响的经济总额可能高达 2 100 亿元。这些数据从反面说明了做好疾病防控工作对于节省资源消耗、促进经济增长的意义。

据世界银行测算，在过去 40 年，世界经济增长的 8%～10% 是源于健康的人群，而亚洲的经济腾飞则高达 30%～40% 源于健康的人群。可见，经济与国民健康必须协调发展，国民健康应该是政府优先投资的领域。

第四节 文化状况与健康旅游

近些年来，越来越多的国家开始重视文化的发展与文化建设，文化也成为综合国力竞争的重要标志之一。中国文化源远流长，养生文化传统同样历史悠久。我国居民的养生意识较强，自古便有人们追求长生的传说，如派人寻求长生不老药的秦始皇等。与此同时，我国地大物博，资源丰富，拥有丰富的自然人文资源。因此，我国可以将特色传统文化与健康旅游产品结合起来，将养生与养心结合起来，避免流于表面。2016 年，我国国务院印发并实施《"健康中国 2030"规划纲要》，其中提出发展健康产业，加强供给侧结构性改革，支持发展健康医疗旅游等健康服务新业态，积极发展健身休闲运动产业，提升医药产业发展水平，不断满足群众日益增长的多层次多样化健康需求。随着人们健康观念的加强，健康产业和旅游业融合发展的模式从小众化市场走向更多人的视野，成为旅游市场的新宠。目前，我国的环境污染问题还很严峻，虽在近些年已经得到了控制和治理，但空气质量还不是很好，尤其是人口集中的大都市如北京、上海等，再加上高压力、亚健康等现代都市生活的一系列问题，物质生活条件的改善让人们越来越注重追求健康的生活方式。旅游如今已经成为人们休闲、放松的重要方式，越来越多人希望更多地接近大自然，寄情山水，陶冶心性。从旅游业的市场需求看，游客从最初的出行旅游，转变为更加追求休闲品质、深度体验异地生活的方式，这需要多元化的旅游主体在投资、运营方式上进行转型，发展健康旅游将成为转型的突破口。近年来，健康旅游已经展现出强大的市场潜力，成为继观光、休闲度假、体验旅游之后的一种全新旅游方式。

一、文化概念及分类

文化是综合国力竞争的重要标志之一。"文化"一词现已成为学术和生活中使用最频繁的术语之一，被运用于历史社会研究中的几乎每个学科领域，也是歧义最多的用词之一。不仅各门学科对它定义各不相同，而且同一学科中对它的定义也往往大相径庭。1952 年，美国学者克鲁伯和克拉克洪合著的《文化，关于概念和定义的探讨》一书，表示实际上文化概念至少有 164 种。不过，像"文化"这样生活中经常使用的词语，出现不同的表意，诚属难免。文化概念的内涵非常难以界定。"文化"一词，源于拉丁文，泛指一切知识乃至全部社会生活内容。马克思认为，文化是人改造自然的劳动对象化中产生的，是以人化为基础，以人的本质或本质力量的对象化为实质的，它包括物质文化、精神文化、制度文化等因素，是一个广义的文化概念。以人为本，文化的核心问题是依旧是人，有人才能有文化，不同种族、不同民族的人有不同的文化。我国对于"文化"的论说，比西方人要早得多。近代以来，我国学者也对文化概念进行了多次探索，这无疑具有重要意义，在一定程度上推动了我国社会科学的发展和文化的兴起，也有益于我国社会主义现代化文化事业的发展和繁荣。

一般而言，关于文化的分类，根据其结构和范畴，可以分为广义和狭义两种概念。广义而言，文化是指人类在社会历史发展过程中所创造的物质和精神财富的总和。它包括物质文化、制度文化和心理文化三个方面。物质文化是指人类创造的种种物质文明，包括交通工具、服饰、日常用品等，是一种可见的显性文化；制度文化是指在哲学理论和意识形态的影响下，在历史发展过程中形成的各种制度。制度文化和心理文化分别指生活制度、家庭制度、社会制度以及思维方式、宗教信仰、审美情趣，它们属于不可见的隐性文化，包括文学、哲学、政治等方面内容。狭义而言，文化是指人们普遍的社会习惯，包括衣食住行、风俗习惯、生活方式、行为规范等方面内容。

二、文化对健康旅游的影响途径

中国养生文化历史悠久。自古以来，我国居民的养生意识就较强。同时，我国地大物博，资源丰富，拥有丰富的自然人文资源。再加上自改革开放以来，我国公民的物质生活条件得到极大的改善，人们越来越注重追求健康的生活方式，旅游已经成为人们休闲、放松的重要方式。因此，我国可以将特色传统文化与健康旅游产品结合起来，发展健康旅游。俗话说，文化是旅游的灵魂，旅游是文化的载体。文化对健康旅游的影响途径主要包括：

（一）文化影响人们的价值观，从而影响人们的健康旅游行为

价值观是在一定文化环境的影响下，形成的支配人们行为的基本准则。我们都生活在一定的文化环境中，从小受到周围文化的熏陶，并建立了与该文化相一致的价值观念和行为准则。文化会影响人的价值观是毋庸置疑的，价值观又会影响人们的旅游行为。古人云"父母在，不远游"，这导致在我国古代，旅游并不被提倡。但与之相对的是，西方人对于旅游一直是持积极支持的态度。近代以来，随着海外华侨和外国人入境人数的增加，我国的旅游业开始起步并逐步得到发展。改革开放以来，随着我国公民物质生活条件的改善，人们开始追求健康的生活方式，旅游成为人们健康生活的方式之一。在我国早期的旅游中，国人一般以"观光""游览"为主，只要达到眼界的鉴赏即可。但随着中西文化的交流与碰撞，西方人的旅游方式也极大地影响了我国，如攀岩、滑雪、潜水等也逐渐受到国人的喜爱，这些旅游目的地存在的项目能锻炼人的体能，又能使人们得到休闲和放松。

（二）文化影响人们的审美观，从而影响人们的健康旅游行为

不同时期、不同地区、不同民族的文化，各自形成不同群体的审美标准，从而影响人们的行为。与此同时，旅游者自身的文化知识水平也会对人们的审美观念产生影响。对于生活在大都市的人们来说，高楼大厦的风光比不上田园风光给他们的冲击大，他们也相对喜欢攀岩、滑雪、潜水等健康旅游项目。但生活在偏远地区的居民，就比较向往都市风光。

（三）文化造就和影响旅游者的消费习性和具体消费行为

一般而言，人的习性和行为不是天生的，而是后天养成的。民族和地区文化影响人的习性和行为，同时，文化也造就和影响一个人的生活习性和具体的旅游消费行为。与中国人强调"平和""天人合一"相对的是，西方人强调个性，追求刺激，体现人对自然的征服力，所以，他们在旅

游时不满足于单纯的"观光游览"，而强调参与、刺激和冒险，因此他们在旅游时热衷攀岩、滑雪、潜水等健康旅游项目。显然，社会旅游流行现象的形成，以及旅游者的消费习性和具体消费行为，都是同一定的社会文化背景相联系的。

三、文化对健康旅游的影响

现今，旅游业已成为世界第一大产业，立足于地方文化，协调好文化保护和资源开发之间的关系产生了较好的经济效益和社会效益。有学者曾经说过，"旅游是经济性很强的文化事业，又是文化性很强的经济事业。"随着我国国民经济实力的不断增强，旅游已经成为当下人们生活中不可或缺的一个组成部分。旅游是文化的载体和传播途径，文化则是旅游的灵魂和根。旅游作为一项时尚活动，外在表现为人的空间流动，而其实质却体现着各种文化的交流、融合与碰撞。旅游者的旅游是心理满足的过程，这种心理满足外在表现为对旅游产品的积极购买、消费和享受，实质上是对旅游文化的购买消费和享受。缺少文化的内涵，任何一种旅游产品都无法拥有巨大的市场感召力和强大的生命力。

（一）文化使旅游者开拓视野，有益于健康

旅游和健康是互为表里的关系。健康旅游正是顺应了人们旅游观念的改变和对健康的追求一种旅游方式。健康旅游拓展了旅游方式，丰富了旅游的内涵，是旅游产业发展的一个方向，目前也成为人们时尚的追求。享受健康，实质上是旅游业发展追求的核心价值。文化影响人们的价值观、审美观和消费行为，不同民族、不同地区会形成不同的文化，各个旅游景点都是基于一定的文化内涵而形成的，如凤凰、张家界等国内比较著名的旅游景点，旅游者去不同的旅游景点可以体验到不同的文化，开拓旅游者的视野，与此同时，也能起到锻炼身体的作用，有益于健康。

（二）文化为我国的健康旅游发展准备了丰富的资源

我国的文化资源丰富，由此也形成了多个旅游景点，如故宫、长城等，它们既是旅游景点，也包含着中国的传统文化。我国的各个景点，不管是自然景观还是人文景观，都蕴含着丰富的文化内涵。由此可见，文化为我国的健康旅游发展准备了丰富的资源。

（三）文化是我国最具有吸引力的健康旅游资源

健康旅游是指旅途中的所有环节、经历和居住地点都要有利于保持或者改善身心健康状态。丰富的文化资源，是文化旅游产业融合发展的良好基础。我国的不同地区形成了不同的文化，文化是我国最具有吸引力的健康旅游资源，没有文化，难以形成旅游景点，也难以吸引游客的注意力。

第五节　旅游目的地国家和地区的风俗人情

一、旅游目的地传统影响因素

旅游的发展是众多因素共同推动的结果。旅游目的地的经济发展水平、地理位置、政府政策、旅游资源等都不同程度地影响着旅游目的地旅游业的发展。

（一）经济发展水平

旅游目的地的发展和当地的经济发展水平密切相关。对于旅游目的地来说，旅游发展是随着城市自身的经济发展而发展的，城市经济发展水平越高，将越能推动城市旅游业的发展，当今世界上主要发达国家、发达城市已成为重要的旅游目的地就是很好的例证。此外，旅游目的地的经济发展水平越高，其旅游景点的基础设施、接待设施会更加完善。

（二）地理位置

在很大程度上，地理位置直接影响着一个城市旅游业发展中的条件、地位、作用以及区域在旅游开发中的时序、水平、组织和结构等。具有良好的地理位置条件的区域往往能够首先获得某

一种或几种优势，从而得以优先快速发展。而对于旅游者来说，从最初考虑的众多旅游地中选出最终成行的目的地，地理位置是个重要的考虑因素。良好的地理位置能够吸引众多旅游者，推动当地旅游业的发展。

（三）政府政策

政府政策也会影响旅游目的地旅游业的发展。当前，很少有景点是不需要政府出面，只凭几个开发商就能成功开发的。无论是大环境的创造还是发展战略的制定和实施，都需要政府在其中发挥宏观调控的作用。一般而言，政府政策的制定是从当前利益和长远利益的角度出发，不仅可以组织协调旅游系统内各个部门之间的关系，营造旅游大环境，还能帮助完善旅游基础设施，塑造优秀旅游形象。

（四）旅游需求

旅游需求是有一定支付能力和余暇时间的人购买某种旅游产品的欲望。总的来说，因为整个社会的经济和文化，以及人们的心理和生活方式的不断变迁，旅游市场的需求也会随之变化。旅游目的地的旅游产业想要得到发展，需要旅游目的地适时地进行更新和调整。

（五）旅游资源

旅游资源是旅游目的地发展的基础条件，旅游资源的质量和旅游目的地旅游业发展呈正相关。旅游资源不仅可以是风景、文物等有具体形态的物质实体，还可以是民情风俗等不具有具体物质形态的文化因素。

（六）公共基础设施

公共基础设施是当地人民和旅游者共用的设施，包括公共事业设施和现代化社会生活基本设施。在旅游过程中，旅游者除了"游览"的需求，他们也希望旅游地各方面的基础设施相对完善。完备的公共基础设施可以促进旅游业的发展。

二、习俗拓展旅游项目

习俗算是风土人情，是伴随着中国农业经济发展而产生的文化现象。习俗拓展旅游是指一个地区以当地的习俗活动为资源，为国内外旅游者提供服务，算得上是一种高层次的文化旅游。习俗拓展旅游应该具有五种特质：一是，旅游者出游观赏的主要对象是当地习俗；二是，旅游目的地向旅游者提供的核心产品是当地习俗产品；三是，当地习俗产品必须由纯正地道的当地习俗开发而成；四是习俗拓展旅游既是一种经济行为，也是一种文化行为；五是，习俗产品的主要载体是旅游目的地的民众。20世纪初以来，各级地方政府和旅游部门争相采取措施挖掘习俗特色，推出习俗旅游项目，如各地民俗博物馆的建立就是典型的例证，湖南凤凰县也积极利用习俗拓展旅游项目如体验"赶边边场"。习俗拓展旅游项目有利于旅游者体验当地的风土人情，带动旅游目的地的经济发展。

三、民族地区文化生态与民族文化保护

中国文化源远流长，具备文化旅游产业发展的良好基础。近些年来，我国从战略决策、产业布局、项目建设等方面，大力推进文化产业和旅游产业的融合发展，文化旅游产业呈现快速增长态势，取得了良好的社会效益和经济效益。

众所周知，我国有56个民族，其中包括55个少数民族，各少数民族都有属于自己民族的独特的文化，而各少数民族文化也是中国文化的重要组成部分。璀璨的民族文化是民族地区旅游业发展的基础。因此，我们必须传承和保护民族文化。重视少数民族文化的传承与保护，有利于我国构建社会主义和谐社会。就民族地区而言，民族地区如要传承和保护民族文化，可以充分利用少数民族自然生态与文化资源的优势，寻找民族文化的保护与经济发展的契合点，走文化与经济相融合的经济发展之路。

思考题

1. 社会因素影响健康的特点有哪些？

解题思路：从广泛性、非特异性、交互作用、持久性和累积性阐述。

2. 社会经济因素是如何影响人们健康状况？

解题思路：从经济发展对健康带来的负面效应和健康改善对经济发展的促进作用分析。

3. 文化主要通过哪些方面对健康旅游产生影响？

解题思路：从文化对健康旅游的影响途径角度进行阐述。

4. 旅游目的地的传统影响因素有哪些？这些因素对旅游目的地如何产生影响？

解题思路：阐述旅游目的地的经济发展水平、地理位置、政府政策、旅游资源等因素对旅游目的地的影响。

5. 习俗拓展旅游有什么特点？

解题思路：从旅游者出游观赏的主要对象、旅游目的地的核心产品及其载体方面阐述习俗拓展旅游的特质。

（杨　风　莫颖宁）

第十章 养老旅游、旅居养老与无障碍旅游

本章要点 ————————————————————————

1. **掌握** 养老旅游；旅居养老和无障碍旅游的概念和异同。
2. **熟悉** 养老旅游；旅居养老和无障碍旅游的内容。
3. **了解** 国内外发展趋势。

第一节 养老旅游、旅居养老与无障碍旅游的概念和彼此关系

一、定义和相关概念

（一）养老旅游

改革开放 40 年来，中国旅游业取得了令人瞩目的成就，走出了一条具有中国特色的旅游业发展道路。最为显著的两大突破，一是旅游市场格局更加均衡，政策和设施更加完备；二是旅游权利更加得到保障，旅游不再是少部分人才能享受的乐趣。养老旅游既是在旅游业繁荣发展进程中产生的一种新的旅游类型，也是市场均衡发展和旅游权利更得到保障的集中体现。

养老旅游，顾名思义，是将养老和旅游相结合的一种特殊旅游类型。它正是为保障老年群体的旅游度假权利而专门开发的旅游产品，在我国发展时间还较短，仍然处于成长阶段。一些专家学者也对养老旅游的概念有阐述和界定，如李松柏认为，养老旅游是老年人为了寻求更舒适的养老环境离开他们的常住地，到其他地方休闲、度假、养生，连续时间超过一年的活动。周刚认为，养老旅游是老年旅游者以异地养老形式而发生的不以工作、定居和长期移民为目的的旅行、暂居和游览活动的总称，它融度假、观光、疗养、保健等多种旅游形式于一体。梁陶认为，养老旅游是指老年旅游者在连续时间不超过一年，且不以获取经济利益为目的的异地养老过程中所发生的一切现象和关系的总和。

从以上观点来看，可以总结出养老旅游的几个要素：一是养老旅游受众对象更加专一，主要定位于老年群体，而不包括中青年或其他群体；二是旅游时间更加充足，几天乃至几个月；三是目的地主要是异地，离开常住地；四是内容上更加多元，更侧重轻松、健康，注重养生养心，辅以少量旅游活动。

在目前的实践中，还有一个出现较多的概念是老年旅游。

老年旅游是指超过 60 岁的人离开常住地的旅游休闲活动。其特点是旅行时间短、行程安排紧凑、活动空间跨度较大，主要以游览观光为活动目的，仍属于传统旅游形式。而养老旅游与老年旅游相比特点更加鲜明：在异地的同一地方居住时间较长，游览观光的活动较少，旅游行程安排更加宽松，活动空间跨度较小，目的是异地休闲、度假和养生。由此可见，养老旅游是一种适合现代部分老年人生理和心理的新型旅游形式，是具有针对性的老年特色旅游产品。

（二）旅居养老

旅居养老最早由中国老年学会副秘书长程勇提出，是"候鸟式养老"和"度假式养老"的融合体。

旅居养老相较于居家养老、社区养老等传统养老模式，是一种新型养老形态，泛指老年人除居住在常住地以外，每年会在不同季节选择更加宜居的地方进行时间较长的停留或居住生活。这种养老方式是有利于老年人身心健康的一种积极养老的方式。

与普通旅游的走马观花、行色匆匆不同，选择旅居养老的老人一般会在一个地方住上十天半个月甚至数月，更加融入当地，以达到既健康养生、又开阔视野的目的。

"旅游＋养老"的模式在我国刚刚兴起。随着老年人收入水平的逐步提高、消费升级换档和老年人对生活品质的不断追求，这种旅居养老形态会越来越受到更多老年群体的欢迎。除了慢节奏的旅途，旅居养老对老人最大的吸引力在于错峰出行和长期居住带来的优惠价格和定制化的居住、疗养＋旅游服务。

（三）无障碍旅游

无障碍旅游属于小众旅游范畴，主要指为具有机能性障碍的弱势群体（如残疾人、老人等）提供有别于大众旅游的专用设施、专门服务和专项产品来满足旅游需求或提高其在旅游活动中的便利性。

二、养老旅游、旅居养老与无障碍旅游的彼此关系

养老旅游和旅居养老既极为相似，又有各自侧重点。养老旅游属旅游范畴，指附带有养老内容的旅游产品，侧重点在于如何在旅游过程中实现老年群体对健康养老的需求，通过提高旅游品质来充实老年人的晚年生活、提高晚年生活质量，需要着重研究旅游服务中的"吃、住、行、游、购、娱"等要素如何与养老概念相匹配，以此提升旅游产品和服务对老年群体的吸引力。

旅居养老则属养老范畴，落脚点为养老服务和产品，是一种新形式的养老模式，侧重点在于如何通过旅居形式提高养老质量，为那些离开常住地，选择更为舒适、安逸、放松的居住目的地的老人提供更充实的晚年生活。这种模式更多地体现为一种生活形态，以居住为主，配合异地的游览、当地活动的参与等，同时为老年人提供其他所需服务。

无障碍旅游与养老旅游、旅居养老有着部分重合的受众人群，侧重点在无障碍设施建设、服务内容和标准等方面的规范。对于老年人群体而言，养老旅游、旅居养老、无障碍旅游从不同的角度和侧重点，体现了老年人旅游及养老的特点。

第二节　养老旅游和旅居养老的特征及发展状况

一、特征

（一）市场特征

1. 需求旺盛，发展迅速　随着改革开放进一步深化和国家整体经济水平的大幅提升，旅游市场更加蓬勃发展。据统计数据显示，2018 年我国居民国内旅游人数达 55.39 亿人次。如今，旅游的休闲观念日益深入人心，成为人们日常休闲娱乐生活的重要组成部分，是大众追求美好生活、提升幸福指数的重要途径。无论是从出游规模，还是从出游人次，都标志着我国已经进入大众旅游时代。同时，随着我国人口结构日趋老龄化，特别是老年群体对健康的观念更新，以及全球整体健康理念的革命性影响，旅游市场更加细分多元，针对老年群体出游的需求已经成为市场主流趋势和时代发展热点。国内老年人的旅游热情增长迅速。据原国家旅游局的一项调查显示：老年人旅游的份额占 30% 左右，老年人已成为旅游主力军。

2. **冷热不均,地域性强**　老年人口分布本身存在着较大的地区间不平衡,我国东部地区人口密集、老年人口多、比例大;同时,老年人收入也存在着不平衡,东部地区经济发达,老年人收入高,旅游消费支出也高。这就使得我国东西部之间的老年人旅游市场发展不平衡。此外,城乡老年人的可支配收入差别导致城乡老年旅游发展存在差异。具体来看,国内老年游客主要分布在经济发达地区,以北京、天津、上海、广州、重庆、成都、武汉、郑州、西安 9 个国家中心城市为牵引的城市群,具有良好的资源环境承载条件和经济发展基础,老年旅游发展势头强劲,而京津地区、珠江三角洲地区、长江三角洲地区的老年出游是老年旅游市场的主力军。

3. **社会认可,企业重视**　老年群体的旅游市场开发是一个社会系统工程,需要在政府主导下,各部门积极配合,旅游、交通、住宿、餐饮、购物、保险、康养医疗等共同发力,特别是需要旅游养老企业下足功夫。目前来看,企业的积极性非常高,他们根据老年人的特点,合理设计线路,研发特色旅游产品。以上海为例,为了方便老年人旅游,上海 600 多家旅行社中已有近百家旅行社开辟了"银发旅游",专设"老年部"的有 20 多家,专门从事老年旅游的旅行社也有五六家。

（二）养老旅游者的个人特征

1. **一般特征**　主要为低龄老年人,身体条件、经济支付能力相对较好。据调查结果显示:①年龄方面,60～64 岁的人数最多,占 39.1%。②过往从事的职业方面,大多数为商业、金融、服务业,占 27.3%;其次为政府及事业单位人员,占 22.5%。③收入方面,数据显示月收入在 3 001～5 000 元的占 39%,部分老年游客的个人月收入达到 1 万元以上。④在教育程度方面,本科以上超过半数。

2. **目的地更明确**　养老旅游者根据自身需求（如身体健康、避寒、避暑、探亲等）选择目的地,其定向性很强。对目的地的气候、环境舒适程度考虑较多。强调气候的适宜性,季节性非常强。

3. **旅游时间更充足**　老年群体的时间更自由可控,在外出旅游中希望获得更充足的闲暇时间,特别是在某个目的地停留的单位时间更长,短则十天半月,一般为一个月左右,有的甚至长达半年或一年以上。

4. **居住条件更适宜**　养老旅游者倾向于利用目的地的养老旅游设施,住宿多选择老年公寓、疗养院、家庭旅馆、出租房等,旅游花费相对较低。养老旅游者要求医疗保健设施、日常休闲活动设施适合老年人。

5. **日程安排更宽松**　基于老年人群的身体特点,养老旅游者要求游程安排上很宽松,一般一周只游览一两天,其余时间由旅游者自行支配。

6. **接待服务要求更高**　老年人在外出旅游时,基于个人精力、人身安全等方面原因,在服务上,要求充分考虑老年旅游者的需求特点,体现人性化和个性化:对旅行中交通工具的要求比较高;在景点的选择上,他们希望旅行社能够选择相对安全的旅游项目。他们希望在主要服务项目上,如游览、护理、餐饮等,都有专业人员服务。

二、发展养老旅游的意义

1. **提升老年人生活质量**　"老有所乐"是老龄产业发展的必然要求之一。老年人退休后时间充裕,随着生活水平的提高,以及适合老年人旅游的设施不断完善,发展养老旅游,对于提升老年人生活体验、保持良好的精神状态、丰富退休后的生活具有重要意义,有利于促进老年人精神和身体的健康,提升生活质量。

2. **促进旅游消费,增加经济活力**　我国已经进入老龄化社会,老年人数量的增加以及老年人对生活质量的追求,将推动养老旅游行业的发展。

3. **有利于平衡旅游淡旺季需求**　旅游行业淡旺季特点十分显著,在旺季,常常出现交通、景点、住宿服务因人员拥挤而不堪重负,致使旅游体验大打折扣。同时,旺季出游各项服务价格会处于高位。而养老旅游的时间比较灵活,老年人时间较充裕,可实现错峰出游。这样不仅价格合理,还可在享受高质量的接待服务的同时,避免了拥挤,提升了旅游体验。对旅游行业而言,错峰出游也填补了淡季的客流,提高了整体旅游收入,实现多赢。

4. 促进旅游行业转型 国内旅游行业也在向更加个性化、定制化、面向细分市场的方向转型。养老旅游作为面向老年人群体、具备综合服务元素、可提供定向和个性化服务的旅游产品,代表了这一转型方向和趋势。

5. 拉动上下游产业链发展 老年人的需求多样化,养老旅游可促进养老服务业与教育培训、健康、体育、文化、旅游、家政等幸福产业融合发展,不断提供满足老年人需求的健康养生、文娱活动等服务,推动与养老服务上下游产业相配套的教育培训和平台建设,不断提升服务品质,改善服务体验,扩大有效供给。

6. 维护社会和谐稳定 关注每个年龄段的人的发展和诉求,社会才能和谐稳定。老年人退休后要有所寄托、有所保障,无论是物质层面还是精神层面,都需要给予关怀。发展养老旅游,既体现了国家和社会对老年群体的关注,又是尊老敬老的体现,符合社会的发展和时代的需求。

三、养老旅游国内外的发展状况

在发达国家,养老旅游早已是人们退休后的重要生活方式。发达国家大都建立了较完善的社会福利制度。为了满足部分中上阶层老人的养老需求,这些国家建立了环境幽雅、设施齐全的养老机构,吸引各地老人前来颐养天年。在亚洲,日本的福冈、北海道,韩国的济州岛都是老年人相对集中的迁徙目的地。佛罗里达是美国老年人迁徙的首选之地,那里为老年人服务的设施非常完备,而且已经积累起"老人经济",老年产业高度发达,老年人可以在这里享受丰富的物质、精神、文化生活。挪威的卑尔根、奥斯陆、贝鲁姆等市已经先后在西班牙南部开设了大型养老公寓,那里低廉的地产价格、充足的阳光,吸引着越来越多的企业和老年人。北欧其他国家的老人到西班牙养老,看中的不仅是那里的自然环境,还有功能齐全的养老设施、良好的公共医疗卫生服务、保险服务等。在德国,集旅游观光与休闲度假于一体的"异地养老"是除居家养老、社区养老、机构养老以外的第四种养老模式。在国外旅游正悄然成为重要的养老模式,异地养老、候鸟式旅游在欧洲渐成潮流。

我国的养老旅游发展始于 20 世纪 80 年代。随着经济的发展和人们生活水平的提高,人们有了更多外出旅游的机会,我国的旅游业得到了飞速发展。近年来,老年人对晚年生活的要求越来越高,他们对精神生活的需求也越来越丰富。异地旅游养老成了当前的时尚热点。1998 年以后,全国带有养老性质的老年旅游在旅游市场上异军突起,并呈持续升温态势。越来越多的旅行社开始进入养老旅游市场。不仅出现了专门的老年旅游机构,而且出现了跨地区的专营老年旅游的联合体。

四、国内发展条件和前景分析

伴随我国人口老龄化和经济的快速发展,老年人越来越渴望高质量的生活品质,围绕老年群体的各类养老产业也迎来了最好的发展时机。作为一种兴起不久的旅游模式,养老旅游也越来越受到老年人的欢迎,国内各类条件的不断完善也为养老旅游提供了高速发展的可能。

1. 社会开放和多样化为养老旅游的高速发展提供了环境 随着社会更加开放,老年人的思想观念也在加速转变,他们对于外界的认识和自身的需要也在发生变化,传统的养老模式已经不再适应现代老年群体的需要。过去老年人追求的"含饴弄孙"式的单一退休生活,已经随着社会的开放进步而逐渐落后。现在老年人的退休生活,更加追求对于自身情操、生活质量及健康水平的提高,在吃饱穿暖的基础上更加渴望一种融合知识、娱乐、健康为一体的高层次体验。养老旅游的出现,正是满足这种高层次生活品质需求的必然结果。

2. 经济增长迅速为养老旅游的高速发展提供支撑 养老旅游需要经济实力作为保证,而随着我国多年的经济快速增长，老年人的储蓄水平和消费能力也进一步提升。据全国中老年网的调查，中国城市 45% 的老年人拥有储蓄存款，老年人存款余额 2016 年超过 17 万亿元，人均存款将近 8 万元。目前中国老年康养产业市场消费需求在 5 万亿元以上。随着康养产业的供给不断增加，2030 年中国老年康养产业市场消费需求将达到 20 万亿元左右。另外，随着我国经济社会发展，各项社会福利政策和养老保险制度也在不断完善，老年消费者生活压力明显减轻，他们用于自我消费的资金将更加充裕，这都为我国发展养老旅游奠定了坚实的经济基础。

3. 客源充足稳定为养老旅游的高速发展提供基础　国际上通常把 60 岁以上人口占总人口比例达到 10%，或 65 岁以上人口占总人口比重达到 7% 作为国家和地区进入老龄化的标准。据此标准，我国自 2000 年已进入老龄化社会。预计到 2025 年，我国 60 岁以上老人将达到 3 亿，占比为 21%，65 岁以上老年人比例也将达到 13.7%，接近深度老龄化社会。我国拥有世界上最多的老龄人群，这样庞大的市场容量将为养老旅游的发展提供巨大客源。

4. 新型家庭模式为养老旅游的高速发展提供机遇　随着近 40 年的生育政策引导和社会的发展，我国的家庭结构已由过去的家族式的大家庭逐渐向两口之家、三口之家的小家庭过渡，产生了现在的"四二一"家庭模式，即四个老人、两个夫妻、一个孩子。80 后是第一批独生子女，其父母已经进入老龄，这代人对父母的赡养负担十分艰巨，依靠传统的居家养老、"养儿防老"模式已经无法适应社会的发展和家庭的需要。特别是随着子女成家立业，独生子女父母家庭"空巢化"逐步加重，这就为康养产业发展带来机遇，而养老旅游也应顺势而动。

从养老旅游目前发展现状来看，也存在着一些不足，比如行业不规范、服务标准模糊、缺乏有力监管、专业人才短缺等问题。但随着国家和社会对养老问题的重视程度提高，行业对养老旅游的发展认识更加清晰，这些问题都会逐步加以解决。专家预测在未来 30 年间，每年的老年旅游者将保持 7.3% 的持续增长。老年旅游行业分析指出，老年人有出行意愿的人数比例达到 87%，表明绝大多数老年人将出游作为自己休闲度假的方式。

第三节　无障碍旅游的特征和发展状况

一、无障碍旅游的意义

根据中国残疾人联合会有关数据显示，目前我国共有残疾人口 8 500 万。这个庞大的群体就生活在我们周围，而我们在日常生活中，却很少会看到残疾人出现在公共场合，而能够参与出游的就更是少之又少。同时，无障碍旅游的受众除了残疾人群体之外，还适用于老年人、带儿童的家长以及临时患有疾病的人群。如此庞大的人群，他们和身体健全的人一样，也需要出行、渴望社交，也盼望着能有精彩难忘的旅行。但现实中很多障碍都阻止了他们的日常出行，无障碍旅游设施的不完善更加影响到他们实现愿望。因此，对弱势群体的关怀程度，既是一个国家文明进步的晴雨表，也是社会公平与人文关怀的试金石。所以，发展无障碍旅游就有着极为重要的意义。

1. 无障碍旅游是满足各种客户旅游需求的实践需要　通过面向无障碍客户需求，建立"无障碍旅游区"，实现旅游服务的无缝隙化和旅游资源的完美整合，满足有无障碍需求的个人和家庭出行的需要，使社会群体可以享受到的旅游服务最大化。

2. 无障碍旅游是建立良好旅游大环境的客观要求　推行无障碍旅游，可提高旅游企业的创新积极性、管理和服务水平、综合竞争力，促进旅游资源的有效利用，为旅游者提供一个政策宽松、交通顺畅、互惠互利、服务满意的旅游大环境，促进区域旅游业的可持续发展。

3. 无障碍旅游是一种新趋势　是全面提高我国服务水平以适应对外开放需要和提高我国旅游业竞争力的有力措施，是旅游经济健康发展的方向。推进无障碍旅游建设既是旅游产业扩张和规模经济跨区域发展的要求，也是旅游资源要素优化配置、地域分工和相互依存的必然要求。

二、无障碍旅游的内容和标准

2016年国务院出台了《加快残疾人小康进程规划纲要》,批准了由中残联、老龄办、住建部、原国家旅游局等13部门联合印发《无障碍环境建设"十三五"实施方案》,提出了未来五年我国无障碍建设任务和目标。方案明确要求要发挥各自优势,坚持问题导向,动员社会力量,创新发展方式,共同推动景区的无障碍环境建设、无障碍服务水平提高、无障碍信息化进程。

（一）无障碍旅游的内容

1. 无障碍旅游一般情况下在食宿、教育、探险、市区观光、文化活动、美食、宗教、展会、体育赛事及活动、亲子、节庆方面提供相应的服务内容。

2. 无障碍旅游是为全民设计的旅行,使环境、地点场所及服务在最大程度上适合游客,包括年长者、带儿童的家庭、残障人士、慢性病患者等。无障碍旅游具有包容性、舒适性、安全性和可持续性的特点,为旅游者提供平等的机会去体验并享受旅游的乐趣。

（二）无障碍旅游的标准

2017年11月30日由杭州市质量技术监督局发布的《残障人员旅游服务规范》规定了对残障人员旅游服务的基本要求、旅游服务、安全规范等内容。

1. **生理行动及旅游设施无障碍**   无障碍受众人群指具有自主旅游意愿、身心健康,囿于身体和能力的某些缺陷,旅游能力受限,在旅游活动中具有多种障碍和特殊需求的残障群体。包括但不限于轮椅使用者、移动障碍群体、视障群体、听障群体等。对于此类人群无障碍旅游设施是指在旅游活动中能够帮助残障人员自主、便捷、安全地通行和使用的各种配套设施。

2. **获取信息无障碍**   无障碍旅游信息包括但不限于服务于残障人员旅游需求的无障碍旅游资讯、无障碍旅游产品、无障碍旅游设施以及无障碍旅游服务等信息。

3. **旅游服务无障碍**   无障碍旅游服务是指为了使残障人员在旅游活动中能够顺利完成旅游行程、享受旅游乐趣所提供的各项服务。无障碍旅游的供应链（图10-1）在旅游服务无障碍中十分重要。"所谓链条就是在最薄弱的环节中最强有力的部分"。如果其中一环脱节（无障碍化不健全）,将会影响整个旅行。

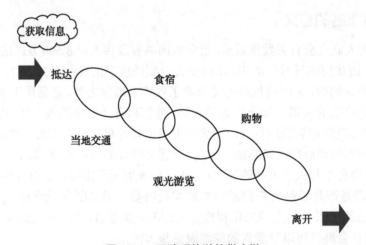

图10-1   无障碍旅游的供应链

三、国外无障碍旅游发展状况

在欧洲,欧洲无障碍旅游协会早在十几年前,就积极对各地政府和企业进行游说,在酒店设施、景点卫生间等多个具体领域,成功将无障碍设计推广为标准建设方案,使得残疾人可以在任何地方享受到旅行的便利,而无需因为"特殊待遇"感到尴尬。同时,无障碍旅游的发展还提供了大量的就业机会,促进了就业率的增长。2012 年,无障碍旅游在欧洲提供了 900 万个工作岗位;在日本,绝大多数店面和景区,都将通行入口设计成和外部地面齐平的高度,以方便残疾人自由出入,就算遇到残疾人难以通行的门槛或间隔,也会有服务人员拿出垫板帮助通行。

四、无障碍旅游的前景

要做到这些细节,需要相关部门和企业投入一定的初期成本。但是,这种投入绝对是值得的。据相关数据显示,在欧洲,有无障碍旅游需求的游客已经占到游客总数的 20%,且直到 2020 年,都将以每年 1.2% 的速度增长,这意味着无障碍旅游很可能在未来成为旅游行业的增长风口,创造巨大的效益和价值。一个人性化的无障碍社会,是所有人都能共享的公共财富。

 思考题

1. 简述养老旅游、旅居养老和无障碍旅游的概念?

解题思路:参考本章第一节。

2. 养老旅游、旅居养老和无障碍旅游有何异同?

解题思路:从不同的角度和侧重点分析三者的关系。

3. 养老旅游和旅居养老具有哪些特征?

解题思路:分别从市场特征和养老旅游者的个人特征两个角度阐述。

4. 发展养老旅游有哪些意义?

解题思路:从人民生活水平发展和经济社会发展等多角度阐述发展养老旅游的积极意义。

（王　锦）

第十一章 中医药健康旅游

本章要点

1. **掌握** 中医药健康旅游的概念、特征及其发展现状、市场定位等。
2. **熟悉** 中医药的历史、服务特点及治疗方法；中医药健康旅游的政策法规、产品分类。
3. **了解** 中医药健康旅游三亚模式。

社会和经济的发展，促进旅游业不断壮大和成熟，旅游从少数人的高端活动变成了大众的休闲活动，旅游成为了常态。生活水平的提高、饮食结构的改变、交通工具的便利，使得人类的疾病谱也发生了明显改变，慢性非传染性疾病的发病率正在大幅度上升。信息的飞速传递使得产业之间不断磨合与渗透，行业与行业之间都在相互碰撞出新的火花。人们健康意识和素养不断提高，新时代对美好生活的向往已不能满足于最初的健康保健和旅游观光提供的服务内容。因此与健康息息相关的医疗、养生、保健、预防等服务内容不断尝试着与旅游结合，以期为游客提供更加丰富的服务体验。

目前健康旅游业的发展正处于摸索阶段，而推进健康旅游的发展，需要找出具有核心竞争力的特色健康旅游资源，进行明确的市场定位，并针对性地确定服务目标群体。如印度凭借传统的阿育吠陀医学以及瑜伽吸引了各国旅游者前往印度学习、医疗及旅游度假；韩国以美容整形旅游为特色，形成了集美容整形与观光旅游为一体的韩国模式。现阶段我国健康旅游产业的发展亟待挖掘和利用自身的优势及特色，形成自身的特色和品牌。中医药作为我国独特的卫生资源、潜力巨大的经济资源、具有原创优势的科技资源、优秀的文化资源和重要的生态资源，在经济社会发展全局中有着重要价值和作用。中医药、健康与旅游深度融合拥有战略性新兴产业的巨大潜力，需不断激发和释放中医药"五种资源"（卫生资源、经济资源、科技资源、文化资源和生态资源）的活力与潜力，提升服务健康中国建设的能力，切实把中医药这一祖先留给我们的宝贵财富继承好、发展好、利用好。

第一节 中医药健康旅游的概念和特征

一、中医药简述

（一）中医药五千年

中医药历史源远流长。中医（traditional Chinese medicine）一般指以中国汉族劳动人民创造的传统医学为主的医学，所以也称汉医。中医诞生于原始社会，春秋战国时期形成基本中医理论，历代不断发展提高，对中国文化影响深远。以中医为基础，日本派生汉方医学，韩国派生韩医学，朝鲜派生高丽医学，越南派生东医学等。

中国中医，是在古代朴素的唯物论和自发的辩证法思想指导下，通过长期医疗实践逐步形成并发展成的医学理论体系。中医学以阴阳五行作为理论基础，将人体看成是气、形、神的统一体，通过"望闻问切"四诊合参的方法，探求病因、病性、病位，分析病机及人体内五脏六腑、经络关节、气血津液的变化，判断邪正消长，进而得出病名，归纳出证型，以辨证论治原则，制订"汗、吐、下、和、温、清、补、消"等治法，使用中药、针灸、推拿、按摩、拔罐、气功、食疗等多种治疗手段，使人体达到阴阳调和而康复。

　　在我国春秋战国时期，医学出现了解剖和医学分科，开始应用"四诊"，发展了砭石、针刺、汤药、艾灸、导引、布气、祝由等治法。中国传统医学四大经典著作之一的《黄帝内经》，是我国现存医学宝库中成书最早的一部医学典籍，建立了中医学上的"阴阳五行学说""脉象学说""藏象学说""经络学说""病因学说""病机学说""病证""诊法""论治"，以及"养生学""运气学"等学说。中医学和养生学在先秦道家思想的基础上，开始应用阴阳五行解释人体生理，出现了"医工"、金针、铜钥匙等。东汉名医华佗开创了"四诊法"，创制了"麻沸散""五禽戏"，最早采用分科治病法，奠定了中医治疗学的基础。医术全面，尤其擅长外科，精于手术。并精通内、妇、儿、针灸各科，被后人称为"外科圣手""外科鼻祖"。唐代孙思邈参考前人医药文献，并结合自己数十年的临证心得，撰写了两部医学巨著——《千金要方》和《千金翼方》。其中《千金要方》载方 5 000 多首，被人尊为"药王"。唐代以后，中国医学理论和著作大量外传到周边国家，促进了周边国家的医学发展。两宋时期，政府非常重视中医药，组织人员编撰本草和方书，设立校正医书局、铸造针灸铜人、改革医学教育、设立惠民局、和剂局、安剂局、养济局、福田局等，有力地促进了医药卫生事业的进步。宋政府设立翰林医学院，医学分科接近完备，出版《图经》，统一了中国针灸穴位。明代后期李时珍的《本草纲目》出版，不仅为中国药物学的发展作出了重大贡献，而且对世界医药学、植物学、动物学、矿物学、化学的发展也产生了深远的影响。先后被译成日、法、德、英、拉丁、俄、朝鲜等十余种文字在国外出版。

　　自清朝末年开始，中国受西方列强侵略。西医开始大量涌入，冲击了中医发展。一些学者开始使用西方医学体系的思维模式评判中医，一段时期内，中医学陷入存与废的争论之中。中医作为"古为今用"的医学实例，在一段时期内，得到国家政策上的支持而得以发展。在国际上，引起医学界极大兴趣的是针灸在减轻手术后疼痛、怀孕期反胃、化疗所产生的反胃和呕吐、牙痛方面的明显效果。

　　20 世纪 90 年代发起的现代中医基础理论的研究创新。学者邓宇等发现了中医第三哲学观——相似观（分形观），并对中医哲学整体观、相似观、辨证观有创造性的认识和开拓。1996年，学界对中医气本质、经络实质、阴阳、五行、藏象和中医哲学观等都有了新的创造性的认识和解说。如邓宇等发现的：气是"信息 - 能量 - 物质"的统一体；分形分维的经络解剖结构；数理阴阳；中医分形集：分形阴阳集 - 阴阳集的分形分维数，五行分形集 - 五行集的分维数；分形藏象五系统，即心系统、肝系统、脾系统、肺系统、肾系统；还包括近代针灸经络的发展史、近代中医气的进展简史、中西医结合史、中医中药史等。

（二）中医药服务特点

　　我国中医具有完整的理论体系，其独特之处，在于"天人合一""天人相应"的整体观及辨证论治。主要特点有：认为人是自然界的一个组成部分，由阴阳两大类物质构成，阴阳二气相互对立而又相互依存，并时刻都在运动与变化之中。在正常生理状态下，两者处于一种动态的平衡之中，一旦这种动态平衡受到破坏，即呈现为病理状态。而在治疗疾病、纠正阴阳失衡时并非采取孤立静止的看问题方法，多从动态的角度出发，即强调"恒动观"。认为人与自然界是一个统一的整体，即"天人合一""天人相应"。人的生命活动规律以及疾病的发生等都与自然界的各种变化（如季节气候、地区方域、昼夜晨昏等）息息相关，人们所处的自然环境不同及人对自然环境的适应程度不同，其体质特征和发病规律亦有所区别。因此，在诊断、治疗同一种疾病时，多注重因时、因地、因人制宜，并非千篇一律。认为人体各个组织、器官共处于一个统一体中，不论在生理上还是在病理上都是互相联系、互相影响的。因而从不孤立地看待某一生理或病理现象，头痛医头、脚痛医脚，而多从整体的角度来对待疾病的治疗与预防，特别强调"整体观"。

1. 中医的整体观念

（1）中医认为人体是一个有机整体，是由若干脏器和组织、器官所组成的。各个组织、器官都有着各自不同的功能，决定了机体的整体统一性。

（2）人与自然的统一性：自然界存在着人类赖以生存的必要条件，自然界的变化可直接或间接地影响人体，而机体则相应地产生反应，在功能上相互协调、相互为用，在病理上相互影响。

2. 中医的辨证论治

（1）概念：所谓"证"是机体在疾病发展过程中某一阶段的病理概括。包括病变的部位、原因、性质以及邪正关系，能够反映出疾病发展过程中，某一阶段的病理变化的本质，因而它比症状能更全面、更深刻、更准确地揭示出疾病的发展过程和本质。所谓"辨证"，就是将四诊（望、闻、问、切）所收集的资料——症状和体征，通过分析综合，辨清疾病的原因、性质、部位以及邪正之间的关系，从而概括、判断为某种性质证候的过程。所谓"论治"，又叫施治，则是根据辨证分析的结果来确定相应的治疗原则和治疗方法。辨证是决定治疗的前提和依据。论治则是治疗疾病的手段和方法。所以辨证论治的过程，实质上是中医学认识疾病和治疗疾病的过程。

（2）辨病与辨证的关系：疾病是具有特定的症状和体征的，而证则是疾病过程中典型的反应状态。中医临床认识和治疗疾病是既辨病又辨证，并通过辨证而进一步认识疾病。例如感冒可见恶寒、发热、头身疼痛等症状，病属在表。但由于致病因素和机体反应性的不同，又常表现为风寒感冒和风热感冒两种不同的证。只有辨别清楚是风寒还是风热，才能确定选用辛温解表还是辛凉解表的治法，给予恰当有效的治疗，而不是单纯"见热退热""头痛医头"的局部对症方法。

（3）中医的相似观念等同于"现代分形观"——中医的三个哲学观之一：分形观是20世纪美国人创立的，但分形即相似的观念中国几千年前就有，如著名的阴阳五行就是最古老的分形观。20世纪邓宇等的新发现，是取象比类、象数学、取数比类的现代化、科学化，即通过类比、象征方式把握对象世界联系的思维方法，运用带有感性、形象、直观的概念、符号表达对象世界的抽象意义。

（三）中医药治疗方法

1. 中药治疗　中草药的疗效不但经受住了长期医疗实践的检验，而且也已被现代科学研究所证实。例如麻黄平喘的有效成分麻黄碱、常山治疟的有效成分常山碱、延胡索止痛的主要成分四氢掌叶防己碱（延胡索乙素）、黄连和黄柏止痢的主要成分小檗碱（黄连素）、黄芩抗菌的主要成分黄芩素、大黄泻下的有效成分番泻苷等。

2. 针灸治疗　按人体常用穴位针灸，根据病情的不同和穴位的不同而选取不同的进针手法和深度及角度。十四经脉为任脉、督脉、手太阴肺经、手少阴心经、手厥阴心包经、手阳明大肠经、手太阳小肠经、手少阳三焦经、足阳明胃经、足太阳膀胱经、足少阳胆经、足太阴脾经、足少阴肾经、足厥阴肝经。

3. 拔火罐治疗　拔火罐疗法是用罐状器，借火热的作用，使罐中产生负压，吸附在皮肤上，造成局部充血、瘀血来治疗疾病的一种方法。

4. 中医四诊

（1）望诊：观察患者形体、面色、舌体、舌苔，根据形色变化确定病位、病性，称为望诊。望诊的内容主要包括：观察人的神、色、形、态、舌象、络脉、皮肤、五官九窍等情况以及排泄物、分泌物，分泌物的形、色、质等，望诊分为整体望诊、局部望诊、望舌、望排出物、望小儿指纹等五项叙述。

（2）闻诊：闻诊包括听声音和嗅气味两方面。

听声音是根据患者发出的各种声音，从其高低、缓急、强弱、清浊测知病性的方法。①声音高亢：是正气未虚，属于热证、实证；②语声重浊：乃外感风寒，肺气不宣，肺津不布，气郁津凝，湿阻肺系会厌，声带变厚，以致声音重浊。

嗅气味可分为患者身体的气味和病室内的气味。①患者说话有口臭,多属消化不良;腐臭多属体内有溃疡。②病室内有尸臭气味,多属脏腑败坏;有烂苹果气味,多属消渴病(糖尿病)危重患者。

(3)问诊:问诊是询问患者及其家属,了解现有证象及其病史,为辨证提供依据的一种方法。明代医家张景岳认为问诊"乃诊治之要领,临证之首务"。综观四诊所获证象,大半均由问诊得来,即知此言不谬。问诊范围甚广,我们仅将《景岳全书》所列十问加以增损进行研讨,余未备述。

一问寒热二问汗,三问疼痛四问便;五问呕眩六问悸,七苦八渴俱当辨;九问旧病十问因,病机全从证象验;妇人尤必问经期,先后闭崩宜问遍;再添片语告儿科,外感食积为常见。

(4)切诊:切诊是指用手触按患者身体,借此了解病情的一种方法。本节仅论切脉,余未备述。切脉又称诊脉,是医者用手指按其腕后桡动脉搏动处,借以体察脉象变化,辨别脏腑功能盛衰、气血津精虚滞的一种方法。正常脉象是寸、关、尺三部都有脉在搏动,不浮不沉、不迟不数、从容和缓、柔和有力、流利均匀、节律一致,一息搏动4~5次,谓之平脉。切脉辨证,早在《黄帝内经》《难经》中就有记载,经历三千年来的不断总结,对于何证出现何脉已有详细论述。但对证象与脉象间的内在联系,却无明晰的概念,不能令人一目了然,以致学者只知其然而不知其所以然。脉证间的内在联系,如用一句话来概括,就是气血津液出现虚滞,五脏功能出现盛衰,才会出现不同脉证。只有弄清气血津液的生化输泄与五脏间的关系,才能将气血津液虚滞和五脏功能盛衰出现的证象与脉象联系起来,也才明白切脉能够察其五脏病变的道理所在。不同脉象的形成,与心脏、脉络、气血津液有着密不可分的关系。脉象的不同变化反映了心力强弱、脉络弛张、气血津液虚滞3个方面的变化。由于气血津液都需五脏协同合作才能完成其生化输泄,所以气血津液的虚滞也就反映了五脏功能的盛衰,从而反映了脉,形成不同的脉象。心脏搏动的强弱,脉络的弛张,是引起脉象变化的根源。心脏搏动有力,脉象随其病因证象不同而呈洪大滑数等脉;无力则脉象常呈迟细微弱等脉。心脏搏动与脉象起伏,都是脉络交替收缩与舒张的反映。如果血络松弛则呈濡缓,紧张则呈弦紧;痉挛则呈结代等。只有将固定的心脏、脉络和流动的气、血、津液连在一起分析,才能揭示脉象变化的本质,对于何证出现何脉才有理有据,不是无源之水,无根之木。气血津液虚滞变化,可以反映不同的脉象。

二、中医药健康旅游的概念

中医药健康旅游是以中医药治疗、保健、养生特色为核心,为游客提供治疗疾病、养生保健、健康体检、健康管理、休闲养生等"全生命周期健康管理"的健康旅游服务。

我国有着丰富的中医药旅游资源,市场空间和需求潜力巨大,发展前景良好。中医药健康服务与旅游业深度融合,可以使旅游者在旅行过程中享受中医药特色治疗,获取养生保健知识,体验中医药文化内涵,从而达到防治疾患、修身养性、健身康体、延年益寿的目的。

中医药健康旅游有着独特的理念——寓休闲于治病,寓治病于休闲。疗养院接收的游客既可以是接受保健疗养、健康检查、疾病治疗、整形美容等手术的患者,同时也是旅游者,将医疗、美容、健身、娱乐、休闲度假等融合为一个整体。另一个方面是适合旅客病情的健康美食、保健按摩、水疗等康乐休闲服务以及娱乐服务。

中医药健康旅游为游客提供了优越的外在环境服务,摆脱了医院白大褂式的呆板和冰冷,还将帮助患病游客营造轻松愉悦的心境,帮助患者缓解郁闷心情。良好的心情非常有利于身体的康复,而身体的康复又进一步促使精神面貌的好转,二者相互促进,在旅游中形成良性循环。

三、中医药健康旅游的特征

(一)挖掘中医药文化底蕴

中医传统疗法有着较深的理论基础,与中医脏腑学说、经络学说、中医体质辨识理论等有着密切的联系。

中医脏腑学说：脏腑，古代称为"藏象"。藏是指藏于内的内脏；象是指征象或形象，这里是指内脏的生理、病理所表现于外的征象。

经络学说：经络是人体运行气血，沟通内外，贯穿上下的通络。经络纵横交错，遍布于全身，将人体的五脏六腑、四肢百骸、五官九窍、筋脉肌肤联系成了一个有机的整体。

中医体质辨识理论：中医对体质的论述始于2 000多年以前的《黄帝内经》，但长期以来，有关中医体质内容，仅散见于一些医著和文献，并未形成专门的学科体系。2009年国家组织有关专家开始从事中医体质学说的理论、基础与临床研究，并逐步确立了中医体质理论体系，确定了包括平和质、气虚质、阳虚质、阴虚质、痰湿质、湿热质、瘀血质、气郁质、特禀质等9种基本类型，不同体质类型在形体特征、生理特征、心理特征、病理反应状态、发病倾向等方面各有特点。

（二）融入中医药特色服务体系

1. 中医药治未病服务体系　《素问·四神调神大论》提出的"圣人不治已病治未病"体现了我国古代的预防医学思想。治未病是指采用预防或治疗手段，防止疾病发生、发展的方法，是中医治则学说的基本法则。随着我国经济的发展和中国老龄化进程的加快，肥胖、高血压、糖尿病等慢性非传染性疾病迅速增加，由此带来的医疗费用急剧上涨使国家和政府不堪重负，医疗目的向预防疾病、促进健康的转型已迫在眉睫。基于此，三亚市中医院将大力全面开展治未病事业，通过健康档案的建立，体质辨识等体检结果对未患者群进行健康干预，具体将开展针刺艾灸、推拿刮痧、药膳、健康生活方式指导等健康干预手段，将治未病事业发展成集医、教、研为一体的大健康事业。

以"治未病"理念为核心，运用中医药养生保健传统技术和方法，结合现代健康管理理念，辨识、评估和干预人体健康状态，系统维护和提升个体人整体功能状态，管理个体人健康风险；突出非药物治疗方法的运用，注重整体调节，求得整体效果；重视连续、动态、全程管理，充分调动发挥服务对象的参与意识与自我康复能力，实现"不得病、少得病、晚得病、不复发"的健康目标，达到预防疾病、健康长寿目的。

2. 中医药康复服务体系　全面提高中医特色康复服务能力，促进中医技术与康复医学融合，完善康复服务标准及规范，推动发展具有鲜明中医特色的"康复医疗、康复训练指导、康复护理、康复疗养、康复养老"服务。建立医院与社区康复机构双向转诊机制，在社区康复机构推广中医康复技术，提升社区康复服务能力和水平，让群众就近享有规范、便捷、有效的中医特色康复服务。

（三）发挥中医适宜技术作用

1. 针法类　"针"是指"针刺"，是一种利用各种针具刺激穴位来治疗疾病的方法。常用体针、头针、耳针、足针、梅花针、火针、电针、穴位注射、小针刀疗法等。传统医学对疑难病治疗常以针罐齐施、针药并用、内外同治获得最佳疗效。"针灸疗法，重在得气，得气方法，提插捻转，虚实分清，补泻适宜。"

针法类包含体针疗法、放血疗法、头针疗法、耳针疗法、足针疗法、腕踝针疗法、梅花针疗法、火针疗法、电针疗法、穴位疗法、针刀疗法、艾灸疗法、火罐疗法、刮痧疗法等。

2. 灸法类　"灸"是指艾灸。艾灸疗法简称灸法，是运用艾绒或其他药物点燃后直接或间接在体表穴位上熏蒸、温熨，借灸火的热力以及药物的作用，通过经络的传导，以起到温通气血，疏通经络、调和阴阳、扶正祛邪、行气活血、祛寒逐湿、消肿散结等作用，达到防病治病的一种治法。

艾灸不但可以预防疾病，而且也能够延年益寿。"人于无病时常灸足三里、三阴交、关元、气海、命门、中脘、神阙等穴，亦可保百余年寿也。"艾灸神阙穴可使人延年健康。

3. 按摩疗法　也属于"手法类"，其中包括头部按摩、足底按摩、踩跷疗法、整脊疗法、捏脊疗法、背脊疗法、按摩疗法、拨筋疗法、护肾疗法、按揉涌泉穴、小儿推拿疗法、点穴疗法等。按摩足底的涌泉穴能够起到养生保健、益寿延年的功效。

4. **中医外治疗法** 也叫外治疗法,包括刮痧疗法、灌肠疗法、火罐疗法、竹罐疗法、药摩疗法、天灸疗法、盐熨疗法、熏洗疗法、药浴疗法、香薰疗法、火熨疗法、芳香疗法、外敷疗法、膏药疗法、中药蜡疗、敷脐疗法、蜂针疗法等。

5. **中医内服法** 还应该包括方药应用(老中医验案、民间土单验方应用、古方今用、成药应用、临床自拟方应用)等。以及中药雾化吸入疗法、中药茶饮法、中药药酒疗法、传统背脊疗法、饮食药膳、养生保健、中医护理、膏方疗法以及冬病夏治等。

6. **中药炮制适宜技术** "依法炮制,复方配伍",是中医临床用药的特点。中药包括中药材、中药饮片和中成药3种。炮制是中医药的专业制药术语,其历史悠久,经过炮制的中草药降低或消除了毒副作用,保证了用药安全,提高了中草药的效果。

第二节 中医药健康旅游的政策解析

一、政策法规

1. 2013年10月,根据国务院印发的《国务院关于促进健康服务业发展的若干意见》(国发〔2013〕40号)精神:2020年,健康服务业总规模达到8万亿元以上,成为推动经济社会持续发展的重要力量。鼓励有条件的地区面向国际国内市场,整合当地优势医疗资源、中医药等特色养生保健资源、绿色生态旅游资源,发展养生、体育和医疗健康旅游。

2. 2014年8月,根据国务院印发的《国务院关于促进旅游业改革发展的若干意见》(国发〔2014〕31号)精神:"积极发展休闲度假旅游",推进整形整容、内外科等优势医疗资源面向国内外提供医疗旅游服务。发挥中医药优势,形成一批中医药健康旅游服务产品。规范服务流程和服务标准,发展特色医疗、疗养康复、美容保健等医疗旅游。

3. 2015年5月,根据国务院办公厅印发的《中医药健康服务发展规划(2015—2020年)》(国办发〔2015〕32号)精神:发挥中医药健康旅游资源优势,整合区域内医疗机构、中医养生保健机构、养生保健产品生产企业等资源,引入社会力量,打造以中医养生保健服务为核心,融中药材种植、中医医疗服务、中医药健康养老服务为一体的中医药健康旅游示范区。

4. 2015年11月,根据原国家旅游局和国家中医药管理局联合下发的《关于促进中医药健康旅游发展的指导意见》精神:提出了开发中医药健康旅游产品、打造中医药健康旅游品牌、壮大中医药健康旅游产业、开拓中医药健康旅游市场、创新中医药健康旅游发展模式、培养中医药健康旅游人才队伍、完善中医药健康旅游公共服务、促进中医药健康旅游可持续发展等8项重点任务。到2020年,中医药健康旅游人数达到旅游总人数的3%,中医药健康旅游收入达3000亿元;到2025年,中医药健康旅游人数达到旅游总人数的5%,中医药健康旅游收入达5000亿元;培育打造一批具有国际知名度和市场竞争力的中医药健康旅游服务企业和知名品牌。

5. 2016年12月,根据中共中央、国务院印发的《"健康中国"2030规划纲要》精神:制定健康医疗旅游行业标准、规范,打造具有国际竞争力的健康医疗旅游目的地。大力发展中医药健康旅游。打造一批知名品牌和良性循环的健康服务产业集群,扶持一大批中小微企业配套发展。

二、要点解析

中医药健康旅游发展是我国旅游产业发展的重要突破,中医药资源与旅游有效结合,既增强了旅游体验又延长了产业链,有效地开发地域价值,合理利用中医药优势。中医药健康服务与旅游业深度融合,可以使旅游者在旅行过程中获取养生保健知识,体验中医药文化内涵,从而达到防治疾患、修身养性、健身康体、延年益寿的目的。中医药健康旅游产业越来越受到政府和业界的关注。

（一）健康旅游的发展是当前社会发展的总体需求

党的十九大明确作出了"中国特色社会主义进入新时代"的重要判断，并对新时代我国社会主要矛盾的变化作出了新的概括——"我国社会主要矛盾已经转化为人民日益增长的美好生活需要和不平衡不充分的发展之间的矛盾"。旅游产业升级，传统旅游产业面临全面升级，健康旅游是旅游产业升级的需求。国家政策对大力发展健康旅游的支持，充分体现了健康旅游对平衡社会矛盾、满足人民追求美好生活的重要功能。一方面，健康是每一个人的基本需求，另一方面，旅游已经成为当今人们生活与休闲的重要组成部分，是人们提高生活满意度、增进幸福感的重要途径。因此大力发展健康旅游对于提升国民幸福度、平衡人民日益增长的美好生活需要和不平衡不充分发展之间的矛盾有着重要意义。

（二）健康旅游的发展是旅游业发展的必经阶段

随着近年来我国旅游业的快速发展，旅游产业也面临升级转型，传统的粗放型增长方式已经不能够满足产业本身的发展需求和消费者的变化需求。旅游业必须向精细化、个性化、品牌化转型，才能满足旅游者的体验化、个性化需求。我国是全球唯一国家推动健康旅游产业的国家，预计到 2020 年，医疗健康产业 8 万亿，旅游产业 7 万亿，共 15 万亿，将有力推动健康产业延伸，特别是中医药产业的延伸及普及。健康旅游是旅游产品的一种高端形式，旨在满足人们内在的、深层化的需求，能够为旅游者提供深刻的、独特的旅游体验。因此不论对于我国的整体旅游业还是地方的旅游业发展，健康旅游都是发展旅游业的必经阶段。

（三）中医药健康旅游需打造民族文化和地区特色

规划提出"建设一批中医药特色旅游城镇、度假区、文化街、主题酒店，形成一批与中药科技农业、名贵中药材种植、田园风情生态休闲旅游结合的养生体验和观赏基地"。未来的中医药健康旅游产品将更加注重民族性、地域性。中医药健康旅游产品的研发重点区域会和我国少数民族分布区域高度契合。《中医药健康服务发展规划（2015—2020 年）》提出"以丝绸之路经济带、中国 - 东盟（10＋1）、澜沧江 - 湄公河对话合作机制、大湄公河次区域等区域次区域合作机制为平台，在边境地区建设民族医药产业区，提升民族医疗、保健、健康旅游、服务贸易等服务能力，提高民族医药及相关产品研发、制造能力"。

《关于促进中医药健康旅游发展的指导意见》提出，到 2020 年，中医药健康旅游人数达到旅游总人数的 3%，中医药健康旅游收入达 3 000 亿元；到 2025 年，中医药健康旅游人数达到旅游总人数的 5%，中医药健康旅游收入达 5 000 亿元；培育打造一批具有国际知名度和市场竞争力的中医药健康旅游服务企业和知名品牌。《规划》提出"借助海外中国文化中心、中医孔子学院等平台，推动中医药文化国际传播"和"遴选可持续发展项目，与丝绸之路经济带、21 世纪海上丝绸之路沿线国家开展中医药交流与合作，提升中医药健康服务国际影响力"。

（四）健康旅游人才队伍培养面临挑战

健康旅游涉及跨学科、跨产业融合发展，目前从国家教育部专业设置目录查询，并没有健康旅游相关专业或专业方向。因此，在国家大力推进健康旅游发展的背景下，必然面临人口的极大短缺，如何快速、有效培养符合行业发展的应用型人才，将面临很大挑战。旅游部门要加强对中医药健康旅游服务从业人员的外语、旅游、中医药基础知识及相关技能的培训，加强中医药健康旅游企业和实用人才培训，联合开展导游和讲解员培训，培养涉外经验丰富的中医药健康旅游管理、营销、策划、创意人才，培育高素质、专业化的中医药健康旅游人才队伍。

三、发展前景

从发达国家的发展经验来看，当旅游发展到体验旅游阶段时，健康旅游便成为新热点。据 WHO 预测，到 2020 年，医疗健康服务将成为全球最大产业，将与观光休闲旅游服务共占全球 GDP 的 22%。2015 年全国旅游业总收入 4.13 万亿元，增长 11%；对 GDP 的综合贡献为 7.34 万亿元,占 GDP 总量的 10.8%;直接和间接就业 7 911 万人,占全国就业总人口的 10.2%。到 2025 年,我国中医药健康旅游人数达到旅游总人数的 5%,中医药健康旅游收入达 5 000 亿元;在全国建成 50 个中医药健康旅游示范区、500 个中医药健康旅游示范企业(基地),培育打造一批具有国际知名度和市场竞争力的中医药健康旅游服务企业和知名品牌。中医药健康旅游已成为旅游业发展的新趋势,是潜力巨大的朝阳产业,发展前景十分广阔。

第三节 中医药健康旅游现状和产品开发

一、中医药健康旅游现状分析

随着旅游业的不断发展,旅游活动已从观光游览性旅游向游憩、娱乐、文体运动等方向转变,以获得健康为主要目的的旅游活动成为了旅游业发展的新趋向。中医药健康旅游作为中医药健康服务业与旅游业相结合的新业态,发展前景十分广阔,在满足人们日益增长的健康需求、促进旅游业结构转型发展升级等方面具有重要意义。

（一）我国中医药健康旅游发展现状分析

中医药健康旅游等新业态在全国各地快速发展,政策支持力度越来越大,吸引越来越多的游客,健康旅游项目和产品越来越多。据原国家旅游局和国家中医药管理局联合开展的一项 24 省(市、区)中医药健康旅游现状调查显示,全国现有 454 个景区、度假村等机构和 90 多个中医药博物馆、中医药企业开展了中医药健康服务,其中 21 家中医药单位与旅游公司或旅行社签订了合作协议,15 家中医医疗机构正开展入境中医医疗旅游服务,服务项目和产品主要有温泉、药浴、药膳、中医美容、药酒、保健茶、传统膏方、康体养生、医药保健品等。目前,从各个省健康产业统计数据分析,海南省医疗健康产业总产值占该省 GDP 11%,有健康服务业单位 2 176 家、规模以上企业近 50 家,从业人员 91 254 人,营业收入 243.74 亿元。广东率先打响了"中医药文化养生旅游"品牌,现有中医药养生旅游示范基地 40 家,18 条中医药养生文化旅游线路。浙江先后打造了一批中医药特色小镇、中医药特色街区、中医药主题民宿等中医药旅游产品,认定了 21 个中医药文化养生旅游示范基地。

除了国家一系列政策出台之外,为加快中医药健康旅游发展,江西、甘肃、四川、海南、安徽、广东等省按照国家的文件要求,相继出台了政策文件,推动中医药健康旅游发展。江西与国家中医药管理局签订了《共同推进中医药发展》合作框架协议,提出建设中医药健康旅游示范区目标,先后出台了《江西省人民政府关于促进健康服务业发展的实施意见》(赣府发〔2014〕40 号)《江西省中医药健康服务发展规划(2016—2020 年)》(赣府厅发〔2016〕16 号)《江西省人民政府关于加快中医药发展的若干意见》(赣府发〔2016〕27 号)等文件,成立了"江西中医药文化旅游协同创新中心"。四川编制了《四川省中医药健康养生旅游总体规划》;甘肃制定了《甘肃省中医药养生旅游工作实施方案》,编制了《甘肃陇东南地区国家中医药养生保健旅游创新区总体规划》;海南出台了《海南省促进健康服务业发展实施方案(2015—2020 年)》,并依托博鳌乐城国际医疗旅游先行区、301 医院海南分院等优势医疗资源、中医药资源和旅游资源,大力发展医药养游;安徽出台了《安徽省中医药健康服务发展规划(2015—2020 年)》,提出要推动中医药产业与旅游产业、农林产业融合发展,推进实施中医药文化和健康旅游项目。

（二）中医药健康旅游现有运行模式

1. 健康管理模式 健康管理是对个体或群体的健康危险因素进行全面的监测、分析、评估、预测,并通过提供咨询和指导对疾病进行预防和维护的全过程。它的目标是实现健康风险控制、预防疾病,提高生活质量、促进社会发展。将健康管理模式旨在与中医旅游相结合,在旅游目的地帮助旅客解决健康问题,并为他们建立健康档案,给旅客带来健康的服务。

健康管理模式可在大多数的中医健康旅游目的地开展,也可与一些旅行社、医疗机构等合作开展。如北京的上和元中医研究院有着独特的健康管理理念,内容主要是为客户提供健康档案建立、健康状况监测、健康问题评价、健康方案制订、健康调理改善、健康指导顾问的服务和产品,这一健康管理理念可以促进我国中医健康旅游的发展。

2. 医疗旅游模式　根据世界旅游组织的定义,医疗旅游是以医疗护理、疾病与健康、康复与休养为主题的旅游服务。它以治疗为目的,旅客可以根据自己的身体状况或专业人士的建议选择合适的旅游目的地,在旅游的同时得到身体上的康复。分为"治"模式和"疗"模式,"治""疗"相辅相成。

虽然我国有着丰富的中医资源,但是在医疗旅游的发展方面还处于起步阶段,和其他医疗旅游发达国家相比还存在着很大的差距。我们国内较为出名的医疗旅游是三亚的"中医疗养游",三亚不仅拥有中医医疗保健技术还有独特的热带海滨气候,发展至今已受到国内外游客的推崇。在国家政策的支持、医疗技术增强的背景下,我国的医疗旅游必将会得到更大的发展。

3. 养生保健俱乐部模式　养生保健俱乐部主要是把中医保健活动与旅游相结合,在旅游的过程中,运用中医保健理论向旅客传授中医保健意识以及中医保健活动。比较常见的有太极拳、八段锦、五禽戏等,来自四面八方的旅客可以相聚在一起探讨、活动,这种模式相对简单方便,基本在每个旅游目的地都可以开展,多与其他模式一起开展。

4. 养生休闲模式　发展养生休闲模式的旅游地一般依靠其独特的自然养生资源,如海滨、温泉、森林等。四川北川的药王谷旅游度假区,是我国第一个以中医药养生为主题的山地旅游景区。它以独有的国医健康调理和中医药森林为发展基点,弘扬中医"治未病"和"蜀川药福"的文化理念,从望闻问切基础体检入手,结合食疗、浴疗、动疗、诊疗、枕疗、气疗、心疗等调理体系,让游客从内到外地感受到一花一草一木的气息,身心得到放松,体验不一样的中医药旅游。

二、中医药健康旅游的市场定位

(一)中医药健康旅游的整体定位

2013 年,《国务院关于促进健康服务业发展的若干意见》(国发〔2013〕40 号)提出:"鼓励有条件的地区面向国际国内市场,整合当地优势医疗资源、中医药等特色养生保健资源、绿色生态旅游资源,发展养生、体育和医疗健康旅游。"鼓励具有地方特色和资源优势的医疗旅游、中医药健康旅游的开发和发展。2015 年,国务院颁发《中医药健康服务发展规划(2015—2020 年)》明确提出要培育发展中医药文化和健康旅游产业,发展中医药健康旅游。对中医药健康旅游的发展进行了定位,并确定了中医药旅游的发展方向:"利用中医药文化元素突出的中医医疗机构、中药企业、名胜古迹、博物馆、中华老字号名店以及中药材种植基地、药用植物园、药膳食疗馆等资源,开发中医药特色旅游路线。建设一批中医药特色旅游城镇、度假区、文化街、主题酒店,形成一批与中药科技农业、名贵中药材种植、田园风情生态休闲旅游结合的养生体验和观赏基地。开发中医药特色旅游商品,打造中医药健康旅游品牌。支持举办代表性强、发展潜力大、符合人民群众健康需求的中医药健康服务展览和会议。"同年,原国家旅游局(现更名为文化和旅游部)与中医药管理局共同发布了《关于促进中医药健康旅游发展的指导意见》,意见指出:"目前我国旅游业正处于转型升级期,中医药健康旅游作为旅游与中医药融合发展的新兴旅游业态,对整合旅游资源、丰富旅游产品、优化旅游产业结构、提高我国旅游经济效益具有重要意义,将成为我国旅游业转型升级的重要推手。"明确了中医药健康旅游为一种旅游的新型业态,中医药健康旅游的发展对我国旅游业转型升级和提升旅游经济效益有着重要意义。

2016 年,国务院印发了《中医药发展战略规划纲要(2016—2030 年)》的通知,通知再度对中医药健康旅游的发展方向进行了定位:"推动中医药健康服务与旅游产业有机融合,发展以中医药文化传播和体验为主题,融中医疗养、康复、养生、文化传播、商务会展、中药材科考与旅游于一体的中医药健康旅游。"通知还提出要建立中医药健康旅游标准化体系,推进中医药健康旅游服务标准化和专业化,并举办"中国中医药健康旅游年"。这对于中医药健康旅游产品体系的建立和标准化建设有着重要意义。同年,国务院印发了《"健康中国 2030"规划纲要》,强调要打造具有国际竞争力的健康医疗旅游目的地,大力发展中医药健康旅游。2017 年 5 月,国家卫计委等 5 部门联合发布了《关于促进健康旅游发展的指导意见》,意见指出:"健康旅游是健康服务和旅游融合发展的新业态,发展健康旅游对扩内需、稳增长、促就业、惠民生、保健康,提升我国国际竞争力具有重要意义"。要"发展中医药特色服务。发挥中医药特色优势,使旅游资源与中医药资源有效结合,形成体验性强、参与度广的中医药健康旅游产品体系。大力开发中医药观光旅游、中医药文化体验旅游、中医药特色医疗旅游、中医药疗养康复旅游等旅游产品,推进中医药健康旅游产品和项目的特色化、品牌化。鼓励开发以提供中医医疗服务为主要内容的中医药健康旅游主题线路和特色产品。"

在国家政策的大力支持和不断推进下,各地方也相继对中医药健康旅游进行了规划和定位。例如,三亚市政府在 2019 年 1 月发布了《三亚市建设健康旅游示范基地实施方案》的通知,提出要"重点加强中医保健产品、中药、中医美容研发,并与旅游相结合,增强产业关联,进行中医药特色旅游整体开发"。从地方经济发展的角度对中医药健康旅游进行规划和定位,将其视作地方特色资源与旅游产业融合发展的重要途径,要"大力发展中医药特色服务和贸易,开展中医药健康旅游推介活动,拓展中医药健康旅游项目。支持社会资本举办高端中医养生保健机构,培育一批技术成熟、信誉良好的知名中医养生保健服务集团或连锁机构,推进社会办中医机构按照规范和标准提供服务,重点发展中医养生、中医保健等。不断创新中医药服务技术,丰富中医药健康产品种类,进一步增强中医药健康旅游服务能力、拓宽服务贸易,积极创建国家中医药健康旅游和服务贸易示范区"。

(二)中医药健康旅游的功能定位

1. 核心功能——医疗功能　中医医疗技术是中医药健康旅游的支持体系,特别是应用中医药治疗技术,对颈肩腰腿痛及其他慢性病、疑难杂症的治疗、康复和调理,是中医药健康旅游的刚性需求。所以,我们必须整合全国中医药资源,以学科带头人为核心,建立以适合旅游、疗养、康复为中心的中医药特色学科,通过"互联网 + 中医药健康旅游"的移动平台模式,创造建立全国性中医药特色诊疗品牌,为游客提供中医药治疗保健服务。

2. 辅助功能——保健功能　《中医药健康服务发展规划(2015—2020 年)》指出,中医药(含民族医药)强调整体把握健康状态,注重个体化,突出治未病,临床疗效确切,治疗方式灵活,养生保健作用突出,是我国独具特色的健康服务资源。中医药健康服务是运用中医药理念、方法、技术维护和增进人民群众身心健康的活动,主要包括中医药养生、保健、医疗、康复服务,涉及健康养老、中医药文化、健康旅游等相关服务。充分发挥中医药针灸、推拿等特色技术,为游客提供特色保健康复服务。在保健服务功能方面,我们同样需要总结全国中医药保健特色疗法,和中医药健康旅游有机结合,形成特色服务体系。

3. 配套功能——旅游功能　利用中医药文化元素,开发中医药健康旅游特色旅游路线。我们可以根据三亚大海、温泉、森林等热带滨海优势,通过中医药特色项目直接合作、授权合作、项目引进、项目培训等方式,联合旅行社、大型景点,整合资源,共同设计中医药健康旅游精品线路。

三、中医药健康旅游产品细分

(一)核心产品

对中医药健康旅游者来说,中医药保健服务以及整个旅游活动经历,是旅游者需求的核心产品。

(二)形式产品

中医医疗机构以及提供中医药特色服务的实体,就是中医药健康旅游的有形产品,是中医药健康服务核心产品的载体,是核心产品借以实现的形式或目标市场对某一需求的特定满足形式,即产品出现在市场上的面貌。

（三）期望产品

对于中医药健康旅游者,期望产品就是通过中医药保健服务所得到的身体健康的效果以及持续指导的作用。

（四）延伸产品

中医药健康旅游延伸产品是移动互联网平台的健康管理工作,所有体验中医药健康旅游服务的游客,通过移动互联网平台,都可以得到中医药专家的持续性服务。

（五）潜在产品

中医药健康旅游的潜在产品,是未来可能的演变趋势和前景。在旅游市场上,旅游需求的多变性,导致旅游产品内容也随之发生相应变化,通过市场引导,不断创新新的产品。

四、中医药健康旅游案例分析

（一）中医药健康旅游三亚模式

1. 中医药服务资源整合

（1）拓展中医特色保健服务:中医特色保健现在被广泛运用于养生,其具有独特的理论体系,经过丰富的临床验证,同时也体现了传统医学治未病、防重于治、养生保健和健康调养的学术思想。在不断完善传统特色保健项目的同时,三亚市中医院在公立医院确保公益性医疗服务的同时,创新设立三亚国际友好中医疗养院,探索公益性与市场化并轨运行模式,致力于中医药健康旅游项目的拓展,包含:①医疗类项目(基础医疗及特需医疗项目);②康复类项目(以针灸、推拿治疗为主,针对脑卒中及慢性病康复);③养生保健类项目(以生活方式干预为主,如药膳、太极拳等);④旅游疗养类项目(温泉、森林氧吧等);⑤健康体验项目(足浴、按摩等);⑥中医药温泉医疗项目,将中医特色针灸、推拿、火疗项目与天然温泉理疗相结合。三亚拥有得天独厚的优质温泉资源,温泉中含有对人体健康有益的微量元素,具有保健、美容、护肤、疗养之功效。与传统中医理疗手法相结合将起到事半功倍的效果,将起到改善体质、增强抵抗力和预防疾病的作用。

（2）提升中医药核心医疗技术:近年来,随着前来三亚度假休养的人群不断增多,医疗服务、中医疗养也成为特色。为推进三亚中医健康旅游事业和中医药对外贸易服务发展,2015年三亚市中医院"国内名医工作站"正式成立。来自国内各地及院校的知名老中医被医院邀请来坐诊查房。国内名医三亚工作站的成立,将作为核心医疗技术支持,更好地为国内外患者服务。

（3）加强中医药健康服务人才梯队建设:在发展中医药健康旅游的新的历史机遇期,对人才队伍在专业技术、世界眼光、现代理念、国际知识、政策水准、外语技能和交往能力等方面都有新的要求。2015年三亚学院设立时尚健康产业学院致力于培养健康产业新业态所需要的新型、复合型、应用型人才。2016年4月三亚学院与三亚中医健康旅游协会共同发起成立了中医药健康旅游人才培养基地。

2. 中医药与旅游资源整合

（1）中医药健康旅游产品组合:中医药健康旅游项目,既是一个整体概念,也是一个组合概念。因此,中医药健康旅游产品组合是指医疗旅游企业可设计多种产品的配备和有机组合,包括所有的产品线和产品项目。

（2）中医药健康旅游产品组合类型

1）中医药健康旅游产品地域组合:充分利用三亚的蓝天、海水、温泉、森林等独特地域资源,把中医药健康服务组合其中,形成创新的中医药保健服务与自然旅游一体服务体系。

2）中医药健康旅游产品内容组合:根据中医药健康旅游活动的主题,将不同中医药健康旅游产品项目组合在一起。内容组合一般可分为综合性组合中医药健康旅游和专业性组合中医药健康旅游。

3）中医药健康旅游产品时间组合：是根据季节的变化来组合不同的中医药健康旅游产品，如春季赏花、夏季避暑、冬季滑冰等旅游，还可根据不同节日、不同假期来组合中医药健康旅游产品。

3. 中医药健康旅游产业发展　按照《三亚市中医药"十三五"规划》部署，2016年三亚市中医院确定了"一体两翼，产业融合"发展的总目标。根据国家、省以及三亚市"十三五"卫生规划要求，全面发挥其中医药特色优势，以全生命周期健康事业为主体，建设好国家规定的基本医疗服务体系为一翼，保证完成国家基础医疗任务的同时，重点发展中医药治未病服务体系、中医药康复体系。与此同时，充分利用三亚市中医院医疗服务体系，全面推动健康产业为一翼，重点是中医药健康旅游产业、中医药国际服务贸易、医养产业发展，实现"一体两翼，产业融合"的发展目标。

在"全面打造全生命周期的健康事业体系"理论的基础上，首先是建立中医药健康旅游服务体系的基础——医疗服务体系。到2020年，三亚市中医院将成为中医药服务特色突出，中医特色专科优势突出、整体中医药服务水平一流的三级甲等中医院，全面提升医疗服务水平，全面支持中医药健康旅游产业发展。

一些俄罗斯人信赖三亚市中医院，也往往是因为医疗技术的疗效，以及综合服务能力。曾经有个病情很重、住在重症监护室（ICU）的俄罗斯患者，他之前在德国、俄罗斯做过手术，就诊时糖尿病并发症发作，已经休克，并准备放弃治疗了，医院将这个患者的病情汇报到外事办公室，预测病人可能会死亡，但后来经过医院的综合救治，最终把患者治好了。为此他女儿激动不已，非常感谢三亚市中医院，没有想到三亚的中医治疗可以让她的生活更有质量、更开心。

在做好基础服务的同时，三亚市中医院把医疗健康的关口前移，全面开展中医药治未病保健服务以及康复服务。2002年开始，三亚市中医院就不断通过传统的医疗技术，与丝绸之路沿线国家进行交流，在三亚这个特殊环境中，结合医院优质的中医药技术，为多个国家的元首政要提供服务，并受到好评，从而扩大其在国际上的影响力。塔吉克斯坦总统曾在此获得满意的治疗，因此引来了该国旅客包机到三亚旅游。

三亚市政府已经确定医疗健康服务产业将是其核心支柱产业，尽管海南国际旅游岛建设已是国策，国际旅游岛建设不能光是房地产，从观光旅游到休闲旅游，健康岛旅游产业也需要升级。海南省委省政府、三亚市委市政府很重视发展中医药健康旅游产业，不仅促进三亚中医药疗养服务项目产业的发展，也弥补三亚医疗旅游资源的"短板"。2012年，拨款批准建设三亚市中医院三期工程——三亚国际友好中医疗养院，并于2016年建成使用。

（二）开拓创新中医药健康旅游服务模式

1. 全面规划，精心论证

聘请国内外知名公司进行战略定位和运行规划：2014年聘请国内外知名战略规划公司对三亚国际友好中医疗养院进行战略定位和运行规划。经过深入的行业研究及对市场化运行多种模式的优劣势分析，借助三亚市发展中医健康旅游的契机，实现市场化运作机制的突破与创新，全面采用现代企业管理模式开展市场化运作，符合"创新机制，先行先试"的原则，在产品组合、定价策略、运营管理、员工激励与发展、优质人才引进等方面进行探索。在医院现代规范化管理模式发展阶段中，以基本医疗为基础，非医疗服务项目作外延，进一步发展医疗健康管理服务，实现合作机构间优势互补，协同发展，将三亚中医品牌做大做强，成为三亚市乃至海南省健康产业的优质品牌。对三亚市发展中医健康旅游有多维度的重要意义：快速形成三亚中医健康旅游体系；促进三亚市现代医院管理制度的构建；反哺公立医院的基础医疗；成为健康旅游示范区标准化培训基地。

2015年聘请医院管理咨询有限公司进行咨询指导,全面创新、系统构建三亚国际友好中医疗养院战略定位、市场营销、服务产品、移动平台、公司运行、绩效管理、各种制度、团队建设等运行系统及运行方案,详细撰写了近8万字的8个报告。包括《三亚国际友好中医疗养院定位报告》《三亚国际友好中医疗养院市场营销方案》《三亚国际友好中医疗养院服务产品手册》《中医健康旅游移动网络平台规划方案》《三亚国际友好中医疗养院市场运行方案》《三亚国际友好中医疗养院工作制度》《三亚国际友好中医疗养院绩效管理方案》《三亚国际友好中医疗养院团队建设及人员培训方案》。

2. 创新中医药健康旅游系统设计

(1)三亚中医健康旅游形象定位:在所有宣传形象或文字中,核心突出"三亚中医"品牌,力推"健康旅游"创新服务概念,介绍三亚"养生天堂"的区域优势。强势推广塑造"三亚中医"品牌,凭借国家中医药管理局国际合作专项"中医药健康旅游示范基地"建设的优势,树立中医药健康旅游全国样板。

中医药健康旅游主题形象口号:美丽三亚,中医健康旅游天堂;浪漫天涯,养生休闲度假胜地。"美丽三亚,浪漫天涯"入选中国十佳旅游口号。在此口号中,加入"中医健康旅游天堂"和"养生休闲度假胜地",使得游客知道"美丽三亚,中医健康旅游天堂;浪漫天涯,养生休闲度假胜地"。

(2)三亚国际友好中医疗养院国内外目标市场定位

1)国外市场:根据三亚国际城市定位,未来将会大力拓展国外游客市场,而中医药健康旅游的特色,更加容易吸引国外游客。俄罗斯等独联体国家为主要客源地,其次是韩国、日本,还有德国、英国、美国等国际客源市场。

2)国内市场高端游客市场:北京为主要客源地,其他城市包括哈尔滨、长春、上海、广州、深圳、天津、重庆等客源市场。

3)国外游客对中医药保健需求大约在80%;国内高端游客根据其对健康保健的不同需求进行分类,包括养生爱好者、中医药爱好者、有颈肩腰腿痛等慢性病者、旅游达人等。根据游客的年龄分类,40～60岁为核心目标人群。根据游客的性别分类,家庭旅游,以女性游客为主要目标人群;商务休闲旅游,以男性游客为主要目标人群。

(3)三亚国际友好中医疗养院中医特色服务项目

1)中医特色治疗服务:将中医特色诊疗方法如针刺疗法、灸类疗法、刮痧疗法、拔罐疗法、中医微创疗法、推拿类疗法、敷熨熏浴类疗法、骨伤类疗法等,结合游客时间短的特点,设计见效快的特色治疗方案,为游客解决亚健康以及颈肩腰腿痛等慢性疾病问题。

2)中医特色康复服务:充分发挥传统针灸、拔罐、推拿、牵引、艾灸、穴位注射等治疗方法,结合现代康复医学,开展运动疗法、作业疗法等,为患有颈痹、腰腿痛、面瘫、偏瘫(截瘫)、骨关节病及慢性病后期的游客进行功能训练治疗及旅游疗养。

3)中医特色养生服务:为游客提供中国传统文化中的如太极拳、太乙拳、八段锦、脊柱健康操、气功等有特色、大众容易接受的强身健体项目,以及中医体质辨识、中医药膳等养生保健服务。让游客在旅游休闲中,达到保养身体、减少疾病、增进健康、延年益寿的目的。

(4)三亚国际友好中医疗养院内部管理:中医院健康旅游服务体系是一个全新的服务体系,所以,在进行系统规划设计中,建立了与传统医院和企业不同的工作制度,建立了基于中医院健康旅游服务的绩效管理模型以及团队建设及人员培训方案。

3. 尝试性推出10条中医药健康旅游精品线路

(1)三亚中医健康游——中医温泉Spa体验游或中医药文化体验之旅(时间半天)。

(2)三亚中医健康游——中医温泉Spa观光游(中医温泉Spa＋免税店观光游,时间1天)。

(3)三亚中医健康游——中医温泉Spa休闲游(中医精品体检＋中医温泉Spa＋免税店观光游＋住温泉酒店,两天一晚)

（4）三亚中医健康游——中医温泉 Spa 美丽游（中医精品体检＋中医温泉 Spa＋观看演出＋住疗养院，两天两晚）

（5）三亚中医健康游——中医疗养美丽游（中医精品体检＋中医特色理疗＋观看演出＋住疗养院，两天两晚）

（6）三亚中医健康游——中医疗养高端游（301 海南分院高端体检＋中医温泉 Spa＋观看演出＋中医名家诊疗，三天两晚）

（7）三亚中医健康游——中医疗养深度游（5 天）

（8）三亚中医健康游——中医疗养深度游（7 天）

（9）三亚中医健康游——中医疗养深度休闲游（15 天）

（10）三亚中医健康游——中医疗养度假休闲游（3 个月）：通过中医精品体检和名家（包括国医大师）体质辨识，制订个性化疗养方案，包括中医疗养、药膳疗养、运动疗养等。

（三）建立中医药健康旅游的示范基地

国家中医药管理局 2015 年批准设立首批共 17 个中医药国际合作专项，三亚市中医院"国家中医药健康旅游示范基地"项目榜上有名，中医药国际合作专项支持范围涵盖在海外建立中医药中心、中医药服务贸易、中医药健康旅游、中医药国际标准化和中医药文化宣传等国际交流与合作重点领域。本次国际合作专项，包括中国 - 美国中医药肿瘤合作中心、中国 - 马拉维青蒿素抗疟中心、中国 - 中东欧中医医疗培训中心等。支持范围涵盖"一带一路"海外中医药中心建设、中医药健康服务业国际化建设、中医药文化国际传播、中医药产品国际市场标准化体系构建 4 个板块，覆盖 23 家单位。国家中医药管理局局长王国强指出，国际合作专项的设立与实施是中医药应对当前新历史机遇期的大势所趋，是深入推进中医药国际交流与合作的重要途径。2016 年"国家中医药健康旅游示范基地"项目通过验收，并获得 2016 年度中国中医药研究促进会国际科技合作一等奖。

 思考题

1. 请结合我国具体国情思考我国发展中医药健康旅游的原因及有利条件。

解题思路：原因方面从我国的社会需求和旅游业发展的角度进行阐述；有利条件可从我国中医基础、政策法规、市场需求等方面进行阐述。

2. 思考中医药健康旅游现有运行模式及其在中医药健康旅游中的作用。

解题思路：列举现有的 4 种运行模式，并从其不同作用的角度阐述其在中医药健康旅游中发挥的作用。

3. 请简述中医药健康旅游产品分类并举例说明。

解题思路：先参照第三节第三部分列出产品分类，并理解其分类的标准，在理解的基础上结合身边案例或所掌握的知识加以说明。

4. 请思考三亚中医药健康旅游模式的发展。

解题思路：结合第三节第四部分三亚市中医院所做的中医药服务资源整合、中医药与旅游资源整合、开拓中医药健康旅游服务模式、建立中医药健康旅游的示范基地等方面进行思考和总结。

（陈小勇）

第十二章 | 休 闲 旅 游

本章要点

1. **掌握** 休闲旅游的概念和特征；休闲旅游的发展趋势；休闲旅游需求的影响因素；休闲旅游供给的影响因素。
2. **熟悉** 休闲旅游消费的作用和影响；产业融合的特征；产业融合的实现路径。
3. **了解** 国内外休闲旅游政策和演变；产业融合的内在联系。

第一节 休闲旅游的概述

随着全面建成小康社会深入推进，城乡居民收入稳步增长，消费结构加速升级，旅游业供给结构不断优化，人民群众健康水平大幅提升，带薪休假制度逐步落实，假日制度不断完善，旅游消费得到快速释放；在国家加快推进供给侧结构性改革的大背景下，中国旅游业将加快旅游发展模式的转变，实现旅游业发展战略提升；我国城市化发展进程加快和社会保障体系不断完善，旅游消费能力和旅游消费意愿不断提升，旅游消费习惯逐步优化，旅游已成为人们最重要的休闲方式之一。同时，旅游业作为中国经济的新的增长点和休闲经济的主力军，休闲旅游已经成为旅游业的十分重要的组成部分。目前，我国的旅游业正处在发展的转型期，由传统的观光旅游向休闲旅游转变。

一、概念和特征

休闲（leisure）是人的一种思想和精神状态，即人们以保持平和宁静的态度来感受生命的快乐和幸福。Manmell（1987）认为，休闲就是"逃离常规和充满压力感的环境以及寻求身心恢复之机会"。休闲的直接存在物是时间，主要是指人们求得生存需要之外的时间；具体的休闲呈现物是表现人类生活方式的一种动态和过程，是人们体悟人生、自我完善、实现自由的需求。Gottlieb（1996）认为，休闲是一种由自由构成的环境，它提供了一个独特的环境，个体通过对休闲体验的反应和对这种背景的控制来积极地重塑周围环境。西方学者自20世纪80年代以来、我国学者陈传康等（1997）在20世纪90年代中后期开始注意到休闲将会是旅游发展中的一个重要契机。此后，关于休闲的研究分别从哲学、经济学、社会学的层面上全面展开，并成为目前旅游研究中的热点之一。

（一）休闲旅游概念

休闲旅游起源于欧洲，并在美国、日本等国迅速发展起来，目前，中国正处于起步阶段。

休闲旅游，是指以旅游资源为依托，以休闲为主要目的，以旅游设施为条件，以特定的文化景观和服务项目为内容，为离开定居地而到异地逗留一定时期的游览、娱乐、观光和休息。

休闲旅游不同于普通意义的旅游，普通旅游一般是指观光旅游，是以欣赏独特的自然风光和名胜古迹等风格独特的建筑物为主的旅游。而休闲旅游是以放松身心,缓解工作压力为目的,以休闲娱乐为主题的旅游(表12-1)。

表12-1　国外关于休闲的其他观点

杰弗瑞·杜马泽德尔	休闲是指人们从工作、家庭、社会义务中摆脱出来,为了休息、转换心情、增长知识而自发地参与可以自由发挥创造力的任何社会活动的总称。休闲一般具有从形式的制度的义务中摆脱出来得到自由的特性。休闲包括三个密不可分的部分:放松、娱乐和个性发展
皮尔斯	休闲是自愿性而非强迫性的活动,休闲的目的并不在于维持生计,而在于获得真正的娱乐
皮柏	休闲乃是一种心智上和精神上的态度——它并不只是外在因素的结果,它也不是休闲时刻、假日、周末或假期的必然结果,它首先是一种心态,是心灵的一种状态
皮革拉姆	休闲实质上就是人们对待和利用闲暇时间的方式
斯蒂芬·斯密斯	休闲就是没有任何必须承担的责任和义务的自由时间,这包括工作、个人生计、家务、生儿育女和其他不可推卸的责任和义务等
杰弗瑞·戈比	休闲是从文化环境和物质环境的外在压力中解脱出来的一种相对自由的生活,它使个体能够以自己所喜爱的、本能地感到有价值的方式,在内心之爱的驱动下行动,并为信仰提供了基础

(二)休闲旅游特征

1. 旅游具有明显的季节性和时间性　任何旅游都具有季节性和时间性,休闲旅游表现更为突出。休闲旅游主要以家庭、商务人员为对象,对旅游时间的选择,多在双休日、节假日。比如:五一,春节等;对国外旅游者和国内比较富裕的旅游者来说,他们多选择海滨、湖滨、高山休养和高山滑雪为休闲地点和休闲方式,而这些均与季节有着密切的关系,显然是不能反季节或超季节进行的。

2. 消费能级高　从世界旅游发展规律来看,随着收入水平提高、闲暇时间增多、文化品位提升,休闲度假旅游在一些发达地区、一些高收入人群中逐渐兴起,这种情形决定了休闲度假旅游者的消费能级的增高,且相对于观光旅游而言,在目的地停留的时间比较长,会产生重复消费,是很值得开发的市场。

3. 休闲旅游发展拉动休闲消费　休闲旅游作为城乡居民重要的旅游方式,正对消费市场产生着越来越重要的影响。旅游业发展拉动了休闲消费,文化娱乐、运动休闲、商业街等成为休闲消费的时尚。

4. 家庭旅游是当今休闲旅游的主要形式　家庭群体是一个最基本最重要的所属群体,它对人们的旅游消费行为直接产生影响。随着人们经济收入的逐步提高和物质文化生活的不断丰富,人们已不能满足于方寸之地的家庭单一生活,以家庭旅游所需要的条件来看,由于度假、休闲旅游主要是在某地逗留一定时间,享受身心的娱乐和休憩,它不需要做太多的长途跋涉,其辛苦程度也低于观光旅游,从而为家庭旅游提供了极大方便,受到家庭的青睐。

5. 休闲旅游多选择城市郊区和周边城市　休闲旅游的目的主要是为了度假、休闲,又受到假期、消费等方面的限制,休闲旅游者自然把眼光投向了那些自然景物优美、服务设施齐全的城市郊区,或经济比较发达、文化生活比较丰富的周边城市。对于众多以度双休日或节假日为主要目的休闲旅游者来说,一般多选择乘火车或汽车2~3h能到达的地方。

6. 休闲旅游者对旅游产品和环境质量的选择更为严格　回归自然、返璞归真,是人类天性使然,在市场竞争日益激烈、工作与生活节奏都比较快的今天,人们希望能利用闲暇日从工作的劳累与紧张中解脱出来。因此,他们大多希望到气候宜人、环境幽静、风景优美、空气清新、没有污染的地方去消磨自己的闲暇时光,希望旅游地能提供多样化、大众化的娱乐、休闲和保健设施。显然,这种对旅游产品和环境质量的选择,其侧重点与其他旅游是不同的,要求更为严格。

二、休闲旅游政策和演变

著名未来学家格雷厄姆·莫利托在《全球经济将出现五大浪潮》一文中提出：到2015年人类将走过信息时代的高峰期而进入休闲时代。休闲以其突出的人本意义、社会意义和经济意义开始从边缘化进入了一个"休闲社会"，伴随而来的是，各国政府纷纷推出各项休闲政策以促进社会和经济的发展。

休闲政策是政府机关为了解决休闲问题而采取的国民休闲的行动指南。休闲政策的目标，是通过休闲活动提高国民生活质量，并为此建立健全相应的社会体系和按一定程序运作的组织。

（一）国外休闲政策的演变

1. 英国休闲政策的演变   英国从1780年的压制大众娱乐时代，到今天更加趋向市场化的休闲时代，经历了一个从压制到积极发展，从国家主动到市场化发展的过程。

自20世纪30年代以来，英国休闲政策的变迁可分为四个阶段。前两个阶段，国家干预休闲政策所奉行的基本原理是传统的多元论，国家参与体育、艺术等休闲服务的提供。增强国家的竞争力以及对于问题青年的替代和健康教育活动，是这个时期国家干预休闲政策主要导向。二战后，伴随着经济的复苏以及福利制度的改革，休闲作为一种福利由国家供给。这一时期促进休闲发展的目的，不仅重视其外部效益，而且开始重视开发艺术、体育和旅游自身的价值。实践证明，在工业社会时期，政府参与休闲的政策导向具有一定的意义，国家干预政策不仅保护了自然风景和国家遗产，同时，也提升了公民的休闲权。20世纪70年代后期，伴随着福特制危机的到来，虽然政府致力于降低福利的开支，但是在休闲上的开支仍然保持不变，在一些项目领域上甚至还有所上升。20世纪80年代，随着后工业社会的到来，国家用于全民上的福利费用大大减少，国家供给模式逐渐被商业供给模式所替代，休闲促进社会发展的导向逐渐被休闲促进经济复苏所替代（表12-2）。

表12-2 英国休闲政策的发展阶段

时间	相应政策
1937—1964年传统多元论	运动——国家的投资局限于实现体育的外在价值，主要通过志愿者组织来进行 乡村休闲——大力发展国家公园
1964—1976年福利改革主义	艺术政策的自由化：促进社会艺术的发展和文化民主 体育和休闲被认为是公民的权力，社会服务的一部分 政策导向是全民享有
1976—2000年经济现实主义阶段	国家降低在休闲上的开支 国家管理新方式的引进：国家供给的商业化 政策导向：休闲从社会发展工具转向经济发展工具

2. 法国政策的演变   二战后，法国政府为回避经济对社会政策的驱动作用，而致力于增加萧条时期的社会民主福利开支。经济重建时期存在着一个与战后相类似的模式（通过地方志愿者团体和企业委员会实现对民众的关心）。但是，戴高乐中央强权时期，保守党政府阻挠社会福利型休闲政策的发展，强调精英文化，限制民间休闲的发展。一直到1981年社会主义者掌权后，才又建立了一个新的休闲部门，并实行地方分权政策，尤其是在休闲政策方面，致力于通过增加公共开支，特别是社会项目上的开支，以刺激休闲经济的增长（表12-3）。

3. 荷兰休闲政策的演变   二战后，荷兰采取了国家干预休闲的政策，提高国家在休闲和文化设施方面的投资，文化投资的目的是进行工人教育，体育投资的重点在于对青年的教育。与此同时，政府还大力资助天主教、新教和非宗教体育和艺术等民间休闲组织的发展。20世纪60年代中期,荷兰文化、休闲和社会工作部成立,意味着文化和休闲成为社会服务的一部分。荷兰在20世纪80年代的经济萧条中遭受到了巨大的冲击,失业率达20%,迫于压力政府不得不进行福利改革,1982年,文化和休闲从政府主管的社会工作部门中分离出来,室外休闲被纳入农业和渔业部,而文化和体育被纳入一个新的部门——文化健康部。与此同步的是,国家休闲政策的改革重点也开始倾向于发展边缘产业,如旅游、体育等,并提出将逐渐减少政府补贴,而转变为通过自由市场和针对国家及地方经济重建而制定的休闲政策来促进消费者主权(表12-4)。

表12-3 法国休闲政策的发展阶段

时间	相应政策
1945—1959年 战后重建	1946年,建立文化推广部,促进了青年体育运动的发展 1946年,从法律上提出建立企业委员会,发展工人志愿者组织,为工人提供休闲机会 1958年,青年体育高级委员会成立:为地方大众体育提供基金
1959—1980年 中央集权计划和经济繁荣	1966—1979年,四项法律出台,降低了劳动者的工作时间 蓬皮杜就任法国总统,加强了总统和文化项目之间的联系(蓬皮杜中心)
1981—1990年 地方分权和社会主义	1981年,新的休闲部门成立 1983年,凯恩斯主义倡导公共开支扩张政策被废除 中央政府基于社会发展的需要,增加文化、休闲等方面的开支

表12-4 荷兰休闲政策的发展阶段

时间	相应政策
1945—1965年 战后重建和栋梁化阶段	加强国家干预,主要通过志愿者俱乐部和"栋梁"团体利用体育来实现青年与社会的融合
1965—1982年 休闲作为福利政策	1965年,文化、休闲和社会工作部成立,明确了休闲政策的福利性质定位。室外休闲和休闲体育政策快速发展,休闲提供中栋梁群体的影响逐渐减弱 艺术政策反映了广泛的文化品位,文化民主主义被接受
1982—1999年 提供边缘政策	1982年,文化、休闲和社会工作部解散。文化被纳入新成立的健康和文化部。室外休闲和休闲体育被纳入农业和渔业部 1985年,国家减少室外休闲预算,倡导休闲市场化

4. **西班牙休闲政策的演变** 西班牙独裁统治时期的休闲政策与其他国家休闲政策导向具有明显的差异。西班牙政府倡导休闲,目的是试图建立一个合法性的政体形象。基于这个目的,政府通过节庆活动建立民俗传统,有利于加强国家的认同感;通过体育节,达到竞争和社会团结等健康价值观的形成;通过发展旅游业来发展实体经济。到社会主义政党统治时期,休闲的社会政治目标逐渐被作为一种个人的休闲权利所取代,都市休闲中心建立以及一些老年人计划项目的建立就反映了这样的目标。随着福特制的失败、大规模的市场和休闲项目的良好经济效益,促进了政府加强休闲市场的规划。20世纪90年代早期,西班牙休闲政策最突出的特征是政府越来越关心休闲作为一种经济复苏的工具(表12-5)。

表12-5 西班牙休闲政策的发展阶段

时间	相应政策
1939—1975年 佛朗哥独裁统治时期	国家寻求控制生活的各个方面:工作、休闲和宗教 体育节——转移、娱乐、促进"适宜的"人生价值 文化节、民间传说和传统习惯——以促进文化认同 旅游——出于经济和意识形态的目的,为了获取外币,为使独裁统治在国际上合法化

续表

时间	相应政策
1976—1982 年 过渡和自由化时期	致力于制定民主宪法
1982—1992 年 "社会主义"下的休闲政策	休闲作为老年人和青年人的一种社会政策 文化政策：寻求促进西班牙文化发展 体育：都市运动中心的建立、增加运动的机会 旅游政策：基于大众市场的群众旅游产品减少；实现产品和市场多样性的新策略 文化和城市重建：文化、旅游和休闲被看作是促进经济重建的主要工具

（二）中国休闲产业政策的发展

在闲暇时间的安排上，中国人面临着历史上最好的时期，同时也是最艰难的时期。中国消费者越来越呈现出对消费的层次优化、消费结果对身心是否有益重视的倾向，在休闲旅游等方面的支出也不断增加。休闲旅游，这种改善生活质量的高层次消费越来越多地体现出其经济、社会发展方面的价值，受到越来越多的重视。

目前，休闲政策的发展是越来越市场化和开放化，并且鼓励休闲产业的发展。我国的政府休闲产业发展政策则主要包括带薪休假、黄金周、国民经济发展纲要、假日经济等内容。

1. 带薪休假及相关假日休闲政策　"带薪休假"概念最早源自国外。回顾我国的假日政策的历史，1949 年 12 月 23 日发布了《全国年节及纪念日放假办法》，形成了新中国成立之初每年的法定休闲时间约为 59 天的节假日基本格局。1991 年 6 月，国务院下发《关于职工休假问题的通知》开始对职工带薪休假做出相关规定。1995 年颁布实施的《劳动法》则规定劳动者连续工作一年以上可以享受带薪年休假。1995 年我国开始实行双休日制度。1999 年国务院修订《全国年节及纪念日放假办法》。2000 年开始"黄金周"政策则开始实行，2008 年 1 月 1 日，中国实行新的《全国年节及纪念日放假办法》和《职工带薪年休假条例》，在全国全面推行带薪休假制度。

2013 年 2 月 2 日，国务院出台《国民旅游休闲纲要（2013—2020 年）》提出国民旅游休闲发展目标：到 2020 年，职工带薪休假制度基本得到落实，城乡居民旅游休闲消费水平大幅增长，国民休闲质量显著提高，与小康社会相适应的现代国民旅游休闲体系基本形成。2014 年 8 月 21 日，国务院出台《关于促进旅游业改革发展的若干意见》中提到要切实落实职工的带薪休假制度。

我国假日政策安排及功能与我国社会经济发展和人民群众日益增长的需求密切相关。1995 年我国提出职工的带薪休假方案，但直至今日，我国的带薪休假制度落实发展的进程相对仍较为缓慢。带薪休假于 2008 年开始重新被重视，主要是由于"黄金周"凸显出的旅游矛盾。许多学者主张，"黄金周"期间的供不应求与"黄金周"之后的供过于求周而复始地出现，长此下去将会损伤我国旅游可持续发展的资源、环境、经营和消费基础。因此，带薪休假的再次提出其目的是缓解人们休闲与旅游的时间不均衡性，促进休闲与旅游的可持续发展。

2. 休闲产业规划　战略规划是指对重大的、全局性的、基本的、未来的目标、方针、任务的谋划。战略事关政党、国家、社会组织、集团的重大问题，属于大政方针的制定。它所规划的范围涉及大方向、总目标及其主要步骤、重大措施等方面。战略管理（strategic management）：是指对一个企业或组织在一定时期的全局的、长远的发展方向、目标、任务和政策，以及资源调配做出的决策和管理艺术。战略规划的作用在于使公共部门在工作中对未来发展有明确的方向。休闲组织所做的战略性规划需要更多公众参与到制定过程中来，也意味着公众将受到该战略的影响。政府出台的休闲产业发展战略规划对休闲组织、企业、休闲者等利益相关体产生重要的影响。我国国民休闲的战略思路主要有以下几个方面。

1）统筹规划国民旅游休闲：《国民旅游休闲纲要》的出台，传达了国家推动国民休闲发展的重要导向，对休闲产业发展具有指导性意义。《国民旅游休闲纲要》的制定体现了国家对休闲产业发展的重视，也是国家日益关注民生的体现。

2）积极谋划休闲业发展前景：《国民旅游休闲纲要》明确了至2020年我国旅游休闲的发展目标，即到2020年，职工带薪年休假制度基本得到落实，城乡居民旅游休闲消费水平大幅增长，健康、文明、环保的旅游休闲理念成为全社会的共识，国民旅游休闲质量显著提高，与小康社会相适应的现代国民旅游休闲体系基本建成。

3）确定休闲产品发展导向：传统的休闲产品逐渐受到新兴休闲产品的挑战。为适应人民群众的休闲个性化需求，国家及政府阐释了对休闲产品的发展导向。例如，在2014年出台的《国务院关于促进旅游业改革发展的若干意见》中，明确指出大力发展乡村旅游创新文化旅游产品、积极开展研学旅行、大力发展老年旅游、扩大旅游购物消费。这些内容构成了休闲产品和产业的未来发展方向。

4）完善休闲环境与保障措施：休闲活动的开展依赖休闲环境，休闲活动的质量与休闲环境的完善度密切相关。国家对休闲环境与休闲保障给予了足够的重视。《国民旅游休闲纲要》中则提到了保障国民旅游休闲时间。该纲要中提出改善国民旅游休闲环境、推进国民旅游休闲基础设施建设等优化休闲环境的措施。落实《职工带薪年休假条例》，对国民休闲时间与工作时间的冲突起到了缓解作用。

5）休闲产业规划空间布局：休闲空间规划包含两个重要的过程和内容：一是，详细的需求供应分析；二是，广泛的咨询和调查工作包括对居民、社团、组织使用者的调查等。除此之外，在进行休闲空间规划时，还需要考虑休闲空间的功能布局、资源分布、交通条件、依附定位等。开放空间的规划内容和框架，如图12-1。

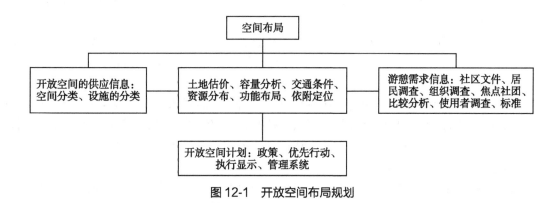

图12-1　开放空间布局规划

三、休闲旅游发展趋势

作为一种新的产业形态，休闲旅游产业已经成为第三产业中的重要增长点。国内目前已有多个城市确定了以发展休闲经济带动第三产业的发展，进而促进国民经济的全面发展。目前，休闲产业发展趋势主要表现在以下几个方面：

（一）觉醒于高端，普及于大众

休闲旅游开始于有闲、有钱阶层，并逐步形成社会认同，且随着社会经济的发展而进入大众化休闲旅游阶段。休闲旅游的消费需求在发达地区已经成为现实，在其他地区也正在逐步成为旅游消费的时尚。这种消费的大众化趋势，为休闲旅游产业提供了广阔的市场空间。这就需要休闲旅游产业既要关注于服务群体，又要为培育未来大众休闲市场做好基础工作。

（二）单一产品模式转化为多元产品形式

因为休闲旅游需求的产生本身就是市场发育到一定程度的结果，在休闲市场尚未成熟，特别是休闲文化还刚兴起之时，人们的休闲放松往往会集中于某些时髦的产品。如前几年上海涌现出许多水准参差不齐的保龄球馆、溜冰场等，但随着市场的逐渐成熟，这些产品几经大浪淘沙式的筛选，已成为市场细分度和针对性十分明确的产品。随着休闲文化的完善，从众的休闲方式一定会被多元化休闲方式所取代，休闲产品的差异性将成为休闲产业的主要特色。

（三）由高端市场向多层次化市场转化

休闲活动虽然起于高端，但休闲文化的认同，一定会使休闲成为大众现象。如果因此而仅满足于追求低端市场的大众化需求，也必然给休闲业带来失败。因此，休闲业要围绕高端、中端、低端同时展开。对于相当一部分度假区来说，定位低端市场是可以的；但是对于一些投资较大的度假区，就需要调整模式，主要定位针对中、高端市场。这样会形成一个合理的市场层次，且在这个市场细分层次的驱使下，休闲旅游就会形成比较完善的分工。

（四）多元文化的追求

休闲文化是认同与差异的共存。休闲场所，如果与个人文化追求完全一致，则很难达到吸引广大游客的目的；但如果完全不同，则难免在心理认同上产生排斥。因此，国际化与本土化问题，个性化和从众性的问题，在休闲度假这个层面显得更为突出。因此需要研究如何对应游客的个性化需求，提供个性化产品和个性化服务；同时也需要突出当地文化特征，让客人在认同和差异之间得到休闲体验。

（五）产业特征边界日益模糊

观光旅游的基本要素是吃、住、行、游、购、娱，尽管围绕这六要素形成的产业形态是不是旅游业的全部内涵这一问题至今尚存争议，但这一观点已基本成为旅游行业的普遍认同的观点。但是，休闲的本质是什么？最直观地讲，休闲就是与日常不一样的生活方式。然而以能否"提供与日常不一样的生活方式"去界定产业，就会使休闲产业的业态边界变得模糊起来，休闲产业的范畴也就变得很宽泛了。

需要进一步说明的是，休闲旅游业的发展是社会进步的必然，但是并非可以认为休闲旅游业的发展是一个自然而然、坐享其成的过程。与其他任何产业一样，休闲旅游产业也需要培育、建设：

第一，要为休闲旅游正名。因为在中国的传统文化里，讲到休闲旅游就会联想到"好吃懒做"，这与勤奋勤勉的传统文化似有分歧。所以要转换观念，依靠正确的舆论来为休闲旅游正名，要培育一种健康的休闲旅游观和休闲文化，认识到休闲旅游是以人为本的直观体现，和劳动一样，同样是人们自然拥有的权力。

第二，要落实相关的配套制度。当务之急是全面落实带薪休假制度，这不是制度创新的问题，而是需要全面落实的问题。如果全面落实带薪休假制度能够实现，就意味着会生成一个庞大的市场需求。同时，也要考虑一些相应的法规建设，通过法规建设形成合理的机制，来保证良好的市场运转秩序。

第三，要加强产品开发与经营。目前休闲产品开发的普遍化趋势已经产生，但是精品化方向还没有形成。一个好的休闲创意，被模仿的难度一般都不会很大，市场进入的门槛也不会很高，因此休闲产品的雷同化现象非常普遍。但真正要形成有特色的休闲产品，就必须突出主题、突出内涵、突出特色、突出细节，形成差异经营、错位竞争，在市场细分和经营定位上做好功夫。

第四，应从文化认同角度开拓休闲旅游市场。休闲具有显著的精神文化特征，不同的文化氛围，会召唤不同的游客群体。通过文化进行市场细分和培育，合理调配大众市场和高端市场的结构，才能使休闲产业进入良性发展状态，并使之成为和谐社会的重要组成部分。

第二节 休闲旅游需求与供给

一、休闲旅游需求概述和影响因素

（一）休闲旅游需求概述

1. 休闲旅游需求的概念 从经济学意义上说，需求是指消费者在一定时期内，依照一定价格购买某一商品或服务的欲望。旅游需求则指人们购买旅游产品的欲望。如果进一步分析，则可以看出，需求是购买欲望与支付能力的统一，缺少任何一个条件都不能构成有效或现实的需求。由于休闲旅游活动的特点，要购买休闲旅游产品除了购买欲望与支付能力外，还必须拥有足够的余暇时间。因此，休闲旅游需求就是有一定支付能力和余暇时间的人购买某种旅游产品的欲望。

2. 休闲旅游需求的指标体系 休闲旅游需求指标是旅游经济指标体系的有机组成部分，它是衡量一个国家或地区旅游需求状况的尺度，为人们掌握一个国家或地区旅游经济的发展态势提供了数量的依据。休闲旅游需求的主要指标有以下几项：

（1）旅游者人数指标：旅游者人数指标反映了旅游目的国或旅游目的地在一定时期内接待国内外旅游者的数量状况，一般以旅游者人次来衡量。旅游者人次是指一定时期内到某旅游目的国或旅游目的地的全体旅游者乘以到访的次数。在我国，旅游者人数指标主要有两个：来华旅游入境人数和有组织接待的海外旅游者人数。

1）来华旅游入境人数：是指来我国探亲访友，度假观光，参加会议，从事经济、文化、体育、宗教等活动的外国人、华侨和港、澳、台同胞的人数，包括过夜人数和不过夜人数，以海关登记的入境人次数为准。

2）有组织接待的海外旅游者人数：是经过旅行社、旅游公司、饭店、政府部门、群众团体等企事业单位有组织接待的旅游者人数，是来华入境人数的一部分。

旅游者人数指标反映了旅游需求的总体规模，据此可以更好地掌握旅游需求的现状及趋势。需要说明的是，有时人次的减少并非坏事，这或许是停留时间增长导致的结果。

（2）旅游者停留天数指标：旅游者停留天数的指标有两个：旅游者停留天数和旅游者人均停留天数。

1）旅游者停留天数：这一指标是指一定时期内旅游者人次与人均过夜数的乘积，它从时间角度反映了旅游者的需求状况，同时也表现了旅游产品吸引力的大小。我们在统计旅游人次时，一定要充分考虑旅游者的停留时间，以便全面衡量旅游需求的基本状况。

2）旅游者人均停留天数：这一指标是指一定时期内旅游者停留天数与旅游者人次数之比。它从平均数的角度反映了旅游需求的现实状况，同时也揭示了不同时期旅游需求的变化趋势。据此，我们可以分析其中的原因并制订相应的对策。

（3）旅游者消费指标：旅游者消费指标是以价值形态来衡量旅游需求的一项综合型指标，它分为三个子指标：即旅游者消费总额、旅游者人均消费额、旅游消费率。

1）旅游者消费总额：这一指标是指一定时期内旅游者在旅游目的地的全部货币支付，包括旅游者在旅游活动中所购买的各种商品和各项服务的开支，如餐饮费、住宿费、交通费、娱乐费和购物花费等。对于旅游目的国家或旅游目的地来说，这一指标反映了该国或该地区的旅游收入，具有重要的经济意义。值得说明的是，国际旅游者的消费总额不包括国际交通费，而国内旅游者的交通费则计入旅游消费总额之中。

2）旅游者人均消费额：这一指标是指一定时期内旅游总额与旅游人数之比，它以价值形态从平均数的角度反映了某一时期的旅游需求状况。我们可以通过该指标分析各客源市场的消费水平,了解旅游者消费的变化情况,进而确定相应的目标市场和营销策略。

3)旅游消费率:这一指标是指一定时期内一个国家或地区的出国旅游消费总额与该国或该地区的居民消费总额或国民收入的比率。旅游消费率从价值角度反映了一定时期内一个国家或地区的居民出国旅游需求的强度。

(4)旅游出游率与旅游重游率指标

1)旅游出游率:是指一定时期内一个国家或地区出国旅游的人次与总人口的比率。该指标反映了一个国家或地区居民出国旅游需求的状况,以此可作为我们选择客源市场的依据。

2)旅游重游率:是指一定时期内一个国家或地区的出国旅游人次与该国或该地区出国旅游人数之比。该指标反映了一定时期内一个国家或地区的居民出国旅游的频率,这也是我们选择客源市场的又一项参考指标。

3. 休闲旅游需求的特征

(1)指向性:旅游需求的指向性包括旅游需求的时间指向性和旅游需求的地域指向性。旅游需求的时间指向性是指旅游需求在时间上具有较强的季节性。旅游需求的地域指向性是指旅游需求在空间上具有较强的冷热性。

(2)整体性:旅游需求的整体性是指人们对旅游活动的需求具有多面性或系列性,即食、住、行、游、购、娱等多个方面的需要。

(3)敏感性:旅游需求的敏感性是指人们对出游环境发生变化所做出的敏感反应,这种环境变化既包括政治社会环境也包括自然经济环境。经济因素包括休闲产品的价格、代替品价格、休闲产品供给量、人们收入水平等。而非经济因素包括人们休闲时间、性格、性别、年龄、消费偏好等。

(4)多样性:旅游需求的多样性是指人们在旅游地选择、旅游方式、旅游等级、旅游时间和旅游类型等方面存在的差异性。

(5)关联性:休闲需求是最终需求,本身也会创造大量的中间需求,这些中间需求也会带动产业链中众多相关产业的快速发展。比如:休闲旅游需求会带动休闲旅游设施的完善,运动装备业的兴起与蓬勃,休闲购物体系的建立和发展。

(二)休闲旅游需求影响因素

1. 休闲旅游产品的价格　从经济学的观点来看,影响消费者选择行为的关键因素是产品价格,这是影响休闲旅游产品需求量的决定性因素。在一般情况下,价格越低,需求量就会越大;反之,价格越高,需求量就越小。偶尔也会有例外情况。休闲产品的价格成分比较复杂,休闲消费活动的价格通常包括一个或者多个因素:交通费、停车费、住宿费等。

2. 消费者的收入水平以及社会收入分配的平等程度　消费者收入增加时,对商品的需求一般会增加;收入减少时,需求量减少,不过,并不是任何商品的需求量都和消费者收入同方向变动,对低档商品的需求量和消费者收入可能发生反方向变动,进入白领、金领阶层的高收入人士对低档商品消费的数量是很少的。社会收入分配平等程度对需求也会发生影响,在低收入阶段,如果休闲旅游者满足基础休闲需求的话,人们关心的是重复消费,而不是选择更高级的消费需求。随着收入的增加,人们会从一些较低形式的休闲活动转向另外一些高级形式的休闲活动。

3. 相关商品的价格　某种商品的需求量不仅取决于自身的价格,而且还取决于其他商品的价格。这种影响可以分两种情形分析:一是其他商品是互补品,二是其他商品是替代品。互补商品是指两种商品用来共同满足某一种欲望,两者之间是互补的,缺少任何一个商品,都难以达到消费或使用的目的。如钢笔与墨水、手机和充电器、香烟与打火机。互补关系的商品,当一种商品价格上升时,对另一种商品的需求就下降,反之亦然。

替代关系是指两种商品都能满足某一种欲望,他们之间是可替代的。如猪肉与牛肉、面粉与大米、公路与铁路。这种替代关系的商品,当一种商品价格上升时,对另一种商品的需求就上升,反之亦然。

4. **客源地人口因素** 作为旅游目的地，它所接待的旅游者当然是来自于旅游客源地，那么旅游客源地究竟能够给旅游目的地运送多大规模、什么类型的旅游者自然就取决于客源地的人口状况，这其中包括人口数量、年龄、性别、职业和人口分布状况等。

（1）从城乡状况对旅游需求的影响来看：城市居民的出游率一般远高于农村，城市人口较稠密，环境压力大，交通便利，信息通畅，也具有实现旅游需求的经济基础。

（2）从人口年龄构成看：一般青少年精力充沛，渴望外出旅游但受经济条件的限制旅游需求难以得到满足；中年人精力旺盛，又有工资收入及带薪假日，但往往受家庭拖累；老年人有经济收入，又无家庭拖累，旅游需求的实现主要受身体健康条件限制。

（3）从人口性别上看：一般男性旅游者比女性旅游者人数要多，但是随着社会经济的快速发展，家务劳动的社会化以及妇女地位的不断提高，妇女出游率会不断上升。

（4）从职业构成看：工作性质不同，其收入水平、闲暇时间及公务出访机会也不同，旅游需求也不同。通常公务员、企业家、商务人员出差的旅游机会较多；科技人员、教师等人员进行学术交流机会较多。

5. **闲暇时间** 闲暇时间也是影响休闲旅游需求的重要条件之一，它对休闲旅游需求的影响与可自由支配收入对休闲旅游需求的影响是一样的，但是没有可自由支配收入的影响那么强烈。实践表明：人们的闲暇时间多，对旅游产品的需求会增大，外出休闲旅游的次数和在外休闲旅游的天数也会多起来。反之，如果闲暇时间不足或者缺少闲暇时间，休闲旅游需求就很难出现。在这一点上，休闲旅游需求规律同一般商品的需求规律有所不同。

因此，休闲旅游需求规律可以简单概括为：在其他因素不变的情况下，休闲旅游需求与人们的可自由支配收入和闲暇时间的变化方向相同，而与休闲旅游产品价格的变化方向相反。

二、休闲旅游供给概述和影响因素

（一）休闲旅游供给概述

1. **休闲旅游供给概念** 休闲旅游供给从狭义上来看是旅游经济部门在一定时期内以一定的价格向休闲旅游市场提供的休闲旅游产品的数量。从广义上来看是旅游经济部门和非经济部门提供的休闲旅游产品的数量，因为有些休闲旅游产品的组成内容（如旅游资源、基础设施、咨询服务等）可能来自非经济部门。休闲旅游供给应从广义角度来理解，即凡是能够提供给旅游者的服务及其凭借物都是休闲旅游供给的内容。

休闲旅游供给主要是旅游目的地所提供的。但也有一些服务是在客源地和连接客源地、目的地的线路上所提供的。

休闲旅游供给提供的是休闲旅游产品，而休闲旅游产品主要由服务构成，所以休闲旅游供给所提供的也主要是休闲旅游服务。但是提供休闲旅游服务必须凭借各种实物（如旅游资源、旅游设施及一定的旅游商品）才能实现。休闲旅游供给并非只提供一种单项休闲旅游产品，而是各种产品的综合，是一系列满足休闲旅游需求的服务与产品。这些综合服务的完成，还必须依靠其他服务的支持，即间接供给的支持。休闲旅游供给同休闲旅游产品有相同的组成成分。

2. **休闲旅游供给的特征**

（1）多样性：休闲旅游供给的存在是以需求为前提的，由于休闲旅游产品的使用价值在于满足人们的心理和精神需要，这种需要千差万别，所以，休闲旅游供给具有多样性的特点。这要求旅游供给者在休闲旅游产品的生产和供给过程中，要充分考虑旅游者在物质和精神方面的需求，把所有相应的物品和服务都纳入经营的范畴，在大力发展传统大众旅游产品的同时，针对特殊旅游者的特殊需求，积极开发个性化的休闲旅游产品。

（2）具有行业关联性：休闲旅游产品和服务的多样复杂性，决定了许多休闲旅游产品需要多个厂商甚至多个行业进行协同生产才能提供。因此，休闲旅游供给与社会各行业有着广泛的联系，这种联系在休闲旅游产品供给过程中互相影响、互相关联。系统供给能力不仅仅取决于某一部分的生产能力与市场需求的力量对比，任何一个部分的供需力量对比都有可能影响另外一个部分供给的实现。

（3）综合性：综合性是贯穿于旅游经济各个运行环节的普遍特征，休闲旅游产品、休闲旅游需求、休闲旅游消费、休闲旅游供给都具有这样一个特征。因为休闲旅游供给提供的是旅游产品，而旅游产品具有综合性，所以休闲旅游供给也具有综合性，旅游供给也具有综合性，即提供完整的旅游产品。旅游供给的综合性体现在有直接供给，也有间接供给；有基本供给，也有非基本供给；有物质产品的供给，也有精神产品和服务的供给；有旅游经济部门提供的，也有其他经济部门和非经济部门提供的等。旅游供给是由社会多个旅游企业与多种行业共同协作完成的。

（二）休闲旅游需求影响因素

1. 旅游资源因素　休闲旅游供给的基本要素是旅游资源，而旅游资源是在特定的自然和社会条件下形成的，是旅游经营者不能任意改变的。所以，旅游经营者只能把旅游资源优势作为休闲旅游供给和休闲旅游经济增长的依托点，以市场为导向，通过对休闲旅游资源的合理开发，向休闲旅游市场提供具有特色的旅游产品，实现休闲旅游资源优势向经济优势转换。因此，旅游资源不仅决定着旅游产品的开发方向和特色，而且影响着旅游供给的数量和质量。

此外，由于旅游资源是在一定的自然和社会条件下形成的，具有一定的空间，即一定的环境容量，因此，旅游资源的开发和利用是有限的。对旅游资源进行合理利用，就必须把旅游者的活动控制在旅游资源和环境能够承载的范围之内。从这一点上看，旅游资源的环境容量决定了旅游供给的规模和数量。旅游供给过量和旅游环境超载会损坏资源和设施，还会引起当地居民的不满，影响旅游供给的质量，甚至给旅游地带来众多的社会问题，削弱旅游产品的吸引力。

2. 社会经济　国家和地区是否能够依据休闲需求的变化及时调整休闲供给，关键因素之一为是否能够拥有足够的经济实力。国家或地区经济发展水平的好坏直接影响该国或者该地区的旅游业发展。新中国成立以来特别是改革开放以来，社会经济持续高速发展，保障了潜在的旅游需求不断地变为现实需求，旅游均衡价格的增长缓慢实际上对于旅游需求是极大的刺激，促进着旅游需求的不断增大。需求的不断增长对于供给的不断增长构成了很大的拉动作用。

3. 科学技术的发展　科技变化会引起休闲产品和服务供给的变化，特别是交通技术、建筑技术、通信技术等方面的迅速发展对旅游供给产生了重要影响。一个国家或者地区科技发展水平越高，休闲供给的扩大就会越迅速。科技越发达，生产效率就会越高，人们能够以同样数量的生产要素生产出更多的休闲产品，或者用较少的生产要素生产出与他人等量的休闲产品。

4. 休闲供给产品价格及休闲生产要素价格　从微观层面看，企业对休闲产品和服务的供给能力受休闲产品市场价格水平的高低影响较大。企业的休闲供给总是随着产品市场价格的上升而增加，基于企业自身产能的限制，企业休闲供给能力不会一直上升，终将趋稳止变。其次，休闲产品和服务供给者向市场上提供休闲产品需要劳动力、原材料以及管理者等生产要素成本的投入，这些休闲生产要素价格上升时，休闲供给曲线将向左偏移，休闲产品供给随之减少，反之亦然。

5. 其他供给产品价格　休闲供给不仅受休闲产品价格及休闲生产要素价格影响，也受休闲市场上其他产品价格水平波动的影响。当市场上一种休闲产品或者服务的价格上升时，生产者就会重新调整要素配置以增加这产品和服务的产量，同时减少其他产品和服务的要素投入。

三、休闲旅游消费的作用和影响

随着经济的高速发展，人民生活水平的不断提高，作为第三产业中重要行业的旅游业发展迅速。一方面经济的发展带动旅游业的快速发展，另一方面旅游消费在社会经济发展过程中占有重要的地位和作用。

（一）休闲旅游消费对经济发展的影响

旅游事业是一个重要的经济部门，世界上很多国家的旅游业已成为国民经济的重要组成部分，在国民经济中处于举足轻重的地位。旅游业与农、工、商等行业不同，其没有直接的产品输出，而是通过为旅游者提供服务赚取收入，旅游者的消费对国民经济发展起着重要作用。其对经济发展的影响可分为以下几个方面：

1. 有利于增加外汇收入　旅游业是一个具有特殊优势的外向型国际性产业，我国实行对外开放政策，其有利的"切入点"就是旅游业。通过发展旅游业，可向世界各国的旅游者提供产品与服务。世界各国的旅游者通过旅游消费，了解我国方针政策，对我国的投资环境有更加深入的了解。有利于吸引外国投资，吸取外汇，这是国民经济发展的一个重要的问题。吸取外汇的能力是国家对外支付能力的重要标志，也是国家经济实力强弱的表现。发展旅游业，促进旅游消费已成为世界上很多国家吸引外资的重要途径与手段。旅游收入已成为整个外汇收入的一项重要来源。同发达的国家相比，我国发展旅游事业的潜力非常大。我国旅游资源十分丰富。但我国的旅游业才刚刚兴起，吸取外汇能力不足，所以我国旅游业还有很大的发展空间，未来发展潜力巨大，在带来外汇收入的同时，必然对我国经济的发展带来巨大的影响。

2. 有利于扩大货币回笼与资金积累　旅游业与旅游消费是国民经济的重要问题。大力发展国内旅游业，刺激人们消费，可吸收人民手中的游资，赚取利润，这是促进国民经济发展，实现货币回笼，从而积累建设资金的一个重要途径。我国旅游业虽刚刚起步，但未来发展潜力巨大。随着人民生活水平的不断提高，便会提出旅游的要求，生活水平越是提高，劳动人民对旅游的要求会越加迫切，这必将带动经济的不断发展。

3. 有利于解决劳动力就业问题　我国人口众多，劳动力来源充足，就业问题是国民经济发展中的一个极其重要的问题。旅游业具有较强的综合性特点。旅游消费涉及面广，旅游产业体系的形成，将涉及众多的相关产业，旅游业的发展，将带动相关产业如轻工业、运输业、商业、服务行业等的不断发展，这样就可以直接或间接的扩大一批就业人员。我国旅游事业在解决就业问题上，将起着举足轻重的作用。

4. 休闲发展自我，积累人力资本　休闲消费属于生活消费的高级形式。人们在自由和闲暇时间从事的休闲消费获得了个人的发展、个人素质的提升、兴趣爱好的拓展，为提高劳动生产率和提高劳动力素质积累了人力资本。休闲消费有利于"工作－闲暇"关系的平衡，使得人们更有动力和积极性地投入到工作中，在此基础上劳动力素质也会提高，从而推动整体社会生产力的提升。人们购买休闲消费产品、享受休闲消费服务，除为了消遣闲暇时间外，更重要的是追求精神文化上的享受，从而使自我价值最大化，获得自我提升和发展。休闲消费和休闲活动的开展，能够从更大程度上调动人的内在潜能，使人获得自我的主观认同。这种作用能够反作用于工作和劳动。

（二）休闲旅游消费对社会发展的影响

在财富增长并不能持续带来幸福感的悖论下，我们在追求经济发展中不断地进行反思。能显著提高社会幸福感的产业和事业在国民经济发展中的地位凸显，休闲消费和休闲产业对于个人和社会整体的幸福感和生活品质的提升意义十分重大。

1. 促进"工作－生活－家庭"的平衡　休闲消费对个人来说，主要实现了三个平衡，即"工作－生活"平衡（work-life balance）、物质与精神的平衡以及工作与家庭的平衡。现代快节奏的生活方式打破了"工作－生活"之间的平衡，甚至把二者分离和对立起来，导致人们无法处理二者之间的关系。人们不仅不能从工作和生活中获得快乐和满足，反而疲倦、失意和沮丧，影响幸福感，进而又导致了工作和家庭的失衡。休闲消费作为闲暇时间的消费活动，是"工作－生活－家庭"之间的调节阀，能够消除工作和生活的紧张感，体会生活的乐趣，感受来自家庭的温暖，实现自我的释放和提升。在过度追求物质满足的今天，倡导休闲消费活动，鼓励人们从事知识性、趣味性、消遣性的旅游消费，能够在追求和满足物质欲望的同时，通过休闲消费活动，实现精神上的享受和心理上的满足，从而促进物质和精神的平衡。

2. 促进人与自然关系的平衡   从更宏观的角度来说，休闲消费还促进了人与自然的和谐发展。休闲消费活动为人们亲近大自然创造条件，人们从事探险、户外、游憩等休闲消费活动时，能够拉近与自然的关系，在放松身心的同时学会尊重自然、欣赏自然、保护自然。"读万卷书，行万里路"，在学习书本上的科学文化知识的同时，通过在大自然中的实践，将感性认识上升到理性认识。"寄蜉蝣于天地，渺沧海之一粟"，由宇宙之大感自我之渺小，从而得到精神上的升华。古人的智慧告诉我们，以亲近自然的方式享受休闲活动，对自我以及自我与自然的关系的认识将更加深入。

3. 促进人与社会关系的和谐   休闲消费活动增进了人与人之间的互动，亦有利于人与社会关系的处理。首先，休闲消费活动促进了工作和家庭之间的平衡，家庭是社会的细胞，因而休闲消费活动对社会关系的处理无疑是有益的。当前我国的休闲消费呈现家庭化的发展趋势，与家庭成员共同参与休闲消费活动，有利于融洽家庭成员之间的关系，增进家庭成员间的感情。其次，休闲消费具有大众性的特点，休闲消费主体能够借此接触到不同层次不同地区的不同人群。再次，许多休闲消费活动产生于同事间、邻里间，同样也有利于工作关系和邻里关系的处理。

第三节 休闲旅游产业融合发展

一、产业融合的内在联系

美国学者格里斯坦和卡恩（1997）指出："产业融合作为一种经济现象是指为适应产业增长而发生的产业边界的收缩或消失"。根据欧洲委员会绿皮书的定义，产业融合是指"产业联盟和合并，技术网络平台和市场三个角度的融合"。日本学者植草益（1988）在《产业组织论》一书中认为产业融合是这样一种现象，即原本属于不同产业或市场的产品，由于技术创新而导致具有相互替代关系，使两个产业或市场中的企业转为处在竞争关系中的一种现象。而我国学者厉无畏（2003）指出产业融合是指不同产业或同一产业内的不同产品相互渗透，相互交叉最终融为一体，逐步形成新的产业的动态发展过程。在经济全球化、高新技术迅速发展的大背景下，产业融合与跨界合作已成为产业发展的现实选择，并成为提高生产率和产业竞争力的一种重要发展模式和组织形式。产业融合最先出现在信息产业，此后蔓延至金融业、物流业、传媒业、服务业等其他领域。

产业融合下的"四力"，养生旅游是"健康＋旅游"产业融合出现的新兴产业，促进养生旅游发展的是"四力"驱动，即市场需求的推力、竞争合作的压力、技术创新的拉力、政策支持的外力。

1. 市场需求   是指在特定的地理范围、特定时期、特定市场营销环境、特定市场营销计划的情况下，特定的消费者群体可能购买的某一产品总量。市场需求是养生产业发展的推力驱动。

2. 竞争合作   是指两家经营同类产品或技术、互相竞争的公司意识到双方合作会有更多收益后转竞争为合作的情况，双方销售额都会因此有所增加。竞争合作是推动产业发展的经济型动因。市场经济条件下，企业间竞争是无法避免的，只有在竞争中寻求合作、在竞争合作的压力下寻求多元化发展，才是我国养生旅游发展的双赢之路。

3. 技术创新   指生产技术的创新，包括开发新技术，或者将现有的技术进行应用创新。科学是技术之源，技术是产业之源，技术创新会改变产业的竞争方式、价值创造活动和产品特征，是产业发展的拉力驱动；产业发展主要建立在技术创新基础之上。

4. 政策支持   是养生旅游产业发展的直接外力驱动。我国的产业发展离不开政策支持和引导，养生旅游平稳发展是政策支持的外力驱动结果。政府通过行政力量，提供观念、政策、管理、资金导向等方面的政策支持，推动我国的养生旅游产业发展。

二、产业融合的特征

（一）类型

目前的休闲旅游业跨界融合可分为两种类型，一种是休闲旅游业与其他服务业的融合，另一种是休闲旅游业与非服务业的融合（表12-6）。第一种类型属于第三产业的内部融合，是出现兼具多个行业特征的新型服务业业态的过程。这种融合表现在相互渗透和交叉，从而使得融合后的产业兼具休闲旅游业的特征，与原有的休闲旅游业形成了既替代又互补的关系。其中最典型的是由信息服务商、旅行社、航空公司、银行业等融合而成的在线旅行社，它兼有各方的业务特征，又为客户带来了新的价值，对传统业务进行了补充和升级。第二种类型属于服务业的产业外融合，休闲旅游与工业和农业的边界模糊化，出现兼具农业和休闲旅游业或工业和休闲旅游业的新型产业业态，工业旅游和观光农业旅游是典型的代表。休闲旅游业与农业、制造业的融合使原本各自独立的休闲旅游服务产品和农产品，通过共同的标准束或集合后渗透结为一体。观光型农业由于休闲旅游的渗透改变了原有农业生产模式，要具备知识性、观赏性和参与性，其生产目的、产品价值、顾客定位都发生了根本性变化，因此，尽管与农业有关，却不能用农业生产观念来发展观光农业，观光农业中的服务增值功能渐渐占据了主要地位。同样，工业旅游的产生使制造业企业进行着各方面的改造，比如增加参观和学习的场所，改进企业的一些工艺流程等。融合后的新产业与原有产业之间或是替代，或是互补，或是结合。

表 12-6　休闲旅游业融合类型及表现形式

产业融合类别	表现形式
与其他服务业的融合	教育旅游、体育旅游、医疗旅游、奖励旅游、会展旅游、修学旅游、房地产旅游、公务旅游、节事旅游、文化创意旅游等
与第一、第二产业融合	工业旅游、观光农业旅游

产业融合是产业演化的高级表现形式，孕育着新产业的诞生，因此休闲旅游产业融合的本质特质是创新。熊彼特认为，创新就是建立一种新的生产函数，也就是说把一种从来没有过的关于生产要素和生产条件的"新组合"引入生产体系，经过创造性的破坏过程创造新的结构的产业突变。从产品角度来看，休闲旅游产业融合是一种创新，反映在休闲旅游动机和休闲旅游线路以及附加服务上的创新。休闲旅游不再仅仅是求知、休闲、健康、审美、娱乐，而是更多地具有咨询、人力培训、美容（不同于健康）、辅助销售（房地产旅游）、传播理念等作用；旅游的线路也不再局限于风景区和人造景观的组合形式，而是多产业模块的集成。从市场开发角度来看，会展参与者、企业内需要培训的员工、力图改变容貌的爱美之人、晚年享乐的老年人、寻找廉价优质医疗服务的患者……都在进入旅游企业的视野，成为最具增长潜力的新市场。参与融合的企业，无论是旅游企业、其他服务业企业还是农业和制造业企业都在业务和流程方面相互磨合，实现一种新的组织格局，这又是另一层面的创新。因此，产业融合是一个多角度、多方位地对旧有的突破和创新，为旅游业的可持续发展提供了路径。

（二）特征

1. 旅游业占休闲产业的主导地位　我国旅游业多年来一直保持着快速增长的势头，2006年国内旅游总收入6 230亿元，增长17.9%，收入占第三产业收入的7.54%；国际旅游外汇收入339.5亿美元，增长15.9%。旅游创汇创收成效显著，提供了大量的就业机会。目前呈现出国内旅游、入境旅游和出境旅游三大市场全面发展的势头。根据世界旅游组织的预测，未来10年间我国旅游业仍将保持年均10%的增长速度，到2020年中国将成为世界第一大旅游目的地国和第四大客源输出国，旅游总收入占GDP的8%。

2. 休闲产业的主体是第三产业　休闲产业的四大支柱产业是旅游业、文化传媒业、体育休闲以及会展业等,由于休闲产业所涉及的产品提供绝大多数都是由第三产业所提供的,所以休闲产业的主体是第三产业,2006年我国第三产业占GDP的比重为39.5%。

3. 休闲产业已扩大到其他产业　随着休闲产业的不断发展和壮大,休闲产业所涉及的领域已经远远超出了传统的服务业或第三产业,目前正在逐步向第二产业和第一产业延伸。观光农业、林业以及渔业等都是传统农业依托其现有的农业资源向休闲旅游者提供休闲服务,延伸农业产业链的一种突破。

4. 公共休闲产品的开发与建设日益受到重视　随着经济发展和人民生活水平的提高、和谐社会及和谐社区的建设,政府更加重视城市绿地、广场、公共体育设施等的建设。如各地城市风光带和绿化广场的建设和市民公园的免费开放,以及城市社区健身功能区的开发,都体现了政府作为公共休闲产品的提供者对非价值型休闲产品消费的关注和重视。

5. 休闲产业结构日趋合理　我国休闲产业逐渐形成了以休闲旅游及会展旅游、休闲餐饮、休闲娱乐、休闲购物为主体的休闲产业群。旅游和会展对于各大城市的住宿业与休闲餐饮、休闲娱乐、休闲购物起到了一定的带动作用。

三、产业融合的实现路径

(一)资源要素融合

推动区域内旅游资源和其他社会资源的优化整合,实现资源条件的旅游要素转化,是发展全域旅游的重要内容,也是旅游产业融合的基本方向。全域旅游下资源要素的融合,一方面要深度挖掘区域内自然景观和人文旅游资源,充分考虑旅游要素体验需求,并以此为基础推动涉旅企业的业务拓展和协作重组,健全要素产业链条;另一方面要通过实施"旅游+"战略,将具有地方优势的产业资源以及城市乡村公共服务资源与旅游业进行特色化、差异化产业融合和新业态培育,不断拓展旅游资源的外延,推动旅游产业的多元化发展。这种融合途径是旅游产业融合的基础途径,不仅成为旅游创新产品和服务的重要来源,而且为全域旅游产业融合提供持久的动力,奠定了旅游业发展品质提升的基础。

(二)空间布局融合

全域旅游对于空间布局有着区域全景优化的要求,空间全景化并非全域各部分同质化发展,而是对城区、园区、乡村进行旅游功能划分,既要做好区域环境风貌的外在提升,又要做好产业融合的内在优化,在产业支撑下实现核心景区、乡村旅游、节庆会展有序衔接,生态城区、产业园区、美丽乡村浑然融合。从产业发展角度看,不同空间的旅游产业融合方向、形式、内容要有所偏重。例如,在城市中心区域和核心景区,要更加注重旅游业与城建、交通、园林等行业的融合;在乡村,要善于利用农业资源,发展农产品种植采摘、农家宴品尝、乡间旅舍及会展农业、众筹农业等旅游相关业态;在科技园区,要加强工业企业和涉旅企业、高校院所等产业联盟的形成,推出满足消费需求的品牌化旅游产品。从根本上说,这一融合"既是增强产业空间竞争能力的市场行为,也是区域经济实现最优化发展的一种选择"。

(三)科技创新融合

科技创新的价值不言而喻,而产业化应用则是创新技术价值实现的最优路径。旅游产业融合的过程也是旅游业创新发展的过程,与社会科技创新有着紧密的关联。旅游产业融合往往以一定的科技应用为推动,通过创新技术成果向旅游业的渗透或科技企业与旅游行业联合交叉,促进与市场新型需求相适应的旅游供给立体化发展。全域旅游被认为"是一场具有深远意义的变革",这一变革很大程度要依靠以科技创新为支撑的旅游产业深度融合。随着现代科技特别是互联网、物联网、云计算、大数据等信息技术的进步,旅游门户资讯网站、旅游电子商务平台、旅游云服务中心等智慧化服务在很多地方相继建立,移动支付、虚拟现实等产品在旅游业逐步推出,使客户旅游体验、企业营销模式、产业运行数据分析等产生了颠覆式的变化。客观而言,我国高新技术在旅游产业的应用还处在起步阶段,尚有极大的产业融合提升空间。

（四）功能作用融合

旅游产业与其他产业在功能上具有类似的融合切入点,以共融路径产生的旅游产业融合可以获得更好的功能性效益。譬如,农业产品的劳作生产、文化产品的品性涵养、体育产品的增强体魄、科技产品的进步创新等功能,都可以通过旅游的途径得以体验,使彼此具有产业融合的功能基础。在全域旅游时代,基于功能作用的产业融合,一方面要着眼于不同产业的全域联动和共生共荣,促进产业链条的全域化、业态的丰富化和产品的体系化;另一方面,要从有利于城乡建设、经济拉动、就业带动和成果共享的角度,发挥旅游产业的综合功能作用。

 思考题

1. 休闲旅游有哪些特征?

解题思路:从休闲旅游与季节的关系、旅游者的消费能级、休闲旅游对拉动消费的影响、休闲旅游的主要形式、休闲旅游对旅游地、旅游产品和环境质量的选择来阐述休闲旅游的特征。

2. 影响休闲旅游需求和供给的因素有哪些?

解题思路:从经济社会等多方面多角度分析影响休闲旅游需求和供给的因素,参考本章第二节的内容。

3. 产业融合的类型和基本特征?

解题思路:目前休闲旅游业跨界融合可分为两种类型,从其两种类型的不同产业构成来分析基本特征。

4. 如何实现产业融合?

解题思路:阐述产业融合的实现路径。

（黑启明　侯胜田）

第十三章 | 海洋健康旅游

本章要点

1. **掌握** 海洋健康旅游的概念、功能和特征等。
2. **熟悉** 海洋健康旅游的层次、海洋健康旅游资源的分类、海洋健康旅游产品的分类。
3. **了解** 海洋健康旅游的开发路径、海洋健康旅游的项目体系、海洋健康旅游的支持体系。

第一节 海洋健康旅游概述

海洋旅游作为一种具有多功能内涵的人类活动，在滨海地区势头强劲，它凭借独特的体验感觉、美轮美奂的自然环境，以及参与性强、娱乐度高的特点深受大众喜爱。凭借海洋独特的环境和资源，海洋健康旅游也快速发展，从其规模来看，海洋健康旅游项目已成为全球沿海国家备受青睐的休闲度假康养活动，参与者分布于不同年龄段、不同行业、不同生活阶层、不同宗教信仰、不同民族、种族之间，形成了数量众多、规模庞大的旅游群体。从其发展结果来看，海洋健康旅游凭借自身的独特优势，在休闲旅游、完善人格、康体养生等方面表现出值得推崇的价值亮点。

一、海洋健康旅游概念

对于海洋健康旅游的界定，目前还没有统一概念。根据其结构要素和目标，海洋健康旅游从现象上看，是以海洋为目的地的旅游活动，从价值诉求来看，是以健康为目的的旅游活动。根据其过程和结果，所谓海洋健康旅游是指在一定社会经济条件下，依托良好的海洋生态环境、独特的海洋自然人文资源及优质的医学治疗条件，为旅游者提供的海洋观光游览、康体健身、医疗护理、文化体验、休闲度假等有利于恢复、改善和保持旅游者身心健康的海洋旅游产品、服务和综合环境，促使旅游者达到身体康健、精神放松、心灵滋养的目的。

海洋健康旅游是由三个层次构成的一个逻辑整体，即海洋健康旅游的物候基础、海洋健康旅游需要和海洋健康旅游的环境支撑。海洋健康旅游并不是某一类专项健康旅游产品，而是一个集合型概念，与文化旅游、健康旅游等类似，海洋健康旅游强调依托海洋空间、文化旅游资源，健康旅游强调依托康体产品，这一类旅游形式往往关联庞大的产品与产业体系。

二、海洋健康旅游特点

海洋健康旅游是以良好的物候条件为基础，是对自然条件要求更高的专项度假旅游活动，具有一定的排他性。海洋健康旅游是旅游业发展的一个重要方向，体现了可持续的旅游发展观，不仅强调满足旅游者健康需求，而且注重维护和改善海洋生态环境，营造人与自然和谐的旅游环境，从而促进旅游业的可持续发展。海洋健康旅游是一种升级旅游产品，与其他常规旅游业态相比,有着以下特征。

（一）空间的广泛性

海洋健康旅游超越传统的海滨旅游概念,涉及海滨、海上、海下、近海、远洋等发展空间,将由传统的阳光、沙滩、海水、岛屿等休闲养生单一产品逐步扩展到潜水、滑水、摩托艇等海洋健康旅游项目,形成滨海、海面、空中、海底立体式的海洋健康旅游产品系列。

（二）活动的综合性

海洋健康旅游是将传统的康养方法和理论、现代前沿医疗技术,依托海洋独特自然和文化资源同现代生活中有益于人体健康的多种休闲方式和医疗活动有机结合起来而形成的,既注重康疗的功能,也注重康疗过程的休闲性、娱乐性和体验性,它是将海洋健康旅游活动过程娱乐化、休闲化。传统与现代相结合,旅游、休闲与康体相结合,以及多学科的综合介入和指导,形成了多种多样的康复、休闲和旅游活动。

（三）文化内涵独特性

在人类文明的形成、发展、传播中,海洋起着极其重要的作用,为沿海人民造就了丰富的文化底蕴,从而赋予海洋健康旅游以独特的文化内涵。如海洋科学研究成果及历史、海洋宗教文化、海洋民风民俗、有关航海和海盗的故事、"海市蜃楼"等奇幻景象的文学描写、关于征服海洋的壮举及其传奇人物的故事等,无不构成吸引游人的文化旅游资源;又如,关于海洋的诗歌、词曲、戏剧、小说、绘画等,可以拓展游人的想象空间,提升海洋健康旅游的档次和品位。

（四）产业的融合性

海洋健康旅游的融合性强,和其他产业关联度较高。海洋健康旅游涉及医疗保健和休闲旅游两个基本领域,除了旅游、住宿、交通、观光、购物和娱乐等常规旅游活动的各大要素外,行业下能够延伸到体育、房地产、文化创新、保健品加工制造、信息服务、教育和培训等领域,产业链上能上溯到技术研发、文化创新、信息服务、人才培养、节庆活动、医疗设施制造等环节。

（五）专业的技术性

海洋健康旅游活动开展的本身是以医学为理论核心基础,强调海洋自然生态环境的要素,逐步融入了现代康疗方法,具有较强的科学性、专业性和技术性特点。某些海洋健康旅游活动的开展需要在专业人员的培训和指导下,按专业规范和规定程序进行。

（六）市场的广泛性

传统观念认为养生旅游主要针对的是"亚健康人群"或老年人群,但实际上,康养旅游涵盖所有追求健康快乐生活的人群,他们不是"患者",又不同于普通的游客,而是具有较强的康养目的性。海洋健康旅游市场具有无限延展性。海洋健康旅游是以传统的保健理念、现代休闲理念和新的健康理念为基础的,通过医疗保健、休闲旅游、体育等相关产业资源的整合,为人们提供个性化、专业化的海洋健康旅游产品,满足人们身心健康的需要。近年来,国内外对海洋健康旅游的需求不断增加,消费主体从中老年群体扩展到了现在的各个群体。

（七）效益的综合性

海洋健康旅游效益波动性较为平稳。养生旅游是一种高层次、高品位、综合性旅游消费形式,医疗服务又是较为刚性的需求。通常来说,由于健康收益需要长期性,要求游客花费较多的时间用于度假休闲,这意味着旅游市场具有较强稳定性。此外,作为专门性的、深层次的一类旅游,海洋健康旅游有很大机会发展为生活方式,赋予了海洋健康旅游稳定的消费者,这有助于消除海洋健康旅游效益的波动性。

三、海洋健康旅游功能

要发展好海洋健康旅游,就必须先清楚各种海洋健康旅游项目的功能,根据海洋健康旅游项目的功能,可将其分为以下几种类型。

（一）生态养生

生态养生类海洋健康旅游是指旅游目的地依托其现有的海洋旅游资源，如当地的漫长海岸线、优美环境、适宜气候、良好空气等，以养生保健，增进身心健康为主要目的，开发的海洋健康旅游系列产品。包括温泉康养旅游、海岛康养旅游等。这一旅游产品的特点是必须是以生态养生为主，结合海洋自然资源，借以体验、观光等方式，从而提高身心健康水平。

（二）运动休闲

运动休闲海洋健康旅游是指借用海洋资源及环境，辅以配套的相关运动资源及设施，以运动参与为主要内容，如参与体验或者现场观赏某一体育赛事等方式，达到休闲、养生、促进健康目的的一系列海洋健康旅游产品。这类产品的主要需求市场为那些身心状态不错，又追求高品质生活质量的游客，他们通过高尔夫、海钓、帆板、海游等在运动的同时享受海洋环境，让自己的身心得到放松，让自己的身体得到锻炼。

（三）休闲度假

休闲度假海洋健康旅游是指人们利用闲暇时间，以海洋度假旅游产品为载体，享受并积极参与到一系列具有个性化、人性化的服务中，通过放松身心、获得体验，实现其追求健康、亲近自然、陶冶情操及增添生活情趣的休闲活动。这一海洋健康旅游产品的特点是游客在旅游目的地逗留时间较长（一天以上或过夜）。它与其他康养产品最大的区别在于游客的主要目的是在旅游目的地放松自我，强调休息和保健。

（四）医疗保健

医疗保健海洋健康旅游应该是指依托于海洋旅游目的地的医疗保健、康复等机构，利用当地的医疗保健资源，吸引游客到当地接受医疗护理、疾病治疗、保健、体检，康复等医疗服务，并由此延伸的一系列海洋健康旅游。它包括有医疗治疗康养、康复保健康养、健康体检康养、美容美体康养等。医疗保健海洋健康旅游对海洋旅游目的地的医疗水平（也可以是单项医疗技术）要求高。从世界范围看，医疗保健海洋健康旅游开展较好的国家和地区主要集中在热带和亚热带滨海地区。其主要形式有：

1. 滨海医疗保健旅游项目　充分利用当地优美风景和良好环境，以及独特地域文化，开展海洋医疗旅游，使得游客在接受诸如心脏手术、牙科手术、美容整形手术等的同时，可以参加海边观光、休闲、度假和娱乐等旅游活动。如新加坡是气候晴朗的热带岛屿，海滨风景秀美，很多患者一边在新加坡接受健康检查、尖端手术疗程、癌症治疗与各种专业护理，一边陶醉在其美丽的海滨风光之中。马来西亚政府积极推动医疗旅游，将医疗、健康检查与海滨观光、度假结合起来，提出"放松的时候就是做健康检查的最佳时机"的口号。

2. 温泉医疗保健旅游项目　许多热带或亚热带海洋旅游目的地的温泉资源都十分丰富，温泉资源大多富含硫磺等矿物质和氡、硒等微量元素，分布广、数量多、质量优、种类全，医用价值很高，可以充分利用温泉资源，开展温泉洗疗等项目，发展温泉医疗保健旅游。印尼巴厘岛上温泉众多，分布广泛，利用丰富而优质的温泉资源，巴厘岛开发了众多的温泉酒店、度假村等，建设了许多别致的海景温泉客房，提供泡温泉、做 Spa 和按摩等医疗保健项目。菲律宾的海洋健康旅游主要提供体检、医疗和观光等服务内容，游客在接受体检、康复、疗养等医疗服务的同时，利用空暇时间参与海边的日光浴、沙浴、温泉洗浴和高尔夫球等娱乐活动。

3. 海洋运动康复旅游项目　海洋健康旅游发达国家大多濒临海洋，海洋资源也被很大程度用于医疗旅游开发，除了滨海休闲度假、海洋生物医疗保健外，海洋运动康复旅游项目也是开办得异彩纷呈。丰富多彩的体育专项活动使海滨度假充满了活力，增强了旅游吸引力。拥有"珍宝岛""金银岛"美誉的泰国南部的普吉岛，拥有众多海水清澈湛蓝、沙滩洁净细白的海湾。医疗旅游者可以在芭提雅海滩体验拖曳伞、摩托艇、皮划艇、捕鱼、潜水等丰富多彩的海上健身运动和沙滩足球、沙滩排球、泰拳表演等活动，从而接受身心均衡疗法及康复保健。

另外，也可以充分利用海洋空间，可以在滨海、近海建设海上运动场所、高尔夫球场和度假休闲中心，游客运动中可以近距离接触海洋生物，感受丰富多彩且充满奇趣的海洋之旅，从而能够有效地放松身心消除烦恼忧愁。同时，也可以依托自身优越的水下资源，积极发展运动康复项目，比如海洋潜水观鱼等旅游项目。

4. 特色海洋保健旅游项目　结合本地的资源特色和优势，可创新发展特色海洋保健旅游项目，特色医疗项目与本国丰富的海洋旅游资源结合起来，实施"特色医疗＋海洋保健"发展模式。印度正在积极以传统瑜伽、阿育吠陀医学和悉达医学等特色优势并与海洋旅游结合起来发展骨髓移植、心脏搭桥手术、眼科、矫形和骨科手术等闻名于世的海洋康复保健类国际医疗旅游。马来西亚则结合本国的海洋休闲度假旅游发展胸部透视、血压测试、肝脏扫描等健康检查医疗旅游项目。

（五）文化养生

文化养生海洋健康旅游是指合理的发掘利用当地传统养生文化和养生产业的旅游资源，整合地域文化，以优化人类生存现状与提升生活质量为养生的目标，依托海洋自然生态环境，开发海洋健康旅游产品，最终实现养生文化产业旅游价值提升的各种现象和关系的总和。如海南就是一个多种宗教并存的省份，宗教养生资源丰富，很多宗教场所都地处海滨，如南山佛教文化园，道教文化风景区大小洞天，永庆寺和博鳌禅寺等佛教寺院，这些宗教寺院可以通过深入挖掘宗教养生文化，积极开发宗教养生旅游资源，开发宗教养生旅游产品，丰富海洋健康旅游产品体系。

第二节　海洋健康旅游资源

海洋是生命的起源，它创造了一个充满生机的生物世界，也创造了地球上的生命。它在控制和调节全球气候方面发挥有重要的作用；它是资源的宝库，为人们提供了丰富的食物和无穷尽的资源；它是交通的要道，为人类从事海上交通提供了经济便捷的运输途径；它是现代高科技研究与开发的基地，为人们探索自然奥秘、发展高科技产业提供了空间，人类与海洋有着密切的关系。发展海洋健康旅游产业，需要旅游地拥有健康旅游资源，如先进的医疗设备、良好的生态环境、完善的基础设施等。

一、海洋健康旅游资源含义

这里所说的海洋，不仅仅包括海岸带和海洋，还包括人类的海洋活动。所谓海洋健康旅游资源，即因海洋自然和人类的海洋活动而构成的海洋健康旅游资源。它能对旅游者产生吸引力，可以为海洋健康旅游开发利用，并可产生经济效益、社会效益和环境效益的各类实物和因素。

二、海洋健康旅游资源分类

海洋健康旅游资源是海洋健康旅游的基础，各种海洋健康旅游活动都必须以其为依托。海洋健康旅游资源分为以下几类：

（一）海洋自然旅游资源

包括海洋地貌旅游资源、海洋气候气象旅游资源、海洋水体旅游资源、海洋生物旅游资源。其中，海洋地貌旅游资源可分为海岸地貌旅游资源、大陆架地貌旅游资源、深海与大洋底地貌旅游资源、海岛旅游资源，海岸地貌旅游资源（平原海岸、基岩海岸和生物海岸）与海岛旅游资源（大陆岛、火山岛、珊瑚岛和冲积岛），在目前的海洋旅游中占据着主导地位；而海洋生物更是以万千的形态、绚丽的色彩、奇特的声音、奇异的现象、广泛的用途以及很高的科学研究和利用价值强烈地吸引着旅游者。

（二）海洋人文旅游资源

包括海洋古遗迹、古建筑旅游资源，海洋城市旅游资源，海洋宗教信仰旅游资源，海洋民风民俗旅游资源,海洋文学艺术旅游资源,海洋科学知识旅游资源等。海洋人文旅游资源以各种不同的自然海洋环境为背景,更增添了其吸引游人的独特魅力。

(三)海洋生物医药旅游资源

海洋是维护人类健康的最大医药宝库。海洋的特殊环境孕育了特殊的生态系统,也形成了特殊的药物资源。向海洋要药,开发"蓝色药库"。随着陆地药源的匮乏,海洋已成为不可替代的新的健康产业资源。人们越来越清楚,未来的药品与保健品的主要原料基地在海洋。以活性物质提取为突破口,加大海洋天然产物开发,打造新型蓝色药库。重点开发抗肿瘤和治疗糖尿病、心血管病、阿尔茨海默病、帕金森病等重大疑难病症的海洋药物。

(四)海洋食品保健旅游资源

目前人们对海洋生物的了解还很少,利用也不多。然而初步的研究结果已经证实,海洋生物的保健作用非常突出。从鱼类和贝类中提取的牛磺酸,具有抗氧化、稳定细胞膜的作用,能消除疲劳、提高视力。从海鱼和海藻中分离的高度不饱和脂肪酸DHA,有提高儿童智商、延缓老人大脑功能衰退的功能。海藻、海虾和海参等腔肠动物中含有的多糖与皂苷,具有防止动脉硬化、抗癌和增强免疫力等方面的生物活性。从鲍中提取的一种被称作鲍灵素的物质,具有抗菌、抗病毒和抑制肿瘤生长的活性。从扇贝中提取的多肽,具有抗辐射和促进放射损伤的细胞修复的作用。海水近80种元素中有17种是陆地土壤里缺少的,许多海洋生物含有异常丰富的人类生命活动必需的元素,都大大高于任何陆生生物,因此海洋生物是制作和提取营养补充剂的良好原料。

第三节 海洋健康旅游产品

海洋旅游地区地质地壳结构复杂,伴随而来的海洋旅游资源种类繁多。自然形成的资源包括土地、湿地、港口、海岛(包括半岛和群岛)、海水、生物、海盐、矿产、能源和旅游资源丰富。这对于实现和促进海洋地区海洋健康旅游产业发展奠定了基础。海洋健康旅游产品设计也以主题丰富多样的海洋文化为主,结合当地自然生态和人文历史设计产品。

一、海洋健康旅游分类

海洋健康旅游概括来讲即为健康旅游、养生旅游,是一种建立在海洋生态环境、海洋人文环境、海洋文化环境、海洋科技环境基础上,结合观赏、休闲、康体、游乐等形式,以达到延年益寿、强身健体、修身养性、医疗、复健等目的的旅游活动。从不同角度,海洋健康旅游具有不同分类。

(一)基于消费群体

1. 从消费群体的年龄构成来分　人的一生一般要经历不同的阶段,依据年龄构成进行划分,不同年龄群体有不同的海洋健康旅游产业分类。

(1)青少年海洋健康旅游:是指为满足青少年群体海洋健康旅游需要的产业集合。因此,针对这一群体的海洋健康旅游供给更多是围绕教育、体育、旅游、养生以及心理咨询等方面展开,如健身赛事、康复医疗、中医药疗养、亚健康防治、美体美容、心理诊疗等相关产品与服务。

(2)中老年海洋健康旅游:由于业界始终将健康和养老视为海洋健康旅游产业的主要组成,且现阶段社会加速步入老龄化,因此中老年海洋健康旅游长久以来都集中或等同于养老产业,尤其是生态环境优良的热带海岛度假地。就现阶段该群体实际需求来看,中老年海洋健康旅游不仅包含养老产业,还包含医疗旅游、慢病管理、健康检测、营养膳食、老年文化等相关及周边产业。

2. 从消费群体的个体健康分类　一般把人群分为健康、亚健康和病患三类:健康群体重保养、亚健康群体重疗养、病患群体则重医养。

(1)健康状态的保养:健康人群的海洋健康旅游需求集中在对身心的保养上,即通过健康运动、休息睡眠以及其他心理和精神方面的海洋健康旅游行为等保持身心健康状态。基于健康人群的海洋健康旅游业主要集中在：体育、健身、休闲、旅游以及文教和影视等。

（2）亚健康状态的疗养：亚健康人群是目前海洋健康旅游产业最关注的人群之一，对应的海洋健康旅游业主要集中在健康检测、疾病防治、保健康复等行业。如：海洋文化养生、海洋保健品、海洋康复运动、心理咨询、海洋休闲度假旅游等，都是亚健康人群疗养类海洋健康旅游产业的主要构成。

（3）临床状态的医养：病患人群医养是目前海洋健康旅游产业最成熟的构成，涉及行业主要集中在三个层面，一是诊疗、医护等医疗服务业；二是生物、化学制药等药物制造加工业；三是医疗器械、电子设备等装备制造业。

（二）基于市场需求

海洋健康旅游的基本目的实现从物质、心灵到精神等各个层面的健护，实现生命丰富度的内向扩展。

1. 基于养身的海洋健康旅游　养身即是对身体的养护，保证身体机能不断趋于最佳状态或保持在最佳状态，是目前海洋健康旅游最基本的养护内容和目标。如保健、养生、运动、休闲、旅游等产品或服务，旨在对海洋健康旅游消费者的身体进行养护或锻炼，满足海洋健康旅游消费者身体健康的需要。

2. 基于养心的海洋健康旅游　养心即是对心理健康的关注和养护，使海洋健康旅游消费者获得心情放松、心理健康、积极向上的心理体验。因此，养心海洋健康旅游所涉及的产品或产业主要有心理咨询、海洋休闲度假等对人心理层面产生影响的产品或服务。

3. 基于养神的海洋健康旅游　养神即是对人的思想、信仰、价值观念等精神层面的养护，旨在保证个人精神世界的健康和安逸。基于养神的海洋健康旅游业具体涉及的内容主要有安神养神产品、海洋宗教旅游、海洋艺术鉴赏等。

（三）基于关联产业

根据海洋健康旅游产品和服务在生产过程中所投入生产要素的不同，将海洋健康旅游产业分为海洋健康旅游休闲渔业、海洋健康旅游制造业和海洋健康旅游服务业三大类。

1. 海洋健康旅游休闲渔业　海洋健康旅游休闲渔业就是利用渔村设备、渔村空间、渔业生产的场地、渔法渔具、渔业产品、渔业经营活动、自然生物、渔业自然环境及渔村人文资源，经过规划设计，以发挥渔业与渔村休闲旅游功能，增进国人对渔村与渔业之体验，提升旅游品质，促进旅游者身心健康。目前休闲渔业就其表现的形态看可划分为四类：一是生产经营形态，以渔业生产活动为依托，让人们直接参与渔业生产，亲身体验猎渔活动，通过开发具有休闲价值的渔业资源、渔业产品、渔业设备及空间、渔业生态环境、以及与此相关的各种活动，主要是以垂钓、观赏捕鱼等为标志的生产经营形式。二是饮食服务形态，让人们更加贴近产地，直接品尝美味的水产品佳肴，建立起集鱼类养殖、垂钓、餐饮与旅游度假为一体的新型经营形式。三是游览观光形态，以走进海洋自然环境，结合旅游景点、综合开发渔业资源，"住水边、玩水面、食水鲜"，既有垂钓、餐饮，又能游览观景、休闲、度假。四是科普教育形态，主要是以水产品种、习性等知识性教育和科普为目的的展示形式，如水族馆、海洋博物馆等。

2. 海洋健康旅游制造业　可以分为：海洋健康旅游药业与食品，如各类药物、保健品等；海洋健康旅游装备制造业，如医疗器械、辅助设备、养老设备、海洋体育运动装备等。

3. 海洋健康旅游服务业　海洋健康旅游服务业主要由健康服务、养老服务和养生服务组成。健康服务包括：医疗卫生服务、康复理疗、护理服务等；养老服务包括：看护服务、社区养老服务、养老金融服务等；养生服务包括：美体美容、养生旅游、健康咨询等。

（四）基于资源差异

海洋健康旅游产业是资源依赖性很强的产业，根据自然资源的不同可将海洋健康旅游产业分为不同类型。

1. 海洋气候健康旅游　以地区或季节性宜人的自然气候（如阳光、温度等）条件为海洋健康旅游资源，在满足海洋健康旅游消费者对特殊环境气候的需求下，配套各种健康、养老、养生、度假等相关产品和服务，形成的综合性气候海洋健康旅游产业。

2. 海洋体育健康旅游　海洋体育旅游是指以海洋旅游资源为基础，在旅游中从事的多种身体娱乐、身体锻炼、体育竞赛、体育康复以及体育文化交流活动和旅游地、旅游企业及社会之间关系的总和。海洋体育旅游正是海洋旅游和体育旅游的结合，是一种面向海洋，充分利用和开发海洋资源，开展多样的体育活动，如海洋冲浪、帆船、游钓、海上快艇、高空跳伞、海滩球类、伞翼滑翔等富有特色、新奇刺激、参与性强的现代海洋娱乐项目，以使人们前往观摩或参与的主题旅游。海洋体育旅游以其活动主体的自主性、参与性、活动内容的刺激性、娱乐性、竞技型、活动形式的多样性以及活动效用的综合性成为海洋体育健康旅游的一个新热点。

3. 温泉海洋健康旅游　因大多数温泉本身具有保健和疗养功能，是传统海洋健康旅游中最重要的资源。现代温泉海洋健康旅游已经从传统的温泉汤浴拓展到温泉度假、温泉养生，以及结合中医药、健康疗法等其他资源形成的温泉理疗等。

4. 中医药海洋健康旅游　充分利用海洋旅游目的地优美环境和便利交通，结合当地中医药文化，以传统中医、中草药和中医疗法为核心资源形成的一系列业态集合。主要有：中医养生馆、针灸推拿体验馆、中医药调理产品，以及结合太极文化和道家文化形成的修学、养生、体验旅游等。

（五）基于健康目标要求

从海洋健康旅游在提高和改善旅游者身体健康状况中发挥作用的差异入手可划分为以下几种类型：

1. 求医疗养型　以治疗旅游者的某种疾病为目的的旅游活动，这种疾病可以是生理上的，也可以是心理上的。发展海洋健康旅游不仅能够为旅游者治疗疾病，而且还能够带来巨额收入，促进医疗卫生事业的发展。按照世界旅游组织的定义，医疗旅游是以医疗护理、疾病与健康、康复与休养为主题的旅游服务。考虑到医疗旅游与传统医疗和传统旅游的差别，在海洋健康旅游中应对旅游者进行多元化护理，加强护理人员的素质培养和医院机制改革、体制创新，开展个性化护理、多样化护理和全程护理，使旅游者的治疗、护理、生活、学习、休息被充分关怀照顾，利益和人格得到充分尊重。

2. 休闲调整型　人们虽然很少生病，但在现在社会中，由于工作压力很多人都处在亚健康状态，休闲旅游成为人们进行自我调节的重要手段，并逐渐成为旅游活动的主要形式。中国休闲经济已具备了相当规模，呈现出蓬勃发展的势头，海洋型旅游目的地成为居民休闲旅游的重要目的地。

3. 增强体质型　海洋体育旅游是指以参与或观赏体育活动为主要内容，能够欣赏高水平运动、锻炼身体、增强身体素质为目的的旅游活动。体育、旅游和健身有着天然的联系，海洋体育旅游已经成为旅游产业中增长最快的类型之一，海洋体育旅游也变得越来越受欢迎。海洋体育旅游可以划分为两个类型：观赏型和参与型。观赏型体育旅游主要是旅游者到现场观赏大型体育赛事，如帆船赛、沙滩活动，沙滩足球赛、沙滩排球赛等等而进行的旅游活动，能够在短时间内给举办赛事的旅游目的地带来巨大的旅游收入。参与型体育旅游是全民健身运动的重要组成部分，具有专业性强的基本特征，如潜水等海洋旅游项目。

4. 自我实现型　以探索未知世界、挑战身体极限、最大限度地发挥身体的潜能、追求惊险刺激为目的的海洋探险旅游。自我实现是人们最高的需求层次，而海洋探险旅游则是人们自我实现的一种有效形式。按照探险对象的不同，海洋探险旅游包括潜水、海洋洞穴探险、冲浪、航海等旅游项目。

二、海洋健康旅游开发路径

发展海洋健康旅游项目，需要合理分析客源市场、客群人群，并针对市场进行精准的业态配置。目前来看，市面上的海洋健康旅游人群不只包括老年养老人群，还包括中年养生、青少年养心、白领亚健康调整等，涵盖了各行各业各年龄段。因而，要详细分析市场，以及海洋生态环境等，设计出对接市场、历史及充分挖掘利用海洋文化资源的海洋健康旅游产品。

（一）异地养老

人口老龄化加速催生了养老旅游市场空间。预计到 2050 年，我国老年人口将超过 4 亿人，老龄化水平将超过 30% 以上。我国老年人口数量庞大，养老形势严峻，需求层次多样，全社会"健康老龄化"产生的巨大刚性需求亟待满足。老龄人对夏季避暑、冬季避寒，又适合养生的旅游产品需求旺盛，康养旅游地应针对市场需求开发长宿型（long stay）的"异地养老"产品。

（二）亚健康群体

亚健康是处于健康与疾病之间的临界状态，中医也称为未病。根据世界卫生组织研究，70%的人处在"亚健康"状态。《黄帝内经》早已提出了"不治已病治未病"的防病养生理念。亚健康人群一般不需要药物治疗，更多的是需要非侵入性、非药物性的方式来恢复身体原有的生理功能而已，主要从饮食、规律生活、身心放松、运动等方面调理，应针对其需求开发养生美食、海滨度假、海洋文娱活动等旅游产品。

（三）追求品质

追求生活品质的人群对旅游地生态环境质量、旅游文化和旅游服务配套的要求更加高。我国适合发展海洋健康旅游的地域其经济发展水平相对较高，生态环境良好，空气质量高，也是文化资源富集区域，更加适合开展高品质的海洋健康旅游产品。

海洋健康旅游产品应该遵循旅游发展规律和旅游市场的需求，分层次和成体系科学地打造，海洋健康旅游产品应分为高、中、低端旅游产品。低端产品应以环境美化、自然观光、美丽海岸为主，打造"养眼"的观光系列基础产品；中端产品应以健康养生、运动康体等为主，打造"养身"的休闲系列重点产品；高端产品应以高端医疗等为主，打造"养命"的系列特色产品。这些产品按一定的比例配置，满足多层次的康养旅游市场需求，最终把项目地打造成为海洋健康旅游目的地。

三、海洋健康旅游开发的模式

（一）健康管理模式

健康管理模式以专业的健康维护计划，实现了"健康保障"和"健康管理"的完美结合。将健康管理模式引入到海洋健康旅游开发之中，在一些海洋旅游目的地，开发者可以没有自己的医疗机构，但可以利用网络给游客带来贴心的服务。帮助游客完成寻名医、挂号及病后康复等一系列整体健康管理，即"IT + 健康 + 旅游"的新模式。以网络平台、会员制的组织形式，对游客的生活起居等一系列生活方式做出合理安排，并根据需要提供营养餐的配送、健康检查、运动健身等系列活动，从而使游客身体上获得健康维护和健康促进。它的开展可与保险公司、旅行社、医疗机构等进行合作，具体操作包括与健康保险打包合作提供体检、整体健康管理等，从而使旅游对人的身心带来影响，提供更理想的旅游项目。

（二）医疗旅游模式

医疗旅游模式是把优质的医疗服务与养生康复休闲相结合的一种海洋健康旅游开发模式，它需要一定的医疗条件和医疗技术作为支撑，同时作为一种旅游养生方式，除了需要配备一定数量和较高水平的医疗人员外，还需要具有医疗专业知识技能的导游服务，为外地甚至外国游客提供交通食宿、医疗检查和观光旅游等一条龙服务。目前泰国、印度、韩国等国家提供的这种医疗旅游一条龙服务正令越来越多的外国游客趋之若鹜，也给这些国家带来可观的经济效益，我国的海南在这方面发展也十分迅速。

（三）健身俱乐部模式

以会员形式或出售消费卡的形式，依托主打海洋旅游资源和产品，把一系列的海洋休闲运动旅游活动,特别是健身旅游项目包装组合起来形成一个整体的开发模式。这种开发模式可以旅游目的地为基地,结合自助游模式,通过海洋旅游项目的灵活组合和包装的方式,延伸至周边或近海,从而扩大健身休闲活动的地域空间,并形成吸引力较强的多样化旅游产品。

（四）养生休闲目的地

依托于龙头养生休闲旅游区与核心养生休闲旅游项目,以养生休闲为核心主题和吸引力,有相当丰度的产品支撑,具备完整的旅游产业要素构成的海洋旅游目的地。很多景区具备发展成为这种类型项目的条件,但因产品的主题定位不够凸显,产品打造的方向有所偏离,产品支撑不够,要素配套有所欠缺,以及在运营与营销上存在不足,还未形成真正的养生休闲类海洋健康旅游目的地。

（五）养生休闲旅游区

具有某类养生休闲核心主题,如温泉旅游,有基本项目和要素配套的海洋旅游景区。此类景区一般拥有较为独特的养生资源,但"养生"的具体产品还未完全将主题贯彻落实,市场目标结构和产品结构未很好地对应,生态养生旅游产品的优势没有完全挖掘出来,景区可提升的空间较大。

第四节　海洋健康旅游支持体系

所谓支持体系,即能够促进某一事物可持续发展的、具有一定结构的保证系统。海洋健康旅游支持体系指,为了促使海洋健康旅游的进一步开发及可持续发展,由政府、社会等各方面所给予的全方位的支持系统。

一、海洋旅游环境与健康

优越的生态环境是发展健康旅游关键要素之一。一般滨海地区,都拥有宜人的生态环境、舒适的气候条件,所以,许多海滨和海岛地带,具有宜居颐养的天然条件,这为滨海地区发展海洋健康旅游产业奠定了基础。

气候适宜、光照充足、清新的空气和洁净的海水,这些成为滨海或海岛居民平均寿命较长的决定性因素。良好的居住环境不仅有助于居民延年益寿,同时还有助于预防和治疗各种疾病,如哮喘、呼吸道传染病、皮肤病和关节炎等。热带海岛或海滨地带对于患有风湿类疾病和慢性呼吸系统疾病的人来说属于疗养的首选之地。

海岛、海滨一般气候适宜,气温变化不大,空气清新,阳光充足,使人体内的代谢稳定,内脏负担均衡,对人体健康有明显的促进作用;海水中含有多种特殊元素,对某些细菌、病毒有抑制作用,海水浴、泥浴和日光浴对皮肤等疾病也有一定疗效;海浪的冲击可产生大量负离子,使海边的空气中含有高浓度的负离子,这种空气具有镇痛、止咳、减轻疲劳的作用;大海辽阔浩瀚,一望无边,在海岛、海滨漫步,可涤除烦恼、开阔胸襟;海岛、海滨的空气一般受污染少,天空显得特别蓝,夜空的星星也显得特别亮,使游人产生一种宁静神怡的感觉,身心可得到彻底放松;另外,在汹涌澎湃的波涛中游泳、潜水、划艇、冲浪,可锻炼意志、陶冶情操。丰富的海洋文化旅游资源,多元的海洋休闲旅游产品,丰富的海洋康体保健旅游项目,丰富的海洋休闲娱乐养生空间,为海洋健康旅游发展提供了坚实基础。

二、海洋健康旅游项目体系

打造海洋健康旅游项目,要重点包括以下三大体系:

（一）海洋健康旅游资源

大部分的海洋健康旅游项目都以优越的海洋自然资源环境为依托。用于海洋健康旅游开发的资源大致可以分为自然养生旅游资源和人文养生旅游资源。自然养生旅游资源,包括环境、空气、水质、土质、景观、中草药资源、渔业资源等。人文养生旅游资源包括文化养生、民族医疗体系、饮食资源、医养资源等。

（二）海洋健康旅游产品

海洋健康旅游产品可以按照旅游资源的特点进行划分，大致可以分为观光养生、度假养生、养生科普教育、医疗养生、养生养老社区、渔业养生六大类型。观光养生产品可以主打海洋风光，可以主打海洋文化，也可以是两者综合，通常以生态环境、景观设计和游赏服务设施为核心要素。观光养生产品既可以是独立的养生旅游产品，也可以是其他养生旅游产品的配套，可以提升项目整体美感、艺术感。养生度假产品通常以不同形态，不同定位的海洋度假酒店为主要形式，并以特色养生餐饮和养生体验项目为辅助。养生科普教育产品通常以海洋博物馆、展览馆的形式，向旅游者普及海洋养生文化与养生知识。医疗养生旅游是相对高端的海洋健康旅游产品，主要包括专项医疗和健康管理两大主题。养生养老社区，即养老地产，是养老养生产品的主要表现形式。在养老养生社区中，规划选址的要求、景观适老化设计、交通组织的规划、规划尺度的要求、公共服务设施的建设等都是非常重要的环节。

（三）海洋健康旅游配套

海洋健康旅游配套可以从两个层面理解，一是生活配套，二是旅游休闲产品配套。当然，海洋健康旅游园区与区域养生旅游的配套内容是有差别的。生活配套，目的是为海洋健康旅游者和养老养生居住者提供便利的生活服务，主要包括居住配套，即地产和物业服务；生活服务，即环卫、安保等专业服务人员；生活设施，比如导引设施、环卫设施、停车场、银行、医院等。海洋健康旅游产品配套是为了增强海洋健康旅游产品对不同群体的吸引力，根据亲子、商务、家庭、养老、体育赛事等不同主题、不同群体配备的不同海洋旅游产品。因为一个海洋健康旅游者带来的，可能是有着不同旅游需求的家庭。

三、海洋健康旅游支持体系

从系统论角度，结合"需求与供给、旅游功能和地域旅游系统"三方面内容及海洋健康旅游的自身属性及本质特征，认为海洋健康旅游支持体系的要素构成包括5个部分：客源地支持子系统、目的地支持子系统、媒介支持子系统、保障支持子系统和环境支持子系统。其中：客源地和目的地支持子系统作为需求供给系统，处于整个支持体系的中心地位；媒介支持子系统是连接纽带，具有传播和扩散功能；正所谓无规矩不成方圆，保障支持子系统为其良性运转起了约束和激励作用；环境支持子系统处在最外层，但对海洋健康旅游的兴起、发展产生持续性影响。5个支持子系统共同维护并促进海洋健康旅游的发展。

（一）客源地支持子系统要素构成

海洋健康旅游支持体系中由实际的和潜在的海洋健康旅游者及客源地环境两部分组成的客源地支持子系统发挥着基础性作用。实际的和潜在的需求者作为海洋健康旅游的直接参与者和消费者，构成了客源地的直接需求主体，是商家争取的核心目标，但需求主体受两方面因素的影响，一方面，其背景能力（年龄、性别、可支配收入、时间等）是影响居民需求的直接因素，而另一方面，客源地环境（居民体育文化素养等）会对居民需求产生间接性影响。

（二）目的地支持子系统要素构成

目的地支持子系统作为海洋健康旅游的供给系统，历来是学术界和商界的重点关注对象，它也是海洋健康旅游支持体系的核心内容，主要包括特色资源、配套设施、区位优势和目的地环境4个子系统。特色产品包括各类海洋健康旅游特色项目吸引物，是整个支持体系中核心的核心，虽然服务不直接构成目的地吸引因素，但间接地起到提高目的地吸引力的作用；其他3个子系统，配套设施包括相关海洋健康旅游类基础设施、相关食宿、游娱等设施，区位优势包括地理位置、气候条件等，目的地环境、居民观念、文化素养等不仅构成目的地的间接吸引物，为海洋健康旅游的开发提供了上佳旅游资源,更对海洋健康旅游的发展及深度挖掘产生着不可忽视的影响。

(三)媒介支持子系统要素构成

在社会高度发展的今天,交通、信息、旅行社和营销子系统构筑而成的媒介支持子系统,在海洋健康旅游的发展过程中将发挥越来越重要的作用。其中交通子系统包括水路、空路和陆路等,主要完成需求者由客源地和目的地之间的空间转移;信息子系统承载着海洋健康旅游各要素间信息的转载与交流。信息传播媒体包括电视、广播、报刊、互联网等;旅行社一般包括客源地组社团和目的地接社团,其服务质量的高低将会对客源地需求及目的地知名度产生直接影响;在高度市场化及竞争日益激烈化的今天,营销系统,如产品的推出、市场的开拓、形象的策划等将越来越受到各商家的重视。

(四)保障支持子系统要素构成

资金、政策法规、人力资源培养和管理体制共同构成了海洋健康旅游发展的保障子系统。资金是最不可或缺的重要因素,也是海洋健康旅游发展的基础条件,资金的投入包括政府性部门投入,发动社会资金,招商引资等形式;良好的政策固然为海洋健康旅游的发展提供正确导向,但正所谓无规矩不成方圆,完善的法规体系为其持续发展创造了机遇与条件;海洋健康旅游作为以海洋康体为内容的旅游活动,海洋健康旅游专业人才的培养已经成为其发展的有力支撑点;此外从经营管理角度而言,管理体制的建设是保证其良性运作的又一支持要素。保障支持子系统各环节要素各司其职,相互联系、相互影响,为维护海洋健康旅游的稳步发展提供了有力保障。

(五)环境支持子系统要素构成

环境支持子系统包括政治、经济、文化、法律、科技、教育等要素。一则这些要素为海洋健康旅游的产生创造了适宜的条件,是海洋健康旅游的催生剂。此外,海洋健康旅游存在于既定的人类社会之中,是人类社会的一部分,就注定在发展过程中也要受到宏观环境背景的影响与作用。一般来说,政治越稳定、经济越发达、法律越健全、技术越先进,人们对海洋健康旅游需求程度会越高,海洋健康旅游发展状况会越好。其他因素,例如,文化背景、科技发展状况,教育水平高低等也会对需求、供给等其他支持子系统产生影响。

 思考题

1. 简述海洋健康旅游有哪些特征?

解题思路:海洋健康旅游是一种升级旅游产品,注重其与其他常规旅游业态相比较有着什么样的特点。

2. 海洋健康旅游有哪些功能?

解题思路:结合各种海洋健康旅游项目的功能,阐述海洋健康旅游的功能。

3. 海洋健康旅游资源可以分为哪些类型?

解题思路:从自然、人文、生物医药和食品保健等角度进行分析。

(李　锋)

第十四章 拓训旅游

第一节 拓训旅游概述

一、拓训及其发展现状

（一）拓训及其发展历程

拓训，即拓展训练（outward development），又称户外拓训（outward bound，OB），原意为一艘小船驶离平静的港湾，义无反顾地投向未知的旅程，去迎接一次次挑战、战胜一个个困难；现意指通过精心设计的活动，在人工设施和自然情景条件下，专业机构对久居城市的人们进行的一种野外生存训练；即专业机构利用崇山峻岭、瀚海大川等自然环境，引导参与者自主活动，通过参与者直接体验的方式，对其心理、人格及管理等方面进行训练，以期达到"磨炼意志、陶冶情操、完善人格、熔炼团队"的目的。

拓训是体验式学习过程，但并非体育加娱乐，它是对正统教育的一次全面提炼和综合补充。这项活动起源于第二次世界大战。当时，盟军在大西洋的船队屡遭德国纳粹潜艇的袭击。在船只被击沉后，大部分水手葬身海底，只有极少数人得以生还。英国的救生专家对生还者进行分析研究后惊奇地发现，这些生还者并不是想象中的那些年轻力壮的水手，而是那些意志坚定且懂得互相支持的中年人。经过一段时间的调研后专家们终于找到了问题的答案：这些中年人之所以能存活下来，关键在于他们有良好的心理素质。于是，专家们提出"成功并非依靠充沛的体能，而是强大的意志力"这一理念。

受此理念影响，1942 年，德国人劳伦斯成立了一家名为阿德伯威的海上训练学校。该学校以年轻海员为训练对象，利用一些自然条件和人工设施，让他们做一些具有心理挑战的活动和项目，以训练和提高其心理素质。这是拓训最早的雏形。此时，英国也出现了一种叫做 outward bound 的管理培训。该训练利用户外活动的形式，模拟真实管理情境，对管理者和企业家进行心理和管理两方面的培训。第二次世界大战结束后，outward bound 这种具有独特创意的训练方式逐渐得到推广，训练对象由海员扩展到了军人、学生、工商业者等群体；训练目标也由单纯的体能、生存训练扩展到了心理、人格、管理等方面的训练。

1946 年，outward bound 信托基金会（Outward Bound Trust）在英国成立，目的是推广 OB 理念，并筹资创办新的 OB 学校。1964 年 1 月 9 日，组成 OB 法人组织（Outward Bound Inc.）的文件

在美国起草，经过不断发展，OB 学校已经遍及全球五大洲，共有 40 多所分校。在亚洲地区，新加坡最早建立了 OB 学校，此后，日本、韩国等地也先后引进这种体验式教育模式。

将拓训在学校教育推广开来的是美国一所高中的校长皮赫（J. Pieh）。经过不懈的努力，皮赫将拓训的方法应用于学校教育中，与现存的学校制度结合起来，为教育开辟了新的思路和领域。

1995 年以前，我国没有拓训这个词，也没有将拓训应用于体验式培训的称谓中；1995 年后，"拓训"一词开始引入国内，以"拓展训练"命名的体验教育模式整合改造后也开始被国人所接受。此后，拓展训练在培训领域引起了前所未有的震撼，短短的几年时间，就已经演化成了一种具有中国特色的、以户外生存为核心的优秀训练方式，并由最初简单的场地训练向野外环境训练发展，逐渐受到外企、国企、事业单位以及教育系统的关注与青睐。1999 年，拓训和学校教育在培训活动中有了第一次亲密接触。北京大学、清华大学的 EMBA 学员开始把拓训纳入课程体系中，让学生到拓培公司参加相关活动。几乎在同一时期，中欧国际工商学院、中山大学岭南学院、浙江大学、中国工商管理学院、暨南大学等学校的 MBA/EMBA 教育中，也纷纷把拓训作为指定课程内容。进入 21 世纪以来，拓训因其独特的培训模式和新颖的培训项目而越来越受市场欢迎，其发展速度进一步加快。

经过短短二十多年的发展，相关培训机构犹如雨后春笋般地增长。公开数据显示，在国内比较正规且形成规模的拓训机构已有 300 多家，而参与组织拓训或"类拓展训练"的机构，包括户外运动俱乐部、管理咨询公司等已超过千余家。可以组织野营、徒步、漂流、登山、探险、自驾、野外生存、定向越野、攀岩速降等数十种常规活动项目。

（二）拓训的目的

拓训的最初目的是提高训练者的体能，随着拓训的不断发展，在目前的训练条件下，拓训的目的已经不仅仅局限于锻炼受训者的体能，更多的是由生存训练拓展到了心理、人格的训练，目的是磨炼受训者的心智，提升其适应环境、融入环境、在环境中相互合作的能力。

拓训属于体验式培训，所谓体验式培训，简单来说就是通过亲身经历来实现学习和掌握技能的过程。对于大多数人来说，拓训给人印象深刻的是可以玩各种充满挑战且非常有趣的活动，让人非常开心，就像在游乐场做游戏。但其实开心愉悦只是其中的一个层面，更深的教育意义在游戏的背后。拓训的真正目的不在于愉悦，而在于通过亲自参与一些类似游戏的培训项目，从中积累一些成功经验或是失败的教训，然后在培训师的引导下进行讨论和反思，从而达到自我学习和自我提高的目的，并最终将培训活动中所学、所思、所得应用到实际工作和生活中去。由于拓训这种学习方式是互动的，采用了边做边学的方式，而且是一种情景式教学，因此很刺激，也很有意义，能够让参与者真正达到掌握知识的目的，因此学习效果非常好。研究资料表明，传统课堂式学习的吸收程度大约为 25%，而要求学员参与实际操作的体验式学习吸收程度高达 75%，能更有效地将资讯传授给学员。拓训自从问世以来，很快就在全球范围内迅速流行起来，这种教育理念越来越为人们所接受和重视。

（三）拓训的特点

相比于体育训练和娱乐活动而言，拓训有其独特的特点。具体而言，主要体现在以下几个方面：

1. **重在体验**　传统的教育培训理念认为，提高个人素质的手段，就是通过各种课堂式教学来帮助学员掌握新的知识和技能。而以体验、分享为教学形式的拓展训练与传统培训模式最大的不同在于，它并不单纯地灌输学员某种知识或训练某种技能，而是设定一个特殊的环境或场景，通过看、听、行动、体验、分享、交流与总结相结合的"立体式"培训，让学员直接参与整个教学过程，并通过小组讨论、角色模仿、团体互动、脑力激荡等方式让学员在体验中学习、在分享中领悟。

2. **投入为先**　每一位参与拓训活动的成员，都不是以旁观者身份观看别人如何参加并完成项目，如何评价别人的优劣好坏；而是要求每一位学员以亲力亲为者身份，在拓训教练的带领下，全情投入、全程参与、全心体验活动。也就是说，投入是拓训的主要特点之一，只有全情投入，团队才能达成最终目标。在此过程中，个人也才能获得最大利益、实现最大价值。

3. **挑战自我**　每一个拓训项目都是在吸收了国外先进经验的基础上，根据国内市场要求和学员自身需要，经过拓训教练精心设计打造出来的，都具有一定的挑战性、思想性和技术难度。它不仅考验学员的技巧和勇气，更考验学员的意志和心理。尤其是对心理的考验更为突出。训练过程中它不仅要求学员克服正常的心理障碍，而且还需要学员向自己的能力极限挑战，跨越"心理极限"，实现能力突破。

4. **熔炼团队**　每一个拓训项目的设计其出发点都是为了考验团队的智慧、力量与合作精神，其目的是培养学员积极、乐观的生活、工作态度与团队合作精神。因此，它要求每一位学员既要充分发挥自己的聪明才智，同时也要顾及团队的合作需求，要求每一位学员从大局出发，体验团队的伟大力量，增强团队成员的责任心与参与意识，树立相互配合，相互支持的团队精神和群体合作意识。

5. **自我教育**　拓训不仅有利于培育团队合作精神，同时，也是实现自我培养和自我教育的有效途径之一。拓训是一种将体育训练与团队协作训练结合起来的活动项目，它能使学员在活动参与过程中得到教育和锻炼，使其自身的潜能得到充分开发，这对于培训其心理素质、精神意志以及人际交往能力、沟通能力和团队意识等，都有着十分重要的作用。

（四）拓训的发展形势

经过近百年的发展，拓训活动已日渐走向成熟。无论是训练项目、训练内容，还是训练形式，都可谓丰富多彩，且成效显著，已成为当今世界团队训练的新模式。在一些经济发达的欧美国家，拓训市场有着广阔的发展前景。在中国，拓训则刚刚起步，无论在理论研究还是实践领域都处于发展的初级阶段，还有很多工作要做，很长的路要走。但就未来发展前景和发展趋势而言，拓训活动则让人充满遐想与期待。

拓训一般以特定集体、团队为目标市场，相对于普通体育锻炼而言，拓训项目更偏重于团队的熔炼与个人挑战。正因为如此，拓训项目逐渐得到众多单位、企业、学校的青睐，市场发展前景乐观。近年来，随着相关经营主体和类似经营项目的日益增多，拓训市场竞争也变得越来越激烈。就目前来看，和拓训可能发生竞争的相关项目主要有：特色旅游、军旅培训、商务休闲、企业内训、素质教育等。

旅游是一个发展相对成熟的行业，同时也是一个与时俱进的行业，市场竞争异常激烈，传统旅游产业由于进入门槛低、利润薄、产品的同质化严重，发展前景不容乐观，属于典型的"红海"行业，因此多元化及特色化旅游产品的发展势在必行。为了寻求突破，当前很多旅游公司推出了拓训和旅游相结合的特色旅游项目，即在旅游的同时，穿插一两个业余级别的拓展培训活动，目前这一类的项目逐渐在演变成旅游的新宠。军事拓训是结合了军事体验和拓展培训两者优点的一种新型体验式培训活动，大多和军训、打造纪律性团队和强调执行力有关。商务休闲的目的是放松身心，强调的是休养的氛围与环境，与拓训有较大的区别。企业内训的目的与拓训有些类似之处，都是为了激发个人潜能、培育团队合作精神等；在活动过程中也会穿插一些类似拓训的项目，其区别主要在于两者的活动场景有较为明显的差别。企业内训可能选择在室内完成，也可能选择在户外完成；而拓训则必须在拓训基地完成。素质教育既强调理论教学，也强调实践锻炼；而拓训则强调体验、分享与参与。

面对市场竞争的日益激烈和社会机构不断要求创新的压力，未来拓训必将发生大变革。任何一家拓训公司要想在激烈的市场中分一杯羹，唯一要做的就是要针对不同的客户需求，在分析其成员组成和团队成员性格的基础上，针对数据分析开展活动方案的设计。总之，拓训不是旅游和游戏，也不是单一军训和说教，未来必定会向形式多样的体验提升方向发展。

二、拓训旅游及其特点

（一）拓训旅游的概念

拓训旅游，又称为体验式旅游。是一种将拓展运动、拓展培训与旅游活动相融合，以个人参与的非比赛型体育运动、探险、猎奇等内容为主体，以寻求刺激或征服自然为目的的旅游形式。简言之，拓训旅游＝旅游＋参与＋挑战。参加这种旅游既可体验到拓展运动的惊险刺激与挑战，又可以借助拓展运动的特殊工具及技能观赏到一些常规旅游观赏不到的风景，体验到常规旅游所体验不到的感受。相对于普通旅游而言，参与者有着更大的活动选择和自由空间。

它以旅游为依托，但又不同于纯粹的休闲、观光、娱乐游。它以团队拓展训练的形式，通过集体游玩、集体体验、集体学习、集体分享、集体交流的方式，将拓展训练与旅游业有机结合起来，让游客在享受人文自然风光、强身健体的同时，通过体验一个个富有趣味性、思想性、刺激性和挑战性的拓训项目，在自然开放的氛围中实现身体和心理的双重放松，从而达到"磨炼意志、陶冶情操、完善人格、熔炼团队"的培训目的。这种集体游玩、集体体验、集体学习、集体分享、集体交流的旅游模式，就是"拓训旅游"。这种旅游方式很新奇也很有意义，尤其适合家庭、企业、团体、学生班级的活动体验。通过丰富多彩的拓训活动，可使旅游者的为人处世能力在旅游中得到提升，在升华中得到成长。在此过程中，旅游者得到的不仅仅是游玩的乐趣，更能体验突破自我的成就感，感受到和谐团队的无限创造力。

（二）拓训旅游的意义

对于企事业单位和社会团体而言，拓训旅游兼具个人挑战和团队熔炼的功效。拓训旅游给集体、团队间的感情交流铸造了一个轻松的平台，同时更加利于通过该项目彰显团队文化，促进各部门、各单元的相互沟通。拓训旅游让每一名参与人员都融入集体文化中，主动沟通、默契配合，极大地提高了工作效率。拓训旅游还能促使旅游者认识到集体协作的重要性，促使其以全新的精神面貌和更高的热情投入工作。因此，无论是对于个人还是团队而言，拓训旅游均可谓意义深远。具体而言，主要体现在以下几个方面。

1. 有利于提升个人心理素质　拓训旅游是一项旨在帮助企事业单位、社会团体提升其成员核心价值的体验式旅游训练活动。通过训练，能够有效地挖掘学员的潜能，使其敢于面对和跨越自身心理障碍，增强自信心，提升和强化其心理素质；克服心理惰性，磨炼战胜困难的毅力；帮助企事业单位及社会团体成员建立高尚而尊严的人格；同时让团队成员能更深刻地体验个人与企业之间、上下级之间、成员与成员之间唇齿相依的关系，从而激发出团队更高昂的工作热忱和拼搏创新的动力，使团队更富凝聚力和创造力。

2. 有利于增强游客间的信任　拓训旅游设计了大量考验个人意识品质的项目，但这种考验并不单纯关乎个人得失。当一个从未接触过拓训旅游的旅游者站到十多米高的高空站台，需要奋力一跃抓住前方的单杠时，在没有团队成员的帮助和鼓励下，他所面临的挑战可想而知，这需要他付出相当大的勇气。但如果他的队友就在他的下方，挥舞旗帜，高声呼喊为其鼓劲加油，这必定能给其无限的勇气。在这里，团队的支持对于个人的自我突破产生了决定性的影响，通过队友的鼓励和保护，参与者能体会到团队相互支持的重要性，从而意识到自己的进步离不开团队的信任和支持。这是个人价值实现和团队精神塑造的完美结合。

3. 有利于激发旅游者的挑战意识　现代社会是一个高度人际互动的社会，是一个团队英雄主义的时代。如何实现团队的整体优势和优势互补？在这个生活节奏越来越快、社会分工越来越细、工作压力越来越大、人与人的情感交流越来越困难的竞争环境中，企业、组织和个人更需要团队。拓训旅游糅合了高挑战和低挑战的元素，旅游者从中在个人和团队的层面，都可透过危机感、领导、沟通、面对逆境和辅导的培训而得到提升。拓训旅游强调旅游者去"感受"学习，而不仅仅在课堂上听讲。

4. 有利于挖掘旅游者的潜能　拓训旅游的火爆发展,实实在在验证了体验式培训的效果,在看似简单的游戏背后,有非常深刻的心理学基础。拓训旅游通过巧妙设置行为情境,创造出一种无法依赖已有经验的环境,在陌生且有挑战性的环境下,人们更倾向于向别人寻求帮助,努力与团队协作来完成任务。心理学家米德尔布鲁克指出,当人们意识到不能单独完成一项任务,或者通过多个人的共同努力可以更顺利地完成一项任务时,就倾向于组成团队并愿意证明自己对于这个团队的价值。团队成员在这样的环境下,期望得到正面评价的动机被激发,他们渴望获得别人的尊重、信赖和高度评价,从而带来行为效率的明显增加。根据经典的马斯洛需求层次理论,人对低级需要的追求是有限的,一旦得以满足便不再成为人们行为的积极推动力;而人们对高级需要的追求则是无限的,希望得到尊重的需求和自我价值实现的需求,正是处于高级需求最顶层的两种需求。对高级需要的追求可对人的行为产生持久的激发作用和巨大的推动力。

5. 有利于培育团队合作精神　拓训旅游是一套塑造团队活力、推动组织成长的不断增值的训练课程。是专门配合企事业单位、社会团体等进行团队建设需要而设计的一套户外体验式模拟训练,是当今欧洲、美洲及亚洲大型商业机构所采纳的一种有效的训练模式。其训练内容丰富生动,寓意深刻,以体验启发作为教育手段,游客参与的训练将成为他们终生难忘的经历,从而让每一系列活动中所蕴含的深刻的道理和观念,能牢牢地扎根在团队和每个游客的潜意识中,并且能在日后的工作合作中挥发应有的效用。

6. 有利于增强团队的凝聚力　在拓训旅游过程中,游客在完成任务的同时,体验到了成功来源于同伴的帮助与支持,这让游客在团体中体会到一种找到归宿的认同感,会为所在的集体骄傲。训练过程中产生了大量近距离交流和身体接触,以一种非常原始但却强烈刺激的方式增加彼此的了解和信任,人与人之间的关系拉近了、信任更加增强了。这有助于减少团队内部的分歧和不良竞争,经过这样的团队建设后,团队的凝聚力会进一步增强。

（三）拓训旅游的资源

与常规旅游资源相比,拓训旅游资源具有原生性和奇险性两个方面的明显特点。我国旅游资源丰富,经过近几年有针对性的开发,以及对景点、线路的梳理,已形成了许多各具特色的旅游项目和旅游景点,其中特别适合开发拓训旅游的资源有:

1. 洞穴　洞穴是我国旅游资源的重要组成部分,据初步统计,目前我国已开发的旅游洞穴已接近400处,成为世界上旅游洞穴最多的国家。我国的旅游洞穴景观丰富多彩,各具特色。贵州的织金洞以景观恢宏、壮丽名扬海内外;重庆武隆芙蓉洞则以景色新奇多样为特色;重庆丰都的雪玉洞则是一个"冰雪世界"。洞内奇观令旅游者流连忘返,令科学家浮想联翩,而洞穴探险在近年来更是日益受到旅游者青睐。借助这些洞穴旅游资源可以开展洞穴探险、新人融入等拓训旅游项目。

2. 森林　我国从南到北跨越五个气候带,海拔高差达8 000多米,不同的气候、地貌和水热组合条件,孕育了风光旖旎的森林风景资源。我国的森林公园不仅数量多,而且各具特色,包括山岳、海滨、沙漠、冰川、溶洞、火山、草原等多种森林生态景观和丰富的动植物资源。利用森林资源可以开展绝地求生、森林定向、断桥飞跃、空中单杠、逃生墙、情侣挂索、凌空漫步等拓训旅游项目。

3. 怪石奇峰　我国自古就有泰山之雄壮、华山之险峻、黄山之秀丽、雁荡山之奇绝,怪石奇峰不胜枚举。这些怪石奇峰适于开展绝壁攀岩、绝壁速降、挑战自我等一系列拓训旅游项目。

4. 江川溪流　扎筏、游泳、龙舟、潜水等都是利用江河资源开展的水上项目,如抢渡大渡河、竹筏竞赛、单桶飞索、凌波双燕等。广东惠州龙门县的香溪堡旅游区以"溪河竹筏漂流、古堡探幽、竹林乐园"等项目为特色,开展集知识性、娱乐性、趣味性、参与性于一身的拓训旅游活动。游客可选择乘竹筏或橡皮艇漂流,饱览沿河两岸的异景奇观,参与和观赏"河中抛网捕鱼""竹笼取宝"等饶有兴味的拓训活动。

5. 沙滩　我国海滨资源丰富,适于开展多种拓训旅游活动,如大脚板(只有齐心协力才能顺利向前)、踩高跷(考验平衡能力)、沙滩足球(包括连体足球、轮胎足球、信任足球)、沙滩排球、沙滩毽球、心悬天平(只有足智多谋、配合默契才能保持天平平衡)、军事墙(考验体力和胆量)、趣味滑索、障碍赛跑、平衡木、跳方格、丢沙包等。

6. 山地   适于开展定向越野、远足露营、登山攀岩、野外生存等项目。定向越野也被称为聪明人的运动、狡猾人的赛跑,它是将 21 世纪最受注目的时尚运动——定向运动融入团队拓展训练之中,借助指南针、地图、按照既定路线寻找目标的一种集娱乐、野外知识、识图能力培训、熔炼团队为一体的运动,游客可在青山绿水间展现自我、寓教于旅。

（四）拓训旅游的实施条件

1. 有一支经验丰富的教练队伍   教练或专业指导教师是拓训旅游区别于其他旅游形式的主要特征。他们具有专业的危险防范能力,能在行程当中提供必要的专业指导,并在游客的拓展或体验之后,从深层次总结与升华行程安排的意义。

2. 有一批训练有素的导游人员   导游是旅游业的灵魂与形象代表,在拓训旅游形式中,要求导游热爱生活、勇于发现、长于体悟、擅长沟通,具有较深的专业功底与文化素养,并对所带领的拓训旅游项目非常了解并具有丰富的工作经验。

3. 有一支特定的旅游团队   所谓特定的旅游团队,是指游客群体必须具备某种共性,比如,要么年龄相似,要么背景相似,要么报名目的相似或属于同一团队。另外,还要求具备一定的身体素质,以适应拓训旅游项目的需要。

4. 有一份可靠的安全保障   其中除了对教练与导游队伍的要求外,还要从以下几个方面做好工作:①对活动所需安全设施的配备、检验、完善与维护:设施的配备、安装与检验应该符合国际标准,设施的完善与维护应该形成制度化与规范化;②通过对游客的专项培训与指导,确保游客明了拓训旅游项目的目的与意义,熟练掌握项目所需技巧与注意事项,并对所处环境的状况与变化有明确的认识;③给每位参加者购买人身意外保险。

5. 有一批合格的项目设施、场地或道具   拓训旅游不仅需要山川湖泊、怪石奇峰等自然资源,同时还需要配备开展项目活动所必需的各种设施和道具。不同的拓训旅游项目,需要配备不同的项目设施、场地和道具。因此,团队在开展拓训旅游活动时,可根据项目内容适量设置与选择,无需千篇一律。

（五）拓训旅游的特点

相比于一般旅游和培训而言,拓训旅游具有挑战自我、高峰体验、熔炼团队等几个方面的明显特点。具体而言,体现在以下几个方面:

1. 主动参与性   拓训旅游的线路和项目的设计都是以体能活动为依托、以思想开发为引导、以意志锻炼为目的,引发的认知活动、情感活动、意志活动和交往活动有明确的操作过程。这个旅游过程要求旅游者全身心投入,综合开发其整体素质。整个培训过程旅游者都必须是活动的重心,旅游者通过自己身体力行的活动来感受和体会,并从中悟出道理。培训师的讲解都是基于所有旅游者回顾的基础上展开的,而不是单向的阐述。这样的学习方式充分保证了旅游者的投入程度。

2. 极限挑战性   信任背摔、齐心协力、无敌风火轮、穿越电网、能量传输、空中天梯、空中抓杠、真人 CS、攀岩、空中断桥、毕业墙等,这些拓训旅游项目看似非常简单,但其实绝大多数都具有一定的难度,存在不同程度的冒险性和挑战性,在旅游者开展活动的过程中需要不断拿出勇气、集中精力、积极思考。这些挑战可以让旅游者发挥最大潜力,感受到绝处逢生的喜悦。表现在体能考验、意志考验和心理考验上,需要旅游者向自己的能力极限挑战,活动的最终目的是要旅游者跨越“极限”,挑战自我、突破自我。

3. 项目群体性   拓训旅游最核心的部分就是它的团队性。对于大部分需要团队协作才能完成的项目来说,只有形成团队后拓展训练才能正常开展,而对于一些需要个人完成的项目而言,同样需要同伴的鼓励受训者成功完成个人项目的机会才更大。有些拓展训练基地在接受报名时甚至会对报名人数作规定，因为其众多项目都需要团队间的信任、鼓励和认可，在相互认识或彼此有关联的学员中开展更利于活动的展开，也更有助于保障学员的安全性。

4. **个性展示性**　拓训旅游过程中，旅游者通常被分成若干个小组，每个小组通过培训师的调动充分融合，由于活动本身都面临挑战，许多项目需要大家忘我的合作才能完成。强调集体合作的目的就是要力图使每一名旅游者竭尽全力为集体争取荣誉，同时从集体中吸取巨大的力量和信心，在集体中显示个性。

5. **自我教育性**　在参与旅游活动中，教员只是在课前把课程的内容、目的、要求以及必要的安全注意事项向旅游者讲清楚，活动中一般不进行讲述，也不参与讨论，充分尊重旅游者的主体地位和主观能动性。即使在课后的总结中，教员也只是点到为止，主要让旅游者自己来讲，以便达到自我教育的目的。

6. **能力提升性**　通过拓训旅游，旅游者以下几个方面的能力可得到显著改善：锻炼体能，减轻压力，增强心理素质，形成乐观的人生态度；认识自身潜能，增强自信心，改善自身形象；克服心理惰性，磨炼战胜困难的毅力；启发想象力与创造力，提高解决问题的能力；认识群体的作用，增进对集体的参与意识与责任心；改善人际关系，学会关心，更为融洽地与群体合作；学习欣赏、关注和爱护大自然。

三、拓训旅游和相关项目的区别

（一）与传统旅游的区别

传统旅游是一种标准化、程序化的旅游形式。旅游线路、食宿地点、旅游项目甚至旅游价格都是事先预定和安排好的，缺乏灵活性，对旅游者、旅游组织者甚至导游人员的素质要求不是很高。同样，最终给旅游者留下的印象也不会很深刻。拓训旅游则不同。拓训旅游和传统旅游虽然都是户外活动，它们之间有着天然的联系，但作为一种新的旅游模式，两者又有着明显的区别。

从实际操作或理论分析的角度来看，拓训旅游有别于休闲、观光、度假等传统旅游的主要特征，在于其旅游生态环境和文化环境的原始自然性、旅游项目和旅游线路的新奇探险性以及旅游形式的自主参与性。具体而言：

1. **追求目标不同**　传统旅游看重的是旅游目的地的景致以及这个地方的文化和风俗习惯，其目的主要是为了通过观光休闲、游山玩水的方式，让旅游者放松心情、开拓视野、增长见识和增进情感。而拓训旅游则不局限于观光休闲、游山玩水，它更注重旅游的过程体验。好山好水只是给拓训旅游提供了一个更优美的环境，体验各种具有思想性、挑战性、刺激性和创新性的活动项目才是拓训旅游的核心所在。它更强调游客的主动性和参与性，其目的主要是为了让游客们增进团结、磨炼意志、体验快乐，像野营、徒步、江河漂流、高山探险、自驾游等，参加这类活动的目的就是锻炼旅游者的意志，体验参与过程带给他们的喜悦。

2. **发挥作用不同**　单纯的旅游有助于增进情感，但其作用通常仅限于人际关系层面。拓训旅游则不然。它可以让游客在享受自然风光、放松心情、减轻压力的同时，通过体验一系列精心设计的户外活动训练课程，使其心理素质、人际交往能力、沟通能力、团队意识等都得到提高。拓训旅游不仅能满足旅游者最原始的休闲放松需求，而且可以使旅游者的身心在旅游过程中得到锻炼、体验与成长；它不仅可以避免旅游的单调疲劳与拓展培训的枯燥乏味，又能满足旅游者的多项需求；既能挖掘游客潜能，又能提高其身心素质。

3. **产生功效不同**　同样是走到户外，拓训旅游更强调大家的主动性和参与性，利用景区的自然环境和各种人工创设的情境，让游客在享受那份"结庐在人境，而无车马喧"的平静的同时，通过有惊无险的情景游戏、动感十足的拓训项目，引发游客对积极人生的关注与思考，找回工作与生活中那份久违的激情，让其在各种精心设计的活动中解决问题、应对挑战。这是一个体力与脑力活动相结合、个人挑战和团队合作相结合的过程。对游客而言,参与这些活动不仅能激发个人的勇气、力量和潜能,还可以加强团队成员间的默契、沟通和热情,体现"众志成城"的协作精神。

4. 参与形式不同   常规旅游多是旅行社已经安排好了线路或项目,旅游者只能从中进行选择,没有办法按照自己的意愿来改变行程,处于被组织、被安排的地位,没有自主性,而且旅行社所提供的线路也多是一些常规线路,各家旅游组织机构都在经营的项目,选择面非常窄。而拓训旅游正好弥补了常规旅游的不足。拓训旅游依托陌生的人文环境及地域特征为旅游者展开一系列的休闲、娱乐、学习、体验等的全新旅游模式。在旅游过程中旅游者由被动接受变成了主动参与,通过参加各种新颖、刺激的旅游活动项目,让游客主动去学习、思考、锻炼,达到与旅游客体"你我不分、情景交融"的独特感受。

5. 消费结构不同   传统旅游者的消费一般集中于食、住、行、游、购、娱等六个方面,拓训旅游者的消费则主要集中于购买旅游装备和服务方面。为了保证旅游过程的安全,拓训旅游者需要为旅游的实现购买一些必备的装备,同时还需要花费较高的费用聘请专业的导游人员;而在食宿方面的消费则通常要比传统旅游小得多,甚至因为住自带的帐篷而不发生住宿费用,这完全不同于传统旅游的消费结构。此外,拓训旅游的消费支出通常也要比传统旅游要大。

（二）与一般体育活动的区别

作为一种体育运动,拓训旅游与一般体育活动一样,都是在自然环境中进行的或直接与自然环境相联系的运动项目,它们都具有审美性、异地性和流动性特征。但值得注意的是,拓训旅游同时还具有参与性、专业性、挑战性、健身性等拓展训练所必备的一些特征。此外,两者虽然是以户外活动为载体,但无论是训练目的,还是训练手段,两者都有着明显的区别。

首先,就训练目的而言,体育是以强身健体和竞技为核心目的的活动,而拓训旅游则并不强调身体能力的储备与提升。它所注重的是如何通过人与大自然的交流彻底放松旅游者的身心,其主体是快乐轻松的拓展训练,使旅游者在旅游过程中回归自然,陶冶身心,获得新的文化积累和健康,并带给其极度的刺激与挑战。当完成这一刺激和挑战后,旅游者那种从心底渐渐涌出的成就感和满足感是无与伦比的。这种感受不身临其境很难体会到。当人们身心疲惫的时候,最好的恢复方法就是走进大自然,到山之巅观云,到海之滨听涛,在天地之间吸取大自然的力量。

再就训练手段而言,体育活动通常以重复性强化训练为形式,拓训旅游则通常借助轻松自然的野外环境,通过时尚前沿的体验式学习模式,让旁观的旅游者变成了旅途中的参与者、主体活动的表演者,在旅游过程中加入了寻求刺激、崇尚冒险、探索自我的一系列富有挑战性的活动。同时,拓训旅游以限时完成任务为标准,要求团队成员共同解决问题。

（三）与娱乐项目的区别

拓训旅游多是由一些能够提高人们反应能力、团队协作能力的小游戏组成,因此能够令人感到非常愉快,就算是最害怕体能训练,久坐桌旁忙于案牍的人,也能过得非常开心,具有很强的娱乐性和趣味性。但拓训旅游的主要目的并不是为了娱乐,而是有其独特的目的。这一点与娱乐具有明显的区别。娱乐的一个突出特征通常就是没有明显的目的,解决的是心理上的某种满足感。而拓训旅游的某些项目恰恰是以克服心理障碍,完成心理挑战为目标。其中更多的内容会侧重于团队建设,这一点完全有别于娱乐。

第二节　拓训旅游的主要类型和健康效益

一、拓训旅游的分类

以主题为标准,拓训旅游大致可以分为青少年素质培养型拓训旅游、团队建设型拓训旅游、家庭亲情培养型拓训旅游、成功者心理素质培养型拓训旅游等几个类别。

（一）青少年素质培养型拓训旅游

青少年素质培养型拓训旅游相对来说是目前市场上最具潜力的一种拓训旅游模式，中小学生和大学生是该类培养模式的选择主体。首先就中小学而言，目前应试教育带来的种种弊端已经暴露，家长们越来越重视孩子的身心健康教育，望子成龙的心情迫使其不得不选择有别于传统教育方式的拓训教育方式培养孩子。再就大学生而言，面对竞争日益激烈的就业市场和社会生存空间，越来越感受到提升自身能力的重要性，他们希望体验式培养能很快适应社会、树立信心、超越自我，并最终被用人单位所赏识。当今社会，青少年的素质拓展培养市场前景广阔。

（二）团队建设型拓训旅游

选择团队建设型拓训旅游的主要是大型企事业单位。之前企业对员工的培训主要是针对专业技能方面，属于"灌输"式培训，也包括一些企业理念、团队合作技巧等，但效果不是十分理想，对员工的启发不大。自从 1995 年拓展训练引进中国，它就像星星之火，迅速燎原。这种短期的集中封闭式训练不仅能使团队精神迅速升华，而且能使团队成员的工作效率显著提高。它所传播的精神就是：融入团队、激发自尊、关心他人、改变自我、放眼未来。这部分市场的拓训旅游产品需要具备一定管理经验的专业人士担任教练，导游也需要具备高素质，客户是一个群体组织而非单个个体，在活动前期必须对企业团队做调研分析，活动结束后跟踪访问，进行比较观察，对拓展效果进行评估，强化活动效果。该模式借助自然景观以及场地设施，把拓展训练与旅游完美结合，属于以拓展为主的拓训旅游形式。

（三）家庭亲情培养型拓训旅游

家庭亲情培养型拓训旅游意在缓和家庭矛盾、培养浓郁的亲情氛围，如目前生态健身游市场已经开发出的"亲子感情游"。客户是小群体，不需要教练指导，只需给他们一定的私人空间和训练设施，突出娱乐性、互助性，营造和谐快乐的氛围。是一种以休闲旅游为主、拓展为辅的拓训旅游形式。

（四）成功者心理素质培养型拓训旅游

成功者心理素质培养型拓训旅游属于拓训旅游的高端市场，其客户群主要是工作经历丰富、事业稳定、具有一定社会地位的成功人士。他们渴望能够在工作中进一步超越自我，跨出工作误区，实现更大的自我价值。因此，项目的设计要走精品战略。首先要配备高素质的专业教练，有一套丰富完备的理论为支撑，点评更加深刻、细致。场地的选择也应谨慎，要免于受到外界干扰。项目的设计应富有挑战性，有助于实现自我超越，如"高空跨越""空中抓杠""盲阵"等，都可以帮助受训者认识到平时工作中忽视的缺点。

二、拓训旅游的常见项目

（一）项目分类

经过二十多年的不断发展，我国拓训旅游逐渐走向成熟，形式多种多样，项目更是丰富多彩。按学习目的来分，有沟通项目、激励项目、合作项目、挑战项目、创新项目、解压项目等。这些项目按照活动开展场所的不同，又可分为高空项目、场地项目和情景项目三大类，每一类下面又有数十个不等的项目。

1. 高空项目 高空项目是指借助高空设备、设施完成的具有高强度挑战性的拓训旅游项目。相关项目主要有：高空断桥、垂直天梯、空中单杠、合力过桥、悬崖速降、牵引横越、沿绳下降、飞越泸定桥、极速过山车、天使之手、高空滑索、跨越大峡谷、悬降塔、攀岩速降、跨越高网、网攀架、跨越巅峰、伞翼滑翔、飞行转轮、高空相依、高空吊桩、软梯、缅甸桥等。

2. 场地项目 此类项目主要是在名胜风景区开辟一块固定的场地，为培训或体验的旅游者开展一系列的活动。利用各种训练设施开展各种团队组合课程及心理训练活动。主要项目有：信任背摔、无敌风火轮、逃生墙（毕业墙）、挑战 5 分钟、穿越电网、时速极限等。

3. 情景项目　情景项目又分为野外项目和水上项目。

野外项目主要是利用风景区的独特环境进行一些冒险性野外活动，包括高山项目和原野项目两大类。相关项目主要有：齐眉棍、孤岛求生、真人CS、心心相印、一统天下、露营等。

水上项目则是利用江河湖海等水域环境为旅游者开设一些刺激性水上项目活动。相关项目主要有：雷阵取水、高台跳水、扎筏等。

上述项目按参与形式不同，又可分为个人项目和团体项目。其中，信任背摔、高空断桥、空中单杠等属于个人项目，这些项目本着心理挑战最大、体能冒险最小的原则设计，旨在训练和考验旅游者的心理承受力；而像荆棘排雷、野外生存、漂流等，则属于团体项目，这些项目以改善旅游者的合作意识和受训集体的团队精神为目标，通过复杂而艰巨的活动项目，促进旅游者之间的相互信任、理解、默契和配合。

（二）主要项目简介

1. 高空断桥　又称断桥。这个项目就是在距离地面10m高空设一座独木桥，而这个桥的中间却是断开的，断处相距约1.5m。要求所有参训游客爬越10m高的高空后，从一侧迈到另一侧，再从另一侧迈回来，最后原路返回，要求队员完成两次跨越。

活动目的：通过活动提高旅游者的灵活性，增强其面对挑战时应具备的生存能力和适应能力，从而提升其综合素质和无限潜能。具体而言，就是要求其面对困难时能克服紧张情绪和心理障碍，战胜恐惧心理，增强自我控制能力；建立突破自我、挑战困难的自信心与勇气；学会用平常心对待严峻挑战，增强决断力；培养旅游者勇于进取、勇于创新的素质。

2. 垂直天梯　垂直天梯也叫巨人梯。这个项目要求架一个10m或更高的天梯，旅游者随机搭配，两人一组，要求队员从距离地面1m多高的第一根大圆柱爬起，柱子间的距离逐渐加大。攀爬的过程中，任何人不能借助两边的绳子以及保险绳。这是一个需要两人共同挑战和团队配合才能完成的项目。项目具有一定的难度和心理冲击力，相对需要消耗较大的体力。

活动目的：通过活动告诉旅游者，想要获得新高，就需要互相帮助，既要有甘为人梯的精神，也要做到吃水不忘打井人；体会互相鼎力合作对于成功的重要性；启发旅游者不断创新，挖掘新的方法，体会方法是成功的关键；通过互相鼓励，互相保护，体验队员间彼此信任，互相负责的团队精神。

3. 空中单杠　该项目需要搭建一个高8～12m的专项训练架，准备长25m、直径105mm动力绳两根；丝扣铁锁4把，钢索4把；长的绳套2条，手套4双；8字环或ATC（下降器）两个。旅游者穿戴好保护装备，接受队友激励由地面通过立柱扶手爬到顶端，通过自己的努力，站到立柱顶端的圆台上站稳后两手侧平举并大声地问自己的队友和保护员："准备好了吗？"当听到"准备好了"的回答之后，自己大声喊"1、2、3"，同时奋力跃出，双手虎口抓向单杠，完成之后松开双手在保护绳的保护下慢慢回到地面。这是一个以个人挑战为主的项目，它属于高心理冲击的跳跃类项目，整个过程需独立完成。机会就在眼前，经过努力纵身一跃抓向它，不管是否抓住都无怨无悔。

活动目的：培养学生克服恐惧、勇于挑战的信心；学习用积极的心态去争取和获得机会；增强团队精神，面对困难时要互相鼓励、互相帮助；在生活中，要争取积极向上，当有机会出现时，要尽力去争取，只要努力过，不论成功与否，至少无怨无悔。

4. 合力过桥　该项目需要架设一个专项训练架，并准备长25m、直径105mm动力绳两根；丝扣铁锁4把，钢索4把；全身安全带2套，半身安全带2套，头盔2顶；8字环1个或ATC两个；60cm绳套2条和足够数量的手套。学员穿戴好保护装备，接受队友激励后，由地面通过扶梯爬到起点，做好准备通过三块宽30cm，不同长度摇晃不平衡的吊板，其他学员分组抓住吊板垂下的绳子，掌握平衡，让高空的学员顺利通过。通过之后从另一侧扶梯爬下、休息，直到下一位学员挑战完成后参加保护。这是一个典型的个人挑战与团队挑战相结合的项目，个人挑战的成败除了自身的努力外，团队的支持起着至关重要的作用，想要成功最佳的方法就是融入团队。相信队友，目标一致，相互配合，不怕困难才是获胜的关键。合力过桥也经常作为拓训旅游团队建设初期的项目让学员投入其中，感受生活中的每一步都与许多默默支持自己的人分不开。

活动目的：训练团队内部的相互信任；增强学员克服恐惧、勇往直前、挑战自我、激发潜能的勇气；增强团队意识和面对困难时互相帮助的精神；培养学员换位思考的意识；以积极的心态去争取和获得前进的动力；挑战顺序与团队的组织方法的关系。

5. **悬崖速降**　它起源于瑞士，盛行于欧美。是很多极限爱好者喜欢的运动，有时在城市高耸的建筑物上也会看到有人挑战这项运动。上去不易，下来也是对勇气的一种考验。拓训旅游过程中，通常会选择崖面平坦、高度适合的崖壁，用专业的登山绳作保护，由崖壁主体沿绳速降而下，从崖顶下降到崖底。主要装备为基本的登山装备，如安全带、铁锁，下降器、绳索、头盔、手套等。活动开展时，用一根主绳，上面装有一个下降器和一个8字环，由速降者自己控制，起着决定下降速度的作用；一根保护绳，系在速降者腰间，由崖顶工作人员操作，起到保险绳的作用。速降更重于娱乐性，是适合于普遍开展的大众户外休闲运动。

活动目的：挑战自我，克服恐惧意识，培养自信，用积极的心态去面对工作和人生的挑战，让学员发现自己身上的潜能，并发挥到极致；培养团队意识和面对困难时的互助精神。

6. **信任背摔**　游戏人数：12～16人；需要器材：束手绳、背摔台；游戏时间：30min左右。参加实施的队员，两手反交叉握拢弯曲贴紧胸前，两脚并拢，全身绷紧成一体，笔直地从1.6m的平台上向后倒下，而其他队员则伸出双手保护他。后倒时，头部内扣，身体不能弯曲，两手不得向外打开，参加保护的队员，两腿成弓步且相互抵紧，两手搭于对方肩上，掌心向上，上体和头部尽量后仰，当实施队员倒落时，团队其他8名成员必须伸直手臂协力将实施队员平稳接住。这个游戏能让使队员在活动中建立及加强对伙伴的信任感及责任感。

活动目的：培养团体间的高度信任；提高组员的人际沟通能力；建立组员换位思考的意识；让其认识到责任与信任是相互的；通过身体接触、实现情感的沟通信任与责任；活跃团队气氛，增加队员之间的相互信任和理解，增强团队凝聚力。

7. **无敌风火轮**　12～15人一组，利用报纸和胶带制作一个可以容纳全体团队成员的封闭式大圆环（即风火轮），将风火轮立起，各组统一在风火轮内站好，由裁判统一发布口令出发。行进途中，风火轮必须垂直地面，不能将所提供的报纸剪裁、折叠，报纸必须紧密相连；所有成员必须在圈内，身体的任何部分不得直接接触地面，如有违规接触地面的组员，第一个警告，第二个活动后罚十个抱头蹲起，第三个全组淘汰，取消比赛资格；行进过程中若风火轮断裂必须在原地修复，在裁判许可后才可以继续行进。此时队员可以接触地面但不能阻挡他组行进的路线，否则将被取消比赛资格；出发前，所有风火轮不得超出起点线，以风火轮全部通过终点线为项目截止时间。

活动目的：培养团队成员在合理配置资源的前提下，团结一致、密切合作、克服困难的团队精神；培养团队成员的计划、组织和协调能力；培养服从指挥、一丝不苟的工作态度，个人发展必须跟上组织的节奏，个人的能量只有透过组织才能发挥出来，如果个人与团队目标不统一，个人能量越大，对组织的破坏性越大；增强团队成员间的相互信任和理解。

8. **毕业墙**　也叫海难逃生，因为常常将它安排在最后一个项目，所以也叫逃生墙或者胜利墙，国外通常称"14英尺墙"。该项目设定一个求生情景，运用集体的智慧与力量，在限定时间内逃生脱险。该项目要求全队所有成员在规定的时间内翻越一面高4.2m的光滑墙面，在此过程中，大家不能借助任何外界的工具，包括衣服、皮带、绳子等。所能用的资源只有每个人的身体。究竟是谁在下面支撑你，又是谁在上面帮助你爬上4m多高的墙，这需要集体的智慧，这也是团队力量的最佳体现。

活动目的：这个项目让学员懂得个人目标与团队目标的关系，只有团队获得胜利才有真正的胜利。培养团结一致、密切合作、克服困难的团队精神；培养周密计划、组织协调和队员之间良好沟通的能力；体验经过艰苦努力登上高峰时的成就感，增强团队凝聚力；通过身体接触来实现大家之间感情上的快速沟通。

9. 挑战5分钟 拓展训练项目挑战5分钟规则是要求每个小组不间断地在不同的6个地点完成6个项目，分别是数字城堡、移动高尔夫（golf）、不倒森林、动感颠鼓、巧接彩珠、人体金字塔六个项目，要求整体完成时间要在5分钟之内！通过每个项目的锤炼，找到团队目标最佳完成方法。

项目目的：①当团队总目标因具有高度挑战性而无法落实下去的时候，通过挑战5分钟，让员工产生勇于自发挑战高目标的动力；②当部门之间或团队内部的运作流程出现问题时，挑战5分钟能帮助经理/主管/员工掌握流程分析和重新设计的能力；③当发现团队内部的融洽氛围过度膨胀的时候，通过挑战5分钟，营造适当的冲突氛围，帮助团队发现可持续改进的空间；④当发现任务因执行不力而导致最终流产时，挑战5分钟使员工深刻体会决策与执行间的紧密关系，更加关注执行过程中的细节管理；⑤当员工已经厌倦了单调的培训活动形式，挑战5分钟让员工的身心都动起来，提升对公司培训的期待和满意度。

10. 穿越电网 又称生死电网。面对高压电网，团队成员必须集体努力把一名静止不动的成员抬着顺利通过高1m、空隙小的电网，活动中任何人不得触碰电网，否则视为失败。该培训项目强调整体协作与配合以及资源的重要性，好胜与莽撞都将遭遇淘汰，只有依靠团队的力量才能顺利完成任务。

活动目的：改变沟通方式，如何理解、倾听他人，如何让他人更能接受，如何合理分配资源；个人的利益与整个团队的利益关系将直接决定目标的达成；增强互相合作的团队精神；体会计划、整合、资源配置的重要性；认识每个人在团队中的角色及其作用。

11. 齐眉棍 游戏人数：10~15人；需要器材：长3m的轻棍；游戏时间：30min。左右全体分为两队，相向站立，共同用右手示指架起一根有N个小节连起来的棍子，使其能够笔直地放到地上，手离开棍子即失败。这是一个考察团队是否同心协力的体验。在所有学员手指上的同心杆将按照培训师的要求，完成一个看似简单但却最容易出现失误的项目。此活动深刻揭示了企业内部的协调配合之问题。

活动目的：培养团队协作、沟通能力，以及为完成共同的任务而努力的信心。在团队中，如果遇到困难或出现了问题，很多人马上会找到别人的不足，却很少发现自己的问题。队员间的抱怨、指责、不理解对于团队的危害……这个项目将告诉大家："照顾好自己就是对团队最大的贡献"。提高队员在工作中相互配合、相互协作的能力。统一的指挥加上所有队员共同努力对于团队成功起着至关重要的作用。

12. 孤岛求生 所有队员分成三组，安置于三个已规定的岛上（如健康人岛、盲人岛、哑人岛），各组队员扮演各自岛上的角色，在规定的时间内，通过手势、话语等交流，按规定完成任务。

活动目的：利用场景设置使队员成功到达健康人岛、盲人岛和哑人岛，模拟企业中的管理模式，充分体现高层、中层、基层的职能和重要性，培养人们及时沟通和资源共享的工作态度，发掘具有领导能力的成员。在活动中学会如何主动沟通，如何有效整合信息和资源，开拓人的思维方式。

13. 真人CS 真人CS激光枪战是一种集运动与游戏于一体，紧张刺激的高科技娱乐活动，在中国兴起于2002年，至今有十余年时间，受到真人CS发烧友追捧，现今玩家达到10万人左右。真人CS镭战是国际上风行的wargame运动的其中一个种类，也是国内唯一合法并可以普及的wargame运动。

项目目标：通过对抗游戏让学员感受快乐，让学员能体验真实战场环境下才能激发出来的勇气、信念、谋略、战友情。

14. 心心相印（背夹球） 每组2人，背夹一圆球，步调一致向前走，绕过转折点回到起点，下一组开始前进。向前走时，双手不能碰到球，否则一次罚2s；球掉后从起点重新开始游戏。最先完成者胜出；按时间记名次，按名次计分。比赛过程中如有球落地情况出现需返回起点重新开始。途中不得以手、臂碰球,如有违反均视为犯规。每碰球一次记犯规一次,每犯规一次比赛成绩加 2s;进行接力时,接力方必须在规定区域内完成接力活动。比赛中应绝对服从裁判,以裁判员的判罚为最终判决。

活动目的:本活动旨在提高队友之间相互的默契度,其中用劲的适度起着至关重要的作用。

15. **雷阵取水** 在一个直径 5m 的深潭中间有一盆水,你要在仅用一根绳子,不接触水面的情况下取到全体队员的救命宝物,想一想可能吗?团队的智慧可以把它变成事实。

活动目的,在于提高队员组织、沟通和协作的能力和技巧,团队的领导艺术和技巧,人力资源的合理分配和运用,行动之前的讨论和计划对于事情的成败起重要作用,培养人处理事情良好的计划性和条理性,培养队员集体荣誉感,为团队勇于奉献的精神。

三、拓训旅游的健康效益

拓训旅游不仅可以锻炼身体、放松身心,同时还可以磨炼意志、增强自信。是一项动静结合、老少皆宜的活动。参加拓训旅游的社会群体,既有广大的大中小学生,也有正在工作岗位上打拼的中青年,同时还有许多赋闲在家或退休的老年朋友。但对于不同的人群,拓训旅游具有不同的健康效益。具体表现为:

(一)有助于促进青少年健康成长

青少年活泼好动,是拓训旅游的主要顾客市场。长期以来,我国青少年教育存在两个方面的突出问题:一是过度重视智力教育而忽略素质教育,二是传统教育方法简单粗暴,唯成绩至上、唯学业至上。在这两种因素的制约下,青少年很容易出现各种心理问题,如抑郁焦虑、敏感多疑、自卑易怒、偏执敌对、自闭等,这势必影响青少年的健康成长。具体而言,青少年的成长问题主要体现在三个方面:一是学习方面,普遍存在厌学和考试焦虑综合征;二是人际关系方面,缺乏正确处理好与老师、同学及家长关系的基本经验,三是挫折适应方面,不懂得如何面对困难和解决困难。现实表明。这些问题的存在,已对青少年的健康成长产生了诸多不良影响。从促进青少年健康成长的角度出发,在轻松愉快的氛围中开展强调以学生为中心的拓训旅游,不仅可以开拓青少年视野、锻炼其身体、增长其知识、释放其学习压力,同时还可以磨炼其意志,帮助青少年学会与人沟通合作,与人分享;提高其人际关系处理能力、挫折适应能力、情绪自我调节能力、野外生存能力、实践创新能力等。这势必对当前我国青少年教育形式单一、教育环境封闭、教学效果低下的现状起到很好的补充和纠正,对促进青少年健康成长有着十分重要的推动作用。

(二)有助于缓解中年人生活压力

中年人是社会财富的主要创造者,同时也是生活压力的最大承担者。日常生活中他们往往需要面对各种压力,有来自家庭、工作方面的,也有来自人际关系、子女教育、扶养老人、就业失业等方面的。具体包括:家庭与事业不能兼顾的矛盾冲突;渴望健康与追求成就的矛盾冲突(中年人希望自己有个健康的身体,可以全身心地投入到事业中去,然而在繁忙的工作和高度责任感的驱使下,又无暇顾及自己的身体健康,并无奈地重复着很多不健康的生活习惯。现实生活中,忽视健康、带病工作、积劳成疾甚至过劳死的例子不胜枚举);工作关系错综复杂与渴望人际关系协调发展的矛盾冲突;知识更新的日新月异与年龄危机的矛盾冲突;社会进步与心态老化、思想僵化的矛盾冲突等。面对种种压力,中年人更加渴望进行宣泄,也希望能够突破自己,找到心理上的安慰与平衡,而拓训旅游正好适应了中年人的这种需求。

融拓展训练与旅游为一体,强调体验式学习,以更深入探索自我、挖掘自我潜能为目的的拓训旅游不仅可以克服中年人的心理惰性,有效改善其心理耐挫折能力、情绪控制能力和抵抗压力能力,而且还可以培养其沟通交际能力、团队协作能力等,增强其集体参与意识与责任心,使其能正确地处理好工作关系、家庭关系和各种人际关系,使其能够以轻松愉悦的心情面对工作和生活。

（三）有助于改善老年人心理健康

人口老龄化是 21 世纪我国面临的一个重大社会问题。最新数据表明，截至 2018 年底，目前我国 60 周岁以上老年人已高达 24 949 万人，占总人口的 17.9%。在众多的老年人问题中，最为普遍和最为突出的就是老年人的生理健康和心理健康问题。老年从工作岗位上退下来以后，几十年忙碌的生活一下子趋于平静，容易导致原有的身心平衡失控，容易产生无用感和被遗弃感；再加上子女又忙于工作不在身边，更加大了他们的这种孤独感和失落感。如果老年人能适当地参加一些体能消耗相对较小、活动强度不大的拓训旅游活动，不仅有利于其提升和强化其个人心理素质、克服心理障碍、改善身心健康、增加生活情趣，同时还可以有效缓解其心理压力。

第三节　拓训旅游的过程管理和健康服务

一、拓训旅游的基本环节

拓训旅游有一定的身体活动，但更主要的是可以让旅游者通过典型化和游戏化的活动体验、分享和总结回顾，得到心灵上的震撼和洗礼，其本质是通过参加该活动，使旅游者能够改善自我概念。其前提和意义在于：体验先于学识，而学识正是来自于旅游者的体验。每个旅游者的体验都是独特的，因为这个学习过程运用的是归纳法而不是演绎法，是由旅游者自己去发现、归纳体验过程中提供的知识。从活动的体验到学识的积累与运用，整个拓训旅游大致要经历以下六个步骤。

第一步：活动热身。在旅游活动开始时，首先要做的是热身，即做一些活动开始前的锻炼。活动热身有助于加深参加者之间的相互了解，消除紧张，建立团队，以便轻松愉悦地投入到各项旅游活动中去。

第二步：个人体验。体验是整个拓训旅游活动的真正开端。旅游者在教练的引导下，按照活动规则全心全意投入一项特定场景下预先设定的活动，并以观察、表达和行动的方式进行。这种初始体验是整个过程的基础，旨在让旅游者对活动有更直观更直接的体会和认识。

第三步：体验分享。体验的主要目的不是为了娱乐，而是为了让旅游者从体验活动中总结经验、吸取教训，帮助其消化、整理、提升旅游训练中的体验，以便达到活动的具体目的。有了体验以后，旅游者接下来要做的就是要与其他体验过或观察过相同旅游活动的人分享他们的感受或观察结果。

第四步：总结交流。分享个人的感受只是整个活动体验过程不可或缺的一步，而更为重要的是，把这些各自分享的东西结合起来，与其他人进行探讨、交流，总结其中的好经验、好做法，并将活动中的收获运用到学习、生活和工作中去，以实现拓训旅游的最终培训目标。

第五步：知识整合。按逻辑程序，下一步是要从经历中总结出原则并归纳提取出精华。再用某种方式去整合，以帮助旅游者进一步定义和认清体验中得出的结果。

第六步：个人应用。最后一步是策划如何将这些体验应用在工作及生活中。而应用本身也成为一种体验，有了新的体验，循环又开始了。因此旅游者可以不断进步。

二、拓训旅游的过程管理

拓训旅游的过程管理是指拓训旅游机构依据旅游训练目标，按照旅游特点和管理规律，在管理原则的指导下，选择和采用切合拓训旅游实际的管理方法，将管理职能贯穿于整个旅游过程中。它由前期的沟通调查、旅游过程中的科学管理和后期的效果强化构成。前期的沟通、调查是管理过程的统帅，需要细致周密；实施是过程管理的重要阶段，也是实现旅游训练目标的中心环节，需要拓训机构全情投入；总结、反馈和回放是后期强化效果持久的保证，需要在工作和实践中反复不断进行。其中,旅游中的过程管理化尤为重要,而且整个旅游的过程管理应该是有序的、动感的,各环节是互相依存、互相促进的统一整体。科学的管理有助于行业的健康发展,将过程管理引入拓训旅游,强化拓训旅游效果,对于过程管理还处于探索阶段的我国而言,还需要对管理方法、管理手段和管理内容等进行不断地规范、完善和创新。

具体而言,要提高拓训旅游效果,促进拓训旅游健康发展,关键要做好以下两个方面的工作。

（一）强化安全保障

安全是旅游业的头等大事。与传统旅游不同,拓训旅游是极具挑战性与危险性的活动,旅游者的参与性强、风险系数高。因此,如何保障游客的人身安全就成为制约拓训旅游发展的瓶颈,也成为行业规范的重点。因此,开发拓训旅游应特别重视游客的安全问题。为了确保旅游的万无一失,旅游过程中除了要选择正规的旅游机构、聘请专业的教练以及听从教练员安排以外,监管部门及旅游者还应在以下几个方面树立安全保障意识。

1. 选择适宜季节 拓训旅游原则上是有季节性的,一般而言,4～10月为宜。这段时间气温较暖和,旅游者穿戴轻便,互动效果会更好。

2. 选择适宜场地 如果是以效果为主的拓训旅游,建议选择专业的拓训旅游场地及拓训公司。如果是以放松为主的拓训旅游,建议选择专业训练场地或是环境相对较为放松的场地。

3. 做好风险防范 一是,旅游前要求旅游者主动购买保险,并要求其掌握一些安全自救方法。二是,旅游过程中要注意穿戴得体。首先,不要佩戴首饰;其次,在服装的选择上,应以简单宽松、便于活动的衣服为佳;此外,鞋子应该选择厚底的运动鞋或登山鞋为宜。此外,旅游过程中还要有极强的时间观念,严格遵守时间,对自己负责,对团队负责。

4. 强化安全监管 众所周知,拓训旅游不同于常规旅游,它对旅游环境和旅游条件的安全性要求更高。这就要求监督部门必须从设备设施、项目、旅游线路等几个方面强化对拓训旅游的安全监管,消除安全隐患。首先,除要求配备安全保护设备设施外,还要求活动中运用到的所有设备设施都必须是优质可靠的;其次,项目设计时,要从年龄、体质、心理特征等方面对旅游者提出要求;最后,在设计线路及实施操作时,应尽量把风险控制在最低程度。

（二）规范市场行为

拓训旅游属于综合性旅游产品,它是将若干特殊的地域、特殊的旅游景点、特殊的场景设计组合起来的旅游产品。各管理部门、地区及经营组织者之间的协调和衔接必须要达到较高的水平,只有各环节紧密配合,使管理活动走向规范化、程序化和标准化,才能保证拓训旅游活动的顺利进行。旅游过程中要尽量减少人为因素的干扰,具体应从以下几个方面强化过程监管:

第一,各旅游主管部门应尽快按国家相关法律法规制订出关于拓训旅游的管理方案,使得拓训旅游经营者能有章可循、有法可依,在维护国家安全和旅游业声誉的前提条件下进行规范经营。

第二,加强相关主管部门的监控作用,为各从事拓训旅游业务的旅游组织机构提供一个接受国家安全机关审批的绿色通道。

第三,规范活动管理,对于已经开办拓训旅游业务的旅游组织机构进行定期考核和监督,给予科学的指导,必要时给予特殊政策,尽快树立样板,激发其他想要经营此项业务的旅游机构的积极性。

三、拓训旅游的健康服务

拓训旅游健康服务是指拓训旅游业服务人员通过各种设备、设施、方法、手段、途径和"热情好客"的种种表现形式,在为旅游者提供能够满足其生理、心理和物质需要的过程中,创造一种健康、和谐的气氛,产生一种精神上的心理效应,从而触动旅游者情感,唤起旅游者心理上的共鸣,使旅游者在接受服务的过程中产生惬意、幸福之感,进而乐于交流,乐于消费的一种活动。具体而言,拓训旅游健康服务主要包括以下几个方面:

（一）旅游项目宣讲服务

拓训旅游是一种有别于一般聚会与传统旅游的体验式户外旅游活动。通过拓训旅游，可有效提高旅游者对自身潜能的认识和战胜困难的毅力，同时也能有效改善其人际交往和团队融合能力。但很多旅游者对拓训旅游的作用和效能并不了解，因此，加强宣传推广就显得尤为必要。在拓训旅游开展之前，拓训旅游组织机构应通过形式多样的宣讲活动，让旅游者充分了解拓训旅游、感受到拓训旅游的魅力，并深知参加该活动的作用、价值和意义。

（二）食宿、餐饮和交通服务

大多数拓训旅游活动对场地、设备等都会有一些特殊要求，因此，开展拓训旅游活动通常都会选择在郊外或远离市区的野外举行，这些地方的食宿、餐饮和交通条件通常不如一般旅游景区方便、快捷。这就要求拓训旅游组织者有足够的能力提供这方面的服务，满足旅游者在饮食、休息和安全保障等方面的需求。如提供良好的住宿、吃饭、医疗、接机、接站条件，并配合旅游者购买旅游意外保险和责任保险等，让其充分感受到舒适、安全、高效、便捷的拓训旅游体验。

（三）旅游者安全告知服务

野外旅游，安全第一。对于充满挑战性和风险性的拓训旅游而言，更是如此。面对拓展训练过程中可能发生的各种不可预估风险，无论是活动前还是在活动过程中，及时、全面地为旅游者提供安全告知服务就显得尤为重要及必要。首先，活动前要通过大力宣传来增强旅游者的安全意识，告诉旅游者安全注意事项；其次，活动实施过程中则要求活动组织者严密监控各个活动环节，并准备好各种行之有效的应急措施、手段和预案，让旅游者充分感受得到活动安全的可靠性。

（四）突发情况下的应急处理服务

相比于一般旅游而言，大多数拓训旅游项目都具有一定的风险性，容易导致突发事件的发生，因此，做好突发情况下的应急处理服务就显得尤为重要。为此，要求从事拓训旅游的组织机构必须具备一定专业性，从事相关工作的管理人员更是要求其必须具备丰富的拓训旅游的相关知识、经验，掌握拓训旅游的技术和技巧，熟悉相关的急救技能；同时还要求相关工作人员必须安全意识强、心理素质好，处事机敏果断，当游客遇到特殊情况可以及时做出处理。

 思考题

1. 什么是拓训？它有何特点？

拓训旅游＝旅游＋参与＋挑战。拓训旅游具有主动参与性、极限挑战性、项目群体性、个性展示性、自我教育性、能力提升性等几个方面的明显特点。

2. 拓训旅游与传统旅游相比有何区别？

解题思路：两者的区别可从五个方面论述。

3. 按活动开展场地的不同，拓训旅游可分为哪几类项目？举例说明。

解题思路：按照活动开展场地不同进行分类，可以高空项目为例说明。

4. 对于不同的人群而言，拓训旅游具有不同的健康效益。请问，对于青少年而言，拓训旅游具有怎样的健康效益？

解题思路：可以结合青少年的特点进行分析。

5. 请问拓训旅游由哪些基本环节和步骤组成？

解题思路：整个拓训旅游活动大致要经历六个环节和步骤。

（吴海波）

第十五章 健康旅游中的健康风险及其预防

本章要点

1. **掌握** 旅游中各类健康风险的内容及其预防措施等。
2. **熟悉** 旅游事故的定义，旅游事故的风险表现类型以及风险预防管理。
3. **了解** 旅游事故的分类和分级，旅游事故的风险监测与安全预警。

随着民众生活水平的日益提高，出门旅游已经逐渐成为人们放松身心的重要途径。而旅游中的健康风险及其预防已经成为关注的重点。水土不服、气候落差、饮食习惯等旅游"弊病"极易让游客在异地旅行时感染急性疾病。同时，由于游客身体条件各不相同，对环境的适应能力有限，体质较弱的游客更易产生身体不适症状。另外，旅游的事故也时有发生。本章拟对健康旅游中的一些健康风险及如何预防做出论述。

第一节 旅 游 事 故

旅游有助于身心健康，为了达到促进健康的目的，在旅游中需注意的一个问题就是旅游安全。与旅游相关的潜在健康风险除了外出旅游一般安全注意事项外，还包括预防旅游事故。为此，旅游前要做好各种准备，防止旅游事故发生。

一、旅游事故的定义、分类和分级

事故是发生于预期之外的造成人身伤害、财产或经济损失的事件；旅游事故指在旅游过程中突然发生，导致或可能导致旅游者、旅游从业人员等旅游主体或旅游企业、旅游资源、旅游目的地等旅游载体等造成伤亡或损失，并产生严重的影响，需要采取应急措施予以应对的各类事件。

根据旅游事故的具体因素和来源分为：业外事故与业内事故。业外事故是旅游业受波及引起的突发事件，在这类危机中旅游业无法独善其身，不可避免地受到影响和损害。具体指发生在其他领域的危害事件波及旅游领域，影响旅游业的正常经营或造成重大游客伤亡与财产损失，导致旅游目的地形象受损、地方旅游业衰退的突发事件，如自然灾害、经济危机、突发传染性疾病疫情等。业内事故是旅游业内突发事件，即因旅游业本身的因素造成的局部或全行业的突发事件。具体指发生在旅游领域，直接对旅游者或者旅游从业者带来危害，并给当地旅游业造成巨大损失的突发事件，如重大旅游交通事故、重大旅游设施设备事故、重大旅游犯罪案件等。

根据旅游事故的严重程度、可控性和影响范围，可分为四级：特大、重大、一般和轻微。

1. **轻微事故** 是指一次事故造成旅游者轻伤，或经济损失不足 1 万元者。
2. **一般事故** 是指一次事故造成旅游者 1～2 人重伤，或经济损失在 1 万元以上至 10 万元者。
3. **重大事故** 是指一次事故造成旅游者死亡或者重伤致残，或经济损失在 10 万元以上至 100 万元者。

4. 特大事故　是指一次事故造成旅游者 3 人以上死亡，或经济损失在 100 万元以上，或性质特别严重，影响重大者。

二、旅游事故风险表现类型

根据我国原国家旅游局的界定，旅游事故风险可分为自然灾害、事故灾难、公共卫生、社会安全四个基本类型，每种类型又可以分为多个亚类，具体类型如表 15-1。

表 15-1　旅游事故风险具体类型

风险类型	具体表现类型	示例
自然灾害风险	气象灾害风险	暴雨、洪涝、干旱、冻雨、龙卷风等
	海洋灾害风险	风暴潮、海啸、海浪、海冰、赤潮等
	洪水灾害风险	暴雨洪水、山洪、溃坝洪水等
	地质灾害风险	崩塌、滑坡、地面塌陷、地裂缝等
	地震灾害风险	构造地震、矿山地震、水库地震等
	农作物生物灾害风险	农作物病害、虫害、草害、鼠害等
	森林生物灾害风险	森林病害、森林虫害、森林鼠害等
	极端自然因素风险	极高温、极低温等
事故灾难风险	火灾爆炸风险	吸烟、纵火、电气故障、煤气泄漏等
	旅游交通风险	道路、航空、水上交通、缆车等
	涉水安全风险	漂流船、竹排等颠簸倾覆、游泳溺水等
	坠落事故风险	设施故障坠落、醉酒坠落、意外坠落等
	设施设备风险	设备老化、设备故障、设备使用不当等
	会展节事风险	踩踏挤压、人群冲突等
	动物袭击风险	误入散养区、与动物过于接近等
	其他事故安全风险	危化品事故风险、核泄漏风险等
	旅游业务风险	误机(车、船)、遗失行李、证件丢失等
公共卫生风险	传染病风险	鼠疫、霍乱、非典、H_1N_1、登革热等
	重大食物中毒风险	误吃误喝、人为投毒等
	高原猝死风险	高原因素、年龄、身体原因等
	精神卫生风险	极端恐吓、受到心理威胁、名誉受损等
	其他卫生风险	群体性不明原因疾病等
社会安全风险	刑事治安风险	偷盗犯罪、打架斗殴、抢劫、黄赌毒等
	恐怖袭击风险	自杀式爆炸、劫机等
	群体性事件风险	游行、示威、维权等导致的风险
	金融与经济安全风险	金融危机、经济动荡等
	国际关系安全风险	外交关系：如钓鱼岛事件等
	其他社会安全风险	文化冲突、宗教冲突、民族意识冲突等

三、旅游事故的风险预防管理

（一）旅游事故的风险结构分类
从风险来源结构看，旅游事故的风险来源主要包括以下四个因素（表 15-2）。

（二）旅游事故的风险预防的步骤
包括旅游风险源的排查、识别、评估和控制四个步骤。

1. 旅游风险源的排查　对旅游地和旅游企业中可能引发自然灾害、事故灾难、公共卫生事件和社会安全事件的风险源、危险区域等进行系统排查的工作行为。

2. 旅游风险源的识别　辨别旅游风险源的存在并确定风险源的特征特性和发展规律的过程。

表 15-2　风险来源结构

风险因素	风险因素来源	风险因子
人员风险因素	旅游者	缺乏安全常识、缺少安全技能、缺乏安全态度与意识、个人体质较差、存在自身疾病等
	旅游从业人员	缺乏良好的职业道德、缺乏安全操作的技术与方法、缺乏风险应对的知识与能力、旅游中的危险行为与举动、体质体能不适应旅游操作等
	旅游地居民	恶意态度、攻击性行为、主客冲突、民俗冲突、宗教冲突、文化冲突等
环境风险因素	社会环境	政治风险因素、经济风险因素、文化风险因素、社会生活风险因素
	自然环境	各类自然灾害
设备风险因素	设施设备故障	设备维护不力、设备本身质量问题
	使用不当	超负荷使用、越期使用、违规使用、使用不慎
管理风险因素	监督、管理和控制不力	人员选配不当、缺乏系统性的应急体制、机制、法制和预案、缺乏对员工和管理者的持续性安全教育、管理人员缺乏风险观念和风险管理能力等

3. 旅游风险源的评估　对可能导致旅游突发事件的风险因素及其伤害后果进行风险可能性和风险后果的综合评价。

4. 旅游风险源的控制　对明确化的风险源和危险区等进行定期的检查监控并通过明确的安全措施进行风险规避，以达到消除安全隐患、避免风险演化升级，最终避免旅游突发事件发生的目的。

（三）旅游事故的风险预防措施

针对风险来源的四个因素：旅游者和从业人员、设备因素、环境因素和管理因素分别采取有效可行的措施，降低旅游事故风险。具体如表 15-3。

表 15-3　风险预防措施

针对人员因素的风险预防措施	针对旅游者的风险预防措施	对游客进行适应性检查
		对游客进行安全引导
		对游客进行风险警示
	针对从业人员的风险预防措施	合理选拔安排员工
		对员工进行动态安全培训
		对员工安全操作进行制度化
		对重要安全行为实施确认制度
		对员工操作实施安全检查
		对员工实施安全激励
针对设备因素的风险预防措施	对旅游设备设施进行人机工程学分析	
	确保旅游设施设备具备本质安全功能	
	采用各种安全维护设施与装置	
	在设备使用前进行预防性试验	
	积极开展设备设施的检查工作	
针对环境因素的风险预防措施	对旅游环境系统进行安全隐患分析	
	针对自然环境风险的防范措施	
	针对社会环境风险的防范措施	
	针对卫生环境风险的防范措施	
针对管理因素的风险预防措施	选择安全素质较高的旅游管理人员	
	督促旅游管理人员履行安全职责	
	推动旅游安全操作的管理优化	
	推动旅游安全教育的管理强化	
	提升旅游管理人员的突发事件应对能力	
	考核旅游管理人员的安全纠错能力	

（四）旅游事故应急准备管理

旅游突发安全事件应急的准备工作应包括：旅游应急预案的建立、旅游应急教育的实施、旅游应急队伍的建设、旅游应急资源的供给、旅游应急保险的推广和旅游安全规划的编制几个方面。

四、旅游事故的风险监测与安全预警

（一）旅游事故的风险监测

1. 旅游业内风险监测　旅游业内风险信息收集包括：①旅游企业风险信息：如分支旅游企业提供的安全信息；②旅游容量风险信息：旅游地或景区的容量、住宿和交通信息；③旅游业务风险信息：不良旅游企业、旅游业务的信息。

旅游业内风险监测主要通过旅游部门针对重大旅游风险源建立的风险监测渠道和旅游企业的风险汇报来实现。

2. 旅游业外风险监测　旅游业外风险信息包括：自然灾害信息、事故灾害信息、公共卫生信息和社会安全信息。

旅游业外风险信息的收集渠道包括：①公共行政渠道：安监、气象、交通、卫生、公安、消防、外事等专业部门信息；②公共媒介渠道：网络、报纸、电视等专业媒体渠道；③旅游者渠道：旅游中心面向旅游者的信息收集。

（二）旅游事故的安全预警

旅游安全预警体系的内容结构包括突发事故预警、环境污染预警、旅游容量预警和旅游业内预警四个部分。

1. 突发事件预警　包括自然灾害预警、重大事故灾害预警、公共卫生事件预警和社会安全预警，从而避免旅游者遭受突发灾害引发的人身伤亡。

2. 环境污染预警　在旅游地实行大气污染、水污染、土壤污染的监测和预警，保护旅游者免受环境污染的危害。

3. 旅游容量预警　对景区的人流量、交通和住宿进行监测，避免各种踩踏、挤压事故和治安事件。

4. 旅游业内预警　对不良企业和不良旅游业务预警，避免欺诈、恶意导购和衍生的设施安全故障。

第二节　传染病的健康风险及其预防

旅游业的蓬勃发展，加快了全球性的人口流动，同时也增加了旅游者与传染病接触的机会。在旅游者当中，始终存在着传染病原的携带者和急、慢性传染病的患者，他们是多种新、老传染病的传染源之一。同时，很多旅游地区也是传染病的疫源地，缺乏免疫力的旅游者进入疫源地接触病原体后便会感染患病。

传染病（communicable diseases）是指由特异病原体（或它们的毒性产物）所引起的一类疾病，这种病原体及其毒性产物可以通过感染的人、动物或储存宿主以直接或间接方式（经由中介的动物宿主、昆虫、植物宿主或其他环境因素）传染给易感宿主。传染病流行过程的形成必须具备三个环节，即传染源、传播途径、易感人群。这三个环节相互依赖、相互联系，缺少其中任何一个环节，传染病的流行就不会发生。传染病的传播途径是指病原体从传染源体内排出后至入侵新的易感宿主前，在外界环境中停留、转移所经历的全过程，或病原体从传染源体内排出、经直接接触进入易感者体内的过程。传播途径一般包括：空气飞沫传播、经水与食物传播、虫媒传播、接触传播、医源性传播、母婴垂直传播等。

本节主要介绍旅游中常见的传染病：血管圆线虫病、炭疽、禽流感、肉毒中毒、霍乱、登革热、肝炎、艾滋病、流行性脑脊髓膜炎（脑膜炎球菌病）、狂犬病、呼吸道疾病、血吸虫病等的健康风险和预防。

一、血管圆线虫病

（一）传播途径和临床表现

广州管圆线虫（angiostrongylus cantonensis）是主要寄生于鼠类肺动脉及右心内的线虫，中间宿主包括褐云玛瑙螺、皱疤坚螺、短梨巴蜗牛、中国圆田螺、东风螺等，一只螺中可能潜伏 1 600 多条幼虫。广州管圆线虫多存在于陆地螺、淡水虾、蟾蜍、蛙、蛇等动物体内，如果人不经煮熟就吃，很容易招惹上广州管圆线虫，感染寄生虫病。以前这种病主要分布在南方，近年"南病北移"现象很明显。广州管圆线虫幼虫可进入人脑等器官，使人发生急剧的头痛，甚至不能受到任何震动，走路、坐下、翻身时头痛都会加剧，伴有恶心呕吐、颈项强直、活动受限、抽搐等症状，重者可导致瘫痪、死亡。诊断治疗及时的情况下，绝大多数患者预后良好。极个别感染虫体数量多者，病情严重可致死亡，或留有后遗症。

（二）预防

像蜗牛、蛞蝓、淡水虾以及螃蟹等食物必须在煮熟后才能食用，而不是简单的浸泡或冷藏后就可食用。如果生吃蔬菜，必须洗干净后食用。像非洲大蜗牛这样的软体动物，应该小心处理，以免手指感染幼虫病菌。控制软体动物和花虫类动物的数量，并且减少大鼠数量，有助于本病的预防。

二、炭疽

炭疽（anthrax）是由炭疽杆菌（bacillus anthracis）引起的人兽共患的急性传染病。人类炭疽主要由患病或死亡的草食动物传染发病。根据感染的部位不同，临床上可分为皮肤炭疽、肺炭疽、肠炭疽，表现为皮肤坏死及特殊焦痂，周围组织水肿，纵隔及肺、脑膜、肠道的急性感染。三型均可伴发败血症，病死率较高。

（一）健康风险

人类炭疽的传染源主要是患病的食草动物如牛、马、羊、猪等。人类可经皮肤黏膜感染引起皮肤炭疽，主要是由于接触病畜的皮、毛、肉、土壤及未经消毒的毛制品而感染。炭疽杆菌还可经呼吸道传播，人类吸入带炭疽杆菌芽孢的尘埃飞沫，可导致肺炭疽。此外，炭疽杆菌可经消化道传播，人类食用炭疽病死牲畜肉和被病原菌污染的食物和饮水。人与人的直接传染极少见。

炭疽在欧洲、亚洲、美洲、非洲及大洋洲都有发生。凡有草食动物的地方，都有炭疽发生的可能，因此多见于农牧区。该病全年均可发生，农牧区 7~9 月为发病高峰，工业型炭疽常无季节性。人群对炭疽普遍易感，无年龄、性别差异，但由于职业性接触的关系，青壮年男性发病率较高。病后可获得较持久的免疫力。

（二）预防

1. 管理传染源　对可疑患者要隔离，尤其是肺炭疽患者要及时、就地隔离并报告。分泌物、排泄物及患者用过的敷料、剩余的食物、病室内垃圾，均应烧毁。尸体火化，对可疑病畜、死畜必须同样处理。来自疫区或从疫区运出的牲畜均要隔离 5 天，把住牧畜收购、调运、屠宰和畜产加工各环节的兽医监督关。

2. 切断传播途径　对污染的皮毛原料应认真地消毒后再加工。目前最好的有效消毒药有碘、含氯石灰（漂白粉）、氯胺、环氧乙烷及过氧乙酸等。废水也要定期消毒，废毛要集中处理，严禁乱扔。病死牲畜及其皮毛污染的场所都应消毒。皮毛畜产加工厂应设在村镇外面，下风向，远离水源。避开人畜集中和频繁来往区域。屠宰场要有兽医监督。

3. 保护易感者　从事畜牧业和畜产加工的工人及诊治病畜的卫生人员都要熟知本病的预防

方法。工作时要有保护工作服、帽、口罩等,严禁吸烟及进食,下班时要清洗、消毒更衣。皮肤受伤后立即用 2% 碘酊涂擦。密切接触者(尤与肺炭疽)及带菌者可用抗生素预防。

4. 预防接种　我国使用的是"皮上划痕人用炭疽减毒活疫苗",接种后 2 天可产生免疫力,可维持 1 年,在发生疫情时应进行应急接种。应用 *A16R* 株炭疽芽孢杆菌气雾免疫也是安全有效的,吸入量为 1 亿个菌 / 人次,血清阳转率为 80% 以上。最好的预防措施是在流行区接种疫苗。

20 世纪 70 年代,在德国有 29 人被诊断为炭疽病,其中 4 人曾出国旅游。尤其危险的是一些人还购买手工艺品,这些手工艺品是由携带炭疽芽孢杆菌的动物皮毛制成的。值得一提的是,炭疽病并不是与旅行相关的需要免疫接种的疾病。旅行者应该避免与有可能携带病菌的纪念品接触。

三、禽流感

禽流感(bird flu 或 avian influenza)是鸟禽类流行性感冒的简称,它是一种由甲型流感病毒(也称禽流感病毒)引起的传染性疾病,被国际兽疫局定为甲类传染病,又称真性鸡瘟或欧洲鸡瘟。按病原体类型的不同,禽流感可分为高致病性、低致病性和非致病性禽流感三大类。

（一）健康风险

禽流感的宿主包括:①家禽:鸡、火鸡、鸭和鹌鹑等;②野禽:如野鸡、水禽和海鸟等;③候鸟:从韩国飞到日本越冬的候鸟有 14 种之多,候鸟粪便污染水,可以引起禽流感。其中甲型流感病毒也见于人、马、猪,偶可见于水貂、海豹和鲸等其他哺乳动物及多种禽类。传播途径包括:①经呼吸道传播;②密切接触感染的禽类分泌物或排泄物;③直接接触病毒感染。

在一些环境拥挤且卫生条件较差的市场里,商贩会将家禽和蛋摆放在外面售卖,这为病毒的滋生和传播提供了温床。如果接触了生病家禽的粪便或口、眼、鼻处的分泌物,就有可能感染禽流感。此外,未完全煮熟的家禽肉类或蛋也可以传播禽流感。

禽流感最大的风险因素就是和生病的鸟类或它们的羽毛、唾液或排泄物接触。在极少数情况下,禽流感可能会从一个人身上传染给另一个人。不过,目前最大的风险还是感染的鸟类,除非病毒开始变异成容易在人类之间传染的形式。

（二）预防

旅客应最大限度地避免接触禽流感病毒,从理论上讲,如果旅客与被感染的动物接触,就不能排除被感染的危险。应该尽量避免接触家禽饲养场和鸟类市场以及家禽本身,也要避免接触有可能被家禽排泄物或分泌物感染的物体表面。应该避免食用未煮熟的家禽肉或禽制品,包括它们的血。所有家禽食品包括蛋和家禽血都应彻底煮熟后食用。蛋黄不能太松软或水分过多。

禽流感病毒对外界环境的抵抗力不强,对高温、紫外线、各种消毒药敏感,容易被杀死。禽流感病毒在 100℃的环境下一分钟可以被消灭,70℃下几分钟就会失去活性。此外,健康的生活方式对预防禽流感也非常重要。平时应加强体育锻炼,多休息,避免过度劳累;不吸烟,勤洗手,注意个人卫生,打喷嚏或咳嗽时掩住口鼻。

四、肉毒中毒

肉毒梭菌(clostridium botulinum)属于厌氧性梭状芽孢杆菌属,革兰氏染色阳性(老龄菌是阴性),无荚膜。其产生的肉毒毒素是一种神经麻痹毒素,主要抑制神经末梢释放乙酰胆碱,引起肌肉松弛麻痹,特别是呼吸肌麻痹导致死亡。肉毒毒素的毒性极强,是目前已知在天然毒素和合成毒剂中毒性最强的生物毒素,肉毒中毒一年四季均可发生。通常,旅客是由于食用含有抗热的肉毒杆菌孢子的污染罐装食品而感染。

（一）健康风险

肉毒梭菌主要寄生于食草动物的肠道,排出后在土壤中能以芽孢保持相当长时间,亦可附着于蔬菜、水果和谷物上。若上述食物或瓶装食品等受到污染时,在缺氧条件下肉毒梭菌大量繁殖，并产生外毒素即肉毒毒素。人食用含有外毒素污染的食物后即可致病。但患者对周围人群无传染性。

食物传播是该病的主要传播途径。国际上 60% 的暴发系食入被污染的蔬菜引起的；25% 来源于贮藏的鱼类和水果。中国国内报告多为肉毒梭菌污染的肉类、罐头食品经口而入人体，亦可由肉毒梭菌污染面酱、臭豆腐、豆瓣酱、豆豉等所致。偶由肉毒梭菌芽孢污染创伤伤口，在人体内繁殖产生毒素而致病。吸入性肉毒中毒，系吸入含有肉毒毒素的气溶胶而引起。

肉毒中毒为单纯中毒性疾病，外毒素对人和动物均有高度致病性。男、女、老幼对本病均有易感性。病后无持久免疫力。

（二）预防

正确地罐装食品以及在食用前充分加热家制的罐装食品是必须的。一旦发现罐装食品腐败或罐子隆起、渗漏即应弃去。不满 12 个月的婴儿不应喂以蜂蜜，因为可能含有肉毒梭菌的芽孢。

对于接触或怀疑接触过污染食物的任何人，必须严密观察。通过活性炭的胃肠灌洗会有帮助。肉毒中毒的患者呼吸道反射减弱，所以活性炭应通过胃管给予，并且呼吸道应用气管内套管保护。对于工作中接触肉毒梭菌或其毒素的工作人员，用类毒素主动免疫是有效的。

从国家卫生部门的疾病预防控制中心可获得三价（A，B，E 型）抗毒素。抗毒素不能灭活已结合在神经肌肉连接处的毒素；因此，已经存在的神经损害不能迅速逆转（最终的复原依靠神经末梢再生，这需要数周或数月）。但是，抗毒素能延缓或阻止病情进一步发展。一旦临床诊断为肉毒中毒，应尽快使用抗毒素。不应该为等待培养结果而延误注射。症状出现 72h 后再给予抗毒素似乎并无好处。因为抗毒素由马血清衍生而来，因此有发生过敏反应和血清病的危险。在婴儿中不推荐应用马血清抗毒素。人肉毒免疫球蛋白（来源于用肉毒杆菌类毒素免疫的人的血清）在婴儿型肉毒中毒中的治疗价值正在临床试验中。

五、霍乱

霍乱（cholera）是由霍乱弧菌所致的烈性肠道传染病。霍乱发病急、传播快，是亚洲、非洲大部分地区腹泻的重要原因，属国际检疫传染病。在我国《传染病防治法》中为甲类传染病。传染源为霍乱患者和带菌者。传播途径：可通过水、食物、日常生活接触和苍蝇等不同途径进行传播或蔓延，其中水的作用最为突出。人群普遍易感。

（一）健康风险

霍乱主要通过受污染的水和食物传播，与不适当的环境管理密切相关。没有或缺少安全的水和充分的环境卫生加上普遍较差的医疗卫生状况，是该病传播的主要原因。典型的高危地区包括不能获得基本基础设施的城周贫民窟，以及不能达到干净的水和环境卫生最低要求的国内流离失所者或难民营地。但是，必须强调，自然或人为灾难之后尸体引起霍乱流行的观念是错误的。尽管如此，灾难之后常常出现大量流言和恐慌。另一方面，灾难的后果，例如水和环境卫生系统遭受破坏或人群大规模转移到设施不充分和过分拥挤的营地，在病原体存在或传入的情况下可加大传播的风险。

（二）预防

保障基本卫生条件和公共健康是预防霍乱的基本措施。卫生教育和良好的食品卫生同样很重要。尤其应当提倡有条理地洗手。一旦发现疫情，通常的干预策略是通过确保及时获得治疗和控制疾病传播来减少死亡率。

事实上，旅游者如果对自己的饮食多加注意是可以避免霍乱的。但多数旅游者和商人禁不住地方美食的诱惑。所以，旅客应避免食用生的或未煮熟的海鲜食品以及避免在霍乱流行地区饮用自来水。

一旦感染霍乱，多数患者（多达 80%）可通过服用口服补液盐（世界卫生组织 / 联合国儿童基金会口服补液盐标准袋）得到适当处理。极严重脱水的患者通过静脉输液，最好是乳酸复方氯化钠注射液（乳酸林格液），予以处理。严重病例可使用适当的抗生素以缩短腹泻时间，减少所需的补液溶液量并缩短弧菌排泄时间。

六、登革热

登革热（dengue fever）是由登革热病毒所引起，由伊蚊传播的急性传染病。其临床特征为突起发热，头痛，全身肌肉、骨骼和关节痛，极度疲乏，皮疹，淋巴结肿大及白细胞减少，部分患者有出血倾向。

（一）健康风险

登革热通过携带病毒的蚊虫叮咬传播，主要为埃及伊蚊（Aedes aegypti）和白纹伊蚊（Aedes albopictus）。它们通常在白天叮咬人体，尤其是清晨和傍晚。通常易孳生于积水附近，如井水、蓄水池或旧轮胎等。蚊虫叮咬登革热患者后，会导致自身被感染，进而通过叮咬传播给他人，因此登革热患者要避免蚊虫叮咬。既往罹患过登革热的患者，仍然可能再次患病。登革热病毒有4个血清型，既往患病只能对某种血清型形成免疫，对其他3种血清型的病毒仍然易感。

人与人之间的日常接触不会导致病毒传播。对于在病毒流行地区旅行的旅客，登革热的发病率取决在该地区病毒的流行程度。基于登革热免疫球蛋白，关于血清阳转率的前瞻性调查发现登革热的发病率为2.9%（对于平均旅行1个月的旅客）和6.7%（对于平均旅行6个月的旅客）。感染登革热的危险因素取决于旅行的时间长度、季节和目的地。大部分旅客是在亚洲感染登革热病毒的（其次是美洲），只有很少的人是在非洲感染的。

登革热主要分布于热带和亚热带地区，如东南亚、太平洋岛屿、加勒比海等，我国广东、海南、广西等地常见；夏秋、雨季多发；有突发性、集中发病的特点，具有周期性。

（二）预防

最有效的预防旅客感染该病毒的措施是避免蚊子的叮咬，比如使用驱蚊剂、保护性衣服以及杀虫剂。使用含有二乙基甲苯酰胺（diethylmethylbenzamide，DEET）的驱蚊剂，DEET含量为50%的驱蚊剂效果最佳。埃及伊蚊在白天活动，所以必须在白天采取这些措施（特别是上午和傍晚），并且晚上不要经常使用经过杀虫剂处理过的蚊帐。埃及伊蚊也会在室内活动，并且会出现在黑暗地区（衣橱内、浴室内、窗帘后、床底下），应该在这些地区喷洒杀虫剂。应注意不要把可以收集雨水的垃圾、罐子以及其他容器放在外面，以免埃及伊蚊在此繁殖。

登革疫苗仍处于研制、试验阶段，已研制出登革病毒1型和2型的蛋白和DNA基因疫苗，正在进行动物试验，但尚未能在人群中推广应用。世界卫生组织建议，仅在登革热流行严重的地区才考虑使用该疫苗。同时强调，在登革热流行严重的地区，单靠疫苗无法控制登革热的流行，灭蚊和避免蚊虫叮咬才是最重要的预防措施。

七、肝炎

肝炎是肝脏炎症的统称。通常是指由多种致病因素，如病毒、细菌、寄生虫、化学毒物、药物、酒精、自身免疫因素等使肝脏细胞受到破坏，肝脏的功能受到损害，引起身体一系列不适症状，以及肝功能指标的异常。通常我们生活中所说的肝炎，多数指的是由甲型、乙型、丙型等肝炎病毒引起的病毒性肝炎。病毒性肝炎分为甲、乙、丙、丁、戊五种。

（一）健康风险

下面介绍常见的两种肝炎类型。

1. 甲型肝炎　甲型病毒性肝炎，简称甲型肝炎、甲肝，是由甲型肝炎病毒（hepatitis A virus，HAV）引起的，以肝脏炎症病变为主的传染病。以粪口途径为主要传播途径，食用受污染的水果和蔬菜等食物，可能会增加患甲肝的风险。因为生鲜贝类有时可能会在受污染的水中生长，所以生牡蛎、蛤蜊和贻贝可能会传播甲型肝炎。

易感旅客,在甲肝流行高危地区每停留1个月的平均发病率是30/10万,在卫生条件较差地区增至2 000/10万(例如旅行者、边远地区的救援人员、传教士)。近期的数据显示,游客在欧洲南部患甲型肝炎风险并不增加,而当地外出工人在返回家乡探亲时患病风险会增加。

2. 乙型肝炎 乙型病毒性肝炎,简称乙型肝炎、乙肝,是由于感染乙型肝炎病毒(hepatitis B virus, HBV)所引起的肝脏病变,是世界上最常见的传染病之一。我国每年30万人死于HBV感染相关疾病。每14个中国人中就有1人是乙肝病毒携带者,乙肝病毒传染性非常强,是艾滋病病毒传染性的100倍。

乙型肝炎的传播途径主要有五种:①血源性传播:接受被乙肝病毒污染的血液或血制品;②母婴传播:乙肝病毒能通过胎盘传播(宫内传播),或在孕妇分娩时从产道传播(围生期传播);③医源性传播:如医疗器械被乙肝病毒污染而未经消毒或处理不当可造成传播;④性接触传播:性乱交、同性恋性接触及夫妻之间性生活未采取防护措施。

（二）预防

乙肝、丙肝、丁肝的传播途径有血液、母婴、性等;而甲型肝炎、戊型肝炎的传播途径主要经消化道传播即粪口传播。因此,外出旅游最易感染和最需预防的是甲型和戊型肝炎,但个别的也可发生乙型肝炎。在旅行中有效地预防肝炎的措施如下。

旅游前半个月至1个月内,进行甲肝疫苗接种。旅游者在出发前,应充分了解自身的健康状况,尤其是对甲肝的免疫状况。一般说,35岁以内的人对甲肝的免疫力较低,故可考虑在出发前半个月至1个月内,接种甲肝减毒活疫苗或甲肝灭活疫苗,以保证旅游时体内已产生充足的免疫力。此外,世卫组织建议尚未完成乙型肝炎疫苗全程接种的旅行者在前往乙型肝炎流行区之前应接种疫苗。

避免在卫生条件差的街边摊点进食,尤其在流行季节更应提高警惕。到南方沿海地区旅游时,要避免生食水生贝类、海鲜如蛤蜊、牡蛎、小蟹等食品,这些小水产食品常常采自海边,可能携带有甲肝病毒,需经过蒸熟煮透才可安全食用。

养成良好的生活卫生习惯,饭前、便后流水洗手,餐具、茶杯、毛巾单独使用,不吃半熟菜、少吃凉拌菜,水果要洗净削皮。注意劳逸结合,以保持身体的健康状况。一旦在旅游地确认接触到肝炎病人,应立即注射乙肝高效价免疫球蛋白预防。

八、艾滋病

艾滋病的医学全名为"获得性免疫缺陷综合征(acquired immune deficiency syndrome, AIDS)",由人类免疫缺陷病毒(human immunodeficiency virus, HIV,又称艾滋病病毒)引起。艾滋病的病程包括:急性感染期(4~12周)、无症状潜伏期(7~10年)、艾滋病前期(1年左右)、典型艾滋病期(0.5~2年)。

（一）健康风险

传染源主要是被感染上艾滋病病毒的人。从被感染的第一天起直到死亡都具有较强的传染性,被感染后的2~4周内最强,其次为发病后期,潜伏期内相对较弱。但该时期持续时间长,传染源无任何症状,传染风险性最大。

艾滋病主要表现为免疫系统受到严重损伤,机体抵抗力下降,以致诱发严重感染和一些少见的肿瘤。常见症状包括:低热、消瘦、乏力、慢性腹泻、慢性咳嗽、全身淋巴结肿大等;机会性感染如卡氏肺孢子菌肺炎、口腔及咽部霉菌感染、病毒性疱疹、结核病、乙型肝炎等;伴发恶性肿瘤有卡波西肉瘤、淋巴瘤等。

艾滋病最主要的传播途径是性接触传播,HIV存在于感染者精液和阴道分泌物中,性行为很容易造成细微的皮肤黏膜破损,病毒即可通过破损处进入血液而感染。无论是同性还是异性之间的性接触都会导致艾滋病的传播。特别注意的是,由于直肠的肠壁较阴道壁更容易破损,所以肛门性交的危险性比阴道性交的危险性更大。人体被输入含有 HIV 的血液或血液制品、静脉吸毒、移植感染者或患者的组织器官都有可能感染艾滋病。此外,感染了 HIV 的妇女在妊娠及分娩过程中,也可将病毒传给胎儿,感染的产妇还可通过母乳喂养将病毒传给孩子。

（二）预防

旅行者在下列状况会有感染艾滋病的危险:与艾滋病感染者性接触;任何涉及受污染的注射器与针头的状况,如注射、穿刺、针灸、静脉吸毒、文身等;输入 HIV 污染的血液、血细胞或凝血因子。

由于当前国际上不少国家艾滋病肆虐横行,旅行者务必掌握有关艾滋病的防治知识,宣传教育和改变危险行为的艾滋病预防措施是有效的。因此,旅客在旅行中应注意以下几点:

1. 不与人共用剃须刀、牙刷等。

2. 在旅行中与新结识的性伴发生性关系时,应正确使用质量可靠的安全套。

3. 如果遇到旅行中的意外伤害事件,不要在无保护措施下接触他人的血液或伤口。

4. 如果在旅行中需要定期注射药物(如患有胰岛素依靠型糖尿病)的旅行者,在出发前要带好足够的一次性注射器或旅行中专门到药店购买,要保证针头和注射器是经过严格消毒、直接从消毒包袋取出来的,切勿与他人共用注射器。

5. 遭遇意外伤害或疾病突发时,尽可能到大型医院就诊,不使用未经检测合格的血液或血制品。

6. 在旅行中,由于服务机构卫生控制状况的不确定性,应尽量避免文身、文眉、穿耳和口腔诊疗。

7. 遇到意外感染状况,迅速联系当地疾病控制中心或旅行卫生保健机构进行紧急治疗。

九、流行性脑脊髓膜炎

（一）健康风险

流行性脑脊髓膜炎简称流脑,是由脑膜炎奈瑟菌(neisseria meningitis,Nm)引起的一种急性化脓性脑膜炎。主要临床表现包括高热、头痛、呕吐、瘀点瘀斑和脑膜刺激征,严重者可有休克及脑实质损害。脑脊液呈化脓性改变。主要通过呼吸道传播,发病季节以冬春为主,3～4 月为高峰。5 岁以下的儿童容易患此病。

（二）预防

1. **早期发现**　发现患者就地隔离治疗。

2. **做好卫生宣传**　流行期间应尽量避免大型集会及集体活动,不要携带儿童到公共场所,外出应戴口罩。

3. **药物预防**　国内仍采用磺胺类药物:密切接触者可用磺胺嘧啶(SD),成人 2g/d,分 2 次与等量碳酸氢钠同服,连服 3d;小儿为 100mg/(kg·d)。在流脑流行时,凡具有:①发热伴头痛;②精神萎靡;③急性咽炎;④皮肤口腔黏膜出血等四项中二项者,可给予足量全程的磺胺药治疗,能有效地降低发病率和防止流行。国外采用利福平或米诺环素进行预防:利福平 600mg/d,连服 5d;1～12 岁儿童剂量为 10mg/(kg·d)。

4. **菌苗预防**　目前国内外广泛应用 A 和 C 两群荚膜多糖菌苗经超速离心提纯的 A 群多糖菌苗,保护率为 94.9%,免疫后平均抗体滴度增加 14.1 倍。国内尚有用多糖菌苗作"应急"预防者,若1～2 月份的流脑发病率大于 10/10 万,或发病率高于上一年同时期时即可在人群中进行预防接种。

十、狂犬病

（一）健康风险

狂犬病(rabies)是一种由狂犬病毒引起的人兽共患急性传染病,潜伏期可以从几天至长达数年,一旦发病,病程进展迅速,患者表现出特有的怕水症状(因此又称"恐水症"),一般一周内患者即痛苦地死亡,病死率高达100%。人群普遍易感。全球有100多个国家和地区有狂犬病发生,但主要分布在亚洲、非洲和拉丁美洲等发展中国家,其中98%在亚洲,而中国的发病数仅次于印度,居世界第二位,流行严重。

所有的温血动物都可携带狂犬病毒,一些野生动物如狐狸、狼、臭鼬、浣熊和蝙蝠等也发现携带狂犬病毒。狂犬病的传播方式包括:

1. 通过皮肤黏膜感染　动物咬伤后,唾液中的狂犬病毒经由破损皮肤侵入体内传播。

2. 宰杀、剥离患畜皮感染、犬舔舐伤口或肛门感染。

3. 病毒污染物刺伤皮肤感染　护理患者,被其唾液污染手经伤口感染。

4. 呼吸道感染　通过气溶胶吸入感染。

5. 通过消化道感染　吃病畜肉感染;进食感染,通过口腔黏膜感染。

6. 先天性感染　曾有孕妇被咬伤2个月后发病,剖宫产娩出的婴儿出现抽搐、口吐白沫,被诊断为狂犬病,认为系垂直感染。

(二)预防

旅客应避免与狂犬病疫苗接种不明的动物接触。让游客了解,在发达国家,动物最有可能传播狂犬病(通常是犬),以及任何动物咬伤都不能忽略狂犬病传播的可能性。

1. **管理传染源**　对家庭饲养动物进行免疫接种,管理流浪动物。对疑因狂犬病死亡的动物,应取其脑组织进行检查,并将其焚毁或深埋,切不可剥皮或食用。

2. **WHO推荐处理原则**　被动物咬伤或抓伤后,如无流血的轻度擦伤或抓伤,需立刻接种疫苗;如有一处或多处皮肤穿透性咬伤,唾液污染黏膜,应立刻使用抗狂犬病血清和接种疫苗。预防免疫,越早越好。WHO推荐的预防狂犬病的最佳方案是:局部伤口的及时严格处理 + 被动免疫(注射抗血清或人抗狂犬免疫球蛋白(HRIG)) + 自动免疫(注射狂犬病疫苗) + 辅以干扰病毒药物。Ⅲ度咬伤必须按下法处理:①立即彻底清洁、处理局部伤口;②立即注射马或人的抗狂犬免疫球蛋白;③立即注射狂犬疫苗。

十一、呼吸道疾病

(一)健康风险

常见的呼吸道疾病包括:流行性感冒、流行性腮腺炎、流脑等。

流行性感冒(influenza)简称流感,是由流感病毒引起的急性呼吸道传染病,具有很强的传染性。主要症状有发热、全身酸痛、咽痛、咳嗽等症状。人群对流感病毒普遍易感,病后有一定的免疫力,但维持的时间不长,病毒不断发生变异,可引起反复感染发病。流感病毒分为甲、乙、丙三型。

流行性腮腺炎(epidemic parotitis mumps)简称腮腺炎,亦称"痄腮",是一种通过飞沫传播的急性呼吸道传染病。冬春季节容易发生,多发生于儿童。本病大多数起病较急,有发热、畏寒、头痛、咽痛等全身不适症状。患者一侧或双侧耳下腮腺肿大、疼痛,咀嚼时更痛。并发症有脑膜炎、心肌炎、卵巢炎或睾丸炎等。整个病程约7~12d。

呼吸道疾病的传播途径包括:

1. **飞沫传播**　是指患者通过咳嗽或者打喷嚏,喷出带有病菌的飞沫,然后通过飞沫进行传播。

2. **空气传播**　患者产生的飞沫核,在空气中可以长期漂浮存在,通过空气传播病原。

3. **接触传播**　被患者排出的病原污染的物品、桌面或者学校的儿童玩具,健康人接触也会感染。

(二)预防

1. **增强体质**　健康行为和生活方式是增强身体素质、提高身体抵抗力的重要保证。在日常生活中,要积极倡导健康的生活方式,要保持充足的睡眠、充分的营养、适当的体育锻炼。

2. 勤洗手　勤洗手可以减少通过接触感染病原的风险。同时，勤洗手也是对于流感这样的呼吸道传染病有效防护的手段，尤其是在咳嗽、打喷嚏之后，在就餐前或者接触污染的环境之后，要注意洗手、多洗手、彻底洗手。

3. 清洁通风　注意保持家庭和工作场所的环境清洁和良好的通风状态也是非常重要的，注意打扫居室、开窗通风。

4. 减少外出　呼吸道传染病高发季节尽量少去人群密集的公共场所，这样可以减少与患者接触的机会；如果家庭成员需要照顾，要尽量戴口罩。

5. 注意卫生　在咳嗽、打喷嚏时，注意要用纸巾、毛巾捂住口鼻，咳嗽或者打喷嚏之后要及时洗手，尽量避免用手直接接触眼睛、鼻子、口腔等部位，保持良好的呼吸道卫生习惯。

十二、血吸虫病

（一）健康风险

血吸虫病（schistosomiasis）俗称"大肚子病"，是由于人或哺乳动物感染了血吸虫而引起的寄生虫病和传染病，是由血吸虫的成虫寄生于人体所引起的地方性疾病。血吸虫病的流行由以下5个环节构成：①传染源排出虫卵；②虫卵在水中孵出毛蚴；③毛蚴侵入中间宿主——钉螺；④毛蚴在钉螺内发育，逸出尾蚴；⑤尾蚴感染终宿主——人、畜等哺乳动物。

构成血吸虫病传播和流行因素有三个：一是要有传染源（患者、病畜）散布血吸虫卵；二是要有传播媒介，必须经过中间宿主——钉螺来传播；三是要有易感人群，接触"疫水"（含有血吸虫尾蚴的水为疫水）而发病。

（二）预防

感染血吸虫病的主要方式有生产和生活接触疫水，为防止和减少血吸虫尾蚴感染的机会，可采取如下措施。

1. 尽量避免或减少接触疫水　在不得不接触疫水的时候，可以穿戴防护用具或涂抹防护霜，防止血吸虫尾蚴侵入人体。

2. 穿戴防护用具　如缠布绑腿、穿长筒胶鞋、下水裤等，可阻止血吸虫尾蚴侵入人体；使用以1%的氯硝柳胺浸泡的血防衣裤、手套、袜子、绑腿等，防护效果更好。

3. 涂擦防护药物　有皮避敌、防蚴霜、邻苯二甲酸二丁酯乳剂和油膏等。药物的防治效果多数只能维持4h左右。如下水时间长，应增加涂药次数。

4. 口服预防药物青蒿琥酯　适用于在疫区长期接触疫水的作业人群，以及中短期接触疫水人员的预防。

5. 安全饮用水　在流行区，不论是湖沼地区还是山丘地区，人们因生活饮用疫水而感染血吸虫病的情况较为普遍，要切实做好安全饮用水。

第三节　非传染病的健康风险及其预防

随着科技的发展和人类活动范围的扩大，旅游范围可扩大到高原、丛林、海洋等人迹罕见的地方，领略大自然的壮丽景色。但是其过程可能会出现高原反应、虫蛇咬伤、误食野生不明植物导致中毒、坐长途车引起精神症状、车船颠簸引起的"晕车""晕船"之类的运动病。

一、高原反应

（一）高原反应的定义及表现

高原反应，即急性高原病（acute high altitude disease，AHAD），指人到达一定海拔高度后，身体为适应因海拔升高而造成的气压差、含氧量少、空气干燥等的变化，而产生的自然生理反应，一般海拔高度达到 2 700m 左右时，就会有高原反应。高原低氧环境引起机体缺氧，是发生急性高原反应的主要原因，高原大气压的变化也是引起高原反应的重要原因。高原反应的症状一般表现为：头痛、气短、胸闷、厌食、低热、头昏、乏力等。部分人因含氧量少而出现：嘴唇和指尖发紫、嗜睡、精神亢奋、睡不着觉等不同的表现。部分人因空气干燥而出现：皮肤粗糙、嘴唇干裂、鼻孔出血或血块等。

人们从平原进入高原地区时一般需要 2～3 个月的时间，慢慢适应当地的低氧环境，使人们能在这种环境下生存，并能进行一般正常或接近正常的脑力及体力活动。如果人不能适应高原低氧环境则要发生高原病，如高原性肺水肿、高原性心脏病、高原性细胞增多症、高原性高血压、高原性低血压等。

（二）高原反应的预防

进入高原前应做好心理及身体两方面的准备工作，初上高原者既不要抱有毫无准备和无所谓的态度，也不要有过分紧张的恐惧心理。身体的准备包括：

1. **体格检查**　对进入高原地区人员，应进行全面体格检查，一般健壮者较易适应低氧环境。凡孕妇及有明显心、肺、肝、肾等疾病，高血压 1 期以上，患有癫痫、严重神经衰弱、消化性溃疡活动期、严重贫血者，均不宜进入高原地区。年龄超过 40 岁、身体特别肥胖者，也不宜去高原地区。

2. **提前锻炼**　据国内报道，3 日内由平原抵达海拔 4 200m 处，急性高原病发生率为 83.5%，而由 2 261m 经阶梯适应在 7～15 日内抵达 4 200m 处时，发病率仅 52.7%（P<0.001）。在进入高原前 2～3 个月可以进行适当的锻炼（游泳、长跑等），充足的锻炼可以大大降低高原反应程度。

3. **食物预防**　初入高原时应多食碳水化合物类、多种维生素和易消化食品。高碳水化合物食品可提供葡萄糖和增强肺部弥散能力，以便在高原进行重体力活动。要多食蔬菜、水果等富含维生素的物质，要增加饮水的次数和数量，禁止饮酒。有高山病症状者，睡眠时最好采取半卧位，以减少右心的静脉回流和肺毛细血管充血。旅行者可在出发前带一些西洋参每日泡水喝，或到当地买些高原红景天服用，以增强抗高原反应能力。

4. **药物预防**　为防止缺氧所致的急性高原反应，适当采用药物预防，应尽可能预备氧气和防治急性高原病的药物，如硝苯地平（又名心痛定）、氨茶碱等，也需备有防治感冒的药物、抗生素和维生素类药物等，以防万一。由于高原气候寒冷，昼夜温差大，要注意准备足够的御寒衣服，进入高原前，要特别注意预防感冒的发生，若患有感冒、支气管炎等呼吸道疾病，应治愈后再起程。否则易使高原反应加重，甚至诱发高原肺水肿。

5. **合适的季节**　冬季气候寒冷，会加重机体缺氧。初去高原者，最好安排在夏季，夏季会使高原反应大大减少。初入高原最好坐火车或汽车去，这样有利于逐步适应高原的缺氧环境。

6. **心理素质**　良好的心理素质是克服和战胜高原反应的灵丹妙药。大量事例证明，保持豁达乐观的情绪，树立坚强的自信心，能够减弱高原反应带来的身体不适。反之，忧心忡忡、思虑过度，稍有不适便高度紧张的人，反而会增加大脑组织的耗氧量，从而使身体不适加剧，使自愈时间延长。

7. **劳动适量**　初入高原者应减少体力劳动，以后视适应程度逐步增加劳动量。高原的劳动环境大多处于 4 000m 以下，人的劳动能力比平原要降低 30%～50%；因此在高海拔区（3 500m 以上）的劳动强度应相应地降低。初到高原或间隔较长时间再回高原时，应在 1～2 周内减少或避免较重的体力活动，保证充分休息，防止过于疲劳。

另据青海省职业病防治院研究证实，高原低氧环境可使一氧化碳（CO）毒性增加，加重接触CO 人群的中毒程度。推荐高原低氧环境下的 CO 卫生标准如下：海拔 2 000～3 500m 为：20mg/m³，3 500～4 500m 为 15mg/m³，在此浓度下的碳氧血红蛋白（HbCO）不超过 2.5%。进入高原前，最好戒除烟、酒等不良生活习惯。因为香烟燃烧不完全时，产生一氧化碳，一氧化碳会使红细胞携氧能力降低。缺氧尤其对肝脏不利，若再嗜酒，更会加重肝脏的损伤。

8. **逐步适应**　要先到低海拔的地方,再到高海拔的地方以逐步适应。

9. **防晒**　做好防晒工作非常重要。高原地区,天气干燥,空气稀薄而且多尘,紫外线十分强烈。这样的环境对皮肤是一个不小的考验。戴帽子、涂抹防晒用品及准备唇膏很有必要。

二、动物叮咬蜇伤

"到大自然中去"已成为当今旅游的新热点。据报道,有30%以上的旅客度假时开始弃海滨而转入山野大自然之中,国内外广泛推出草原考察旅行、沙漠体验旅行、地质考察旅行、国家公园探秘、渔村度假、动物观赏等名目繁多的生态旅游。值得注意的是,秀丽的山川、湖泊、森林给人们带来无穷享受的同时,也有可能使人受到某些动物的叮咬蜇伤。常见动物的叮咬蜇伤的危害及预防救治方法如下。

(一)毒蛇咬伤

全世界共有蛇类 2 500 种,其中毒蛇约 650 余种,有剧毒的毒蛇达 195 种,我国蛇类约有 160余种,已知的毒蛇有近 50 种,有剧毒的毒蛇约 10 余种。全世界每年被毒蛇咬伤的人数达 50 万,死亡约 3 万～4 万人。我国全年被蛇咬伤者也达 10 万人次。毒蛇咬伤死亡率为 5%～10%,有剧毒的眼镜王蛇咬伤的死亡率达 90% 以上。

按其中毒的机理,可分为神经毒类,如银环蛇、金环蛇和海蛇;血液循环毒类,如五步蛇、竹叶青、蝰蛇等;混合毒类,如蝮蛇、眼镜蛇和眼镜王蛇等。神经毒类蛇咬伤主要表现以肌肉麻痹为主,呼吸浅而慢,直至呼吸衰竭,局部不红不肿不痛或仅有麻木感,早期易被忽视;血循毒类蛇咬伤时,伤口当即有剧痛,并逐渐加剧,局部出现水疱、血疱、瘀斑,且进行性加剧,甚至出血不止,造成失血性休克;混合毒类蛇咬伤时既有神经毒又有血循毒两者的临床表现,往往局部症状在先,神经毒类症状在后,若治疗不及时,易导致急性肾功能衰竭。

蛇类生长繁殖的最佳温度为 18～30℃。若在这样温度的野外活动时,一定不要打草惊蛇,尽量避免被蛇咬伤;一旦疑为蛇咬伤,千万不要惊慌,保持镇静,应尽早进行局部冲洗或在受伤近心端进行肢体结扎,阻断静脉、淋巴回流,防止毒素扩散;尽早就医、接受抗蛇毒血清治疗是目前最有效的办法。

(二)蜈蚣咬伤

被蜈蚣咬伤后,其毒腺分泌出大量毒液,顺腭牙注入机体后引起局部红肿疼痛。热带型大蜈蚣咬伤,可致淋巴管炎和组织坏死,甚至急性肾功能衰竭。蜈蚣毒液呈酸性,一旦被咬伤,立即选用 3% 氨水、5%～10% 碳酸氢钠溶液或肥皂水等清洗伤口,局部应用冷湿敷。但咬伤局部不要热敷,以免引起水肿及坏死。

预防蜈蚣咬伤办法包括:避免穿拖鞋;避免夜间活动;阴暗潮湿环境中,加强防护;住所中阴暗潮湿地方,可以撒点生石灰,防止蜈蚣爬行。

(三)蜂类蜇伤

蜂类常包括蜜蜂、黄蜂、大黄蜂、土蜂、狮蜂等。蜂类的毒力不一,蜂的腹部后节内有毒腺,与蜂的管状尾刺相通,蜇伤人时射出毒液,注入组织中。蜜蜂尾刺有逆钩,蛰入人体后,会留在局部。

蜂毒含组胺、5-羟色胺、玻璃酸酶(透明质酸酶)、磷脂酶 A、胆碱酯酶等蛋白酶类、致敏物质、缓激肽和血清素等,造成神经毒、心血管毒、溶血毒、肌溶解、凝血功能障碍等毒性反应,可引起局部及全身症状,并可引起过敏反应和多器官功能障碍综合征(MODS)。

旅行途中不要随意捅马蜂窝,一旦被蜂刺伤,要保持镇静,仔细检查蜇伤处皮肤有无折断的毒刺或毒囊。如有断刺可用镊子拔出,然后用拔火罐或用吸乳器吸出毒液,或选用 3% 浓氨溶液(氨水)、5%～10% 碳酸氢钠水、肥皂水等洗敷伤口;一般不要在伤口上直接用冰敷。黄蜂蜇伤者外用弱酸溶液或食醋或马齿苋洗净捣汁涂抹;有过敏反应甚至休克者,应及时就医,以防不测。

（四）蜘蛛咬伤

蜘蛛约有 15 万种之多，大多数有毒刺及毒腺，用以捕食与自卫，但一般对人类无重大危害。只有热带和亚热带的"黑寡妇"蜘蛛的毒性最为剧烈。蜘蛛毒素主要含有神经性蛋白毒、溶血毒和透明质酸酶等。一旦被其咬伤，局部苍白、发红、皮疹、疼痛、肌肉痉挛等，并可有全身无力、发热、头痛、流泪、流涎、大汗、视力障碍、说话困难、双足麻木伴刺痛症状，严重者运动中枢麻痹，引起死亡。

预防蜘蛛咬伤措施：不要去阴暗的地方；穿衣时，可以先把衣服抖几下。蜘蛛常栖居于石板下地窖中、柴草堆等隐蔽场所。凡在这些场所活动时出现上述症状者，应想到蜘蛛伤害的可能性。一旦发现两个小红点，立即用肥皂水清洗局部伤口，并做局部冷敷。若伤口位于四肢，可用止血带或布带作伤口近心端缚扎。躯干处伤口，以 0.5% 普鲁卡因进行套封。距伤口周围 3～4cm 处，涂布溶化的季德胜蛇药溶液，或将半边莲捣烂外敷。严重者应迅速就医治疗。

（五）蜱咬伤

全世界已知 800 多种蜱，一般分为盾形硬背的硬蜱和缺盾片的软蜱两大类，是脊柱动物体表暂时性的寄生虫。常叮咬狗、猫、牛、马，偶尔也会叮咬人。被蜱叮咬伤后 24～48h 内皮肤上出现水肿性丘疹或小结节，严重者可出现大片水肿、水疱或瘀斑，中央常有虫咬痕。水疱被抓破后继发感染而形成溃疡。结节可持续数月，甚至 1～2 年不退。可表现为"蜱咬热"，在蜱吸血后 1～2d，则出现畏寒、发热、头痛、腹痛、恶心、呕吐等。突出表现为"蜱瘫痪症"，即为急性上行性麻痹，先有两下肢肌肉弛缓性瘫痪，并可向躯干、上肢、颈、舌及咽部蔓延，造成说话不清、吞咽困难，严重者呼吸肌麻痹而死亡。

蜱经常栖居在墙壁、石缝、草地树林及动物的巢穴处。多数蜱种在春、夏、秋季活动，高峰在 5～6 月初。进入有蜱地区要穿五紧服（衣、裤、领）、长袜长靴、戴防护帽，外露部位要涂布驱蜱剂。一旦被蜱咬伤，要清除皮肤上的蜱，以防止继续中毒。但找到蜱后，切勿强行拔除，以免刺针断在皮内，可用燃着的香烟或蚊香烘炙，或对准蜱身滴一滴碘酒，使蜱自动退出伤口。

三、中毒

（一）食物中毒

1. 定义及特点　食物中毒是指摄入含有生物性、化学性有毒有害物质的食物或把有毒有害物质当作食品摄入后出现的非传染性（不同于传染病）的急性、亚急性疾病。食物中毒可分为：细菌性食物中毒、化学性食物中毒、真菌性食物中毒和有毒动植物食物中毒。食物中毒的特点：①中毒者在相近的时间内均食用过共同的中毒食物；②未食者不中毒；③停止食用中毒食品后，发病很快停止；④一般无人与人之间的直接传染；⑤潜伏期短，发病急、夏秋季高发，相同疾病的症状类似；⑥病程短。

2. 常见原因

（1）生熟食物交叉污染：如熟食被生的食品原料污染，或被与生的食品原料接触过的表面（如容器、手、操作台等）污染。

（2）食品贮存不当：如熟食品被长时间存放在 10～60℃ 之间的温度条件下（在此温度下的存放时间应小于 2h），或易腐原料、半成品食品在不合适温度下长时间贮存。

（3）食品未烧熟煮透：如食品烧制时间不足、烹调前未彻底解冻等原因使食品加工时中心温度未达到 70℃。

（4）从业人员带菌污染食品：从业人员患有传染病或带菌，操作时通过手部接触等方式污染食品。

（5）未彻底加热：经长时间贮存的食品食用前，未彻底再加热使中心温度达到 70℃ 以上，或进食未经加热处理的生食品。

（6）原料本身有毒有害或受到化学性有毒有害物质污染：如发芽的马铃薯、河豚、带有农药的蔬菜、带有瘦肉精的猪肉等。

3. 预防措施　食物中毒的预防首先是了解并且不食用本身含有或被毒害物质污染的食物，例如毒蘑菇、腐坏的肉类等；其次是正确处理可能引发食物中毒的食物，例如在食用黄花菜、四季豆前将其焯熟从而达到预防食物中毒的效果；还要加强自身的防范意识，不食用不熟悉的食物，例如野蘑菇、野芹菜等；除此以外，还需要在学校、企业等机构加强食品安全宣传，避免发生群体性食物中毒事件。

细菌性食物中毒预防措施：①防止细菌对食品的污染；②控制细菌繁殖及产生毒素；③杀灭病原菌。

化学性食物中毒预防措施：①防止误食有毒化学物质：严格保管和使用化学毒物，有害有毒物质不能与食品同店出售，同库存放；②加强农药管理：专库存放，防止污染食品；③食品容器卫生：不用盛放或接触过有毒有害化学物品的容器来包装或盛放食品。

霉菌毒素中毒预防措施：预防霉变甘蔗中毒：禁止甘蔗在春初解冻季节销售，霉变甘蔗不能出售食用。

（二）一氧化碳中毒

一氧化碳中毒，俗称煤气中毒。在生产和生活中，含碳物质燃烧不完全产生一氧化碳，通过呼吸道进入机体内引起中毒。一氧化碳与人体血红蛋白结合形成碳氧血红蛋白，致使机体各组织尤其脑组织缺氧，从而产生一系列症状和体征。

一氧化碳中毒呈明显的季节性高发特点。中毒的高发季节为冬春季，每年的 11 月至次年 3 月为事件的高发月份，12 月至次年 1 月达到高峰，次年 4 月明显回落，5～10 月份仅有散在病例发生。季节性分布特点与我国北方冬春取暖季节基本一致。

1. 常见原因

（1）在通风不良的环境中使用煤炉、炭火、土炕、火墙等取暖方式。

（2）燃气、煤气热水器使用、安装不当或质量不合格。

（3）煤气灶或煤气管道发生气体泄漏等。

（4）集体食堂、餐馆、宾馆等饮食住宿服务单位取暖炉具、燃气、煤气设备及通风装置使用、安装或维护不当。

（5）狭小密闭车库或地下室内使用小型油、汽发电机。

（6）汽车尾气排放、长期处于密闭的空调车内等。

2. 预防措施

（1）在寒冷季节如有条件尽量选择集中供暖。室内使用煤炉、炭火等取暖设备时，煤炭要烧尽，不要闷盖；要经常开门窗通风换气，保持室内空气新鲜。在低气压、相对湿度较大的雨雪冰雹天气等气象条件下，尽量不要使用煤炉、炭火等取暖设备。

（2）使用燃气、煤气灶具时，最好安装一氧化碳探测器，并定期检查维护，以确保探测器正常运行。

（3）不要在室内、车库、地下室等场所使用小型油、汽发电机，要在室外使用并远离门窗、通风和排气装置。

（4）车辆停放在车库、地下室时，不要让汽车引擎持续运转；车在停驶时，不要长时间开着空调，也不要躺在门窗紧闭、开着空调的汽车内睡觉。定期检测汽车的排气系统，防止排气系统一氧化碳泄漏。

四、精神问题

（一）旅行性精神障碍

旅游中最常出现的精神问题为旅途精神病，又叫旅行性精神障碍，是旅行者在旅途中常见的一种突发性精神障碍。Nilsson 认为旅途精神病的发病原因有三点：由于语言知识贫乏而引起的言语隔阂；疲劳引起的活力减低；病前有分裂性或癔症性的个性。

旅途精神病的综合因素分析结果包括以下六个方面：①多数为初次乘车，文化程度低、以农民及打工者居多，青壮年为主，乘车时间长，连续不眠。②列车超员严重，车厢内 CO_2 浓度高，大部分患者无座位，站立或困于一隅，身体活动受限，极度疲劳。③长时间很少或不进食，饮水减少，身体内环境失代偿，出现生理指标的异常。④心理评定得知：患者具有内向或偏执的性格。故此病具有一定的易感心理素质。⑤患者往往上车前就有焦虑不安，大多是首次出门，携带有来之不易的创业本钱，处于陌生的车厢内，缺乏人际交流；有强烈的不安全感，持续高度的警戒状态。⑥发病有一定的地理和时间分布规律：从内地至乌鲁木齐的兰新线一段最多；1月至3月春运高峰最多见。此病在铁路列车旅客中多见，并可能导致恶性伤人事件。患者发病前受到精神应激、躯体过度疲劳、慢性缺氧、睡眠缺乏、营养过分缺乏等因素的综合作用，从而导致他们的精神、身体功能对环境变化的调节适应能力失常，最终出现了精神崩溃、反应失度的急性精神障碍。

一般认为可能与列车上的拥挤、空气污浊，以及乘车时间过长引起的疲劳、睡眠极度不足、营养与供水缺乏、焦虑紧张等有关，由于患者丧失了辨认和控制能力，给自身和周围旅客的安全造成重大威胁，但患者的预后良好，如能及时对症治疗或调换环境，常常可在1周左右痊愈。

（二）预防

首先，启程前必须做好充分的准备，如备足食物、水，整好行装，计划好行程，购好车票，临行前充分休息，养精蓄锐，切忌在准备不足的情况下仓促上路。其次，在旅行途中，不妨多与身边的旅客闲谈，主动排遣旅途生活所带来的焦虑不安情绪。最后，铁道部门要严格控制或消除列车严重超员现象，这是预防旅行性精神病的关键。同时，在超员较多的长途列车的硬座车厢内，应安装良好的通风设备，以换新鲜空气。此外，旅客乘车期间要经常活动肢体；停站时打开车窗，以便车内空气流通；在条件允许的情况下，不妨在停站时下车走走，以调节情绪等，这些都可有效地预防旅行性精神病的发生。

五、运动病

（一）运动病的定义及表现

在旅游过程中，有些人整天在惊涛骇浪中颠簸也怡然自得，有些人却平地乘车也会引起不适，出现头晕目眩、面色苍白、四肢发冷、恶心呕吐等晕船、晕车现象，医学上称之为"运动病"。

从生理学角度分析，人的内耳有一个调节人体位置平衡的前庭器官，它通过神经系统随时调整人体的姿势，使之保持平衡。一旦交通工具的颠簸超过了人体平衡器官的适应能力，就会出现晕车、晕船症状。此外，车、船、飞机等交通工具的动荡，使胃肠器官发生的暂时性变位、血液流动的变化以及柴油、汽油对嗅觉器官的刺激等，均能通过神经反射诱发晕车、晕船。过饱、疲劳、闷热、空气污浊、情绪紧张、神经衰弱、身体虚弱、血糖下降以及注视景物等也可促使症状发生或加重。

（二）预防

"运动病"是平衡器官功能一时的不适应，不是一种生理缺陷，绝大多数人是可以矫治的。最好的矫治办法是经常进行旅行锻炼，以提高平衡器官和神经系统对不规则运动的适应能力。此外，经常参加有助于调节人体位置平衡的体育锻炼，如原地深蹲起、前后滚翻、荡秋千、登软梯、打球、游泳等，也可以提高平衡器官对不规则体位改变的适应能力。有"运动病"的人在旅行时只要做好以下防护措施，就能预防症状的发生或减轻症状。

1. 注意饮食 远离酒精（大脑脱抑制）和咖啡因（增加大脑耗氧量），它们都会加重运动病旅行期间吃一些清淡的能量食物，咸饼干、面包、香蕉、大米和苹果酱都是不错的选择。可以坚持用水、不含咖啡因的茶或果汁来替代咖啡，并且要确保在旅途中自己体内水分充足。不要吃难消化、油腻和油炸的食物。

2. **坐好** 坐在能够看到窗外的位置，尽可能选择运动和摇摆最小的位置。车上坐前排座位或者直接开车。提前看到路线会让你的大脑在心理上为运动做好准备。

在船上时尽量靠近船中央，晃动最小。眼睛盯着地平线。探出脑袋感受新鲜空气也能有所帮助。在飞机上时要坐靠窗的位置，远离飞机的最后面（颠簸）和隔板（飞机倾斜时看不到任何视觉提示）。最好坐在飞机的前中部，机翼的上方。

3. **分散注意力法** 用平静的音乐分散注意力。可以把注意力从飞机或汽车的运动中转移开来。食一种含有姜的锭剂更有帮助，使用香水如薄荷或薰衣草香。不要试图通过阅读来分散注意力。阅读只会导致并加重运动病（颈椎弯曲压迫椎动脉等、阅读也增加大脑耗氧量）。

4. **闭眼** 当平衡感知系统（包括眼睛、内耳和感觉神经）感受到冲突时，会产生运动病。当看不到任何运动的迹象减少感官输入（闭上眼睛），可以帮助减轻这种感官冲突并减轻运动病症状。

5. **药物预防** 使用抗恶心贴片，贴在耳朵后面，可以持续作用3d。当需要它起效时，要提前大约4h把这种贴片贴在耳后。它的药效比药丸释放得更慢，提前贴好十分重要。

🍀 **思考题**

1. 请阐述旅游安全事故的分级标准。

解题思路：根据旅游事故的严重程度、可控性和影响范围进行阐述。

2. 禽流感是如何流行的？旅客出行应做好哪些预防措施？

解题思路：从禽流感的传染源、传播途径和易感人群角度进行分析；预防方式应从环境、行为和阻断传染源、传播途径方面进行阐述。

3. 某人将于夏季前往热带地区出差一周，请为其设计一份针对登革热的健康风险预防方案，并进行初步评价。

解题思路：结合登革热的相关知识，从登革热的发病风险、流行特征和预防三个方面进行阐述，并运用健康管理相关技术编制预防方案。

4. 在野外出行时遭遇蜂的袭击，被蜇伤数处，应当如何进行处理？

解题思路：结合书中蜂类叮咬蜇伤的处理等相关知识进行分析。

5. 某游客参与团体健康旅游，途中有旅游大巴的接送，上车后出现头晕目眩、面色苍白、恶心呕吐的现象。请你分析该游客出现该现象的原因，并为其制订一份预防方案。

解题思路：根据运动病的相关知识进行阐述。

（文小青）

第十六章 | 热带旅游与健康管理

本章要点

1. **掌握** 热带旅游的概念及其现状、特点等。
2. **熟悉** 与旅游相关的热带病。
3. **了解** 旅游者的卫生保健。

在热带地区的旅游有着与其他地区不同的境况,对旅游者自身来讲,做好自我健康管理显得非常重要。自"地理大发现"后,人类旅行越来越频繁,特别是人类进入工业化社会后,基于工业化生产和发展的需要,热带地区的富庶原材料成为西方主要工业化国家的供应来源地,随之而来的在热带地区工作、生活、生产等活动增多,促使了外界对热带地理环境以及热带疾病的逐步了解和应对,法国结构主义人类学家列维·斯特劳斯笔下的《忧郁的热带》是旅行者在南美洲热带雨林地区所见所闻的经典代表作品。热带地区独特的地理及气候条件所引发的相关疾病对在热带地区旅游的人群会产生重大影响,了解被世界卫生组织称为"被忽视的热带病"和如何做好健康防护是旅游者必须掌握的基本前提。本章将主要总结和介绍热带地区旅游与健康管理的一般规律和主要特点。

第一节 热带地理环境对旅游者健康的影响

一、热带地理环境结构的特征

通常所说的热带是指地球南、北回归线(23°27′或23°26′)之间的地区。由于大气环流、海陆分布、地形结构和洋流等的影响,气候带并非严格按纬线方向分布。因此,热带范围因地区不同而有变化。例如:在北非,由于受干热的热带大陆气团影响,热带范围超过北回归线;在中国南部,因处季风区,冬季寒潮可影响到南海北部,热带范围在北回归线以南。热带地区太阳一年两次直射,终年高温。按自然地理环境结构的特征,热带地区可分为4种类型:热带雨林、热带草原、热带荒漠和热带季风。热带雨林主要分布于赤道附近的湿润大陆和岛屿,气候湿热,植被常绿,种类多,生长茂盛。热带草原分布于热带雨林的南北两侧,夏雨冬干,干湿季分明。热带荒漠分布于南、北回归线附近的大陆内部和大陆西岸,干旱少雨,植被贫乏。热带季风主要分布于南、北纬10°到南、北回归线附近的大陆东岸,冬夏的风向、风力、气温、降水变化显著。热带地区除个别部分外,人口稀少,大城市少,经济发展比较缓慢,许多地方为单一的种植业,有广阔的未开发土地。热带光热气候资源充足,作物生长周期短,单位面积年净生产力高。热带的动物和植物种类多,矿产资源十分丰富,开发潜力大。热带地区地处赤道两侧,面积占全球总面积的39.8%。

热带气候最显著的特点是全年气温较高,全年平均温度大于16℃,四季界限不明显,日温度变化大于年温度变化。由于地表及降水的不同,热带气候又反映出不同的特点,有相对热季和凉季之分或雨季与干季之分。从广义而言，也可将赤道气候归属于热带气候，赤道气候指赤道南北两侧 5°～10° 区间的气候，年平均降水量为 1 000～3 000mm，且降水分布比较均匀，年平均气温为 25～28℃，湿度较大，气象要素年度变化不显著。在赤道附近，常年湿润高温，多雷雨天气。在一天之中，天气的变化也往往单调而富有规律性。清晨，天气晴朗，凉爽宜人，临近午间，天空中的积云强烈发展，变浓变厚，午后一两点钟，天空乌云密布，雷声隆隆，暴雨倾盆而下，降雨一直可以持续到黄昏。雨后，天气稍凉，但到第二天日出后又变得闷热。这里虽然很热，但最热月份的平均气温并不太高，绝对最高气温很少超过 38℃，最低气温很少低于 18℃。非洲刚果河流域和几内亚湾、南美的亚马逊河流域和印度尼西亚群岛属于赤道气候。在热带的沙漠地区，气候情况完全不同。在非洲北部的撒哈拉沙漠、西亚的阿拉伯沙漠和澳大利亚中部的大沙漠等地，全年干旱少雨，气温变化剧烈，日温差可达 50℃ 以上。我国广东的雷州半岛、海南岛、云南南部低地和台湾岛南部低地，均处于热带气候控制之下，终年不见霜雪，到处是郁郁葱葱的热带丛林，全年无寒冬。海洋性气候夏日凉快。热带地区由于高温多雨，为动植物的生长繁衍创造了极为有利的条件。许多珍贵的动植物都产于热带气候区内。宽广的热带雨林，是制造氧气、吸收二氧化碳的巨大绿色工厂，对于调节全球大气中的氧气和二氧化碳的含量具有非常重要的作用。

　　热带地区栽培的植物根据其用途和经济性状大致分为 12 个主要类别，其中有的在国民经济中占有重要地位。如橡胶树所产橡胶，与钢铁、石油、煤炭并列为四大工业原料；咖啡、可可与茶为世界三大饮料；木薯是许多发展中国家的主要粮食和能源植物；提供各种香料、水果和特效药材。由于多起源于或长期栽种于热带，热带作物一般要求较高热量条件。如纯热带作物的可可、面包米和榴莲等，中国只能在海南省南部种植。有的对热量的要求，有一定的可塑性，也可适应较高纬度的气候条件。热带作物一般为多年生，通常采取种植园方式生产，一次栽种，多年收获。种植后不宜轻易改种其他作物。大多数热带雨林都位于北纬 23.5° 和南纬 23.5° 之间。在热带雨林中，通常有三到五层的植被，上面还有高达 45.7m 到 54.9m 的树木像帐篷一样遮盖着。下面几层植被的密度取决于阳光穿透上层树木的程度。照进来的阳光越多，密度就越大。热带雨林主要分布在南美、亚洲和非洲的丛林地区，如亚马逊平原和云南的西双版纳。每月平均温度在华氏 64.5° 以上（约 18℃），平均降水量每年 2 030mm 以上，超过每年的蒸发量。

　　分布在热带地区的国家包括：亚洲的中国（海南岛、雷州半岛以及云南南部和台湾岛南部）、越南、老挝、泰国、柬埔寨、缅甸、马来西亚、新加坡、文莱、菲律宾、印尼、东帝汶、印度（部分）、孟加拉国（部分）、斯里兰卡、马尔代夫；大洋洲除澳大利亚中南部、新西兰外全属于热带；非洲地区除了北非诸国和南非外，大都属于热带；在拉丁美洲除了阿根廷、智利大部、墨西哥北部不属于热带外，其他都属于热带。综上所述 4 大洲近 90 个国家处在热带地区，而且很多国家以旅游业为国家经济发展的重要支柱产业，以热带独特的自然地理环境为依托吸引世界各地的旅行者观光、商旅等活动。

二、热带地理环境引发热带疾病

　　美国艺术与科学院和国家科学院院士、现任加利福尼亚大学洛杉矶分校医学院生理学教授贾雷德·戴蒙德（Jared Diamond）博士在其著作《为什么有的国家富裕，有的国家贫穷》第一章中就指出地理的作用在富国穷国中扮演重要角色；而他的另一部著作《枪炮、病菌和钢铁》中对热带地区的一系列病菌如何影响人类历史和社会发展也有着深刻的观察与思考。此外 2014 年西非埃博拉病毒疫情和 2018 年刚果（金）埃博拉病毒疫情给全世界留下了非常深刻的印象，暴发在热带地区的传染性疾病的高致死率在 21 世纪科技发达的今天依旧让人不寒而栗。2015 年的诺贝尔生理学或医学奖获得者中国科学家屠呦呦女士因青蒿素获奖，被誉为"拯救 2 亿人口"的发现，20 世纪 60 年代，疟原虫对奎宁类药物已经产生了抗药性，严重影响到治疗效果。青蒿素及其衍生物能迅速消灭人体内疟原虫，对恶性疟疾有很好的治疗效果。而疟疾一直是地理大发现后在热带地区严重威胁人类生命的恶性传染性疾病之一。

热带独特的地理环境究竟怎样引发相关疾病，还得从热带地区气候和植被以及生物生存环境等三个重要维度来审视这一问题。以疟疾（malaria）为例，世界卫生组织于 2018 年 11 月 19 日发布的《2018 年世界疟疾报告》全面概述了截至 2017 年底全球抗击疟疾工作的进展情况。报告跟踪了疟疾规划和研究投资、疟疾预防、诊断和治疗、监测、疟疾疾病负担趋势和疟疾消除等领域的进展，以及应对疟疾所面临的威胁和挑战。据估计，2017 年全球共发生 2.19 亿疟疾病例（95% 置信区间：2.03 亿至 2.62 亿）。与之相比，2010 年疟疾病例数是 2.39 亿（95% 置信区间：2.19 亿至 2.85 亿），2016 年是 2.17 亿（95% 置信区间：2.00 亿至 2.59 亿）。虽然 2017 年疟疾病例估计比 2010 年减少了 2 000 万，但 2015—2017 年数据表明，该阶段在减少全球疟疾病例方面并没有取得重大进展。2017 年，大部分疟疾病例发生在世卫组织非洲区域（2 亿病例，92%），其次分别是世卫组织东南亚区域（5%）和世卫组织东地中海区域（2%）。撒哈拉以南 15 个非洲国家和印度的疟疾负担占全球疟疾总负担的近 80%。5 个国家的疟疾病例占全球所有疟疾病例的近一半，这些国家依次为：尼日利亚（25%），刚果民主共和国（11%），莫桑比克（5%），印度（4%），乌干达（4%）。恶性疟原虫是世卫组织非洲区域最流行的疟疾寄生虫，占 2017 年估计疟疾病例总数的 99.7%，在东南亚占 62.8%、东地中海占 69%、西太平洋占 71.9%。间日疟原虫是世卫组织美洲区域的主要寄生虫，占该区域疟疾病例的 74.1%。《2018 年世界疟疾报告》提到的"恶性疟原虫"是疟疾传播的元凶，这与热带地区的气候、生物生存环境密切相关。疟疾由疟原虫造成，经雌性按蚊传播。按蚊在黄昏到次日黎明这段时间叮咬。感染人类的疟原虫分五种：恶性疟原虫、间日疟原虫、卵型疟原虫、三日疟原虫和诺氏疟原虫。其中，最常见的是恶性疟原虫和间日疟原虫，恶性疟原虫是最危险的，出现并发症和死亡的概率最高。这种致命的疟原虫在撒哈拉以南非洲地区的多数国家构成严重的公共卫生问题。国际旅行者在全球 87 个国家可能面临感染疟疾的风险，主要是非洲、亚洲和美洲的一些国家。感染疟疾的患者通常首先会有发热、寒战等类似流感的症状。如不接受治疗，病情可能发展为严重并发症，某些患者会死亡。疟疾症状一般在七天后出现，也许时间更长。旅行者在可能发生感染的三个月内如出现发热应送急诊，并立即进行医学调查。恶性疟原虫生存在高温高湿环境下，以人体和雌性按蚊为宿主，热带地区的自然环境有利于恶性疟原虫的快速生殖和繁衍进程，若当地公共卫生建设薄弱，防治措施不到位，很容易造成居民和旅行者被叮咬。

再以埃博拉病毒病为例，以往称作埃博拉出血热，是由丝状病毒科的埃博拉病毒（ebola virus）导致的一种严重且往往致命的疾病，死亡率高达 90%。埃博拉病毒是 1976 年在两起同时发生的疫情中首次出现的，一起疫情发生在刚果民主共和国靠近埃博拉河的一个村庄，另一起出现在苏丹一个边远地区。病毒的起源尚不得而知。但从现有证据来看，果蝠（狐蝠科）可能是埃博拉病毒的一个宿主。人们通过接触（通常在屠宰、烹饪或食用时接触）被感染的动物或通过接触被感染人的体液而遭到感染。多数病例是人际传播造成的。感染者的血液、其他体液或分泌物（粪便、尿液、唾液和精液）通过破损皮肤或黏膜进入健康人体，即会造成人际感染。当健康人的破损皮肤或黏膜与受感染者体液污染的物品或环境发生接触时，也可发生感染。被污染的物品包括脏衣物、床单、手套、防护装备和医疗废物（如用过的皮下注射器）等。2014 年西非埃博拉病毒疫情是自 2014 年 2 月开始暴发于西非的大规模病毒疫情，截至 2014 年 12 月 2 日，世界卫生组织关于埃博拉疫情报告称，几内亚、利比里亚、塞拉利昂、马里、美国以及已结束疫情的尼日利亚、塞内加尔与西班牙累计出现埃博拉确诊、疑似和可能感染病例 17 290 例，其中 6 128 人死亡。感染人数已经超过一万。而根据公共卫生专家的研究成果显示，此轮在西非暴发的埃博拉疫情很可能源于一名生活在几内亚、已经去世的 2 岁"小患者"，其生前曾被感染埃博拉病毒的果蝠叮咬。分析称，在受果蝠叮咬后，这名 2 岁的婴儿开始发热，排出黑色的粪便并且呕吐，研究人员认为其是"零号"患者，此名婴儿在发病 4 天后，于 2013 年 12 月 6 日死亡。研究人员事后追溯了这名婴儿的家族，发现了一系列埃博拉病毒感染的连锁反应。然后婴儿的 3 岁姐姐也在 12 月 29 日死亡，并且症状表现为发热、呕吐等。婴儿的祖母后来也有同样症状，并于 2014 年 1 月 1 日死亡。婴儿一家所在的村庄位于几内亚南部靠近塞拉利昂与利比里亚的边境地区。几名村庄外部的人员在参加了婴儿祖母的丧礼后，陆续出现了感染症状。埃博拉病毒也随着前来参加葬礼的人越传越远，疫情范围越来越大。通过西非埃博拉病毒疫情传播的途径来分析，动物传播给人，人际之间再通过血液或体液继续传播埃博拉病毒。热带地区特有物种动物携带病毒，而居住当地的人群在特有的地方性传统饮食文化、丧葬仪式和薄弱的卫生防护意识等综合因素作用下，罹患热带病的风险几率极大。

上述两个热带病案例可以清晰归纳出热带地理环境与引发相关热带病之间密切的因果联系，即①疾病容易在热带地区发生或流行，这与该地区气温高、日照长、雨量多、湿度大、生物群落繁多、植被茂盛多样以及病媒昆虫易于孳生繁殖有直接关系；②全球气候变暖、工业污染、人口增长、自然疫源地的商业开发、旅游业的发展、抗生素和杀虫剂等大量使用，促使病原物种变异和传染源、媒介昆虫活动迁途范围扩大，新发和再发的热带病给人类提出了新的挑战；③热带地区与大量贫困地区叠加，使得这一地区政府及其他机构提供公共卫生服务和产品的能力受到极大限制，再加上当地独特的风俗习惯，加速相关传染性疾病的扩散。

三、热诱导疾病的预防和治疗

热诱导疾病对人类的影响极为深远，令十多亿穷人难以脱贫。它们还对流行国造成了极为沉重的经济负担，对国际旅行者构成潜在风险和威胁。其中一些疾病极大地影响了青壮年的劳动生产能力。有些疾病阻碍了儿童的发育和智力发展。所有这些疾病令患者备受折磨，而且往往招致社会耻辱和歧视。多数疾病致盲或致残，造成相貌毁损，或肢体残缺。它们有隐性潜伏期，患者感染初期往往几乎毫无知觉，多年后才发病和严重受损，错过了医治良机。在此期间，寄生虫在体内繁衍流窜，成熟后蓄积在组织、内脏、眼睛或淋巴系统。一些寄生虫毁坏皮肤和皮下组织。如果发现和治疗不及时，即会造成不可逆转的损害。还有一些被忽视的热带病进入晚期后，可在数周或数月内致人于死命。

自有文字记载以来，其中多数疾病对人类造成了深重灾难。圣经时代以来，历史记载充满了对麻风等一些疾病造成的痛苦、残疾和耻辱的描述。非洲昏睡病等其他一些疾病声名狼藉，在临床上造成了极为严重的后果。患者脑部遭寄生虫侵袭后，如诊断和治疗不及时，死亡率达 100%。还有些疾病虽不那么为人所知，但也造成了同样严重的后果。盘尾丝虫病和沙眼可致盲。布鲁里溃疡以及一些形式的利什曼病毁坏软组织，并可侵袭骨骼。美洲锥虫病以及其他形式的利什曼病严重损伤内脏。几内亚线虫引起剧痛，使患者数月卧床不起。淋巴丝虫病造成残疾，患者四肢和外部器官严重肿大。血吸虫病和土源性蠕虫病导致严重贫血，造成营养不良，影响儿童的发育和成长。

根据世界卫生组织统计数据显示：除了影响 10 亿多人口的土源性蠕虫病之外，最流行的六种被忽视的热带病是：①血吸虫病，感染人数为两亿多。其中约 1.2 亿人有症状，约 2 千万人病情严重。②淋巴丝虫病，感染人数约为 1.2 亿。该病是全球第二大致残因素。③致盲性沙眼，感染人数约为 8 千万，其中 6 百万人失明。该病是全世界最主要的感染致盲原因。④盘尾丝虫病，感染人数约为 3 700 万，绝大多数患者位于非洲。此病引起严重皮炎、视力障碍或失明，患者的预期寿命可能会缩短多达 15 岁。⑤美洲锥虫病，感染人数约为 1 300 万，大多集中在拉丁美洲。由于移民、输血、先天性传播和器官捐献等因素，这一疾病已在以前被认为并无此病的地区以及非流行国中出现，因此亟需开展控制和监督工作。⑥利什曼病，在非洲、亚洲、欧洲和美洲的 88 个国家，共有 1 200 多万人被感染。据世卫组织估计，3.5 亿人面临威胁，每年新增感染人数达 150 万至 200 万。可迅速致命的内脏利什曼病是该病最严重的形式，正形成令人担忧的全球趋势。

基于热诱导疾病的巨大威胁力，做好有关预防和治疗工作显得紧迫和必要。世界卫生组织联合各有关方面国家政府在预防和治疗热带病方面正取得可观的进展，已有多种有效药物和其他干预措施用以治疗或预防其中许多疾病。已建立了大规模公私伙伴关系，以实施干预措施，向需要者提供协助。其中一些伙伴关系获得了制药业的大量药物捐赠。已针对其中几种疾病确定了宏伟的目标以及实现这些目标的期限，并确定将根除或消灭一些影响公共卫生的疾病。取得了以下一些进展：1985 年罹患致盲性沙眼的估计人数为 3.6 亿，今天已降至大约 8 000 万。麻风作为一项公共卫生问题已接近消除，病例数从 1985 年的 520 万例降至目前的 21.3 万例，1 450 多万名患者已痊愈。盘尾丝虫病不再是以前受害最重的西非 10 国的公共卫生问题和对社会及经济造成影响的一种疾病。至少避免了 60 万例盲症，25 万平方千米土地已可安全耕种和定居。已确定了根除几内亚线虫病的目标，1985 年，20 个国家中有大约 350 万例，而现在病例数已剧减，在 6 个国家中只有 4 616 例，其中 98% 的病例集中在加纳和苏丹。为预防淋巴丝虫病传播，仅在 2007 年，就有 5.46 亿人接受了治疗。在 48 个流行国（共有 81 个流行国）中加速提供了治疗服务。自 2000 年以来，已治疗 10 亿多人次，该病的流行率和严重程度大大降低，数以百万计儿童避免了感染。2007 年 8 月，中国成为第一个宣布已消除淋巴丝虫病这一公共卫生问题的国家。韩国于 2008 年 3 月也宣布消除了这一疾病。

按照应对热诱导疾病的一般规律和程序，由世界卫生组织牵头成立预防和治疗热带病的专门机构，制定应对战略或策略，宣传动员干预和治疗措施。2006 年 10 月，世卫组织以及多个合作伙伴发起了针对四个负担最重疾病的综合防治战略，为数以百万计受到这些疾病影响的人带来了新的希望。这四种疾病是：盘尾丝虫病、淋巴丝虫病、血吸虫病和土源性蠕虫病。在 25 个以上伙伴组织支持下发起了这项新战略，其核心是提供预防性化疗。可以使用制药业免费或大幅折价提供的药品预防这四种疾病。这些药物既有效又安全，可作为预防药物向所有受影响社区提供，而不需开展昂贵的病例发现和诊断工作。对于已确定可用预防性化疗手段治疗的疾病，最需要的是扩大人口覆盖面。对最难医治的非洲昏睡病、利什曼病、美洲锥虫病和布鲁里溃疡等疾病，正在努力开发出更好的诊断工具、药物和其他干预手段，以取得长足进展。采取激励措施鼓励研发工作，还需要开发更低廉且适合实地应用的新工具。

对于国际旅行者来说，预防和治疗热诱导疾病的关键在于以预防为主，对所赴热带地区的基本情况特别是热带病情况要提前了解，需要提前接种疫苗、卫生健康教育知识学习，不饮生水、不食不洁净食物等。对罹患了热带病的旅行者来说，需要及时就医参加治疗。同时要及时获得旅行期间所在地有关疾病实时预警信息等。

第二节　旅游与热带病

根据世界卫生组织近十余年来四份关于《被忽视的热带病报告》中提到的主要热带病包括了土源性蠕虫感染、淋巴丝虫病、盘尾丝虫病、血吸虫病、麦地那龙线虫病、人畜共患蠕虫病、登革热/登革出血热、狂犬病、雅司病、利什曼病、非洲人类锥虫病、美洲锥虫病和布鲁里溃疡等。上述热带病的特点是在贫困地区尤其是热带地区炎热潮湿气候环境下流行的传染病。它们大多是由蚊子、黑蝇、白蛉、采采蝇、猎蝽和家蝇等昆虫以及蜗牛传播的寄生虫病，有些疾病的传播源是遭污染的水和虫卵孳生的土壤。环境污染恶化了传播链，而恶劣的生活和卫生条件又反过来加剧了环境污染。这些疾病曾一度流行甚广，而现在则集中在极度贫困的地区。为了便于介绍这些代表性热带病以及其他热带地区需要引起重视的一些疾病，结合旅行或旅游过程中可能遇到的潜在热带病感染风险，按照病媒传播介质分成以下三种类型逐一概括介绍。

一、昆虫传播的疾病

病媒是指能够在人和人之间或者从动物到人传播传染病的生物体。许多病媒是吸血昆虫，在从被感染宿主（人或动物）身上吸食血液时摄入产生疾病的微生物，然后在随后吸食血液的过程中将其注入新宿主体内。蚊子是最为人所知的病媒。其他病媒还包括蜱、蝇、沙蝇、跳蚤、锥蝽和一些淡水螺。病媒传播的疾病指由蚊子、沙蝇、三角恐龙、黑蝇、蜱、采采蝇、螨虫、螺和虱子等虫媒传播寄生虫、病毒和细菌而引起的人类疾病。每年，疟疾、登革热、血吸虫病、非洲人类锥虫病、利什曼病、恰加斯病、黄热病、日本脑炎和盘尾丝虫病在全世界导致 70 多万人死亡。主要病媒传播疾病占全部传染病的 17%。这些疾病的负担在热带和亚热带地区最高，并不成比例地对最贫穷的人口造成影响。2014 年以来，许多国家受到登革热、疟疾、基孔肯雅热病、寨卡病等重大疫情的严重威胁，危害当地人民的生命，使卫生体系不堪重负。病媒传播疾病的分布由复杂的人口、环境和社会因素决定。旅行和贸易的全球化、缺乏规划的城市化进程以及气候变化等环境挑战可对病原体传播产生影响，使传播季节变长或传播更为严重，或导致疾病出现在以前未发生过该病的国家。温度和降雨变化导致农业实践发生变化，而这也会影响病媒传播疾病的传播。城市贫民窟的扩大、缺乏可靠的自来水供应或固体废物的合理管理，这些因素会使大量城镇居民面临感染蚊传病毒病的风险，并共同作用从而影响病媒群体的传播范围和致病病原体的传播模式。

（一）疟疾

疟疾由一种叫作疟原虫的寄生虫引起，通过受感染蚊子的叮咬传播。这种寄生虫在人体的肝脏中繁殖，然后感染血红细胞。疟疾的症状包括发热、头痛和呕吐，通常在蚊子叮咬后 10～15d 显现。如不治疗，疟疾可能中断对维持生命的重要器官的供血，从而迅速威胁生命。世卫组织建议采取多管齐下的策略来预防、控制和消除疟疾。主要措施包括：使用药浸蚊帐和室内残余喷洒；诊断测试；以及用有效抗疟药物治疗确诊病例。近年来，这些措施大大降低了许多环境下的疟疾负担。然而，疟疾传播仍在世界许多国家发生，每年导致数十万人死亡。

2016 年，全世界疟疾流行国政府和国际伙伴共投入 27 亿美元资金用于控制和消除疟疾。在预防和治疗方面，国际通行的做法是病媒控制和大范围使用抗疟药品。在撒哈拉以南非洲，2010 年有半数家庭拥有至少一顶药浸蚊帐，到 2016 年，已有 80% 家庭拥有。但是，拥有足够蚊帐（即每两个人一顶）的家庭所占比例还不够高，2016 年只有 43%。非洲更多面临疟疾风险的人有了药浸蚊帐。2016 年，54% 人口得到这一措施的保护，高于 2010 年的 30%。得到室内残余喷洒（一种预防方法，就是在居所墙壁内喷洒杀虫剂）措施保护的面临疟疾风险者减少了。从全球看，室内残余喷洒防护人口所占比例已经从 2010 年的峰值（5.8%）下降到 2016 年的 2.9%，而且所有世卫组织区域均出现下降。在世卫组织非洲区域，受保护风险人群数量已经从 2010 年的 8 000 万降到 2016 年的 4 500 万。

（二）登革热

登革热是一种蚊媒病毒病，近年来在世卫组织所有区域的传播速度很快。登革热病毒主要由雌性埃及伊蚊传播，也可经由雌性白纹伊蚊传播。该种蚊子还传播基孔肯雅、黄热病和寨卡病毒感染。登革热广泛分布在热带，受降雨量、温度和无序快速城市化影响，各地面临的风险程度存有差异。重症登革热（也称为登革出血热）于 1950 年代菲律宾和泰国登革热流行期间被首次发现。当今，重症登革热影响到大多数亚洲和拉丁美洲国家，已成为这些地区儿童和成人住院和死亡的一个主要病因。登革热由受染于四种登革热病毒中任何一种病毒的伊蚊叮咬所传播。该病发生在世界上的热带和亚热带地区。被具传染性的蚊虫叮咬之后 3～14d 出现症状。登革热是一种发热性疾病，它侵袭婴儿、幼儿和成人。症状的范围包括从轻度发热到使人丧失能力的高热，并伴有严重头痛、眼球后疼痛、肌肉和关节痛以及出疹。没有针对登革热的特效抗病毒药物。重要的是要保持不脱水。登革出血热（发热、腹痛、呕吐、出血）是一种潜在的致命并发症，主要影响儿童。由经验丰富的医生和护士进行早期临床诊断和认真的临床管理，可提高患者存活率。

登革热由四种不同、但却紧密相关的病毒引起（DEN-1、DEN-2、DEN-3 和 DEN-4）。感染一种病毒并恢复后，对该病毒具有终生免疫，但对此后感染的其他三种病毒只有部分和短暂的交叉免疫。随后感染其他种类病毒会增加罹患重症登革热的危险。对登革热没有特定的治疗方法。重症登革热是一种可能致命的并发症，但通过有经验的医生和护士进行早期临床诊断和谨慎的临床管理往往能够挽救生命。70% 以上的疾病负担发生在东南亚和西太平洋地区。在拉丁美洲和加勒比地区，该病的发病率和严重程度在近年来迅速上升。非洲和东地中海区域在过去十年中也有该病的更多疫情记录。自 2010 年以来，欧洲也报告有登革热本地传播。城市化、人口和物资快速流动、适宜的气候条件以及缺乏受过专业训练的工作人员均是导致登革热全球增长的因素。

二、通过接触环境产生的疾病

在热带地区接触环境特别是接触水源和动物及其制品比较广泛，而因此感染有关疾病的几率较大，需要高度重视接触环境所可能产生的疾病。

（一）布鲁氏菌病

布鲁氏菌病又称波状热、地中海热或马耳他热，是一种人兽共患传染病，所有人均可被感染，无年龄、性别差异，通过直接或间接接触被感染动物或其制品传播。尽管在许多国家布鲁氏菌病防控取得了很大的进展，但许多疫源地仍存在畜间的持续传播，从而频繁传播给人。布鲁氏菌病在世界上许多地区是重要的人间传染病，尤其是欧洲的地中海国家，北非、东非、中东、南亚、中亚、中美、南美。布鲁氏菌病是人兽共患病，直接或间接接触被感染动物及其制品而传播给人。城镇化和畜牧业的发展，加之动物饲养和食品加工缺乏防控措施，导致布鲁氏菌病传播，这给公共卫生带来了一定程度的风险。由于国际旅游的发展，刺激了可能被污染的异国奶制品的消费，例如鲜奶酪等类似食品被带到无布鲁氏菌地区，这也让人们日益关注布鲁氏菌病。人感染布鲁氏菌病通常表现为急性发热性疾病，可持续并进展为有严重并发症的慢性失能性疾病。人的感染直接或间接来自于动物传染源，其中牛、绵羊、山羊、猪及其副产品是迄今为止最重要的传染源。这些自然宿主间，主要通过患畜生殖道传播，通常导致流产。人感染通常来源于生殖器排泄物和奶制品。游客或商人到流行地区可能感染布鲁氏菌病，通常由于食用未经高温消毒的奶或奶制品。旅行者也能向本国输入污染的奶酪和其他奶制品并感染其家庭、朋友等。

（二）血吸虫病

血吸虫病（又称裂体吸虫病）是由裂体吸虫属血吸虫引起的一种寄生虫病。在水中，淡水螺中释放出的尾蚴侵入人体皮肤，造成感染。在人体内，尾蚴发展为成虫。成虫寄生在血管中，雌虫在血管中产卵。一些虫卵随尿液或粪便排出体外。其他虫卵则困在人体组织内，引起免疫反应。尿路血吸虫病患者逐渐出现膀胱、输尿管和肾脏受损症状。肠血吸虫病患者则会逐渐出现肝脏和脾脏肿大、肠胃受损以及腹腔血管高压等症状。控制血吸虫病的基础是：开展药物治疗、灭螺、改善环境卫生，并进行卫生教育。

2016 年，至少有 2.06 亿人需要得到血吸虫病治疗。治疗应当重复多年，这会减少并防止发病。世卫组织控制血吸虫病战略的侧重点是：通过使用吡喹酮进行阶段性、有针对性的治疗来减少发病率。人们如果接触受侵染的水，淡水螺中释放出的血吸虫尾蚴侵入人体皮肤，就会发生感染。血吸虫病患者的排泄物中含有可在水中孵化的寄生虫卵。这类排泄物污染了淡水就会造成传播。血吸虫病在热带和亚热带地区流行，尤其是无法获得安全饮用水和适当卫生设施的贫穷社区。估计至少有 92% 需要得到血吸虫病治疗的患者生活在非洲。

血吸虫病大多影响到贫穷农村社区，尤其是农业和渔业人口。与受侵染水接触的从事家务劳动（如洗衣服）的妇女也会面临危险。个人卫生不佳以及与侵染水接触可使儿童尤易受到感染。人口移徙至城市地区和难民流动，使血吸虫病传播到新的地区。由于人口规模的不断扩大以及人们对水、电需求的相应增加,往往导致可能会助长疾病传播的开发计划和环境改变。随着生态旅游的兴起以及游客离开常走的路,越来越多的游客感染血吸虫病,有时伴有严重的急性感染和异常问题,包括麻痹。

中国的血吸虫病控制工作包括:50多年来已开展了三个阶段的血吸虫病控制工作。第一阶段是20世纪50~70年代的控制钉螺阶段;第二阶段是20世纪80年代到2004年的人畜化疗阶段;第三个阶段是从2005年开始的传播源控制阶段,包括钉螺调查、人及家畜的化疗、健康教育、有农业、林业、水利和土地等专家参与的全面控制。从2005年开始实行的新措施包括:①实现农业机械化,用拖拉机代替水牛,为牧场安装围栏,禁止在钉螺疫区放牧;②改水改厕;③让渔民和船民了解疫水的危险性。据国务院数据,2008年,各流行省份的人血吸虫病患病率已降至5%以下;四川、云南和江苏省在2008年、2009年和2010年均达到了控制传播水平(<1%)。截至2011年底,共有454个县(市、区)有血吸虫病流行,其中103个县(市、区)达到了控制传播水平,274个县(市、区)达到了切断传播水平。中国的目标是到2015年底,湖沼省份的控制传播水平达到1%以下,山区省份四川和云南达到切断传播水平。

(三)麦地那龙线虫病

麦地那龙线虫病,俗称几内亚线虫病,是一种令人疼痛并感到虚弱的疾病。由于国际公共卫生行动得到了高度重视,在目标地区采用了价格低廉且实用的干预措施,该病已经处在被消灭的边缘。麦地那龙线虫病是通过饮用携有传染性麦地那龙线虫幼虫的小水蚤污染的水而引起的。在人体内,幼虫得到释放并通过肠壁进入人体组织,然后在那里发育成成虫。母虫在人的皮下组织中蠕动,引起剧烈疼痛,并最终钻出皮肤,通常是在脚部,造成水肿,水疱,最终形成溃疡。患者可体验到发痒、发热、肿胀、剧烈疼痛和烧灼感。受感染者通常试图通过将受感染部分浸入水中来缓解疼痛。如果浸在开放水源,例如池塘和浅台阶井,线虫会脱出并排放成千上万的幼虫,从而启动一个新的生命周期。目前没有药物可以治疗这种疾病。然而,通过保护水源和过滤可能受到污染的水,就可预防该病。

麦地那龙线虫病完全是通过饮用携有传染性麦地那龙线虫幼虫的小水蚤污染的不流动水而传播的。在人体内,这种幼虫长为成虫,可长到1m的长度。人是已知的这种疾病的唯一宿主。麦地那龙线虫病消灭规划要取得成功,需要采取若干预防策略,比如:确保在更大范围内得到安全饮用水供应;为防止感染对饮用水进行过滤;通过加强监测和控制,在出现虫子的24h以内发现每一位病例;用能杀死水蚤的杀幼虫剂双硫磷处理池塘;以及促进健康教育和行为改变。

在20世纪初,麦地那龙线虫病在非洲和亚洲许多国家曾呈广泛流行。20世纪80年代早期曾经流行该病的20个国家中,现在只有乍得、埃塞俄比亚和南苏丹(全在非洲大陆)仍有疾病流行。

三、与环境和其他人接触感染的疾病

在热带地区旅行或旅游需要对与环境和人接触感染的艾滋病和结核病给予高度重视,特别是在艾滋病和结核病高流行地区旅行,更加需要做好预防工作。

(一)艾滋病

人类免疫缺陷病毒(HIV,也称艾滋病毒)感染免疫系统细胞,破坏或损伤其功能。病毒感染导致免疫系统发生进行性衰退,最后出现"免疫缺陷"。当免疫系统不能发挥抵抗感染和疾病的作用时,即被认为免疫缺陷。与严重免疫缺陷相关的感染称为"机会性感染",这是因为这些感染只有在免疫系统功能低下时才可能出现。获得性免疫缺陷综合征(AIDS,也称艾滋病)是一个术语,指艾滋病毒感染的最后阶段。出现20余种机会性感染中的任一种感染,或与艾滋病毒相关的任一种肿瘤,即可定义为艾滋病。人类免疫缺陷病毒(艾滋病毒)是一种反转录病毒,它感染人类免疫系统细胞,摧毁或损害其功能。感染初期没有症状。但是,随着感染的发展,免疫系统开始变弱,患者更加容易遭受所谓的机会性感染。艾滋病毒感染的最后阶段是获得性免疫缺陷综合征（艾滋病）。艾滋病毒感染者可能经过 10～15 年才会患艾滋病，抗反转录病毒药物可以进一步延缓这一进程。艾滋病毒通过无保护的性交（肛门或阴道）、输入受污染的血液、共用受污染的注射针传播，还可在妊娠、分娩和哺乳期间在母亲及其婴儿之间传播。

在时间长度方面可有很大的个体差异。在没有治疗的情况下，大部分艾滋病毒感染者在感染后 5～10 年内出现艾滋病毒相关疾病的体征，而这一时间可能会更短。从感染艾滋病毒到诊断为艾滋病的时间是 10～15 年，有时会更长一些。抗反转录病毒治疗可通过防止病毒复制，因而降低感染者血液中的病毒数量（称为"病毒载量"），来减缓疾病发展过程。

（二）结核病

结核病由通常感染肺部的细菌（结核分枝杆菌）引起。结核病可防可治。结核病是一种由结核分枝杆菌造成的细菌传染病，通常影响肺部。此病通过活动性肺结核患者咽喉和肺部产生的飞沫在人际传播。在健康人身上，结核分枝杆菌感染通常不引发症状，因为其免疫系统会发挥作用阻挡细菌。活动性肺结核的症状是咳嗽，有时有痰或血，胸痛、虚弱、体重减轻、发热和盗汗。结核病可以通过六个月抗生素疗程得到治疗。

结核病通过空气在人与人之间传播。当患有肺结核的人咳嗽、打喷嚏或吐痰时，就会把结核菌喷到空气中。人们只需吸入少数几个这类细菌就可能被感染。大约三分之一的世界人口有潜伏性结核，这意味着人们已经感染了结核菌，但（尚）未因病倒下，也不会传播疾病。感染了结核菌的人中，在一生中因结核病而病倒的危险为 10%。但是，像是艾滋病毒携带者、营养不良或糖尿病等免疫系统受损的人，或者烟草使用者，他们的患病风险会高出很多。当某人发展为活动性结核（病）时，一些轻微症状（咳嗽、发热、盗汗、体重下降等）可能会持续数月。这可能导致延误就医，将细菌传播给他人。结核病患者在一年之中可以通过密切接触感染多达 10 至 15 个人。如果不进行适当治疗，高达三分之二的结核病患者会失去生命。自 2000 年以来，通过有效的诊断和治疗已使 4 900 多万人的生命得以挽救。活动性、对药物敏感性结核病可以通过标准的四种抗生素六个月疗程进行治疗，同时由卫生工作者或经过培训的志愿者为患者提供信息、督导和支持。如果能够提供药物并适当服药，绝大多数结核病例均能治愈。

第三节　旅游者的卫生保健

世界各地几百万人缺乏安全的饮用水、环境卫生和个人卫生。这使他们面临多种疾病风险，包括 17 种被忽视的热带病中的 16 种。被忽视的热带病影响 149 个国家中 10 多亿人口。除了进行预防，提供"水、环境卫生和个人卫生"服务对于照护罹患许多这类疾病的人群也至关重要。2015 年 8 月，世卫组织公布了"通过水、环境卫生和个人卫生加快并维持被忽视的热带病防治进展：2015—2020 年全球战略"。该战略旨在增加对"水、环境卫生和个人卫生"的享有，并支持努力防治被忽视的热带病。对于旅行者，重视食物和饮水安全是在热带地区最为重要的卫生保健和健康管理行动。

一、食物卫生

绝大多数人终其一生，总会在某一时刻罹患食物或水传播的疾病。这突出了确保我们的食物不被潜在有害的细菌、寄生虫、病毒、毒素和化学品污染的重要性。食品可能在生产、销售和制备的任何环节遭受污染。从生产商到消费者，食品生产链上的每一个人都可发挥作用，确保我们吃的食物不会引起疾病。

在热带地区旅行，做好预防胜于治疗的原则很重要。一般要做到五个要点：第一，保持清洁。经常洗手而且每次拿食品和吃食品前都要洗手。泥土和水中以及动物和人身上常常可找到许多危险的微生物，而且手上也会携带并转移到食品上。在食品市场触摸生的食物，特别是生肉时要知道这一点，拿过这类食品后要洗手。这类市场经常有活的动物，可能传播包括禽流感在内的一系列疾病。因此，要避免触摸或亲密接触这些动物。第二，生熟分开。若经常光顾街上食品摊或旅馆和餐馆的自助餐，要确保将熟食与可能污染它的生食物分开。除了可以削皮或去壳的水果和蔬菜外，避免食用任何未经烹调的食物。含有生蛋或半熟蛋的菜肴，如家庭自制蛋黄酱、某些调味汁和奶油冻等甜点可能有危险。生的食物会含有危险的微生物，可能通过直接接触污染熟食，从而将致病细菌再度传给安全的熟食。第三，做熟。一般说来，要确保将食物彻底做熟，并保持滚热。具体说，要避免生的海产品、仍然发红或仍有粉红色汁水的禽肉，以及半熟的肉末/碎肉夹饼，因为它们各个部分都含有有害的细菌。适当烹调可杀死危险的微生物，这是保证食品安全的最有效途径之一。然而，至关重要的是，食品的各个部位都要彻底做熟，即各部位的温度均要达到70℃。第四，保持食物的安全温度。在室温下存放数小时的熟食是导致食源性疾病的另一个重要危险因素。在自助餐上，在市场、餐馆和街头摊贩处，如果食品不是热的或冷藏的/放在冰上，则要避免选取。如果以室温储存食品，微生物可迅速繁殖。将食物冷藏或置于冰上（温度在5℃以下），或者使食物保持滚烫（60℃以上），可以减缓或遏制微生物滋生。第五，选择安全的水和食品。冰激凌、饮用水、冰块和生牛奶如果由有污染的成分制成，则可能很容易受到危险的微生物或化学物质的污染。若有怀疑，就避开它们。所有水果和蔬菜，若生食要削皮。外表受损的不要吃，因为受损和霉变食物中会形成有毒化学物质。绿叶蔬菜（如绿生菜）可能含有难以去除的危险微生物。如果对这类蔬菜的卫生状况有怀疑，则不要食用。如可能，瓶装水是较安全的饮用水，但总要检查密封装置，确保它没有遭到损坏。如果对饮用水的安全有怀疑，则将它煮沸。这样可以杀死其中的所有危险微生物。如果不能煮沸，则应当考虑微孔过滤和使用碘片等消毒剂。瓶装或以其他方式包装的饮料通常可以安全饮用。

二、水卫生

关于水卫生问题，从全球有关统计数据显示：2015年，全球71%的人口（52亿人）使用安全管理的饮用水服务，即在需要时可在现场得到无污染的饮用水供应服务。全球89%的人口（65亿人）至少可以享用饮用水基本服务。基本服务指在30min往返行程内有改善的饮用水源可供使用。8.44亿人仍缺乏饮用水基本服务，其中1.59亿人依赖地表水生活。全球至少有20亿人使用的饮用水源受粪便污染。受污染的水可以传播多种疾病，如腹泻、霍乱、痢疾、伤寒和脊髓灰质炎。受污染的饮用水估计每年造成超过50万例腹泻死亡。在低收入和中等收入国家，38%的卫生保健机构没有任何水源，19%没有改善的卫生设施，35%缺乏洗手用水和肥皂。而在热带地区水卫生问题更加突出和尖锐。

受污染的水和卫生条件差与各种疾病传播相关，例如霍乱、腹泻、痢疾、甲肝、伤寒、脊髓灰质炎。供水和卫生设施服务的缺失、不够或管理不当，使个人处于本可预防的健康风险。这一点在卫生保健机构尤其突出，当水、卫生设施和卫生服务缺乏时，患者和工作人员则处于感染和疾病的更大危险。在全球范围内，15%的患者在住院期间发生感染，低收入国家的此类比例则大得多。城市、工业和农业废水的管理不足，意味着数百万人的饮用水可能受到危险的污染或化学污染。估计每年有超过84.2万例腹泻死亡是因不安全饮用水、环境卫生和手部卫生不善导致。但是腹泻在很大程度上是可以预防的，如果解决这些危险因素，每年可以避免约36.1万例五岁以下儿童死亡。在无法随时获得水供应的地方，人们可能不会把洗手看成一件大事，由此加大了罹患腹泻和其他疾病的可能。在与受污染的粮食和水有关的疾病中，腹泻是最广为人知的一种，但还存在其他风险。有约2.4亿人受血吸虫病的影响，这是一种因接触疫水感染寄生虫所导致的急性和慢性疾病。在世界上的许多地方特别是热带地区，在水中栖息或繁殖的昆虫携带和传播各种疾病，如登革热等。这些昆虫中有些被称为病媒，它们在净水、而不是脏水中繁殖，家用饮水容器可成为它们的繁殖地。盖好储水容器这一简单干预措施，可减少病媒繁殖，还可在家庭层面减少水被粪便污染的可能性。

　　饮用水质量是全世界发展中国家和发达国家人类健康的一个关切问题。风险来自感染性微生物因子、有毒化学品和放射性危害。安全饮水对健康至关重要，它是一项基本人权，也是用于保护健康的有效政策的一个组成部分。在热带地区旅行要格外重视水卫生，一般要做到以下几个要点：第一，认识个人安全饮水对防病的重要意义。第二，不喝未经过处理和消杀及净化的水。第三，在一些特殊地区旅行，对不明水源饮用水需进行消毒和煮沸处理等。

思考题

　　1. 世界卫生组织称作"被忽视的热带病"包括哪些热带疾病？

　　解题思路：根据本章教学内容进行阐述。

　　2. 在热带地区旅游或旅行怎样做好卫生与健康管理？

　　解题思路：从食物卫生、水卫生和个人卫生三个方面进行阐述。

（张　宁）

第十七章 | 旅游突发意外的急救与处理

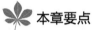 **本章要点**

1. **掌握** 旅游突发意外的概念；常见的旅游意外类型；突发公共卫生安全事件的特点。
2. **熟悉** 不同旅游意外的应急处理。
3. **了解** 突发公共卫生安全事件的应急处理。

第一节 旅游突发意外的概念和类型

一、旅游突发意外的概念

广义的旅游突发意外是指在旅游过程中发生的所有意外事件，包括导游漏接、错接、空接，旅游计划变更，团队或个人误机、误车、误船，旅游者证件、行李物品遗失或被盗，旅游者走失、受伤、突发疾病等。

狭义的旅游突发意外是指在旅行社或个人安排的旅游活动全程中，遭遇外来的、突发的、疾病或非疾病导致的人身伤害。

狭义的旅游突发意外的概念与旅游安全概念是有区别和联系的。旅游安全是指旅游活动中各相关主体的一切安全现象的总和，它包括旅游活动各环节中的安全现象，也包括旅游活动中涉及的人、设备、环境等相关主体的安全现象，既包括旅游活动中的安全观念、意识培育、思想建设与安全理论等"上层建筑"，也包括旅游活动中安全的防控、保障与管理等"物质基础"。而狭义的旅游意外的主体是人，关注的也是个人人身伤害的发生和处理。本章讨论的旅游突发意外是基于狭义的旅游突发意外的概念，主要是指旅游突发疾病、人身伤害和死亡，针对人是主体的旅游意外展开讨论。

在旅游活动实际开展的过程中，旅游突发意外时有发生，随着旅游活动的普及和旅游人群的增加，旅游意外的数量也随之增加。旅游意外是影响旅游安全的一个重要方面，是值得重点关注并积极避免的问题，尽管旅游主管部门对旅游安全问题非常重视，但是旅游意外的发生通常是因为旅途疲劳、饮食不当、水土不服、疾病突发、天气突变等原因，这些原因有明显的多元性、突发性、不可预知性等特点，对旅游意外的防范存在一定的难度。同时，由于旅游意外的发生往往是突发性事故，第一时间的自救和互救非常重要，因此需要旅游者具备一定的应急处理能力和应对经验。因此，了解和掌握基本的自救常识与技能，有利于提升旅游者的自救能力和抗风险的能力。

二、常见的旅游意外类型和特点

（一）交通意外

交通意外指由于难以预料和防范的原因或人力不可抗因素所导致的交通损伤事件或交通死亡事件。如在道路运行过程中，驾驶员因心、脑血管疾病等突发猝死，交通运输工具突发的故障,突发的地震、雷击、山体滑坡、路面坍塌、突遇的泥石流或台风、山洪等恶劣天气所致的交通损伤或死亡事件。

除了徒步旅游,几乎所有的旅游形式都需要借助于交通工具才能实现,而不管乘坐任何交通工具,都会增加外出旅游的风险。目前,在旅游活动中,游客主要使用的交通工具有汽车、火车、飞机、轮船等,按照交通方式的不同来划分,交通意外可分为道路交通意外、航空意外和水路旅游意外三大类。在三类交通意外中,航空意外发生的概率较低,而水路旅游只占据旅游总体出行方式的较小比例,故道路交通意外是旅游交通意外的主要类型。

（二）食物中毒

食物中毒是指食用了不利于人身体健康的物品而导致的急性中毒性疾病,通常是在不知情的情况下发生的。食物中毒通常是由于进食被细菌及其毒素污染的食物,或摄食含有毒素的动植物,如毒蕈、河豚等,进而引起一系列急性中毒反应的情况。这些毒物是指进入人体后引起暂时或永久身体损害的任何物质,包括固体、液体或气体。变质食品、污染水源是主要的传染源,不洁手的接触,以及不洁餐具和带菌苍蝇是主要的传播途径。

食物中毒一般具有潜伏期短、时间集中、突然暴发、来势凶猛的特点,临床上表现为上吐、下泻、腹痛为主的急性肠胃炎症状,严重者可因脱水、休克、循环衰竭而危及生命。

旅游活动开展过程中,由于惯常环境和饮食的改变,食物中毒的案例报道并不少见,但值得注意的是,由于旅途中舟车劳顿、体力消耗过大导致旅游者对外界致病细菌抵抗力下降,同时由于水土不服或者对旅游目的地食物的不适应,容易出现类似食物中毒的症状。因此对食物中毒的界定应当基于卫生监督部门出具的权威结论,否则不能随便认定是食物中毒。

（三）毒物咬伤

森林、山区、湖泊是经常被选择的旅游目的地,但也隐藏了极大的不安全因素,尤其南方山区和植被繁盛的地方,毒物咬伤是比较容易发生的意外情况。全世界有毒动物很多,例如毒蛇大约有500种,陆生有毒昆虫和节肢动物有膜翅目昆虫蜜蜂、马蜂、大黄蜂及节肢动物如蜈蚣等。它们中有的对人体伤害较小,多局限于叮咬部位,全身反应少,可自愈或简单处理后不会致死。有的毒性较大,短时间内导致人昏迷甚至呼吸和心跳停止,及时有效的处理可以避免严重后果,可转危为安。

（四）常见危重症

旅游是一项高度消耗体力的活动,体质弱或者本身有疾病的人群,有可能因为旅途奔波而出现一些突发疾病,如发热、上呼吸道感染、消化系统疾病等一般性疾病,也有可能会出现突发晕厥、心脑血管意外、猝死等危重疾病。对于急危重症的患者,时间就是生命,把握急救的时效性非常重要,在条件具备的情况下应当尽快送往医院进行专业诊疗。但如果发生在偏远地区、高海拔山区或救护车很难到达的地区,需要依靠现场人员进行第一时间的急救处理,因此旅游者个人或导游人员掌握必备的急救知识和技能非常必要,第一时间的现场急救可以降低危急重症对患者的伤害程度。例如,猝死的抢救必须在4～6min之内开始,时间过长就算抢救过来,也会在一定程度上影响患者的生命质量。

（五）其他意外

除了上述几种常见意外,旅游中也可能发生一些突发的其他情况,如关节损伤、中暑、溺水等。

第二节　不同旅游意外的应急处理

一、突发交通意外的处理原则

（一）交通意外的创伤特点

1. 多发伤和复合伤发生率高　　在交通事故中,致伤因素多且致伤过程复杂多变:既可因直接碾轧所致,也可因颠覆而发生抛掷、撞击、摔伤、挤压伤,甚至被他物刺伤和骨折等;车辆发生着火、爆炸时,车内游客可被烧伤和窒息;同时还可能因安全带、气囊及有毒气体泄露等导致继发的人员伤亡。因此,在同一交通意外事故中,伤员可同时遭受多种损伤,如颅脑损伤合并胸部、腹部和肢体损伤,而同一类损伤也可能在多部位和多系统出现,即多发伤和复合伤发生率高。交通事故中的多发伤发生率可高达 50% 以上。

2. 确诊难度大,漏诊率高　交通事故中的损伤通常为闭合伤与开放伤同时存在,多部位多系统的创伤同时存在,很多伤情的症状和体征相互掩盖,病情多为危重急症,需要紧急救治,同时多数伤员无法自述伤情。因此,对多发伤进行及时、准确、全面的诊断难度很大,漏诊率很高。

3. 严重创伤,致残率和死亡率高　多发伤涉及多个器官组织,且伤情严重,严重创伤可造成严重的颅脑损伤、内脏器官破裂出血和肢体离断等。大出血、休克发生率高,一般报告为 50%,低血容量性休克与心源性休克可重叠出现,严重多发伤早期的低氧血症发生率可高达 90%。同时,在交通意外中多存在两人以上受伤的情况。总体而言,交通意外受伤程度重,死亡率和致残率较高,主要致死原因为严重的颅脑伤、胸部伤和腹部伤。

（二）交通意外（有人员伤亡）的处理原则

针对交通意外的发生,应当遵循"先抢后救"的基本原则,即应当尽快将伤者及其他人员从交通工具事故现场内救出,以免发生进一步的伤害,在此基础上再对受伤人员进行相应的救助处理。交通伤的处理应当遵循以下原则:

1. 迅速判断伤情　首先判断神志、呼吸、心跳、脉搏是否正常,是否有大出血,然后依次判断头、脊柱、胸部、腹部、骨盆、四肢活动情况、受伤部位、伤口大小、出血多少、是否有骨折等。如同时有多个伤员,要进行基础的检伤分类,分清轻伤、重伤,在条件允许的情况下,可用绿、红、黑对伤员进行受伤程度的分类,有利于送往医院分类治疗。

2. 根据轻重缓急和受伤程度,"先救命、后救伤"。

（1）受伤不严重者:对现场未受伤或伤势不严重者,应立即通知当地 110 和 120,或其他相关急救电话（旅行社、SOS 等）,请求紧急救援。积极开展自救和他救,有他人在场者应呼救帮助。导游员或旅行社工作人员在自身受伤不严重的情况下,应沉着地组织抢救,并恰当地安抚游客情绪。

（2）呼吸心搏骤停者:呼吸心搏骤停的伤员及时进行人工呼吸和胸外心脏按压,具体操作见猝死的抢救。

（3）意识不清者:通过和伤者说话确定其意识是否清醒,如果昏迷不醒,则首先检查其口中是否存在异物,清除呼吸道异物,解开伤者领口扣子,保持呼吸道畅通,并密切观察生命体征。如果出现血压下降、肤色发紫、四肢发凉脉搏衰弱而快速、呼吸短浅急促的情况,要考虑伤者已出现休克。处理方法是让伤者平卧位,将其双脚抬高（用物体垫高）,直至超过头部,以帮助血液循环,并覆盖衣物注意保暖。

（4）肢体被破坏者:肢体完全离断者,找到离断的肢体,除非污染严重,一般无须冲洗,应用无菌或清洁衣料等物品包裹。如送医院困难者,先用无菌或清洁布类包裹断肢（指）,放入塑料袋中,最后放入冰袋中保存。最短时间内送医院再植,最长时间不要超过 8h。

（5）严重骨折者:肢体不能随意活动或畸形者,叩击相连肢体,有明显叩击痛,则考虑骨折。可用木棍、硬纸、伞柄等固定,固定长度超过上下两个关节。上肢屈曲 90°,并悬挂胸前,下肢膝关节伸直固定。在找不到固定器械时,可将患者与健肢捆在一起达到固定的目的。肢体明显畸形者,不能强行复位,只要用清洁布类包扎固定,避免因身体移动带动肢体晃动,加剧创伤和疼痛感。

3. 快速、有效止血　血液是维持生命的重要物质,失血的速度和数量是影响伤员健康和生命的重要因素。突然失血占全身血容量 20%（约 800ml）以上时,可造成轻度休克,脉搏增快,可达 100 次 /min;失血 20%～40%（800～1 600ml）时,可造成中度休克,脉搏 100～120 次 /min 以上；失血40%（1 600ml）以上时，可造成重度休克，脉搏细、弱，触不清。因此，针对出血的伤者，应当视情况立即采取相应的止血措施，不能犹豫耽误。

（1）加压包扎法：此方法时是最常见的止血法，具体做法是先将无菌敷料（干净布料或棉花团）覆盖在伤口上，再用纱布、布类、绷带或三角巾以适当压力包扎以达到止血目的。

（2）指压止血法：这是现场急救中便捷的临时止血措施，适用于中等以上动脉出血。主要做法是用手指或手掌按压伤口近心端的血管，使血流中断以达到止血的目的。

头顶部、额部出血：先在同侧外耳门的前上方、颧弓根部摸到颞浅动脉处用拇指压迫。

颜面部出血：对准伤侧下颌角前约1cm凹陷处，用拇指向内上方压迫面动脉。

头面部、颈部出血：用拇指或其他四指放在胸锁乳突肌内侧，将颈总动脉压向颈椎体上。注意不能同时压迫两侧颈总动脉，以免造成大脑缺血；压迫时间也不能太长，以免引起颈部化学和压力感受器反应而危及生命。

肩部、腋部、上臂出血：用拇指压迫同侧锁骨上窝中部，对准第一肋骨面，压住锁骨下动脉。

前臂出血：抬高患肢，用拇指压迫上臂肱二头肌内侧沟中部，向外对准肱骨，压迫肱动脉。

手掌出血：抬高患肢，用两手拇指分别压迫手腕部尺动脉、桡动脉。

下肢出血：用双手拇指重叠用力压迫大腿根部腹股沟中点稍下方，对准强搏动点，压迫股动脉。

足部出血：用两手拇指分别压迫足背中部近足踝处的足背动脉和内踝与跟腱之间的胫后动脉。

（3）绞棒止血法：经过上述方法不能制止的四肢出血，可选用绞棒止血法。方法为抬高患肢，将软织物衬垫于伤口近心端的皮肤上作为衬垫，将三角巾或围巾、领带等布料折叠成带状作为止血带；用制好的止血带在衬垫上加压绕肢体一周，两端向前拉紧，打一个活结，并留出一个环；取绞棒（竹棍、木棍、笔、勺把等）插在带状的外圈内，提起胶棒绞紧，至出血停止或伤员能够感觉到发麻，将绞紧后的棒的另一端插入活结小环内固定，拉紧活结，使环变小固定绞棒，并将多余的布条打结加强固定；最后记录止血带安放时间，每隔40～50min放松至少3～5min。放松期间可采用其他止血方法以减少出血。止血带压力要适当，以出血停止，远端不能摸到动脉搏动为宜。

4. 正确进行伤口包扎　包扎是意外现场应急处理的重要措施之一。及时正确的包扎，可以达到压迫止血、减少感染、保护伤口、减少疼痛，以及固定敷料和夹板等目的；相反，错误的包扎可导致出血增加、加重感染、造成新的伤害、遗留后遗症等不良后果。交通意外伤应优先包扎头部、胸部、腹部伤口以保护内脏，然后包扎四肢伤口。有肠脱出、脑膨出或其他脏器外露者，不要还纳身体内部，可用无菌或清洁敷料覆盖后，扣上清洁碗或其他器具，以保护脱出的内脏，然后包扎。包扎伤口动作要快、准、轻、牢：包扎部位要准确、严密，不遗漏伤口；包扎动作要轻，不要碰撞伤口，以免增加伤员的疼痛和出血；包扎要牢靠，但不宜过紧，以免妨碍血液流通和压迫神经。

5. 正确地搬动或运送伤员　危重伤员经现场抢救后，须安全、迅速送往医院接受进一步治疗，如果搬运、护送不当可使危重伤员在现场的救护前功尽弃，不少已被急救处理较好的伤员，往往在不正确的运送途中病情加重、恶化，导致终身残疾甚至丧失性命。如必须搬运，要根据伤员的伤情轻重和特点分别采取搀扶、背运、平抱、双人搬运、床单搬运等措施。疑有脊柱、骨盆、双下肢骨折时不能让伤员试行站立，疑有肋骨骨折的伤员不能采取背运的方法。伤势较重，有昏迷、内脏损伤、脊柱、骨盆骨折、双下肢骨折的伤员应采取担架搬运方法。

二、突发急症的处理原则

（一）晕厥的处理原则

站立过久或下蹲突然站立、血液聚集到下半身，脑部血液流量减少，可导致晕厥。旅游途中，由于过度疲劳、情绪激动、疼痛、饥饿空腹、看见出血或处于闷热和通风不良的环境中等，都可能发生晕厥的情况。晕厥是由于脑部血液供应突然减少而引起的短暂意识不清甚至跌倒在

地,持续时间多在几分钟内,很快自行恢复。晕厥的现场急救原则是查明病因、清除诱因、尽早治疗,具体而言应采取以下措施:

1. 当患者脸色苍白、出冷汗、神志不清时,立即让患者蹲下,再使其躺倒平卧,以防跌撞造成外伤。

2. 患者平卧躺下后,解开其衣领和腰带,垫高双下肢,保持患者所在场所通风良好有足够新鲜空气,最大限度保证大脑血液和氧的供应,避免脑组织缺血过度产生脑功能损伤。

3. 防治并发症,检查全身是否有其他外伤,并适当急救。患者意识恢复后,可给少量水或茶。

4. 如患者未能躺下,或在坐起后再次昏厥,可让患者把头部放于两膝之间,并做深呼吸。

5. 若短期内仍未清醒,检查其心跳和呼吸是否正常,可拍其肩部或言语呼唤促使苏醒,呼吸心搏骤停者行心肺复苏术,并立刻拨打 120 急救电话。

（二）心绞痛

心绞痛是冠心病常见的临床症状,旅游者如果患有冠心病,较容易在旅游过程中突发该症状。心绞痛是由于各种原因引起冠状动脉供血不足,导致心肌急剧暂时性的缺血、缺氧所引起,患者以胸骨后压榨性或紧缩性闷痛或胸部不适为主要表现,常伴有窒息感,疼痛常放射至左侧颈部或左肩部和左上臂内侧,并可一直达到无名指和小指,每次发作历时约 5min,很少超过15min,病情较危急。

急救原则如下:

1. **休息**　心绞痛发作时立即原地休息,千万不要走动,还要尽量少说话,深呼吸。如果在室内发生心绞痛,要原地坐在椅子上或平躺在床上。如果在户外活动时突然发作,患者要原地坐在台阶上、路边或其他安全的地方,尽量保持镇静的心态,思想尽量放松,避免过分精神紧张,天气冷时要注意保暖。

2. **通畅呼吸**　顺畅、有效的呼吸对冠心病急性发作的患者尤为重要,应该立即开窗通风,保持室内空气新鲜,同时解开患者衣领。有条件可立即经鼻给氧。

3. **服用药物**　立即服用硝酸甘油,可将 1 片硝酸甘油放在舌头下含服,也可舌下含服速效救心丸或复方丹参滴丸,该方法能够有效改善心绞痛症状。如果身边没有携带药物也不要着急,应放松休息来缓解疼痛。值得注意的是,硝酸甘油每次只能含 1 片,如果疼痛不能缓解,可每5min 重复含 1 片,连续使用不能超过 3 片。

4. **暂无急救用药的情况**　可针刺或指掐内关穴(在前臂掌侧,腕横纹上两寸处),有止痛、镇静、活血、及时缓解症状的作用。

5. **若疼痛剧烈难忍,并持续 15min 以上,应立即就医**　休息或服用药物后不能缓解,应考虑为急性心肌梗死,该病情更为严重,必须立即送医院急救。

（三）猝死

世界卫生组织(WHO)的猝死定义:"平素身体健康或貌似健康的患者,在出乎意料的短时间内,因自然疾病而突然死亡即为猝死。"发生猝死的原因有很多,如气道异物、电击伤、溺水、严重创伤、各种中毒(药物或酒精)、脑血管意外等。目前公认的是发病 1h 内死亡者多为心源性猝死,而冠心病发作最凶险的一种类型和常见的死亡原因就是心脏骤停,即为猝死。

对一个猝死者来说,在心跳、呼吸停止后的 4min 内是急救的关键时间,这时大脑内的能量尚未耗尽,给予及时的心肺复苏术,可能使猝死者起死回生,如果超过 4min,则脑细胞可因严重缺血、缺氧而坏死,患者生还的可能很小,即使存活下来,也大多是植物人。尽管"黄金 4 分钟"非常重要,但医护急救人员很难在这样短的时间内到达现场对"猝死"者开始施救。因此,现场目击人员立刻实施科学而有效的急救措施,对拯救生命至关重要,当发现有人突然意识不清,呼吸微弱或停止时,急救原则如下:

1. **准确快速地判断和求救**　一旦遇到意识突然丧失,面色苍白或转为发绀,瞳孔散大,或者有短暂而缓慢叹气样或抽气样呼吸者，以手指触摸其颈动脉搏动消失，即可判定为心搏骤停。遇到猝死事件发生时，千万不要惊慌失措，应努力保持镇静，在最短时间内拨打 120 电话求救和紧急呼救以取得他人协助，并立即开始现场复苏抢救。

2. 调整患者体位　如果患者是面部朝下趴伏在地，施救者要用一手支撑住患者的颈部，另一手绕过患者肩膀，翻动他的身体，使患者沿其躯体纵轴整体地翻转到仰卧位，平卧到硬实的平面上，比如，地面、桌面、床板或其他板材等。拉直患者双腿，头颈和身体避免扭曲。切忌去摆动和摇晃患者，以期让患者恢复意识。

3. 判断有无自主呼吸和心跳　通过"一看二听三感觉"的方法判断患者有无自主呼吸，即观察患者胸部有无起伏，用耳及面部贴近患者口鼻，分别听和感觉患者呼吸道有无气流声及气体呼出。如无自主呼吸应立即进行口对口人工呼吸，如无心跳，则需要进行心肺复苏工作。

4. 畅通气道　畅通气道是猝死急救工序中，最为重要的一个环节，也是心肺复苏能否成功的关键。操作步骤如下，先松开患者的领口还有裤带等部位，然后清理患者口鼻中的异物。值得注意的是，不要忽略口腔的检查，如果患者口腔中存在异物，如假牙等，也要及时清理。清理完这些异物，便可将患者的头往后仰，可采用仰头抬颌法，也可采用仰头举颈法（对有颈椎损伤者不宜）或双手托颌法，保持气道的通畅。

5. 人工呼吸　如果患者已经没有了呼吸，此时就需要进行人工呼吸。口对口人工呼吸是借助抢救者用力呼气的力量，使气体被动吹入肺泡。急救者可先用自己的手捏紧患者的鼻孔，然后深深吸气，再将自己的嘴巴和患者的嘴巴密合，要注意做到完全包绕不留下空隙，随后往患者的嘴巴内用力吹气使患者胸廓扩张，吹完气松开患者的嘴巴和鼻子，让患者的胸廓及肺依靠其弹性自主回缩呼气。以上步骤再重复一次。

6. 心脏按压　如果患者心跳停止，需要马上进行心脏按压。使患者仰卧于平地上，抢救者可跪在患者右侧，用靠近患者右侧的手的示指和中指置于胸骨下段，用另一手的掌根部紧靠前一手示指，放于胸骨下 1/3，掌根部长轴与胸骨长轴重合。然后将前一手置于另一手背上，两手手指交叉抬起，使其不接触胸壁，按压时双肘须伸直，垂直向下用力按压，下压深度为 4～5cm，按压频率为 100 次 /min，按压时间与放松时间各占 50%，放松时掌根部不能离开胸壁，以免按压点移位。如此反复 30 次。通过心脏按压，暂时建立有效的人工循环。

人工呼吸、心脏按压按 2:30 的节律反复进行，一直坚持到救护车到达，及时把急救的"接力棒"传给随车医生，可望大大提高猝死者的生存率。现场抢救不要随便放弃，曾有案例报道猝死时间最长达 30min 者仍复苏成功。最终抢救有效的患者表现为：面色从青紫变为红润，散大的瞳孔缩小，脉搏恢复正常，有自主呼吸，或患者的肢体反应有力并能从口里发出呻吟为止。

7. 善后事宜　猝死人员必须送到医院抢救或宣布放弃，其死亡必须由专业医生来断定。导游员和家属协同处理善后事宜。

（四）脑血管意外

脑血管意外又称中风、脑卒中，脑卒中可分为脑出血和脑血栓形成两种。脑出血多发生在情绪激动、过量饮酒、过度劳累后，因血压突然升高导致脑血管破裂。脑出血多发生在白天活动时，发病前少数人有头晕、头痛、鼻出血和眼结膜出血等先兆症状，血压较高，患者突然昏倒后，迅速出现昏迷、面色潮红、口眼歪斜和两眼向出血侧凝视，出血对侧肢体瘫痪、握拳，牙关紧闭，鼾声大作，或面色苍白、手撒口张、大小便失禁，有时可呕吐，严重的可伴有胃出血，呕吐物为咖啡色。脑血栓形成通常发生在睡眠后安静状态下，发病前可有短暂脑缺血，如头晕、头痛、突然不会讲话，但不久又恢复，肢体发麻和沉重感等，往往在早晨起床时突然觉得半身不听使唤，神志多数清醒，脉搏和呼吸明显改变，逐渐发展成偏瘫、单瘫、失语和偏盲。其处理原则如下：

1. 侧向平卧，就地抢救　如脑卒中后患者当即失去意识或倒地，此时的抢救应尽可能避免将其搬动，更不能抱住患者又摇又喊，试图唤醒患者，此时的患者不仅无法唤醒，而且反复的摇晃只会加重脑内的出血。正确的做法是，若患者坐在地上尚未倒伏，可搬来椅子将其支撑柱，或直接上前将其扶住。若患者已完全倒地，可将其拨正到仰卧位，同时小心将其头偏向一侧，以防呕吐物误入气管产生窒息，切忌用毛巾等物堵住口腔。若必须移动患者，应当由一人托住头部，与身体保持水平位置。

2. 拨打急救电话，快速送诊治疗　尽可能在最短的时间内送到有条件的医疗机构进行救治，越早治疗对患者越好，后遗症也越少，生活质量就可能越高。昏迷患者送诊或搬运时要注意保护头部不要移动，可由两三个人分别轻轻托住患者的头肩、背臀和腿部运送。患者大小便失禁时，应就地处理，不可移动上半身，更不要随意搬动，以防脑出血加重。患者出现抽搐时，应迅速清除患者周围有危险的东西，用手帕包着筷子放入患者口中，以防抽搐发作咬伤舌头。应拨打120请救护车和专业医生接往医院救治，切忌自驾车送患者，以免途中出现意外。

3. 畅通呼吸　解开患者衣领，取出口内的假牙，以使其呼吸通畅。若患者鼾声明显，提示其气道被下坠的舌根堵住，此时应抬起患者下颌，使之呈仰头姿势。脑卒中患者呕吐时，脸朝向一侧，让其吐出，以防堵塞气道。急救者应守候在患者身旁，一旦发现呕吐物阻塞呼吸道，采取用手掏取等措施使呼吸道畅通，呼吸停止时进行口对口人工呼吸。

4. 头部物理降温　出现意识丧失者，可用冰块制成冰袋放在头部物理降温。对预防患者的脑水肿有一定的效果。

5. 禁止给患者喂水进食　以防误入气管而造成窒息。如口干明显，可用棉签蘸温开水给患者滋润嘴唇。

三、毒物咬伤的处理原则

在野外游玩探险，会比较容易遇到被有毒动物咬伤的情况。毒物咬伤中，常见危害较大的有蛇类、蜈蚣、黄蜂和蝎子等，尤其毒蛇中眼镜蛇、眼镜王蛇、金环蛇、银环蛇、竹叶青等，咬伤后不及时给予有效的现场处理，会带来不便和造成身体的伤害，甚至可能致人死地。

（一）毒蛇咬伤的处理原则

毒蛇咬伤最重要的一是防止毒液进一步向体内扩散和吸收，二是应当迅速排出毒液。

1. 判断是否是毒蛇咬伤　从蛇的外形看，毒蛇一般头大颈细，头呈三角形，尾部细长，体表花纹比较鲜艳，伤口呈两个比较大而深的牙痕。而无毒蛇的伤口，一般留下 2～4 行均匀细小的牙痕。不能判断是否有毒的，紧急处理时就应当按被毒蛇咬伤对待。

2. 保持冷静　被蛇咬伤后，应就地休息，千万不可紧张乱跑奔走求救，不可让伤者使用酒、浓茶、咖啡等兴奋性饮料，这样会加速毒液散布。

3. 立即缚扎　用止血带缚于伤口近心端上方 5～10cm 处，如无止血带可用毛巾，手帕或撕下的布条代替，不能用很细的绳子或铁丝。结扎时不可太紧，应可通过一指，其程度应以能阻止静脉和淋巴回流不妨碍动脉流通为原则（和止血带止血法阻止动脉回流不同），每两小时放松一次即可（1min/ 次）。而以前的观念认为 15～30min 要放松 30s～1min，临床视实际状况而定，如果伤处肿胀益形扩大，要检查是否绑得太紧，绑的时间应缩短，放松时间应增多，以免组织坏死。

4. 清洗伤口，适当排出毒素　在伤口切开之前，可用自来水、泉水、消毒的肥皂水、凉开水或 3% 过氧化氢、0.1%～0.2% 高锰酸钾等及时冲洗伤口。用吸奶器、火罐等吸吮器将毒液吸出，或用嘴吸出，但施救者必须口腔黏膜无破损，也可用保鲜膜或具有一定厚度的塑料袋隔离伤口进行以口吸毒，以最大限度地保护吸者不中毒。如果病情严重，可用刀片在伤口处做十字形切口，用手由伤肢上部向下，由四周向伤口挤压 10～20min，促使毒液排出。切割时要注意避免伤及大血管，防止血管破裂。此外，还可以用火烧法来排除毒素：用火柴头 5～7 个或其他火源放在伤口上点燃烧灼一两次，局部高温可使蛇毒蛋白凝固丧失毒性。

5. 使用解毒药　如在野外，可随地采一些识别出的具有解毒功效的新鲜中草药，如半边莲

（蛇疗草）或白花蛇舌草 30～60g，水煎服，或捣烂涂于伤口上。或服用南通蛇药片，首次服用 10 片，以后轻者每次 5 片，3 次 /d。

6. 迅速送医　除非肯定是被无毒的蛇咬伤，否则还是应视作毒蛇咬伤，并送至有抗蛇毒血清的医疗单位接受进一步治疗。转运途中要注意保暖和多喝水，严密观察伤者呼吸与脉搏，做好应急准备。

（二）其他毒虫咬伤

症状严重者可参考毒蛇咬伤的方法，如结扎、排毒，清洗伤口等。需要注意的是蜜蜂、黄蜂、蝎子等咬伤，一定要用针尖或镊子挑出扎进皮肤内的尾刺。黄蜂咬伤最好用弱酸性液体，如食醋或 0.1% 稀盐酸等冲洗或涂抹，蜈蚣、蜜蜂和蝎子等可用肥皂水或小苏打水等碱性液体冲洗，以起到中和毒液、缓解疼痛的效果。

四、食物中毒的处理

食物中毒是指细菌性、化学性、真菌性和有毒动植物等引发的暴发性中毒，虽然食物中毒的原因不同，症状各异，但一般都具有如下临床特征：第一，发病呈暴发性：潜伏期短，来势急剧，很快形成高峰，短时间内可有多人发病；第二，具有相似的临床症状：中毒患者一般都有相似的症状，多表现为恶心、呕吐、腹痛、腹泻等消化道症状；第三，发病与食物有关：患者在近期内都食用过同样的食物，发病范畴局限在食用该类毒食物的人群。停止食用该食物后，发病很快停止；第四、食物中毒不具有传染性，没有个人与个人之间的传染过程。对食物中毒的处理原则如下：

（一）及时发现，及时报告

旅游过程中，一旦有人出现上吐、下泻、腹痛等疑似食物中毒症状，首先应立即停止食用可疑食物，随团导游员应立即与医疗部门联系进行及时救助，同时向所在地旅游行政管理部门和卫生管理部门报告。

（二）尽快催吐导泻

1. 催吐　如果进食的时间在 8h 内，可使用催吐的方法。对中毒不久而无明显呕吐者，可用手指、筷子、羽毛等刺激其咽喉壁促使呕吐。如果毒物太稠，可取食盐 20g，加冷开水 200ml 让患者喝下，多喝几次即可呕吐。还可用鲜生姜 100g 捣碎取汁用 200ml 温开水冲服催吐，如果是肉类食物中毒，则可服用十滴水促使呕吐。经大量温水催吐后，呕吐物已为较澄清液体时，可适量饮用牛奶以保护胃黏膜。如在呕吐物中发现血性液体，则提示可能出现了消化道或咽部出血，应暂时停止催吐。

2. 导泻　如果食物中毒时间超过 2h，精神较好者可服用大黄 30g，一次煎服，老年体质较好者，可采用番泻叶 15g，一次煎服或开水冲服，都能达到导泻的目的，促使有毒食物排出体外。

（三）解毒护胃

可取食醋 100ml，加水 200ml，稀释后一次服下，也可用紫薯 30g 加生甘草 10g 一次煎服。此外可口服牛奶和生鸡蛋清，可保护胃黏膜，阻止毒物吸收，并有中和、解毒的作用。

（四）昏迷患者的救护

对已经昏迷的患者不宜进行催吐，因为在昏迷状态下，催吐可使残留在胃内的毒物堵塞器官引起呼吸困难，甚至窒息。应当让其处于俯卧位，头部偏向一侧，以防止呕吐物进入气管而产生窒息。密切观察生命体征，呼吸心跳停止者，要立即人工呼吸和心脏按压。

（五）收集疑物，就地封存消毒

就地收集和封存一切可疑的中毒食物，对细菌毒素或真菌食物中毒、化学性食物中毒以及不明原因的食物中毒，所剩食物均需烧毁或深埋。与中毒食物接触的用具、容器等要彻底清洗消毒。消毒可用碱水清洗，然后煮沸，不能煮沸的用 0.15% 漂白粉浸泡 10～20min，然后清洗干净。

五、其他意外的处理

（一）关节损伤

旅游中多由姿势不正、用力过猛、超限活动、意外跌倒及有外力碰撞等外因造成关节损伤，如踝关节、膝关节、腕关节等。关节损伤后出现疼痛、肿胀、无法行走等症状，应第一时间遵循RICE 处理原则。RICE 的四个字母分别代表了一种治疗处置方式：① R（rest）代表休息：严重的关节扭伤患者，可伴有软组织撕裂甚至骨折。对这类患者进行救护时，可先用夹板将其扭伤的关节固定，同时叮嘱受伤者不要随意走动，也不要对扭伤部位进行按摩、扭转和牵拉，以免进一步加重关节的损伤。② I（ice）代表冷敷：对扭伤的关节处可用冰块或冷毛巾覆盖，或将患处放入冷水中浸泡 15～30min。这样有利于消除患处的疼痛、肿胀和肌肉痉挛。③ C（compression）代表压迫：若去往医院的路途较远，可用弹性绷带或类似物品对患者的扭伤部位进行包扎。这样可避免扭伤部位发生内出血。但不要包扎得过紧，以免影响肢体的血液循环。④ E（elevation）代表抬高：应将患者的患肢抬高，并在患肢的下面垫上一个枕头，使患肢与心脏处在同一水平线上。这样可减少患肢的血流量，控制内出血。

临床证明，施救者在患者受伤 30min 内采取上述急救措施的话，不仅可以明显的减轻患者的伤痛，并且对下一步的治疗十分有利。但值得注意的是，在紧急处理后，应立刻去正规医院做进一步检查和专业治疗。

（二）中暑

中暑是人在烈日下或高温环境里，体内热量不能及时散发，引起机体体温调节发生障碍的一种急性疾病，可分为中暑痉挛、中暑衰竭和日射病。轻者可出现头昏、眼花、耳鸣、面色潮红、胸闷、皮肤灼热、体温升高在 38℃以上的情况。严重者体温达 40℃以上，出现面色苍白、恶心、呕吐、汗多、脉搏细弱、呼吸浅快等循环衰竭征象。

急救原则如下：

1. 迅速将患者带离高温现场，移到通风、阴凉、干燥的地方，如走廊、树荫下。

2. 解开衣领、脱去或松开患者外套，更换被汗水打湿的衣物，使患者平卧，冷敷其头、腋下、大腿根等部位，或用温水擦拭全身，并适当吹风以尽快散热。

3. 可饮服绿豆汤、淡盐水，或服用人丹、十滴水和藿香正气水（胶囊）等解暑。

4. 一旦出现高热、昏迷、抽搐等症状，应让患者侧卧，头向后仰，保持呼吸道通畅，同时立即拨打"120"电话，求助医务人员给予紧急救治。

（三）溺水

溺水是常见的意外，溺水后由于大量水或水中异物同时灌入呼吸道及吞入胃中，引起喉、气管反射性痉挛，声门关闭，以及水中污物、水草堵塞呼吸道，导致肺通气、换气功能障碍，引起窒息甚至呼吸、心搏骤停。溺水的处理原则如下：

1. 采取各种方法让溺水者尽早出水，并进行控水。立即清除其口、鼻腔内的水、泥、杂草等污物，用纱布（手帕）裹着手指将溺水者的舌头拉出口外，解开衣扣、领口以保持呼吸通道通畅。然后，施救者应当抱起溺水者的腰腹部，使其背朝上、头下垂进行倒水，或者抱起溺水者双腿，将其腹部放在施救者肩上，快步奔跑使其积水倒出。施救者还可以取半跪位，将溺水者的腹部放在施救者腿上，使其头部下垂，并用手平压背部进行倒水。

2. 若溺水者呼吸心跳停止，应立即行口对口人工呼吸和心脏按压。

3. 注意溺水者有出现并发症的可能性，应尽快与医疗机构联系，边抢救边以最快速度转送至医院进一步救治。

第三节　突发公共卫生安全事件的应急处理

一、信息收集与报告

生活中，"公共卫生"问题是一项重大的社会公众问题，关系到人群整体健康水平和生活质量。旅游过程中，突发公共卫生安全事件将直接关系到公众的健康、经济的发展和社会的安定。需要卫生机构联合多方面力量，立即采取行动和应急处理措施予以应对，就能做到有的放矢，防患于未然。

（一）突发公共卫生安全事件的定义及其范围

《突发公共卫生事件应急条例》中定义，突发公共卫生事件就是指突然发生并造成或者可能造成社会公众健康严重损害的紧急事件。主要包括五种突然发生的情形：重大传染病疫情、群体性不明原因疾病、重大食物中毒事件、重大职业中毒事件以及其他严重影响公众身心健康的事件。按照其性质、严重程度、可控性和影响范围等因素，一般分为四级：Ⅰ级（特别重大）、Ⅱ级（重大）、Ⅲ级（较大）和Ⅳ级（一般）。

（二）突发公共卫生安全事件的特点

1. 多样性　包括成因的多样性和类型的多样性。突发公共卫生安全事件的原因众多。比如，许多传染病疫情与自然灾害密切相关，比如说地震、水灾；重大职业中毒与有毒有害物品有关，也与安全设置的合理性有关；比如，医源性感染、环境污染，或者恐怖袭击事件也可以是引起公共卫生安全事件的原因。因此，突发公共卫生安全事件的类型多样，包括食物中毒、有毒化学物中毒、自然灾害、传染病等。

2. 差异性　在时间和空间分布差异上，不同的季节或者不同的地点，传染病等公共卫生事件的发生率也会不同，比如流感往往发生在冬、春季节，肠道传染病则多发生在夏季。

3. 广泛性　在全球化的时代，突发公共卫生安全事件的影响力广泛，更容易冲破国界的限制广泛传播。

4. 复杂性　重大的卫生事件不但是对社会公众的身心健康有影响，而且对环境、经济乃至政治都有很大的影响。

5. 高频化　由于造成公共卫生安全事件的成因众多以及全球化交流增加带来的各种问题，使得发生率不断提高。

6. 危害性　公共卫生事件不但影响公众的健康，还影响社会的稳定、经济的发展。

以上特点是管理公共卫生事件的有关部门进行信息收集时一定要掌握的，对应急处理具有重要作用。

（三）信息的收集

突发公共卫生安全事件全面的信息收集和及时准确的报告是提供及时、科学的防治决策信息，以及采取有效措施预防，及时控制并消除其危害，进而保障公众身体健康和生命安全等一切工作的基础。

1. 突发公共卫生事件信息收集的内容　突发公共卫生事件信息收集的内容可分为两大类：病因信息和疾病信息。

（1）病因信息：是指可能对社会公众健康造成损害的各种有毒有害因素信息或者是已经造成公共卫生安全事件的因素信息。包括：①物理因素，如核辐射、火灾；②化学因素，如农药中毒、有毒有害化学气体；③生物因素，如各类病原生物、传染病菌种；④自然因素，如地震、洪涝、海啸；⑤社会因素，如恐怖袭击、人口流动。

（2）疾病信息：是指公共健康受损害所表现出的个体或群体反应，包括患者症状、体征、实验室检查及其他有关可能有个体差异的反应。

2. 突发公共卫生事件信息的特点　突发公共卫生事件信息的特点主要包括：

（1）病因信息特点：①广泛性和差异性，可能与地区、季节有关；②隐蔽性，一些致病因素可通过物理、生物等直接传导，难以发现；③潜伏性，一些传染病在早期由于症状较轻，难以察觉；④接触性，有些疫情需要直接接触病原体才能发生。

（2）疾病信息特点：疾病信息主要来源于患者，有时可能首先见于动物；疾病信息可以提供病因线索，由于病因具有隐蔽性，有时需要表现出疾病症状才能有所察觉。

3. 突发公共卫生事件信息收集的方法　目前我国主要为应急统计报告。《国家突发公共卫生事件相关信息报告管理工作规范》中要求：获得突发公共卫生安全事件相关信息的责任报告者，应当在 2h 内以电话或传真等方式向属地卫生行政部门指定的专业机构报告。具备网络直报条件的同时进行网络直报，直报的信息由指定的专业机构审核后进入国家数据库；不具备网络直报条件的责任报告单位和责任报告人，应采用最快的通讯方式将《突发公共卫生事件相关信息报告卡》报送属地卫生行政部门指定的专业机构，接到报告的专业机构对信息进行审核，确定真实性，2h 内进行网络直报，同时以电话或传真等方式报告同级卫生行政部门。

（四）信息的报告

突发公共卫生安全事件相关信息报告管理遵循依法报告、统一规范、属地管理、准确及时、分级分类的原则。根据《国家突发公共卫生事件相关信息报告管理工作规范》，突发公共卫生事件报告的组织机构及其职责如下：

1. 卫生行政部门　负责对突发公共卫生事件相关信息报告工作进行监督和管理，组织人员对本规范规定报告的突发公共卫生事件进行核实、确认和分级。

2. 各级卫生行政部门　指定专门机构负责突发公共卫生事件相关信息报告系统的技术管理，网络系统维护，网络人员的指导、培训。

3. 各级疾病预防控制机构、职业病预防控制机构、卫生监督机构或其他专业防治机构　负责职责范围内的各类突发公共卫生事件相关信息的业务管理工作、网络直报和审核工作，定期汇总、分析辖区内相关领域内的突发公共卫生事件相关信息。

4. 各级各类医疗卫生机构　负责报告发现的突发公共卫生事件相关信息。

5. 各级卫生行政部门、职业病预防控制机构、疾病预防控制机构、卫生监督机构或其他专业防治机构　接受公众对突发公共卫生事件的举报、咨询和监督，负责收集、核实、分析辖区内来源于其他渠道的突发公共卫生事件相关信息。

报告范围与标准包括可能或已发生的突发公共卫生事件信息。报告内容包括事件基本信息和事件发生、发展、控制过程信息。事件信息包括：事件名称，事件类别，发生时间、地点，涉及的地域范围、人数，以及事件发生、发展、控制过程信息。

事件发生、发展、控制过程信息分为初次报告、进程报告和结案报告。初次报告内容包括：事件名称、初步判定的事件类别和性质、发生地点、时间、患者数、死亡人数、主要的临床症状、可能原因、已采取的措施、报告单位、报告人员，及通讯方式等；进程报告事件的发展与变化、处置进程、事件的诊断和原因或可能因素、势态评估、控制措施等内容，同时，对初次报告的《突发公共卫生事件相关信息报告卡》进行补充和修正，重大及特别重大突发公共卫生事件至少按日进行进程报告；结案报告是指事件结束后，应进行结案信息报告。突发公共卫生事件结束后，由相应级别卫生行政部门组织评估，在确认事件终止后 2 周内，对事件的发生和处理情况进行总结，分析其原因和影响因素，并提出今后对类似事件的防范和处置建议。

突发公共卫生事件报告时限和程序有所要求。获得突发公共卫生事件信息的责任报告单位和责任报告人，应当在 2h 内以电话或传真等方式向属地卫生行政部门指定的专业机构报告，同时进行网络直报。

突发公共卫生事件报告系统的管理要指定专门部门管理,一般是指定疾病预防控制中心管理。专人管理,安排好值班人员。每日至少查看四次,有查看记录。对每一起突发公共卫生事件要检查有无附件,报告内容是否清楚,分级是否正确,将上报领导批示和相关科所落实情况跟踪汇总,上传下达。

二、现场卫生学评估

突发公共卫生安全事件强调紧急处理,一般需要国家相关行政部门行使相应权利,进行紧急控制,消除或者杜绝其社会危害性。卫生机构人员到达突发事件现场时,进行恰当的现场卫生学评估,是制定防控策略和措施的基础,是实现灾后无大疫的关键。现场卫生学评估包括伤病情况评估和现场情况评估。

（一）现场卫生学评估的意义

1．评估伤者伤病情况,以做到抢救生命,减少伤亡。

2．评估灾害造成的危害与威胁,评估当地资源,可以优化工作顺序,并为政府救灾减灾提供决策依据。

3．评估主要的公共卫生问题,提出公共卫生需求和计划优先的干预,力争将有限的卫生资源投入到最急需的工作领域,做到有的放矢。

4．评估医疗卫生系统的恢复重建能力,确保灾区后续医疗卫生服务的提供。

（二）现场卫生学评估原则

1．针对性原则　应围绕突发公共卫生安全事件造成的人员伤亡、尸体处置、群众安置、群众的食品和饮用水供应、生活垃圾处理、当地既往流行病、潜在疾病流行风险因素,以及医疗卫生应对能力等信息进行评估。

2．时效性原则　突发事件事发突然,尤其是灾后卫生防疫通常比较紧急,所以评估要求快速,因此对评估收集信息的时效性要求比信息的完整性、准确性的要求要高。力争快速高效进行评估判断。

3．阶段性原则　评估需要分阶段进行,经过早期快速评估阶段后,通常需要进行再评估。在受灾后,首先采取早期快速评估的方法,确定伤者情况,降低伤亡率;确定灾后的优先工作策略和医疗卫生系统的救治防病能力,为卫生决策提供依据;继而详细开展工作绩效和能力再评估,确定救灾防病工作中尚需要进一步改善的工作内容以及需要补充和调配的人力和物力资源;最后对医疗卫生系统的恢复重建能力进行评估,支持恢复重建以确保灾区后续医疗卫生服务的提供。

（三）现场卫生评估人员

根据地区、突发卫生安全事件类型进行适当选择。主要是各级各类卫生行政部门,各级疾病预防控制机构、职业病预防控制机构、卫生监督机构或其他专业防治机构,各级各类医疗卫生机构。

（四）现场卫生学评估方法

突发公共卫生安全事件的评估要求简单、快速、高效,目的性强,且由于现场的工作条件所限,因此多要求灵活性、机动性,在保证时效性的基础上提高准确性。通常采取以下几种评估方法:现有信息分析利用、现场调查、现场检测和监测等。其中现场调查一般采取现场查看、结构式观察、知情者访谈、小组讨论、问卷调查等方法。主要是通过对灾害群众伤病情况和现场情况进行定性和定量的调查,获取灾害地区现存的公共卫生状况信息,以及需要的公共卫生措施信息。在实际评估工作中,往往综合采用上面的多种方法,相互补充,互为依据,以确保评估结果有效、客观。具体的方法必须根据现场具体情况进行优势选择与组合。

（五）现场卫生学评估内容

各种自然灾害的评估内容总结起来大致包括灾害人员伤病情况、灾害区公共卫生背景资料、灾害情况、灾害后公共卫生状况与需求,和已采取的公共卫生措施的效果。

1. 灾害人员伤病情况评估　即现场患者评估，是最重要的评估环节，一般由医疗卫生机构进行评估。现场伤病情况评估要先进行现场检伤分类，包括：受伤人数；伤病情况，轻、中、重、危重、死亡；致病原因，外伤、中毒、疫情等；受伤部位，体表、内脏、头颅等；受伤类型，骨折、软组织损伤、闭合伤或开放伤；是否存在再次致伤致病的因素；伤病者生命体征是否平稳，以及抢救的次序均需予以明确，遵循先重后轻、先救后送、快速稳妥的原则进行现场急救。

评估要点包括：①在现场开展生命体征和有可能危及生命状况的评估，细致评估患者生命体征平稳后入院治疗；②评估的顺序：首先现场安全评估，再进行意识状态评价，然后进行功能障碍的评价，最后对患者进行全方位的评估和管理，如身体各个部位的状况等；③在特定的灾害现场，评估需要适时调整，以便适合患者和环境要求；④在发现患者的地点展开现场评估，除非观察地点不安全。

医疗卫生机构人员在进入现场及接近患者前首先应进行现场安全评估：采取 S-T-O-P 进行评估，目的是发现对营救人员、旁观者及患者生命安全有危险的因素。S（stop）代表停止，利用较短时间保持镇定进行思考；T（think）代表思考，思考发生了什么，怎么发生的，发生的原因以及即将发生什么；O（observe）代表观察，观察危险因素，外伤，颜色，体位，反应，逃生路线；P（protect）代表保护，使用个人防护设备，隔离或减少危险因素，制定应急计划。

2. 现场情况评估　以下是常见突发卫生安全事件的现场情况评估内容，包括：地震、洪灾、飓风、海啸、热带风暴。

（1）地震：地震灾害现场公共卫生相关评估方法主要采用流行病学现场调查方法收集资料进行评估。具体包括环境观察、水质观察、摄取图片、问卷调查、目标人物访谈等方法。例如灾后，对当地卫生行政机构管理人员等进行开放性访谈。内容包括当地概况、历史疫情、卫生资源、震灾影响、群众安置、人畜尸体处理、饮用水卫生、饮食卫生、环境卫生、疾病监测体系、灾民与救援部队人员健康状况，以及卫生处置（如消毒杀虫）等。同时对受灾群众采用开放性访谈调查法，了解当地灾前卫生状况、水源分布、"四害"情况，以及灾后水源使用情况、食品卫生、粪便垃圾处理、消毒杀虫、目前身体状况、重点公共卫生需求、灾后防疫知识等。并由专业人员分别对水源地、灾民安置点、部队营地、遇难者遗体处理过程、临时医疗点等情况进行实地了解，并现场开展水源水消毒效果检测等。

（2）洪灾：洪灾现场公共卫生相关快速评估方法也主要采用流行病学现场调查方法收集资料进行评估。具体包括问卷调查、目标人物访谈、疾病监测等方法。洪涝灾害后采用访谈、流行病学调查等方法收集相关信息，对灾害造成的危害、灾区卫生需求、卫生应对能力、救灾防病工作效果以及医疗卫生系统恢复重建能力进行评估。对灾害造成的危害的评估主要采用洪涝灾害受灾评估表，内容包括灾区地理及水电交通情况，灾区人口、卫生基础数据、死亡信息、集中供水破坏情况，淹没房屋、水井、公共设施等情况，历史传染病种类及流行情况，化工或有毒物品单位受灾情况，及被淹没化学品或农药品种和数量，需集中安置灾民数量，需要提供的安全食物、水和医疗救治等。需求分析评估主要采用灾区相关传染病发病率评价灾区传染病危害，灾区传染病分析由灾区疾控中心或上级疾控中心每日进行，症状监测所得数据与历史基线数据进行比较分析。采用 WHO 建议使用的紧急状态下粗死亡率标准对灾害造成死亡的直接危害进行评估。并采用 WHO 建议的维持灾民基本生活所需的居住、饮食、饮水等的测算标准对所需的救灾防病卫生需求进行评估。卫生应对能力评估采用卫生系统受灾害情况调查表收集卫生系统受灾的相关信息，其中特别关注现存救治急需药品器械情况。收集灾前的人财物信息对照调查内容，测算出医生（临床、公卫）数量、物资存量，与所需要资源进行比较，找出数量、种类的差距，以确定优先调配资源的种类、数量及应急队伍，确定是否申请外援。医务人员承受工作强度同样参考 WHO 推荐的标准计算；救灾防病工作效果评估包括救治绩效评估和防病绩效评价，调查内容包括医疗机构或救治点每天接诊量、灾害常见疾病的发病数，救灾防病措施落实登记表，内容包括消毒的环境范围和面积、使用消毒剂的种类和用量、尚存消毒药械数量、预防接种疫苗或制剂的种类和接种人次、卫生宣传情况等。医疗卫生系统恢复重建能力评估，通过前面的调查获得自然毁损的物资和在救灾防病过程中的物资消耗两部分内容，评估自身是否具有恢复能力以及需要当地政府投入的资源及需要上级援助的项目。

（3）飓风、海啸、热带风暴：飓风、海啸、热带风暴等的现场快速评估大多采用流行病学现场调查的方法收集资料。具体包括环境观察、问卷调查、目标人物访谈、小组讨论等。例如对灾民进行问卷调查，内容可包括人口统计学因素、房屋结构、房屋毁损情况、生活用具缺乏情况，以及卫生服务现状和需求等。同时在灾区进行环境观察，了解垃圾堆放等灾区生活条件。同时在灾区开展疾病监测，及时分析并上报数据。对灾害地区公共卫生需求进行评估，内容主要围绕居民受灾情况、常见传染病和伤害发生情况以及基本的生活和卫生需求，从而摸清当时威胁灾民健康的最主要问题，在最大程度上避免信息错误，并指导有关部门有效调配最急需的资源。

三、传染病防控

突发公共卫生安全事件不仅直接对公众生命健康构成严重危害，还伴随着造成人与其生活环境间生态平衡的破坏，为传染病的流行创造了条件，进一步威胁着灾区群众的身心健康和生命安全。因此，做好传染病预防和控制工作，对保护灾区公众健康、维护灾区社会稳定、减轻灾区损失具有重要意义。传染病防控主要针对以下几方面采取措施。

（一）传染病防控的风险评估

灾后开展自然灾害相关的传染病风险评估，是提高灾后传染病控制工作针对性和有效性，避免有限资源浪费的必要技术措施和手段。风险评估应关注的重点传染病包括呼吸道传染病，消化道传染病；虫媒传染病以及其他。风险评估包括下面几方面内容：识别灾区的传染病病源；分析灾区灾后传染病发生的脆弱因素；分析灾区的传染病防控能力。

上述资料主要是用于制定灾后传染病防控方案，大部分资料都可从地方政府和救灾指挥部获得，伤病及死亡资料和信息可直接从现场医疗急救点和收治医院调查中得到。

（二）传染病监测

加强对传染病疫情监测是预防灾后传染病流行和暴发的重要环节。

1. 灾后传染病监测内容和方法

（1）重点传染病监测：运用流行病学研究，结合灾区的地理、气候、灾情、灾害发生的季节等情况，可以判断灾后可能发生流行的疾病种类，以此作为防控的重点。

（2）症状监测：如果在人群中某一类症状短时间内集中出现，可能预示某种疾病的发生或开始流行。用于灾后症状监测的症状主要有发热、腹泻、皮疹、头痛、呕吐、惊厥等。当监测到具有某一症状的病例增加时，就应迅速进行专题调查，配合必要的实验室检查，尽快明确诊断。

2. 灾后传染病监测系统的恢复和建立

（1）恢复和建立灾后传染病监测系统的基本原则：快速，覆盖面广，实行个案即时报告制度。

（2）设计监测系统：在开始设计监测系统之前，应明确下列问题：明确监测的目标人群，是转移安置人群还是当地人群；应收集什么数据，用途是什么；谁提供数据；数据收集的期限；数据怎样传输（数据流）；谁对数据进行分析，多长时间分析一次；报告如何发布，多长时间发布一次。

（3）确定监测的优先项目：优先明确出对灾区群众健康形成威胁的疾病种类。

（4）监测数据收集方法：灾后监测数据收集有常规报告、多次重复调查和暴发调查等3种方法。

（5）监测工作实施：强化常见传染病诊断和报告；采取多种途径实施工作；指定专人负责疫情报告工作的指导、培训和督导；及时浏览、分析报告数据，对发现的"异常情况"及时进行核实；根据当地传染病疫情历史数据、人口学数据、灾区群众安置状况、医疗服务资源分布情况以及不同传染病的流行病学特点、公共卫生影响等，设定疫情异常信号的发现阈值，做好疫情的预警和调查处置工作；及时评估传染病监测系统状况，及时掌握报告单位数量的变化，及时发现疫情报告的盲点，根据发现的问题及时采取措施进行解决；及时将灾区疫情监测日报、周报、月报、阶段性分析报告和应急疫情分析报告等向上级疾控机构和同级卫生行政部门报告。同时，向基层疾控机构和疫情报告单位反馈；对暴发疫情和有重要公共卫生影响的重点传染病散发病例开展实验室诊断。

3. 暴发控制　通过上述监测发现疑似传染病暴发，应立即组织灾区救灾人员，特别是流行病学人员开展调查和处置。

（三）饮水卫生

灾害发生后，应将饮用水安全作为工作重点，解决饮水安全问题。切实保护好饮用水源，防止水质污染；加强环境卫生综合整治；建立水质卫生监测体系，保障供水安全。根据当地地质条件和居民安置点地理位置，科学选择水源；根据水源情况采用必要的净化措施；在有条件的地方尽量采用集中式供水，加强水资源调度；在缺水地区优先保证饮水，提倡饮水和生活用水分开供给；同时开展健康教育，宣传普及饮水安全知识。

（四）环境卫生

关键是做好人类排泄物、生活垃圾、医疗垃圾、遇难者遗体的正确处理，减少环境因素对人类健康的危害，主要包括以下内容：人类排泄物的处理；生活中的固体废弃物和液体废弃物的处理；医疗废弃物的处理；遇难者遗体的处理。

（五）消毒与媒介生物控制

1. 消毒　一般来说，正确的饮用水消毒是必须的；必要的时候，可使用消毒剂对污染的环境进行适当的消毒处理，改善群众对环境卫生恶化的担心。但灾后消毒工作要避免没有明确的消毒处理的对象，也要注意正确的处理方法和人员保护措施，开展消毒活动要注意保护环境。

2. 媒介　生物控制要坚持监测与控制相结合，孳生地治理与药物控制相结合，科学用药，综合治理的原则。例如在安置区的规划和建设中应考虑厕所、垃圾的有效管理，对各种孳生地进行有效的管理和控制，减少孳生地和蚊蝇的孳生。

（六）食物与营养

坚持食品卫生"全程控制"的原则——做好食品安全工作成为灾后防病工作重点。另外，在自然灾害条件下，大多数可防止的疾病都是由营养不良与感染结合而引起，因此需要重视人群的营养需求评估。

（七）预防接种

对传染病流行的控制，预防接种是最经济、有效的方法。灾后的预防接种工作，首先是要做好灾后预防接种需求评估，了解灾区预防接种服务能力、评估疫苗可预防传染病风险，然后根据受灾地区传染病监测和风险评估结果，并结合灾区实际情况，可分别开展群体性预防接种、应急接种和重点人群的预防接种工作。

（八）健康教育

灾情发生后，由于可能对灾区群众群体特征、灾后健康教育需求分析认识的不足，针对灾害的健康传播材料和策略准备不足，以及健康教育专业人员缺乏等原因，使得传播材料的信息准确性、传播形式和内容的针对性、传播材料发放的计划性和有效性等方面存在一定问题，在一定程度上影响了健康传播的效果。健康教育可以提高群众的安全知识，以对传染病进行防控。

四、其他处置

突发公共卫生安全事件后，经过信息收集与报告，进行现场卫生学评估，实施相应的应急处置。除了公共卫生事件的监测、信息收集、信息报告以及先期应急处理工作方案，还包括应急响应、现场调查处置、业务总结和处置报告、资料整理归档、应急保障以及恢复重建。

（一）应急响应

当紧急情况和潜在事故发生时,责任部门或接到报告的人员应迅速作出反应,立即报告本部门负责人和中心主管领导。

1. 启动应急预案　中心主任或值班领导接到报告并确认需应急响应时,即表明启动该事件(疫情)的应急预案;应急办和相关科室互相反馈信息,立即通知机动队、办公室及相关部门做好准备工作;同时,应急办要报告省卫生厅相关部门和领导。

2. 奔赴现场　办公室或中心车队立即调派车辆;现场调查小组成员准备好作业文件、调查表格、采样工具、防护用品(机动包),必要时领取适量的消毒器械、防治药品等,按时在指定地点上车;从启动应急预案到全体现场调查小组成员上车出发,整个过程必须在60min内完成。

（二）现场调查处置

1. 事件确认　确定疾病的定义与判断标准,准确判断事件分级;处置前准备。根据疾病的定义与判断标准,制订合理、规范处置方案,备齐调查表格、现场处置设备、采样器材、个人防护用品、药品等。

2. 初步调查　对患者进行个案调查,了解病史、进食史、体征和检查结果,找出共同特征;同时了解治疗用药等情况;开展流行病学调查,分析可能引起疾病、中毒、污染发生的因素;采集相关样品,进行检验;综合分析,作出初步判断。

3. 采取控制措施　划定疫区、疫点,制订控制措施;对原因明确的,现场采取强制措施和消除致病、中毒、污染因素的措施;特大及影响范围广泛的疫情或污染、中毒事故视情况及时向卫生行政部门提出疫区封锁、人员疏散方案,待批准后组织实施;根据初步调查结果,针对性地开展消毒、杀虫灭鼠和清除污染物;怀疑为传染病时,对患者要进行隔离,对疑似病例和密切接触者严密观察;对易感人群进行预防性服药、应急接种,开展健康教育和干预措施;按照国家和省相关规定及时向有关部门通报情况,争取配合和支持;及时调整控制措施等。

4. 深入调查,验证假设　核实全部个案调查资料;了解事件发生区域的自然、社会等情况;实验室检验证实;事件发生因素和特征的补充调查。

5. 无继发病例或继发污染、泄漏时解除控制措施。

（三）业务总结和处理报告

1. 向中心领导、相关科室和卫生行政部门汇报事件处理结果,并根据情况向有关部门通报;写出业务总结或突发事件的处置报告。

2. 总结或报告要求　编制及时、内容信息齐全,初步分析与最终结论逻辑关系正确,流行病学病因明确,控制措施效果明显等。

（四）资料整理归档

1. 上述每个过程都要详细做好记录,并收集、整理、归档,内容包括:报告记录;组织形式及参加调查队成员名单;调查处理经过;调查及检验、诊断记录和结果;控制措施及效果评价;总结及其他调查结案材料。

2. 上述资料应由所有机动队员签字后,交主管领导或该事件处置总负责人审批。

3. 本中心区域内突发的环境污染、有害因素泄漏、生物安全事故和职工劳动伤害等事件的处置可按《应急准备与响应控制程序》或参照上述规程或《实验室(生物)安全手册》中的规定执行。

4. 在事故或紧急情况处理完毕后,各相关科室应对其职责范围内的应急准备与响应程序以及相关的应急预案进行有效性评价,必要时进行适当修订。

（五）应急保障

完善的应急保障系统,可以保证突发事件后灾难区救援工作有序进行,保障灾难区群众的基本生活。

1. 人力资源保障　公安(消防)、医疗卫生、地震救援、海上搜救、矿山救护、森林消防、防洪抢险、核与辐射、环境监测、危险化学品事故救援、铁路事故、民航事故、基础信息网络和重要信息系统事故处置，以及水、电、油、气等工程抢险救援队伍是应急救援的专业队伍和骨干力量。保障人力资源在应对突发事件中有重要作用。

2. **财力保障**　需要保障突发公共卫生安全事件应急处置和救援工作资金。

3. **物资保障**　各地方人民政府或相应机构需要做好物资储存准备工作。

4. **基本生活保障**　对受灾群众的基本生活进行保障，包括住处、吃穿、疾病治疗等。

5. **医疗卫生保障**　保障医疗卫生系统，可以对现场进行医疗救治，保障人民生命安全。

6. **交通运输保障**　确保运输安全通畅，开设应急救援"绿色通道"。

7. **治安维护**　保障受灾地区的秩序安全，严厉打击违法犯罪活动。

8. **人员防护**　明确应急处置的各级责任人，按照应急程序进行救援活动，保障人员安全。

9. **通信保障**　建立健全应急通信体系，确保通讯畅通。

10. **公共设施**　保障必要的公共设施，比如水电气的供给。

11. **科技支撑**　积极开展公共安全区域的科学研究，完善应急体系。

（六）恢复重建

根据受灾地区恢复重建计划，组织实施恢复重建工作。

第四节　医疗纠纷的概念、防范与处理

旅游时，在陌生的环境中，疾病和意外经常发生，需要进行相应的医疗诊治，而在诊治过程中医疗纠纷的发生屡见不鲜。因此，了解医疗纠纷的概念、防范与处理是保障旅途安全的重要内容。

一、医疗纠纷概念、类型、原因

（一）医疗纠纷的概念

纠纷是矛盾激化到一定程度并产生相应的负面后果，而引发人们激烈的情绪反应，需要人们投入一定的时间和精力并采取特定的手段来调节人际矛盾的现象。医疗纠纷通常是指在医疗过程中发生的并引起一定后果的特殊医患矛盾现象。根据纠纷涉及的内容、涵盖的范围以及医学的专业性和适用的法律法规及政策的不同，可以分为广义的医患纠纷和狭义的医疗纠纷。

1. **医患纠纷**　广义上的医患纠纷，一般是指患者及其家属在整个医疗过程中，由于各种原因与医务人员、医疗卫生机构及其各岗位工作人员之间出现的较大的争议和矛盾，并表现为激烈的冲突。这种现象是民事纠纷在医疗卫生领域中的特殊体现，其中既包括对诊疗及护理过程中的医学行为及后果的不同认识引发的矛盾，也包括诊疗及护理过程中非医疗行为引起的广泛意义上的民事纠纷，例如医疗诊费问题、医疗人员态度问题引起的语言冲突，甚至是就诊环境问题，以及名誉侵权、隐私权、肖像权、知情同意权，甚至就诊者在医院摔倒受伤、财物被盗等情况。其中非医疗行为引发的纠纷，一般归属于道德或民法通则调解的范畴。广义上的医患纠纷包括医疗纠纷。

2. **医疗纠纷**　狭义上的医疗纠纷，通常指患者一方（包括患者及其家属）与医疗人员一方（包括接诊的医疗卫生机构的各方面人员）在诊疗护理过程中，因出现关于治疗、护理和康复等医疗行为及其后果相关的严重分歧，并且产生了医疗争议和冲突。它包括治疗护理中的技术错误、治疗时机延误、患者产生强烈痛苦，甚至可能会造成更严重的伤亡等后果。医疗纠纷与非医疗性原因引起的民事纠纷有所差异，医疗纠纷的鉴定和处理具有独特的医学职业性和专业性。不论其是否诉诸法庭，都具有相应的法律性质，在适用一般法律的基础上，还适用于特定的医疗卫生法律法规和医疗护理操作规范等。

3. **医患纠纷和医疗纠纷的异同**　医患纠纷是一个外延宽泛的概念，主要包括两个主体——

医方与患方,他们之间在医疗护理的全过程中产生的各种权益分歧。医疗纠纷则是复杂的医患纠纷中一个特指性的分类,是指有争议的诊疗护理专业行为及其导致相应后果的概念。医患纠纷中包含医疗纠纷,而医疗纠纷只是医患纠纷的一种。明确区分两者的概念,可以正确分析和认识不同矛盾的性质和特点,运用不同的方式正确处理医患关系;而混淆两者的概念,既不利于有针对性地防范和解决医患矛盾,也容易造成处理纠纷过程中法律法规应用方面的错误。

　　无论是广义的医患纠纷还是狭义的医疗纠纷,都将不同程度影响医患双方的身心状态,干扰医疗诊治过程,恶化医疗诊治环境,造成了医患关系的矛盾,不但损害了当事患者的利益,也对医生造成了严重的压力和负担。这样的事件屡次发生,将使医生不敢承担必要的医疗诊治风险,以至于在疑难杂病的抢救或诊治过程中不能尽全力去争取可能的最优化的结果,造成对广大患者长远和本质意义上的各种伤害。因此对医疗纠纷需要认真分析它产生的背景、条件和特点,对于防止医患矛盾激化和妥善处理医患关系具有重要意义。本书主要介绍狭义上的医疗纠纷。

　　(二)医疗纠纷的类型

　　根据引起矛盾的原因不同,医疗纠纷可以分为两类:医源性医疗纠纷和非医源性医疗纠纷。

　　1. 医源性纠纷　医源性纠纷是指由医疗卫生人员方面的原因而引起的纠纷,包括医疗过失引发的纠纷和服务缺陷引发的纠纷。

　　(1)医疗过失引发的纠纷:由于医疗机构的医务人员在诊疗护理过程中存在技术错误或过失行为,导致医疗事故、医疗差错等所引发的纠纷。这类纠纷发生的原因,大部分是由于医务人员在诊治过程中技术和经验水平不足、出现疏忽或不严格执行医疗规章制度和诊疗操作规范引起的。

　　(2)服务缺陷引发的纠纷:由于医疗卫生人员方面在服务质量、诊治收费、医院管理、医德医风和就诊环境等方面存在不足,导致患方对医疗服务产生不满而引发的纠纷。这类纠纷发生的原因,大部分是由于医院工作人员责任心不强、服务态度不好及医院管理不善等引起的。

　　2. 非医源性纠纷　非医方原因引起的纠纷统归为非医源性纠纷。常见的包括无过错损害、配套性一般纠纷、生活性一般纠纷、患方不良动机,以及患者自身因素。

　　(1)无过错损害:在诊疗护理过程中医方不存在技术错误或过失行为,而是因为其他非人为的医学或生物学因素致患者伤亡、功能障碍、组织器官损伤等难以预防或避免的后果,包括医疗意外、并发症、猝死等情况。患方因缺乏专业医学知识,不能理解或接受,而误解为是医务人员的不负责任或技术水平差造成,从而引发纠纷。

　　(2)配套性一般纠纷:因配套性一般服务活动引起的是否承担或如何承担民事责任的医疗纠纷。医疗卫生服务活动中医方将提供配套服务,主要包括接待指引、咨询、挂号登记、划价收费、隐私保密、医院秩序上的患者管理、遗体暂存与保护,以及提供医学证明、允许复印病历等非诊疗目的的服务行为。在这些配套性一般服务中,医患当事人违反相应责任的,都可能发生配套性纠纷。现实生活中比较常见的有超标准收费、欠费纠纷、隐私或名誉侵权纠纷等。

　　(3)生活性一般纠纷:因生活性一般服务活动引起的是否承担或如何承担民事责任的医疗纠纷。医疗服务中医方提供的生活性一般服务主要包括病房、床位、饭菜、空调、电视、电话、购物、借阅书报、代买生活小件物品、保管贵重物品、生活护理、设施维护等后勤保障,以及临终关怀、对患者及家属的心理安慰等。在这些生活性一般性服务中,医患双方违反相应责任的,均可引发生活性一般纠纷。

　　(4)患方不良动机:小部分患方可能存在不良动机,企图通过制造不良事件、吵闹等非理性或者过激行为扰乱医院工作秩序,为了获得经济利益,从而引起纠纷。

　　(5)患方自身因素:因患方自身原因延误治疗,导致不良后果的,如患者在诊疗过程中不配合、不遵守医院规章制度,擅自离院、自杀等。患方常常以医院管理不善,未尽到看护责任等投诉医疗机构。

（三）医疗纠纷的原因

导致医疗纠纷的原因多种多样。从医方来看，医疗纠纷发生的原因既包括由于医疗卫生人员存在过失引起的医疗损害，也包括由于非医疗过失如服务方面所导致的医患矛盾；从患方角度看，医疗纠纷多是因为患方对医学的缺乏了解和理解等而导致；从医患双方以外的整个社会环境等因素来看，目前我国社会医疗体制的不健全、部分医疗保障制度不全面等原因，都可能导致患方对医疗服务不满意而引发医疗纠纷。医疗纠纷的发生往往会导致医务人员无法正常工作，使得医疗机构的负担增加，降低医疗机构的工作运转效率，同时也会对他们产生巨大的心理压力，从而进一步影响患者的生命健康。因此，医疗纠纷所带来的危害不容忽视。分析明确医疗纠纷的原因是解决纠纷的关键。

1. 医方原因

（1）非医疗过失原因

1）医患沟通不当：诊治服务过程中，医疗卫生人员由于言语不当，引起患方的误解，从而发生的纠纷。另外，有些医务人员在沟通过程中态度冷淡甚至偏激，将会导致患者的信任感下降、丧失对医务人员的依赖，当患者对治疗效果不满意时，就会从医务人员的态度中引出其"不负责任"而引发不必要的纠纷。

2）知情同意义务缺失：知情同意权是患者在医疗服务中最重要的权利之一，医方应做到知情告知的责任和义务。医务人员在实施各种治疗措施时，比如手术、病理学检查、影像学检查等，都需要充分履行其义务。如果医务人员知情同意义务缺失，那么患者就会以医务人员没有尽到相应义务而进行投诉，从而引发纠纷。

3）医疗服务意识缺乏：医疗机构的宗旨是"以患者为中心"和"救死扶伤"，医疗服务过程中不仅要提供精湛的医疗技术，还要在医疗服务中体现以人为本，做到关心关爱患者。有些医疗机构由于缺乏尊重患者、关爱患者、方便患者、服务患者的意识，有些医疗机构的医务人员追求自身利益，进行不恰当甚至过度的检查、治疗收费等，同时还忽略了作为医务人员本身应该具备的医德医风，那么患者就会对医疗服务失去信心，因此当治疗不满意时就会引发纠纷。

（2）医疗过失原因：医疗过失原因是指由于医务人员在医疗活动中违反诊疗规范及法律法规等，主观上或者客观上存在过错，并导致患者身体损害。医疗过失引发的纠纷通常情况下责任主体明确，但是在责任轻重上需要进一步的判断，通常经过专业医疗纠纷技术部门鉴定，从而明确判断医患双方具体的责任轻重，进行责任划分。

2. 患方原因

（1）患方对医疗行业认识的不足：医疗有其特殊性。医学本身具有科学性，有自身的专业性，是建立在长期理论基础和实践基础上的，所以医学对非专业人士具有一定的局限性。因为患者对医务人员都有较高期望，认为医务人员可以解决自己身体问题。而这种较强的依赖感，非专业人士对医疗行业的高风险、高强度及其特殊性认识缺乏，一旦没有达到患者满意度，就可能会导致纠纷。

（2）患方对医疗行为的不配合：医疗服务中医方有知情告知的义务，患者有知情同意权，当医务人员将诊治内容告知患者后，患者需要积极主动配合诊治，一定程度上信任医生。有时诊治时间的紧迫，加上患者不及时不主动予以配合将会导致治疗时机的延误，进而使病情发生转变，当病情恶化时患者及家属就认为医务人员没有遵守诊治规章制度，存在医疗过失，从而引发纠纷。

（3）为谋取不正当利益：部分患者的家庭状况难以负担治疗成本，有的时候甚至会人财两空，导致家破人亡。目前我国医疗相关救助和补偿制度不完善，在医疗经济补助方面作用微弱。于是，患者为了谋取钱财或者是由于人财两空的心理压力而故意引起医疗纠纷。

（4）医疗技术的不断发展与患方不断增长的期望之间存在矛盾：现代医学发展迅速，但是仍然存在许多需要继续钻研的难题，医疗技术在一些方面仍然具有局限性，而患者之间存在个体差异，导致很多疾病的治疗效果存在差异，难以预测。这时患方对医疗风险的认知不足，对医疗效果期望过高,医方如果无法达到期望值,医疗结果偏离预期效果,将导致医患纠纷的发生。

3. 其他原因　医疗纠纷常常有除了医患关系之外的原因。常见的有以下几个方面。

(1)我国医疗卫生资源配置下的医疗服务能力与群众不断增长的医疗需求之间存在矛盾:大部分基层医疗卫生机构的医疗技术和服务条件难以满足患者的就医需要,导致大量患者看病倾向于大城市大医院,造成大城市大医院超负荷运转,医疗卫生人员存在压力大、负担重等问题,因此与患者可能会缺少沟通解释等人文关怀,这常常是导致医患之间误解和矛盾的直接原因。

(2)医疗事业一定程度的公益性要求与医疗机构的运行机制之间存在矛盾:医疗卫生事业公益性需要有成本保障,客观上这种公益性的成本不应该由医疗机构及医务人员来承担。近年来,医疗机构的运行成本主要靠医疗服务收费,医疗服务按照市场经济模式运行,在保护医疗卫生机构自身利益的前提下势必会影响到患者利益,当患者产生不满情绪可能产生过激行为,导致医疗纠纷。

(3)医疗保障水平与群众的经济承受力之间存在矛盾:近年来,医学发展迅速,诊治水平不断提高,治疗疾病的经济成本也不断增长,我国医疗保障制度仍存在问题,需要进一步完善。患方自付费用的加大,导致"看病贵",一旦患者的自付花费和期望值存在差异,患方就会对高额医疗费产生怀疑,导致医疗纠纷发生。

(4)媒体舆论的导向进一步激发的民众负面情绪:某些媒体的不当引导往往会导致患者盲目跟从,甚至情绪的激化,认为医闹等同于有钱拿,导致本不该产生的医疗纠纷,也导致医务人员压力增大。这些报道使得当事医院及当事人成为社会舆论的焦点,起到推波助澜的作用,医患关系进一步恶化。

(5)医疗因其风险性存在救治和伤害的双面性:医疗风险存在于医疗服务的各个阶段,由于患者体质差异、诊疗医护人员的技术差异性、医学认知局限性、药物副作用等都可能导致医疗风险的发生。医疗风险伴随着诊疗行为,有一定发生的概率并且难以完全防控,一旦发生将带来不同程度的后果。医疗风险的发生有或无医疗过错,有医疗过错行为的医疗风险后果由当事医疗卫生机构及医务人员承担相应责任,而无医疗过错的医疗风险后果常因为缺乏规范的社会救助机制极易形成医患纠纷。

(6)社会维持稳定对不合理诉求迁就的影响:要正确处理个别患者和全体患者利益冲突的导向。在个别患者的诊疗中,尽管医疗无过错,但是由于医学发展的局限性、对常规疾病与罕见疾病认识的差异性、医务人员能力与技术设备局限性等各种情形,导致患者受到损害或未达到患者的期望,在此类医患纠纷处置过程中,为了社会维稳而要求医疗机构及医务人员承担相关责任,这是保护个别患者的利益,若医疗机构及医务人员长期面对这种被动局面,为了从法律上规避责任风险,就会对医学上小概率疾病严格诊查,即使是普通的感冒,也要求患者做各种各样的检查,势必形成过度检查甚至过度医疗,这将侵害全体患者利益。

二、医疗纠纷的防范措施

(一)健全法律体系,规范医疗行为,维护医疗秩序

近些年来,我国颁布了多部法律法规文件规范医疗秩序,如《医疗事故处理条例》《中华人民共和国侵权责任法》(简称《侵权责任法》)及国家五部委联合发布的《关于依法惩处涉医违法犯罪维护正常医疗秩序的意见》等。这些法律法规的目的和宗旨都是为有效预防和减少医疗纠纷,特别是在医疗纠纷发生后进行妥善处理以避免矛盾激化。医疗法律体系的完善,医疗纠纷发生后以相应的法律法规为基础,合理解决纠纷,才能维护正常医疗秩序、构建和谐医患关系,才能从根本上维护好医患双方的合法权益,协调医患关系。

(二)构建多层次医疗保障体系

为实现我国全民医保,采取医疗救助、社会基本医疗保险、商业健康保险等不同方式来覆盖

和健全全民医保。医疗改革应围绕社会医疗保障的相应层次进行。在社会救助方面应充分发挥政府及慈善组织的作用，对于处于社会底层、收入来源不稳定或者收入很少无力支付医药费、保险费的人群提供免费医疗救助服务，费用由政府及慈善组织支付；在社会医疗保险方面，可由国家、地方政府、企业或者个人统筹集资医疗费用；在商业健康保险方面，主要由个人支付保险费，满足其对医疗卫生服务的需求。

中国的医改应该以人人享有健康、医疗为民为目标和宗旨。从国民经济和社会发展总体战略高度制定保障国民健康的基本制度；建立适应国情和民情，以及有利于人民健康的社会发展体系的全民医疗卫生保障体系；建立全民参与、全民享有的健康保障体系，让社会所有民众尤其是弱势群体都能分享到医疗改革的成果。

（三）建立有效的医疗风险分担机制

医疗风险，是导致医疗纠纷的常见原因。医疗风险普遍存在，主要是由于医学知识的局限性、疾病复杂性、不可预见性及人类本身个体具有差异性，而医疗活动主体是人，所以就不可避免地有发生医疗风险的概率。医疗风险管理首先是发现风险，之后经过适当评估进行有效的管理、监控，目的是在医疗风险发生前进行有效防止及在风险发生后进行补救，从而达到减少损害的目的。

医疗行业的高风险性是指在医疗实践中医疗风险存在一定发生率，为了对患者生命进行救治，这种冒着风险的医疗常常是必须的，但是风险不能也不应该由医务人员承担；为了防范医患纠纷，要控制医疗风险，将医院各种隐患排查出来，提高医疗质量，同时为了减少甚至消除医疗风险，应建立有效的风险分担机制，从医疗体系上防控医疗风险的发生，根本上建立风险分担机制来减少医患纠纷的发生，才能更好地协调医患矛盾。

（四）推进医疗保障体系建设

鉴于医疗行为具有高风险性及公益性的特点，应建立并完善医疗纠纷处理办法，构建由政府、医疗机构、患者三方投保的医疗责任赔偿保险制度，扩大医疗保险和医疗救助的覆盖程度和深度。建立健全社会保障体系，降低医疗费用自费比例，特别是针对经济困难的患者要有相应医疗补偿措施，减轻患者心理压力。完善相关医疗法律法规，做到有法可依，并成立由卫生、公安、司法、保险等部门组成的第三方处理医患纠纷组织，负责医疗纠纷的依法解决，维护医疗机构正常的工作秩序，保障医患双方的合法权益，使医患纠纷及时化解。

（五）加强媒体对医患纠纷不实报道的管理

医患纠纷一旦发生，一些媒体就以新闻自由的旗号，以为民请愿的名义，为了媒体自身的业绩和刊物销量，不顾事实，断章取义，做出一些吸引眼球的不实报道，加剧了医患双方的不信任，对医患纠纷起到推波助澜的作用，需要进行自律与法制管理。

三、医疗纠纷的解决途径

医疗纠纷的解决是患方依法追究医方民事、行政、刑事责任并对患方维权进行规范、对违法犯罪行为依法追究责任的过程。由于患方的追究，当事医疗机构及医务人员承担相应民事责任，有的被追究行政责任，有的甚至被追究刑事责任；而对追究医方行政责任、刑事责任方维权过程中的违法犯罪行为进行惩处是行政机关、司法机关依照法定程序履行的职责。

医疗纠纷处理中涉及最多的是民事责任的处置，医疗纠纷民事责任的处理从本质上看属于民事纠纷，只不过是民事纠纷中一种特殊的类型，因此，医患纠纷在解决途径本质上与民事纠纷是相同的，包括诉讼途径及非诉讼途径。

（一）非诉讼途径

医疗纠纷发生后，患方有两种选择，诉讼与诉讼之外其他途径。实践证明，诉讼之外的其他途径与诉讼程序相比，往往具有方便、快捷、手续简便、耗时更短、成本低等优势。

1. **医患双方协商解决**　医患双方协商解决是指,患方向医疗机构内设的医患关系办公室或者其他专门受理患者投诉的部门进行投诉,双方协商解决。

患者表达自己在医疗活动中的不满最直接、最简单、最快捷的方式就是向医疗机构反映,这也是医疗机构处理纠纷的主要方式。根据《医疗事故处理条例》规定,医疗机构必须设有相关的投诉受理部门,需对患者反映的医疗问题进行收集和及时做出处理,并将医疗投诉处理结果反馈给患者和上级领导。患者的投诉通常意味着医疗服务中存在缺陷,所以医疗机构应重视投诉部门的管理,重视患者的投诉和处理结果,并根据患者提出的不足之处进行持续改进,同时作为医院领导管理医疗服务的依据,进而提高医疗质量,提升患者满意度,缓解医患关系、减少医疗纠纷的发生。

但医患双方自行协商解决纠纷,在一定程度上助长了"大闹大赔,小闹小赔,不闹不赔"的医患纠纷处理态势,有的甚至发生伤害医务人员的恶性事件,因此,一些省市政府部门作出相关规定,在一定数额范围内的赔偿可以由医患双方协商解决,索赔金额超过一定数额范围的医患纠纷则不能由医患双方协商解决,必须通过其他途径处置。

2. **行政调解解决**　行政调解解决是指,行政主管部门接到投诉后,组织双方进行行政调解。

多年来,卫生行政部门在处理医疗纠纷中发挥了重要作用,无论是《医疗事故处理办法》还是《医疗事故处理条例》都明确了卫生行政部门处理医疗纠纷或事故的行政法律地位。当发生医患矛盾时,患方可以申请当地卫生行政主管部门进行处理,而其处理医疗纠纷的方式是组织双方调解并达成共识,调解并不具有强制性,而是需要建立在医患双方认识一致的基础上,调解才能成功。

卫生行政部门在调解处理医疗纠纷时,常因社会民众猜疑其是否秉承公平公正的立场,其处理方式备受质疑。因此,近年来,卫生行政部门调解处理已经不是医疗纠纷处理的主要方式,许多地方的卫生行政部门并不主动地调解医疗纠纷。为了更为彻底地消除公众疑虑,广东省深圳市在《深圳经济特区医疗条例(草案)》中甚至明确规定卫生行政部门不能参与医患纠纷调解。

医疗机构与卫生行政部门存在一定的隶属管理关系,卫生行政部门受理医患纠纷的机构大部分是医政处,很多情况下其工作人员属于行政管理人员,对医疗行业的专业性及相关法律法规并不熟悉,并不完全能够正确地评判,对问题的解决也缺乏相应的依据。为了处理医疗纠纷,卫生行政部门通过委托医疗事故技术鉴定,根据鉴定结果,作为卫生行政机构管理医疗机构和处理医疗纠纷的依据。因此,有必要了解医疗事故技术鉴定的相关内容。

3. **人民调解委员会解决**　近年来,全国许多地方成立了医疗纠纷人民调解委员会,在调解医疗纠纷、化解医患矛盾方面做出了一定的贡献。

医疗纠纷第三方调解机构虽然与卫生行政部门调解本质上都是在医患双方之间进行调解,但是第三方调解机构并不同于卫生行政部门对医疗机构具有行政管理权,相对不存在被质疑会偏袒甚至包庇医疗机构,能够更加的公平、公正,患方也比较倾向和容易接受这种方式。目前我国大部分地级市都设有医疗纠纷调解部门,当医疗纠纷发生后,双方可以共同向当地的医疗纠纷调解部门申请调解,由该调解机构人员对医患之间的矛盾争议进行梳理,归纳总结争议焦点,通过对医疗行为所导致的损害大小、医疗行为与患者损害之间的因果关系、患者本身的疾病情况及一些其他不可控因素,综合做出判定。

医疗纠纷第三方调解仍需要立法支持,《中华人民共和国人民调解法》并未将医疗纠纷第三方调解纳入人民调解范畴,但是国家和政府出台了相关文件对第三方机构设立及其工作人员、经费给予支持。2010年1月,司法部、卫生部、中国保监会联合制定下发了《关于加强医疗纠纷人民调解工作的意见》,司法部制定下发了《司法部关于加强行业性专业性人民调解委员会建设的意见》,全国许多省市以地方性法规、规章对医疗纠纷第三方调解机构的地位进行确认,其法律效力层次较低,医疗纠纷调解委员会调解职能尚需法律层面进一步明确;但是,人民调解委员会或专业行业性人民调解委员会解决医疗纠纷矛盾的积极作用还是值得充分肯定并继续发挥的。

4. 仲裁裁决　广东省深圳市人民政府出台并于 2010 年 2 月 22 日起施行的《深圳市医患纠纷处理暂行办法》，确定了医疗纠纷的仲裁解决模式，这在全国还属首次。例如，某患者因患某疾病，前往某医院治疗，医院为其做了相应手术，术后不久，患者发生某个症状，不得不前往该院治疗，住院时间延长。患者认为，这一事件对其经济、精神均造成了严重伤害，要求院方赔偿其医药费、误工费、护理费等各项损失。针对患者的诉求，医院方面则表示，这个症状是在术后两周出现的，属于典型的手术并发症，是当前医学条件无法避免的，其发生风险在术前已告知患者，其家属也签过字对此知情，且患者出现上述并发症后，医院方面及时处理，未留下任何后遗症，医院方面不存在任何过错。双方当事人在仲裁员的主持下签订了调解书。患者一方拿到了一定金额赔偿。这是《深圳市医患纠纷处理暂行办法》实行以来调解的首例案件。整个案件从开庭到调解结案仅耗时 6 天。仲裁裁决在解决医疗纠纷上有明显优势，可以节省大量时间。

5. 消费者协会解决　学术界对患者是不是消费者一直存在争论，消费者协会常常处理医患之间在价格、医疗美容等方面的投诉，但其并非解决医患纠纷主要途径。

（二）诉讼途径

医患纠纷发生后，患方根据相关法律法规向有管辖权的人民法院提起诉讼，在案件当事人和其他诉讼参与人的参与下，法院受理后按照法律的规定进行审理，查明事实与适用的法律，对医疗损害责任纠纷进行裁决，医患双方通过参加诉讼维护各自的权利。

法院经过审理做出的判决和调解，都属于国家公权力对民事活动的干预，具有强制性和权威性。与诉讼之外的调解不同，诉讼中调解是在法院主持下进行的调处，当事人达成协议并签收调解书的，调解书即时生效，双方不能上诉，诉讼结束，调解书具有执行力。

现行医患纠纷的解决机制主要是医患双方沟通协商、行政调解、第三方调解等非诉讼方式与诉讼方式，由于医患纠纷解决的困难性和复杂性，有些地方探索出通过仲裁委员会仲裁、保险公司调解等新型解决方式，这对于医患纠纷解决机制的多元化是有益的。对于医患纠纷仲裁，为确保仲裁的独立性和自愿性，法院对仲裁的司法审查限于程序审查；对于保险公司调解，只要调解协议没有侵害第三方利益、公共利益，调解后如果有当事人后悔而进入法院诉讼程序，法院原则上应维持协议的合法性；在不破坏司法和法治解决医疗纠纷的权威性、严肃性的前提下，不损害当事人自身利益并实现效益最大化，充分发挥非诉讼医疗纠纷解决机制的功能和优势，最大限度减轻法院审理医疗纠纷的数量和压力，促进当事人自主选择和合理运用各种医疗纠纷解决机制，化解医患矛盾。

 思考题

1. 什么是旅游突发意外的概念？

解题思路：从广义和狭义两个角度来理解旅游突发意外的概念。

2. 常见的旅游意外类型有哪些？

解题思路：交通意外、食物中毒、毒物咬伤、常见危重症、其他意外等分析。

3. 医疗纠纷的解决途径？

解题思路：从医疗纠纷的解决是患方依法追究医方民事、行政、刑事责任并对患方维权进行规范、对违法犯罪行为依法追究责任的过程分析。医患纠纷在解决途径本质上与民事纠纷是相同的，从诉讼途径及非诉讼途径来解答。

4. 简述突发公共卫生安全事件的特点。

解题思路：从多样性、差异性、广泛性、复杂性、高频化、危害性理解回答。

（金荣疆）

第十八章 国际健康旅游产业的挑战、应对和创新

 本章要点

1. **掌握** 大健康产业的概念和内涵。
2. **熟悉** 健康旅游品牌战略和市场定位模式。
3. **了解** 大健康产业的起因和特征；健康旅游品牌识别系统。

随着人们生活水平的不断提高，公众保健意识逐渐增强，大健康产业的发达程度直接关乎公众的健康水平，关乎社会的稳定与和谐，各个国家都日益重视健康产业的发展。大健康产业规模快速增长和产业链不断延伸拓展，其覆盖面日益扩大。健康旅游产业附属于大健康领域范畴，产业已经成为增强经济发展活力和满足多样化健康需求的重要突破点。本章重点介绍大健康产业的概念、内涵、起因、特征和创新路径，以及国际健康旅游产业新机遇和打造未来健康旅游品牌基本模式，帮助学生们熟悉了解在大健康背景下健康旅游产业发展的新思路。

第一节 势在必行的大健康产业新趋势

一、大健康产业的概念和内涵

大健康产业已成为21世纪最具前景、最为重要的新兴产业之一。目前，国内外对大健康产业的含义尚未做出权威界定，通常认为大健康产业是以医疗卫生与生物技术、生命科学为基础，提供以维护、改善和促进健康为直接或最终用途的各种产品、服务的行业与部门的集合。

美国学者保罗·皮尔泽在《财富第五波》中提出，财富经历了土地革命、工业革命、商业革命和网络革命之后，即将到来的第五波将会是营养保健食品的革命。他认为，健康产业是指在事前对健康的人们，也就是没有疾病缠身的人所提供的产品和服务，使得他们更健康、更健美，并延缓衰老现象或者防患疾病于未然。德国学者贝恩德·埃贝勒在《健康产业的商机》一书中认为，健康产业几乎存在于所有的产品领域，并从产业趋势研究和个人获得健康与舒适的角度，提出代表着健康产业的七大领域趋势，分别是饮食（天然食品、功能型食品），保健药物和自用药物，身体保养品和化妆品，运动和保持身材，旅游，健康咨询和信息，住房及其他消费品等。

国内多个学者提出了对健康产业的定义，使得大健康产业的概念界定日渐丰富。武留信等学者认为：大健康产业是指以维护和促进人民群众身心健康为目标的医疗健康服务业与相关支持产业的总称，包括医疗、医药、养生保健与健康管理，涉及药品、医疗器械、保健用品、保健食品、健身产品和健康知识与文化产品等的研发、生产、制造、加工、销售、技术产品服务等。大健康产业是同时兼顾三个产业，是跨产业、跨领域、跨地域、跨时空的新兴产业集群。张俊祥等将健康产业界定为四大基本产业群体，即以医疗服务机构为主体的医疗产业，以药品、医疗器械以及其他医疗耗材产销为主体的医药产业，以保健食品、健康产品产销为主体的保健品产业，以个

性化健康检测评估、咨询服务、调理康复、保障促进等为主体的健康管理服务产业。

《中国大健康产业发展蓝皮书（2018）》中大健康产业界定为：以优美生态环境为基础，以健康产品制造业为支撑，以健康服务业为核心，通过产业融合发展满足社会健康需求的全产业链活动。大健康产业从本质上来说是产业活动，通过市场运作获得收益是其本质属性，但同时又不同于一般产业，兼有产业属性与公益属性融合的特征，是一类具有半公益性的经济活动，发展这一产业需要市场和政府协同作用。

（一）大健康产业内涵

大健康产业是以适应国家经济发展新常态和建设现代经济体系为动力，以满足国民日益增长的多层次、多样化健康需求为目的，以解决新时代卫生健康领域新矛盾为导向，以提高国民整体健康水平为目标的综合、新兴产业，是与人的整体健康相关的产业的统称。大健康产业绝非一个特定的产业，而是一个开放的产业体系，一个与健康直接或间接相关的产业链，除传统医疗医药产业，如医疗服务、药品、医疗器械等，还包括了可穿戴健康设备、理疗、美容、保健食品、健康食品、体育休闲、健康检测、养生、健康家居、有机农业等横跨一二三产的范畴。随着现代健康观念的发展，大健康产业又衍生出新常态、新业态、新模式和新体系。

1. 大健康产业五大新常态

（1）从以传统医疗医药为中心向以人的健康为中心转变，实施全生命周期健康管理。

（2）通过全人群慢性病风险因素预防或零级预防、慢性病高风险人群筛查与跟踪干预、慢性病早查早诊及早期康复等，实施慢病健康管理。

（3）发展健康科技服务业、生物技术产业、健康大数据与人工智能等健康科技产业。

（4）通过"老有所为和老有所依"融合养老新模式来发展智慧养老产业。

（5）发展网民健康产业和流动人口健康管理服务及信息消费。

2. 大健康产业十大新业态

（1）生殖健康管理服务。

（2）母婴与儿童健康管理服务。

（3）运动健身与职场健康管理服务。

（4）旅居健康管理服务。

（5）中医健康管理服务。

（6）产业园区健康管理服务。

（7）健康体检与疾病早筛服务。

（8）健康管理第三方评价服务。

（9）老年人健康管理服务。

（10）生命科技健康管理服务。

3. 大健康产业新模式　借助互联网和人工智能，加快构建可支付的全人群差异化、多样化、个性化的全链条健康产业新模式。

4. 大健康产业新体系　走出传统医疗、医药产业旧格局，打造疾病"防、诊、治、康"全程产业新体系，大力发展养生保健、健康体检、第三方医学检验、医学影像、养老康复等。

二、大健康产业趋势的起因和特征

（一）大健康产业趋势的起因

美国二战后经济高速发展，随着经济发展和人们生活水平的迅速提高，人们在享受现代文明成果的同时，文明病，即生活方式病日益流行，处于亚健康状态的人群越来越多。生活条件提高，食品安全和环境卫生问题层出不穷，生活质量反而不断下降，心脑血管病、糖尿病等也随之而来。如今人们一些慢性病问题突出，不重视亚健康状况，这已经严重影响人们的身体健康，耗费大量的社会医疗资源和医疗费用，不少人也因病致贫。发达国家将重点转移到预防领域，就是为应对生活方式变化带来的挑战，由此健康产业应运而生。

近年中国也存在同样的健康挑战，亚健康人群增多、食品安全问题、慢性病发病率上升、重大公共卫生事件等。2016 年 8 月，全国卫生与健康大会在北京举行，中共中央总书记、国家主席习近平出席会议并发表重要讲话，他强调，没有全民健康，就没有全面小康。要把人民健康放在优先发展的战略地位，以普及健康生活、优化健康服务、完善健康保障、建设健康环境、发展健康产业为重点，加快推进健康中国建设，努力全方位、全周期保障人民健康。要将健康融入所有政策，注重预防为主、关口前移，关注生命全周期、健康全过程，实施医药卫生、体育健身、环境保护、食品药品安全、心理干预等综合治理，使健康真正同各领域、各方面的工作相结合。

（二）大健康产业特征

大健康产业是世界各国的"朝阳产业"，随着社会发展和人民生活水平的普遍提高，生活方式开始向健康模式改变，健康产品的总需求急剧增加，致力于改善生命质量的健康产业已经成为现代社会经济增长和社会进步的巨大推动力。大健康产业的发展整体呈现如下主要特点。

1. 经济和社会效益双重性　健康产业面向每个人，面向人的整个生命过程，为人们提供预防、诊断、治疗、康复、保健等产品与技术手段，不仅直接关系到人民健康水平，还关系到社会稳定。大健康产业又是美欧发达国家和广大新兴市场国家有效应对金融危机冲击、增强经济发展活力、满足多样化健康需求、加快抢占全球健康产业分工新制高点的战略选择。金融危机期间，健康产业年均增长速度仍保持在 4%，高出全球经济增长速度近 2 个百分点，成为抗经济风险的绿色产业。随着发展中国家经济发展以及人们生活质量的提高，健康需求将进一步释放，根据 WHO 预测，2015—2020 年的年均复合增长率达到 10.9%，到 2020 年全球健康产业总产值将达到 13.39 万亿美元，表现出强劲的增长势头。因此大健康产业具有社会和经济效益双重性。

2. 科技创新性　健康产业的发展需要科学技术的支撑，生命科学研究、生物技术和信息技术发展等是健康产业的主要推动力。生命科学具有强大的关注度和创新力，已成为发展最迅速、创新最活跃、影响最深远的科技创新领域之一。创新性是健康产业实现高水平发展不可或缺的条件，医学院校及科研机构的高度集聚为健康产业发展提供丰富而优质的创新智力资源，是推动健康创新成果转化应用、增强产业竞争力的重要支撑。科学技术不断创新，互联网信息技术，智能穿戴、医疗软件、医疗仪器、医疗大数据等创新产品不断问世，推动健康产业成为最具创新力的产业。

3. 低能耗性　大健康产业发展是以健康为导向的经济发展模式，是对以往以"物"为中心发展模式的反思和纠正，它重在控制经济活动中的非健康因素或健康危险因素（如节能减排、发展可持续性的循环经济），排除巨大的资源和环境代价，实现低能消耗。大健康产业发展过程中关注环境健康以及环境对人体健康的影响，即环境健康可能带来人体健康，环境不健康则人体一定不健康，所以，环境健康是人体健康的基础。涉及环境健康的大健康产业发展需要通过调适自然环境、人居环境以及经济环境，提高人群生活质量以及人体的整体健康。

4. 综合性　健康产业作为处于产业价值链高端的服务业，催生健康新产业、新业态、新模式，因此，大健康产业外延还在不断扩大。呈现出覆盖面广、产业链长、融合性强等特性，能对其他产业形成引导和控制。随着健康理念的不断更新，大健康产业还在不断延伸拓展，体现出产业融合、多元化发展趋势。例如健康服务业与旅游、建筑业等传统产业融合；健康制造业向健康服务业领域拓展；健康制造业向上下游产业链延伸等形式。

三、大健康产业发展的战略思路和创新路径

（一）树立大健康产业发展理念

没有全民健康，就没有全面小康。对一个人来说，健康关系一个家庭的命运；对于一个国

家来说,健康关系一个国家和民族的未来,当前,我国人民群众的健康水平显著提高,但仍然面临多重疾病威胁并存、多种健康影响因素交织的复杂局面。要把人民健康放在优先发展的战略地位,把全民健康上升到国家战略的高度。大健康追求的不仅是个体身体健康,还包含精神、心理、生理、社会、环境、道德等方面的完全健康。发展大健康产业必须积极落实《中国制造 2030》发展纲领,并根据互联网、云计算、大数据等科技发展的实际,运用互联网思维谋划大健康产业,整合各方资源,认识到发展大健康产业的重要性和紧迫性。

(二)以市场为主导,提升社会参与力度

作为经济全球化发展和技术变革背景下诞生的新兴支柱产业,国际健康产业发展具有高度的开放性,集中表现为产业分工与服务对象的全球分布,相关辅助产业及专业化服务机构的支持必不可少。通过向健康相关产业领域延伸,能够加快传统健康产品加工制造等业态升级,催生和壮大新兴业态,满足不断增长的多样化健康需要。在这一过程中,市场机制发挥着基础作用,多元化的社会力量广泛参与到健康产业发展中。

(三)优化产业结构,打造健康产业品牌

健康产业结构优化应以科学发展观和营养健康理念为指导,走内涵型、技术型发展道路。通过产业结构优化开发符合消费者生活方式的营养健康产品,成为我国经济版图中的重要板块,并实现成为拥有更多知识产权和国际竞争力的品牌产业。在发展健康产业和健康经济上,我国有着比较明显的优势。我国劳动力资源丰富,可以为健康产业提供充足的人力资源,在护理、康复等劳动密集型健康产业的发展上具有天然优势,在饮食、健身等行业也有自己的特色。我国广大的市场为健康产品的创新和培育提供了充足的条件,巨大的市场需求给健康产品的研发提供了有力支持。庞大的人口基数使得我国拥有多样性的消费群体和患者群体,在开展临床研究、保健研究方面具有得天独厚的优势,是相关健康产业发展的大好时机。我国具备健康产业发展的深厚文化底蕴,将传统健康文化与现代健康需求相结合,发展具有民族特色的健康产业,打造独特的健康产品服务品牌,并利用健康经济进一步发展健康文化,实现相互促进,是我国健康产业腾飞的重要举措。

(四)突出科技创新驱动

科技是产业发展关键要素,健康服务产业更是如此。针对我国健康产业提高现代化程度和科技含量的迫切需求,围绕健康服务产业各环节,主动把握和适应全球健康产业发展和高新技术竞争趋势,需要加大科技创新投入,制定健康服务产业中科技创新机制,以医疗服务建设和健康创新能力提升为核心,例如加快建立医教研用一体化协同创新体系,加快前沿技术进入临床应用的有效转化机制。健康产业与现代服务业结合的具体应用层面,也有许多有待研究的核心技术,例如健康信息技术、健康普适服务技术等,在这些关键技术领域,我国更应当着重研究,成为健康产业科技自主创新的领导者。

第二节　紧抓国际健康旅游产业新机遇

一、国际健康旅游产业总体发展态势

根据美国斯坦福研究机构调研数据,全球健康旅游增速是旅游业增速的两倍,2017 年全球健康旅游收入达 1.34 万亿美元,世界旅游总收入的 16%。而据世界卫生组织(WHO)预测,至 2020 年,医疗健康相关服务业将成为全球最大产业,观光休闲旅游相关服务则位于第二,两者相结合将占全球 GDP 的 22%。

(一)国际健康旅游需求发展转变

目前,在国际上,提及健康旅游、康养旅游,一般被归到医疗旅游范畴,这部分游客多以治疗

某种疾病为主要出行动机，而旅游则为辅助。随着经济水平的提高，游客健康意识的增强，未来游客参与健康旅游的动机，则由传统单一的治疗，逐渐转向为改善自己的身、心、灵健康而旅游，比如养生旅游、保健旅游、康复旅游、运动旅游、文化旅游等，这部分消费者以健康或亚健康游客为主。这一趋势的变化，与国际医学模式的变革是相一致的（国际医学正在由"以疾病治疗为中心"转向"以健康促进为中心"，以形成预防、保健、治疗、康复为一体的医学模式）。

（二）国际健康旅游产品更加突出民族性或区域性

差异化是旅游产品设计的重要原则，国际健康旅游产品的设计，同样遵循这一要求。在医疗旅游阶段，其产品的差异化主要体现在技术和价格等方面，而进入到养生、康复、运动等为主的健康旅游时期，产品更具有地域性或民族性，如印度在健康旅游项目设计时，积极挖掘本民族的养生资源，推出了阿育吠陀自然疗法、瑜伽、冥想等体验项目，深得游客的喜欢，并将这一特色推向国际；中国的健康旅游则充分借助中华民族几千年积累下的养生智慧，以中医/民族医，中医药/民族医药等为代表，大力发展中医健康养生旅游，将中医"治未病"的思想和技术运用到健康旅游当中，满足未来人们对疾病预防的需要。

（三）与传统观光度假旅游客流反向现象明显

传统的国际观光旅游目的地，多以发达国家为主，比如北美洲、欧洲等地区。国际健康旅游客流主要是发达国家和地区向健康旅游目的地（主要为发展中国家和地区，如墨西哥、印度、哥斯达黎加、巴西）流入。

（四）国际医疗医院更加重视国际资质认证

为从客观上衡量医院的品质，国际上通行医院定期接受质量、服务和流程等方面的资质认证。许多医院为进军海外市场，选择参加一项或更多的国际资质认证。

（五）健康医疗质量信息逐步透明化

在选择国际医疗机构时，游客、保险公司、中介机构都要求以透明的质量信息作为选择医院的参考，如某些手术的手术量、死亡率、并发症等统计。为此，医疗机构日渐重视医疗质量信息的公开透明，以提高自身竞争力。

（六）对当地公共卫生造成一定的负面影响

由于医疗资源属于一种特殊的公共资源，如对其管理不当，将挤占当地的医疗资源，导致医疗旅游目的地医疗资源分配失衡而使当地民众利益受损。在医疗旅游中引发的争议增多，医疗旅游项目的合法性及其涉及的伦理问题也备受关注。一些医疗旅游目的地国家和地区有关医疗旅游方面的法律制度不健全，游客利益受损很难在当地维权，对游客的后续服务无法在原医疗旅游目的地进行，部分较为特殊的医疗旅游项目。

二、国际健康旅游产业的市场机遇

近年来，健康旅游人数快速上升，并催热了新的消费模式。世界卫生组织预测，到 2022 年，旅游业将占全球 GDP 的 11%，大健康产业将占到 12%，健康与旅游两大产业的有机结合，将成为现代服务业的新亮点和重要的经济增长点。近 5 年，全球健康旅游增长率为 9.9%，是世界旅游业增速的两倍，健康旅游游客可以给目的地市场带来人均约为 10 000 美元的收入，远高于一般的国际游客对目标市场的贡献收入。

与传统旅游项目相比，健康旅游游客的停留时间更长、旅游消费更高，且能有效推动医院、酒店、翻译、交通、旅游景点、购物等相关产业要素的发展。同时健康旅游产业的消费者平均一天消费 360 美元，是普通游客每天花销 140 美元的两倍以上，表明健康旅游产业链带来的收入效应远远大于传统的旅游产业及医疗产业的收入效应。据世界医疗旅游协会预测，未来全球医疗旅游产业将保持 15%～25% 的年增速。

第三节 打造未来健康旅游品牌的新战略

一、品牌战略和市场定位模式

经济全球化时代,品牌已经成为经济竞争的重要资源和产业核心竞争力的重要标志。健康旅游产品品牌是向消费者传递其代表的独特形象和产品以及服务吸引力,是决定消费者购买决策的重要因素,且具有较好的认知特征,能给消费者带来心理上的满足感;品牌承载着某种服务或产品的核心价值,并使之有形化,所以,健康旅游品牌化优势明显,品牌建设势在必行。目前对于健康旅游品牌有以下几种定位模式:

(一)避强定位

是指企业力图避免与实力最强的或较强的其他企业直接发生竞争,而将自己的产品定位于另一市场区域内,使自己的产品在某些特征或属性方面与最强或较强的对手有比较显著的区别。

优点:避强定位策略能使企业较快地在市场上站稳脚跟。并能在消费者或用户中树立形象,风险小。

缺点:避强往往意味着企业必须放弃某个最佳的市场位置,很可能使企业处于最差的市场位置。

(二)迎头定位

是指企业根据自身的实力,为占据较佳的市场位置,不惜与市场上占支配地位的、实力最强或较强的竞争对手发生正面竞争,而使自己的产品进入与对手相同的市场位置。

优点:竞争过程中往往相当惹人注目,甚至产生所谓轰动效应,企业及其产品可以较快地为消费者或用户所了解,易于达到树立市场形象的目的。

缺点:具有较大的风险性。

(三)创新定位

寻找新的尚未被占领但有潜在市场需求的位置,填补市场上的空缺,生产市场上没有的、具备某种特色的产品。新产品正是填补了市场上现有产品的空缺,并进行不断的创新,占据市场。采用这种定位方式时,公司应明确创新定位所需的产品在技术上、经济上是否可行,有无足够的市场容量,能否为公司带来合理而持续的盈利。

(四)重新定位

机构在选定了市场定位目标后,如定位不准确或虽然开始定位得当,但市场情况发生变化时,如遇到竞争者定位与机构接近,侵占了机构部分市场,或由于某种原因消费者或用户的偏好发生变化,转移到竞争者方面时,就应考虑重新定位。重新定位是以退为进的策略,目的是实施更有效的定位。

二、健康和保健的产业趋势中的价值层面和市场定位模式选择

(一)健康和保健的产业趋势中的价值层面

把以"治病"为中心转变为以"人民健康"为中心的大健康观念,是健康旅游和大健康产业发展的方向,大健康产业中,提供健康与保健产品与服务,是重要的方向。更多面向亚健康人群,应该加强对医疗旅游消费者动机和行为的研究。只有明确消费者的动机和行为,才能更好地开展医疗旅游,为不同的消费者设计不同的医疗旅游产品,满足他们的需求。

(二)健康和保健的产业市场定位模式选择

健康旅游产业涉及的产品、服务十分丰富,不同领域在进行市场营销前,需要根据该领域的发展现状和自身优劣势,做好准确的定位,选择适合自己的发展模式。

1. 优质健康医疗模式　该模式适合具有顶尖医疗或康养技术的机构,例如德国和新加坡。德国的健康保健系统是欧洲乃至全球最好的系统之一,美国非营利机构——国际医疗研究中心最新的"医疗旅游指数"显示,德国在全世界排名第六位,但在"医疗质量"这一栏内,德国对世界各地的健康旅游者尤其具有吸引力,它在以色列之后排名第二位。德国依托国家、城市等宏观载体发展,综合性医院与专科医院相结合,各学科领域共同发展,并主推若干个特色项目,数百年来德国医院已经成为欧洲首要的健康旅游目的地,如今,亚洲也成为其重要的客源市场,德国凭借优质顶尖的医疗水平,引领国际健康旅游行业发展。

在亚洲,新加坡共有 11 家医院通过了 JCI 认证,被世界卫生组织列为具有最佳医疗系统的亚洲国家。新加坡凭借世界顶尖的生物医药技术、众多知名的生物医药专家、发达的医疗保健基础设施和赏心悦目的城市风光,成为集医疗保健服务、商务、休闲旅游于一体的国际医疗旅游目的地。

2. 特色专科模式　以单一健康医疗项目为突破点,带动整个行业或区域发展,是国际上比较普遍的定位模式,如日本的精密体检、韩国的整容、匈牙利牙医、瑞士抗衰老,在游客的认知中,对该项目的选择与该目的地是捆绑在一起的。以日本精密体检为例,日本拥有世界领先的医疗技术和医疗体系,在治疗心脑血管、糖尿病、肝病等疾病上有丰富的经验,早期健康检查和癌症检查是世界独一无二。特别是在抗癌领域成就卓越,至今保持着世界最高的癌症治愈率。这是因为日本一贯秉持"早发现、早治疗"的理念,坚持在发现和治疗癌症前对癌症病因采取预防措施,以及"照顾关怀文化"的细致周到的医疗服务精神。日本先进的医疗技术吸引着来自世界各地的人们前来接受治疗,由此形成了独具特色的"健康医疗游"。

所以,扬长避短,找到自身的强势资源,准确定位,开发出特色的医疗旅游产品,将强项的医疗技术打造为强势磁极,专注打好一张牌,做到"人无我有,人有我优,人优我精",使该项竞争力在区域内无法被超越。

3. 产业发展模式　产业发展模式涉及资源较复杂,往往需要政府与企业协调发展,由政府主导,带头发展,采取"上政府、下企业的模式",产学研一体,注重科研。如日本静冈医药谷健康旅游产业,医药谷以县立静冈癌病中心为依托,作为日本癌症发病率最低的地区,借助得天独厚的温泉资源、教育资源及医疗器械和制药产业的优越条件,打造具有强竞争力、高集约化的医疗、科研、企业三位一体的产业集群,创造医学研究 - 药品开发 - 门诊治疗 - 康疗保健的完整产业链开发模式,建立起世界水平的癌症治疗、生物试验、保健、度假为一体的新型健康基地。

4. "+ 旅游"模式　"+ 旅游"模式下的旅游将自身特色项目做足,进而结合观光、体验等旅游项目,延长消费广度和深度,在"特色体验项目吸引核"外打造特色的"休养聚集区",实现游客从"特色体验"到"多样化服务"的扩张。该模式往往与地区特色民族传统的健康保健项目有关,具有较强的地域特色。如泰国 Spa + 旅游,印度瑜伽 + 旅游,土耳其温泉 + 旅游,中国中医 + 旅游等,多采用"+ 旅游"这一模式。国内的海南三亚,三亚拥有阳光、海水、沙滩、温泉等一系列有益于身体健康的旅游资源还有全国知名的三亚中医院等医疗保健机构,其推出的"中医保健游"吸引了大量的国内外游客;陕西咸阳拥有深厚的传统医学文化积淀,其推出的中医药膳、药浴、武术、气功等与旅游相结合的项目形成了独具特色的咸阳"康复保健旅游";安徽亳州也欲利用其丰富的中医药资源打造"中医保健旅游之都"。

当然,各种模式并非一成不变,根据健康旅游产业不同发展阶段,市场变动,游客需求的变化,定位模式也相应进行调整。

三、建立科学化的品牌识别系统

营造健康旅游品牌识别系统首先要塑造可以吸引旅游者的品牌形象,通过对旅游形象的视觉形象和系统的识别来进行具象化的表现,使之与竞争对手相区别,通过各种媒体将旅游形象的视觉识别系统设计传达给公众,让旅游景区的品牌形象与视觉识别导向的潜移默化的影响公众来接受,进而引发联想和想象、产生共鸣,发挥促进旅游目的地形象发展的作用,提高旅游业对地方经济的贡献度。健康旅游品牌形象的塑造,可以选择某些品牌要素的组合,包括名称、标识语、符号、设计、象征、口号等,从而使产品或服务品牌显得与众不同。

（一）健康旅游品牌名称设计

健康旅游品牌名称是旅游目的地品牌中能够用语言表达的部分,是品牌识别系统的核心要素,是品牌显著特征的浓缩。健康旅游品牌名称设计时,要充分体现其识别功能和传播功能,不但要易读易记,而且要能暗示目的地将给旅游者带来何种利益。一个成功的品牌名称要根据健康旅游产品或服务品牌定位和优势旅游资源,设计得富有寓意,让消费者能产生丰富、愉快、积极的联想,强化目的地品牌定位。

（二）健康旅游品牌标识设计

健康旅游品牌标识是指旅游目的地品牌中可以被认出、易于记忆但不能用语言表达的部分,包括符号、图案等,是旅游者对目的地品牌信息最直观的感知,是目的地形象的高度概括。研究表明,品牌标识作为一种由图案、颜色组成的"视觉语言",比文字语言更引人注目,容易记忆和再认。由于消费者会把自己的情感从一种事物,传递到另外一种与之相联系的事物上,因此,健康旅游品牌标识设计,除了考虑营销因素外,还应考虑旅游者的认知、情感等心理因素,设计风格独特的健康旅游品牌标识能使消费者产生好感,引发旅游者对健康旅游产品品牌的积极联想。

（三）旅游目的地品牌标识语设计

健康旅游品牌标识语是对目的地中最具特色和最具优势旅游资源精炼概括的一句语言文字,一般较为简短,有宣传鼓动作用。标识语的设计要朗朗上口,富有韵律。具体设计时可以运用以下几种方法:一是把健康旅游产品品牌名称融入标识语;二是通过描述健康旅游的特征设计标识语;三是根据旅游者的利益设计品牌标识语。健康旅游品牌标识语应紧紧围绕健康旅游产品或服务资源的独特性展开创意设计,并以旅游者的需求为中心,充分体现旅游者的诉求,激发并唤起旅游者对标识语的认同。

 思考题

1. 大健康产业的内涵是什么？

解题思路:从新常态、新业态、新模式和新体系四个方面进行阐述。

2. 目前对于健康旅游品牌有哪几种定位模式？

解题思路:依据本章教学内容归纳总结。

（向月应　黑启明　白科阳）

|附录| 健康旅游人才培养模式与探索

人才是健康旅游行业发展的第一资源，也是创新活动中最为活跃、最为积极的因素，没有人才优势就不可能有发展优势、创新优势、产业优势。随着社会经济发展和人民生活水平提高，健康已然成为人们关注的重点，而旅游早已融入日常生活，成为国人的"刚性需求"，中国已进入所谓的"大众旅游"时代。据国家文化和旅游局数据显示，2019 年中国国内旅游数量已达到 60.1 亿人次，比上年增长 8.4%。在旅游全过程中，如何更好地提供健康旅游产品，为游客提供科学化、专业化的健康管理／健康服务，成为未来旅游发展的新课题、新方向，解决这一问题，人才培养应先行，因此，健康旅游人才便应运而生。

健康旅游是一个新领域、新方向、新学科，目前还没有学科培养的专业人才。如何培养新形势下专业应用型人才，探索以市场为导向的健康旅游人才培养模式，实现健康旅游产业可持续发展，成为实现健康中国的重要推动力，是该章节要探讨的主要内容。

第一节　健康旅游人才培养现状

一、健康旅游专业化人才缺失

随着我国旅游业的迅猛发展，知识经济与信息社会的到来，旅游竞争的加剧，旅游市场化、信息化、个性化呈现出新的消费趋势，行业快速发展与新兴业态的不断产生，也带来旅游人才的供求矛盾，市场对于高素质、创新型、实用型旅游专业人才的需求日益强烈，人才紧缺的问题会越来越突出。

健康旅游是旅游业的一个新领域、新业态、新趋势，健康产业和旅游产业融合发展对人才提出更高的要求，要求人才在旅游、健康管理、康复、养生、营养食品、健康咨询、保健器具等方面都要有良好的专业基础，这对从业人员是极高的挑战。目前，此方面的人才缺乏。以医疗旅游板块为例，如重症转诊项目，即便拥有国内医学背景的导游人士，有时也无法胜任，筛选合适的医疗服务商、医学沟通、病历翻译、就诊沟通、愈后休养等，既要有一定程度的医学知识基础，又要熟悉当地特色的旅游休养服务，适合的优秀导游人才无论是对外招聘还是自身培养都非常困难。

二、从业人员素质和能力亟待提升

目前，中国已成为世界第一大客源输出国、第一大国内旅游国、第三大入境旅游接待国。在经济规模上，中国已经是世界旅游大国，但还不是旅游强国，中国旅游业所面临的国际、国内竞争也将更趋激烈，旅游业的竞争归根到底是旅游人才的竞争。

在旅游从业者中，导游被称为"旅游业的灵魂"，在旅游中起到引导性作用。导游是贯穿于整个旅游活动的一部分，也是旅游业中最具有代表性的从业人员，导游整体素质的高低、服务质量的好坏，直接影响到整个旅游企业的社会声誉，也关系到一个国家或地区的形象。目前，我国导游人员的学历、阅历普遍偏低。有数据显示，截止到 2018 年 11 月，我国执业导游人数达 126.38

万人，其中 80% 的导游为 30 岁以下、只有大专以下学历（外语类的导游稍好，大专学历的占了约 50%），初级导游占到整体导游队伍的 97%，高级导游和专家型导游严重缺乏。在这些导游中，具有一定健康素养和实践能力的导游，更是少之又少，为适应我国健康旅游产业发展，我国旅游从业人员需要加强健康方面的培养和实训。

三、健康与旅游缺乏融合

当前，健康管理师这个职业特征与健康旅游发展所需的人才能力相匹配。健康管理师是从事对人群或个人健康和疾病的监测、分析、评估以及健康维护和健康促进的专业人员。健康管理师是营养师、心理咨询师、体检医生、预防医学医生、健康教育专家、医学信息管理人员的综合体，是一个高端职业。但是，健康管理师侧重医疗机构、疾病预防机构、社区健康管理、健康监测、健康评估、健康维护等相关工作，缺乏与旅游行业的融合。做健康管理的人员不熟悉旅游业务，而传统的旅游从业人员又缺乏基本的健康管理知识和能力。

严格意义来说，目前社会上能胜任健康旅游业发展所需的人才还不存在，无论是一线的服务人才、企业经营管理人才，还是未来社会竞争需要的创造型、复合型、协作型的健康旅游人才，都极度缺乏。而目前旅游人力资源的现状却是：人力资源供过于求，人才资源供不应求。因此，未来中国健康旅游人才的培养，需要打破传统的培养模式，应"多层次、多渠道、多方式"，学历教育与技术培训同步进行，理论教学与社会实践充分结合，弥补当前市场对健康旅游人才需求的空缺。

第二节　健康旅游人才培养模式探索

如今，国家大力支持发展大健康产业，而健康 + 旅游的模式也不断得到应用，中国的健康旅游业迎来了发展黄金期。2016 年 7 月，原国家旅游局（现国家文化和旅游部）、国家中医药管理局为深入贯彻落实国务院《关于促进旅游业改革发展的若干意见》《中医药发展战略规划纲要（2016—2030 年）》《中医药健康服务发展规划（2015—2020 年）》文件精神，加快促进《国务院办公厅关于进一步促进旅游投资和消费的若干意见》和《原国家旅游局、国家中医药管理局关于促进中医药健康旅游发展的指导意见》部署的重点任务，联合印发《关于开展国家中医药健康旅游示范区（基地、项目）创建工作的通知》，计划用 3 年左右时间，在全国建成 10 个国家中医药健康旅游示范区，100 个示范基地，1 000 个示范项目。2017 年 9 月，国家卫生和计划生育委员会（现国家卫生健康委员会）会同国家发展改革委、财政部、原国家旅游局（现国家文化和旅游部）、国家中医药局在北京召开会议，全面启动第一批国家健康旅游示范基地建设工作（详见第二章有关内容）。

随着国家级（中医药）健康旅游示范基地实施建设，整个健康旅游产业即将进入发展的快速轨道，各地区应根据自身优势，构建健康旅游人才培养模式，以满足地方经济发展需要。

一、健康旅游人才培养模式现状

随着国家关于健康旅游示范基地的蓬勃发展，专业化的人才培养计划已纳入日程。目前，我们国家健康旅游人才的培养模式，尚未形成，部分健康旅游示范基地正在开始有益的探索。现以获得首批国家健康旅游示范基地的三亚市、桂林市为例，因为这两个地市是 13 家示范基地（参考第二章表 2-1 首批健康旅游示范基地名单）中，少有的以整个城市作为示范区的，具有一定的挑战性和代表性。

（一）中医药健康旅游人才培养模式——以三亚市国家健康旅游示范基地为例

三亚市是国家首批 13 家健康旅游示范基地之一，近些年正积极打造健康养生胜地，"中医疗养游"已成为一大品牌。其中，三亚市中医院自 2002 年开展"中医疗养游"以来，已接待俄罗斯、瑞典、挪威、丹麦、奥地利、德国、法国等国客人 40 余批，接待国外疗养包机并使之成为常态化航班，累计为 4 万余名外宾提供高端定制服务。三亚中医院还成立中医疗养国际旅行社，为国内外游客提供优质的中医药健康旅游服务，年均接待 3 000 人次，该院在游客集中的区域建设三亚中医药健康旅游项目体验中心，完成中医药温泉医疗项目、中医火灸系列疗法、"冬病夏治"三伏灸项目、俄罗斯脑瘫儿童康复等 10 项中医药健康旅游项目研发。

近几年，三亚市健康旅游业取得了可喜的成绩，形成了一定的国际知名度，其健康旅游之所以能持续发展，与其人才建设是分不开的。三亚市中医院在国家中医药管理局参与国家"一带一路"战略中，承担着建设"中医药健康旅游示范基地"的任务，在此战略背景下，三亚市中医院携手三亚当地高校，委托三亚中医健康旅游协会，特地开展"中医药健康旅游项目专项培训"活动，内容包括：中医理疗技能、中医养生保健操、礼仪接待、运行管理、营养知识、养生药膳等多项课程，在提升中医药健康旅游项目从业人员的综合素质的同时，也储备一批中医药健康旅游人才。据三亚中医健康旅游协会介绍，该专项培训活动设计在 60 天内完成。三亚中医院还携手三亚学院举办的"中医药温泉医疗健康旅游实地移动课堂"，三亚市中医院健康旅游项目从业人员和三亚学院时尚健康产业学院的师生一道，走进健康旅游接待地，在欢快的氛围中展开教学，课堂内容丰富多彩，有温泉养生知识讲解、传统太极拳表演、中医推拿按摩演练、温泉理疗体验，这种现场教学、现场实践、现场体验的教学模式，深受学生的喜欢。

成立国内名医工作站，加快推动人才培养新机制。在国家中医药管理局传统医药国际交流中心的支持与指导下，三亚市中医院设立了国内名医三亚工作站，目前已与广州中医药大学、黑龙江中医药大学等国内知名中医药院校及医院建立全面合作关系，邀请国内名医如国医大师张学文教授、王琦教授、刘柏龄教授在三亚市中医院开展诊疗、教学、科研指导等方面的工作，为三亚中医药健康旅游发展和人才培养，提供强有力的医疗技术支撑。

健康旅游人才的产教研融合发展的培养模式。2017 年 4 月 21 日，三亚学院、中国中医药研究促进会健康旅游分会、三亚中医健康旅游协会三方共建"中医药健康旅游科研教学基地"，积极推动产教研融合发展，充分利用校内外资源协同优势，共同促进中医药健康旅游产业发展和人才培养培训，开展健康人才培养培训、开发健康旅游体验项目。人才基地的建立，将更好的整合优势资源，发展技术技能教育，优化人才结构，真正探索培养中医健康旅游方面人才的有力举措，共同培养市场急需的操作型、技能型、工匠型绝技人才，以及中医健康旅游方向的本科应用型人才。

（二）健康管理与旅游联合培养模式——以桂林市国家健康旅游示范基地为例

作为我国旅游业发展缩影之一和标志性城市，桂林一直给大众的形象就是"山水甲天下"，以自然为主题的观光游是该市旅游的主旋律。随着旅游消费的升级，传统的观光游已经无法满足今天游客的需求，因此，桂林旅游在转型升级中不断求索，健康旅游已经成为桂林旅游发展的方向，2017 年，桂林市被批准建设国家健康旅游示范基地。

桂林市在健康旅游人才培养模式上，有其自身的特点。根据桂林市社会经济发展需求，结合桂林市的区位优势、资源优势、产业优势，以大健康产业为发端，2015 年由本地地方综合性大学（广西师范大学）与军队综合性医院（解放军第 924 医院）军民融合共建广西师范大学健康管理学院，创院院长由向月应教授担任。学院培养出的学生不仅具备扎实的健康管理基本理论与技能，还掌握旅游学、心理学、营养学、运动学、社会与环境学、中医学及养生保健等专业的基本知识，并通过专项技能培训后在毕业时达到健康管理师、心理咨询师、营养师执证能力；学院除学科专业主干课程的教育，更注重学生个性化专业发展，通过选修课程的设置，让学生毕业后能在健康旅游企业、卫生行政管理、健康保险、社区卫生服务等单位与机构就业；学院通过实施"三早教育"（早见习、早实践、早参与科研）及强化健康管理技能实训环节，提高学生专业实践能力与社会适应能力。这种重视专业技能、科研能力训练及综合素质稳步提升的新型人才培养，将培养出高素质健康专业人才，有广泛的就业前景。

学院加强产教融合学科基地建设，为人才培养构建实践教学平台。健康管理学院完成了专业实验室以及创新创业中心、基础医学实验室和虚拟实验室的建设,建立了学生实习实训基地,创造了更好的实践教学条件。同时,学院还扩充校内、外实习实训基地规模,添加实习实训设备和软件,新建桂林美年大健康管理有限公司教学实习实训基地,组织学生深入到国家 AAAA/AAAAA 级景区,增强了实践教学条件,能够加深学生对专业知识的理解,培养学生的业务操作能力及创新能力。

为进一步落实"健康中国"国家战略,提升学校社会服务的能力,实现优质实践教学资源共享,达到共赢,学院与协同育人单位加强合作。2017 年 11 月 7 日,广西师范大学与桂林市人民政府签署战略合作框架协议,由健康管理学院牵头,筹备桂林市健康旅游产业发展与政策研究中心、健康旅游学系,精心组织力量,整合优势资源,认真研究、推进、落实合作协议的各项工作任务,进一步提升人才培养质量,培养复合型的健康旅游人才,开创政、军、产、学、研办学模式,建立健康旅游人才培养市场化、社会化发展机制。为桂林市建设国家健康旅游示范基地、桂林健康产业的发展做出更大的贡献。

总而言之,创新人才培养模式要在一个全方位、多领域、大环境下有效运行。通过不断创新人才培养模式,积极探索"大健康"时代下的健康旅游发展新形态,朝着培养高素质研究型、应用技术型人才的目标前行。

二、健康旅游人才培养模式思考

健康旅游在我们国家才刚刚起步,还面临着诸多问题,如法律法规尚不完善,缺乏有效监管,产品单一,没有形成完整的产业链,缺乏成熟的模式和经验,一定程度存在区域间同质化竞争和低水平重复建设问题等,与此同时,该行业发展势头迅猛,对人才需求非常紧迫,因此,必须制定一套系统、高效的人才培养机制,既满足现实所需,又布局长远。

(一)长效机制与短平快机制相结合

健康旅游人才的培养,既要有学术性的人才,又要有应用性的人才,二者要同步发展。学术性人才的培养,可采取长效培养机制,多层次培养,涵盖中专、大专、本科、硕士、博士等各个学历层次。多渠道培养,学生既需要在课堂上进行理论学习,还应深入到相关政府部门、企业等单位进行见习,增加学生实践机会,边培养、边实践,强化实操能力,在实践中提升能力。鼓励学生积极参与创新创业孵化项目,学以致用,将理论知识与实践能力在项目中得到验证,以项目参与促学习,培养双生型学生(学生+见习生)。

应用性的人才从数量和规模上来说,远远高于学术性人才,也是目前市场最急需的人才。这一类型的人才不需要追求高精专,要短平快,需要掌握最实用的知识和技能,培训以后要上手快、见效快,能及时满足市场和用人单位的需要。采取定向式培养,开设各类短期培训班、实训班,比如针对政府或社会企业,开展定向人才培养。政府职能部门所需人才,应加强健康旅游政策/法规、健康旅游发展机制建设、健康旅游管理等方面的学习与培训。社会企业所需的人才,应侧重健康旅游产业发展规划、健康旅游产品设计、健康旅游市场运营、健康旅游服务与管理等方面,以便健康旅游人才在各自岗位发挥所学知识和能力。

(二)逐步建立健康旅游师职业工种

健康旅游是健康服务和旅游融合发展的新业态,既是民生项目,也是新经济,是面向健康人群、亚健康人群、患病人群等全人群,提供预防保健、疾病治疗、康复疗养、休闲养生、健康促进等一体化、全方位服务,实现游客在快乐的旅游中增进健康的新型服务模式,因此,能够承担这一新型服务模式的工作人员,势必要成为一支新型的职业工种。

(三)同城协同发展与多元化教学相结合

实施开展同城协同培养模式机制,按照"优势互补、共谋发展、互惠互利、合作共赢"的原则,根据地方区域条件,协同"政府-企业-高校-医院"等多方力量,培养健康旅游专业人才,培养复合型的健康旅游人才,开创政、产、学、研办学模式,建立健康旅游人才培养市场化、社会化发展机制。

加强地方旅游院校(系)与医学院、健康管理学院、养生康复学院、中医药大学等机构合作,积极开展"校校合作"的培养模式,在原有旅游专业基础上,开设康复、养生、中医、运动、营养学、健康管理等课程,或者在健康管理学院、康复养生学院引入旅游专业课程,实施跨学科交叉教学,探索健康与旅游的融合培养机制/模式,提升与完善现有的旅游＋健康培养模式。

(四)全面的平台化建设

健康旅游人才培养应与各类实训基地相结合,为学生提供理论学习和实操的平台。进入到医疗与旅游相关政府部门、AAAA/AAAAA 级景区、休闲养生中心、康复疗养中心、高端医疗中心、三级甲等医院、体检中心、整形美容中心、保险公司、国家科技产业园、创新创业孵化中心等。

第三节　健康旅游人才培养保障措施

建立健全促进健康旅游人才培养制度,切实做好顶层设计,加强各相关政府职能部门、高校和科研院所、企业和社会组织等的统筹协调,把健康旅游人才纳入到我国健康旅游业发展体系之中。

一、出台健康旅游人才培养政策

建议从国家层面制定健康旅游人才培养计划,出台人才培养政策措施,支持和鼓励导游、酒店管理、景区管理、健康管理、康复养生、护理、旅游英语、市场营销等专业和方向的在校及毕业生投入到健康旅游事业中。实施"健康旅游师国家职业资格"认证制度,划分职业资格等级;设立健康旅游师国家职业技能考核评价制度,制定考核评价标准,保障技能评价的公平性,提高职业资格证书在社会上的认可度。同时,定期对从业者的职业能力进行评价,保障学习者和劳动者的职业能力提升。明确健康旅游师的晋升空间,并制定职称晋升的标准和条件,使健康旅游师这一职业既具有职业资格要求,也具有评聘职称的晋升空间,通过定岗、定编、定职称,给从事健康旅游工作的人员提供规划自身职业生涯的依据。

从政府和学校层面,制定符合健康旅游专业人才发展需求的人才管理制度,切实保障健康旅游专业人才的培养和发展。产教模式融合发展,拓宽学生的就业新路径,既要重视学生专业主干课程的学习,更注重学生个性化专业发展,通过选修课,第二课堂学习,让学生毕业后能胜任健康旅游企业、政府职能部门(如卫生行政管理单位、文化和旅游局)等,早见习、早实践、早参与,强化健康旅游技能实训环节,提高学生专业实践能力与社会适应能力。

二、设立多元化的办学机构

健康旅游人才培养可分学校教育和社会教育两种方式,其中学校教育应作为健康旅游人才培养的重要力量,而学校教育主要分为两个部分:一是大学教育,包括大专、本科、硕士、博士等多层次教育,着重复合型、管理型、创新型人才的培养;二是职业学校教育,成人教育、现代远程教育等方式,培养相应的不同层级的、实用性人才,通过几年的专业学习使学生明确未来就业方向。同时强化实践性学习,对学生的实践性学习给予学分认定,并要求学生在校学习期间,必须到健康旅游企业等单位实习方能毕业。

社会教育,往往较灵活多样,为行业培养后备军。政府应制定相关政策,支持社会机构办学,参与健康旅游人才培养。鼓励开办各种形式的培训学校、培训班及讲座,这将会是健康旅游人才培养的关键力量。

三、建立校企合作联盟

成立多层次、多级别的校企合作联盟,搭建产学研一体化平台。学校对学生的培训教育不仅要考虑书本知识的积累，还要注重市场需求，要使学生能够符合用人单位的需要，所以，学校教育除了注重理论学习外，还要搭建社会实践平台。例如，学校—AAAA/AAAAA 级景区、学校—体检中心、学校—康复疗养度假村、学校—营养中心等，为学生搭建了众多岗位实习平台。同时，学校通过校企联动、有机结合，使得产、学、研形成一体化链条，不仅实现了校企共赢，更能确保学有所用、学以致用，促进行业持续良性发展。

四、形成国际化的健康旅游人才交流机制

着眼于中国健康旅游长期发展需求，人才一定要与国际接轨。加强与国外大学的广泛合作，与国外大学合作办学，学生不出国即可享受国际化教育资源，获得国内国外大学双学位。此外，还可以与国外的高等学院签订双边或多边协议，给学生提供出国学习的机会，开展暑期国际合作与交流项目培训计划。同时，要面向国际协同引进高端创新发展人才，确立柔性引才政策体系，扫清人才引进、人才就业、人才管理、人才保障等管理制度与政策体系的障碍，大力推动形成统一的人才市场。

健康旅游教育紧跟教育国际化的趋势，主动推动与国外大学、研究机构、健康旅游公司的各种合作项目，探索形式多样的交流形式，加强科学研究间的人员往来，营造国际化的学习研究环境。

重视外语的学习。在国际医疗旅游服务传递过程中，英语往往是通用语言，医护人员的语言流畅程度直接影响医疗旅游者对医护人员的信任度和满意度，是成为医疗旅游强国的一大优势。消除从业人员与游客之间的语言障碍，语言难以沟通仍然是影响海外旅游者来我国开展健康旅游的主要因素之一。目前，在我国开展健康旅游的工作人员中，能用英语毫无障碍交流的很少，这直接影响了从业人员与健康旅游者的信息交流，降低对工作的信任，容易导致健康旅游者的不安全感，阻碍了健康旅游的进一步发展。

（向月应　黑启明　陈小勇　白科阳）

推荐阅读

[1] World Tourism Organization（UNWTO），European Travel Commission（ETC）．Exploring Health Tourism[M]．Madrid：Word Tourism Organization，2018．

[2] Gordon Edlin. Health & Wellness[M]. 13th ed. Jones and Bartlett，2018．

[3] Smith M.，Puczko L. Health and Wellness Tourism [M]. Oxford：Elsevier Butterworth-Heinemann，2009．

[4] Hall C. M. Adventure，Sport and Health Tourism [M]. London：Belhaven Press，1992．

[5] A.J. Veal. 休闲与旅游研究方法 [M]，3 版. 北京：中国人民大学出版社，2008．

[6] 维克托 R. 福克斯. 谁将生存？健康、经济学和社会选择：增补版 [M]. 罗汉，译. 上海：上海人民出版社，2012．

[7] 克劳斯，韦尔梅尔. 旅行与休闲业——塑造未来 [M]. 上海：上海人民出版社，2012：131-150．

[8] Bernd Eberle. 健康产业的商机 [M]. 王宇芳，译. 北京：中国人民大学出版社，2010．

[9] 拉里·古迪尔. 旅行医药 [M]. 孙梦茹，译. 苏州：苏州大学出版社，2016．

[10] Andrew F. Cooper. 全球健康管理：挑战、应对和创新 [M]. 邓洪，译. 成都：四川大学出版社，2009．

[11] 世界卫生组织（WHO）. 被忽视的热带病：全球影响与防治对策 [M]. 盛慧锋，杨频，译. 北京：人民卫生出版社，2011．

[12] 苏太洋. 健康医学 [M]. 北京：中国科学技术出版社，1994：525-541．

[13] 薛群慧. 健康旅游概论 [M]. 北京：科学出版社，2014．

[14] 肖声和，薛群慧. 健康旅游研究进展 [M]. 北京：中国林业出版社，2014．

[15] 耿松涛. 中国医疗旅游发展研究：理论创新与实践探索 [M]. 天津：南开大学出版社，2015．

[16] 孙金海，向月应，白晓忠. 健康管理学概论 [M]. 上海：第二军医大学出版社，2014．

[17] 黑启明. 健康保险法律制度 [M]. 北京：科学出版社，2016．

[18] 焦解歌，王大红. 健康服务与管理概论 [M]. 海口：南方出版社，2017．

[19] 陈小勇. 中医药健康旅游实践与思考——三亚中医健康旅游纪实 [M]. 北京：人民卫生出版社，2016．

[20] 上海东浦投资管理顾问有限公司. 健康产业与健康地产——商机与实务 [M]. 北京：中国经济出版社，2016：154-161．

[21] 李林. 大健康产业发展趋势及战略路径研究 [M]. 成都：西南交通大学出版社，2018．

[22] 中伦研究院. 大健康产业：政策、趋势与法律创新 [M]. 北京：法律出版社，2018．

[23] 沈剑峰. 个性化健康医疗管理服务 [M]. 北京：人民卫生出版社，2017．

[24] 武留信，曾强. 中华健康管理学 [M]. 北京：人民卫生出版社，2016．

[25] 董维真. 公共健康学 [M]. 北京：中国人民大学大学出版社，2009．

[26] 柳丹，叶正钱，俞益武. 环境健康学概论 [M]. 北京大学出版社，2012．

[27] 宋瑞. 2016—2017 年中国休闲发展报告 [M]. 北京：社会科学文献出版社，2017．

[28] 邹统钎. 健康养生旅游经典案例 [M]. 北京：旅游教育出版社，2018．

[29] 韦恩·D. 霍伊尔，黛博拉·J. 麦金尼斯. 消费者行为学 [M]. 崔楠，徐岚，译. 北京大学出版社，2011：4-5．

[30] James A. Fitzsimmons, Mona J. Fitzsimmons. New Service Development[M]. Sage Publications，Inc.，2000．

[31] Ian Wilson. The Economics of Leisure[M]. Heinemann Educational Publisher，2003．

[32] Mannel. R. C. Psychological Nature of Leisure and Tourism Experience[J]. Annals of tourism research，1987，14：314-331．

[33] Anna GA. The Development of Health Tourism Services [J]. Annals of tourism research，32（1），2005．

[34] Bacon W. Economic Systems and Their Impact on Tourist Resort Development: the Case of the SPA in Europe [J]. Tourism economic，4（1），1998.

[35] Henderson J. C. Healthcare Tourism in Southeast Asia[J]. Tourism review international，7，1992.

[36] Lee Chew Ging. Health Care and Tourism: Evidence from Singapore[J]. Tourism management，31，2010.

[37] Gottlieb G. Developmental Psychobiological Theory[J]. Developmental science. 1996：63-77.

[38] 张文菊. 我国医疗旅游发展对策研究 [D]. 西南大学，2008.

[39] 冯士国. 健康旅游之理论与实证研究：以西部地区为例 [D]. 华中师范大学，2006.

[40] 郑利. 旅游健康学研究 [D]. 华中师范大学，2005.

[41] 白鸥. 健康旅游研究综述 [J]. 旅游研究，2010，2（3）：44-49.

[42] 宋玉芹，王德根. 近 10 年国内外医疗旅游研究比较 [J]. 地理与地理信息科学，2011，27（6）：105-110.

[43] 柳萱，薛慧敏，石秀儒，等. 2000—2010 年中国健康旅游研究综述与展望 [J]. 云南农业大学学报，2012，6（3）：54-58.

[44] 张英英，赵新星，孟彦峰. 国内外健康旅游研究综述 [J]. 合作经济与科技，2013，（11）：6-8.

[45] 杨璇，叶贝珠. 我国健康旅游产业发展的 PEST 分析及策略选择 [J]. 中国卫生事业管理，2018，35（12）：942-945.

[46] 薛群慧，蔡碧凡，包亚芳. 健康旅游研究对象探析 [J]. 云南社会科学，2014，（06）：78-82.

[47] 单亚琴，姚国荣. 近十年我国医疗旅游研究综述 [J]. 中外企业家，2016，（16）：44-46.

[48] 薛群慧，白鸥. 论健康旅游的特征 [J]. 思想战线，2015，41（06）：146-150.

[49] 愈益武. 养老与健康旅游产业相结合的思考 [C]. 健康旅游研究进展（2013）. 北京：中国林业出版社，2013：76.

[50] 向月应，从中国健康战略规划制定，看中国健康旅游实施与发展 [C]. "一带一路"国际医疗旅游与健康产业大会论文集，2017.

[51] 黑启明. 旅游和健康人才培养体系的研究与实践 [C]. 中国 - 东盟传统医药健康旅游国际论坛，2019.

[52] 陈银平，王润奇，张春蕾，禹强，程洁，杨懿，黑启明. 健康养生与休闲旅游产业的融合开发 [J]. 中国科技投资，2019，（26）：293.

[53] 国务院. 中医药发展战略规划纲要（2016—2030 年）[A/OL]. （2016-02-26）[2019-05-10]. http://www.gov.cn/xinwen/2016-02/26/content_5046727.htm.

[54] 中共中央、国务院. "健康中国 2030"规划纲要 [A/OL]. （2016-10-25）[2019-04-23]. http://www.gov.cn/xinwen/2016-10/25/content_5124174.htm.

[55] 国务院. 关于加快发展旅游业的意见（国发〔2009〕41 号）[A/OL]. （2009-12-01）[2019-05-06]. http://www.gov.cn/zwgk/2009-12/03/content_1479523.htm.

[56] 发展改革委. 关于进一步鼓励和引导社会资本举办医疗机构的意见（国办发〔2010〕58 号）[A/OL]. （2010-11-26）[2019-05-08]. http://www.gov.cn/zhengce/content/2010-12/03/content_7260.htm.

[57] 国务院. 关于促进健康服务业发展的若干意见（国发〔2013〕40 号）[A/OL]. （2013-09-28）[2019-08-03]. http://www.gov.cn/zhengce/content/2013-10/18/content_6067.htm.

[58] 国务院. 关于促进旅游业改革发展的若干意见（国发〔2014〕31 号）[A/OL]. （2014-08-21）[2019-06-04]. http://www.gov.cn/zhengce/content/2014-08/21/content_8999.htm.

[59] 原国家旅游局，国家中医药管理局. 关于促进中医药健康旅游发展的指导意见（旅发〔2015〕244 号》[A/OL]. （2015-11-17）[2019-06-10]. http://www.gov.cn/zhengce/content/2016-03/11/content_5052267.htm

[60] 国家卫生计生委等. 关于促进健康旅游发展的指导意见（国卫规划发〔2017〕30 号）[A/OL]. 中国经济网. （2017-05-12）[2019-08-04]. http://www.ce.cn/xwzx/gnsz/gdxw/201705/17/t20170517_22947697.shtml.

Note

中英文名词对照索引

Note

68